Encyclopedia of Herbal Medicine

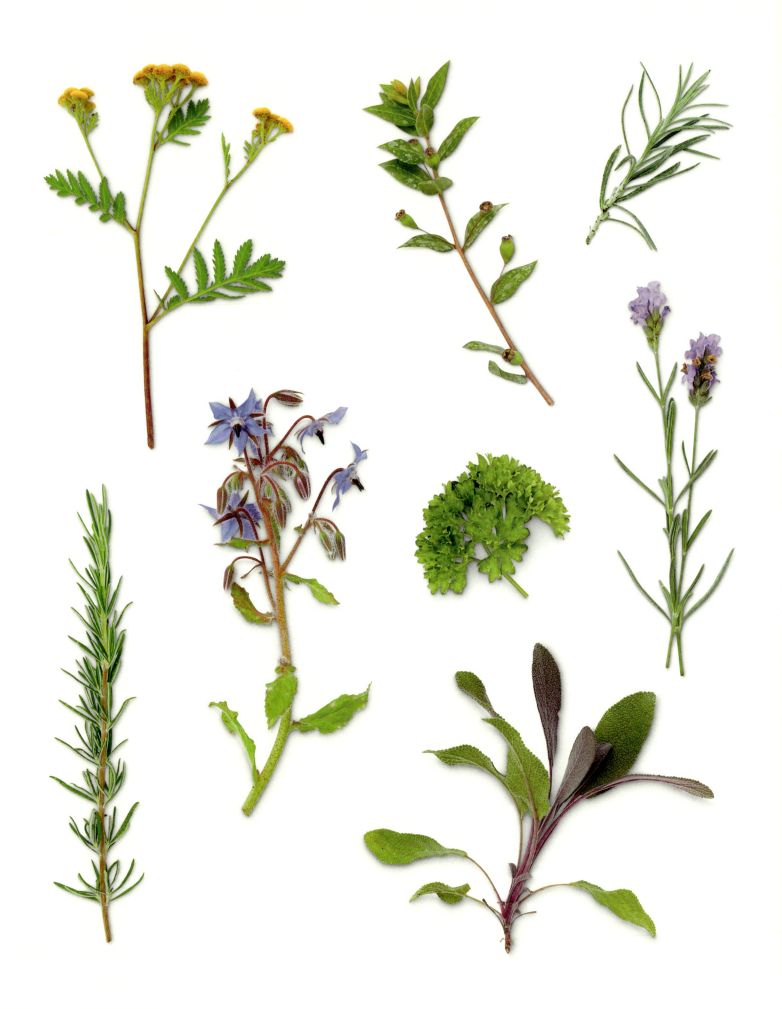

ENCYCLOPEDIA OF HERBAL MEDICINE

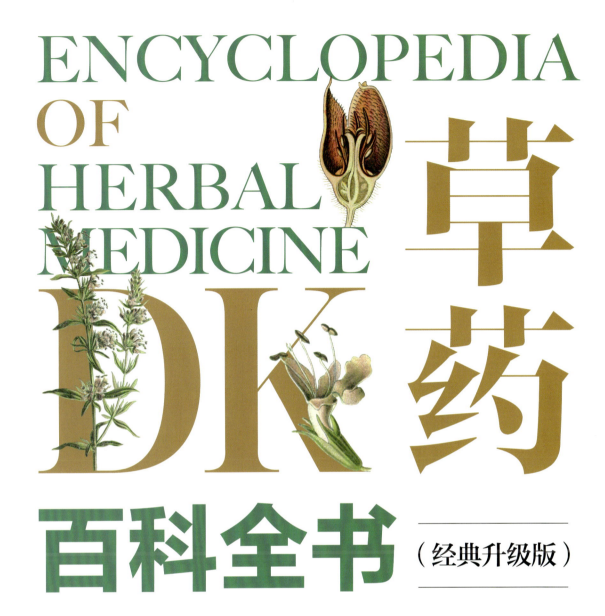

草药百科全书

（经典升级版）

[英] 安德鲁·谢瓦利尔 / 著

孙灏 王晨 / 译

电子工业出版社

Publishing House of Electronics Industry

北京·BEIJING

目录

来自世界各地的100种主要草药的详细介绍，包括它们的分布地区、主要成分、药物作用、用途，以及最新的研究信息，还包括药物制备方法和可用的自助诊疗建议。

来自世界各地的超过450种草药，包括它们的药用价值，以及过去和现在的用途。

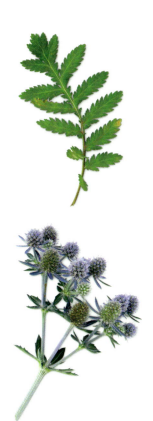

Contents

引言

这本书自1996年第一版出版以来，近30年里，草药医学经历了前所未有的变化。草药一直是发展中国家的主要药物形式，如今在发达国家再次流行起来。人们在面对慢性压力和污染时想要努力保持健康，便使用能协同身体工作的药物来治疗疾病。现在，数以千万计的人服用银杏（第104页）等草药来帮助保持身心健康，越来越多的人向训练有素的草药专家和自然疗法治疗师咨询慢性疾病或普通的健康问题。越来越多的科学证据表明，草药可以提供与常规药物一样有效但不良反应更小的治疗。自2020年以来，美国的草药销售额年复一年地以超过17%的速度增长，现在已经有几家主流的制药公司参与加工和销售草药。

药材

具有治疗作用的植物种类和数量是十分惊人的。小至地衣、大到参天大树，有50000～70000种植物曾被作为药物使用。今天，西方草药医学仍然在利用数百种欧洲本土植物及来自其他大陆的数百种植物治病。在印度传统医学阿育吠陀医学中，大约2000种植物被认为具有药用价值，而《中国药典》列出了超过5700种传统药物，大部分来自植物。

如今，大约500种草药仍常被使用，尽管人们很少使用全株植物。一般来说，这些草药为常规药物的分离或合成提供了原料。例如，用于治疗心力衰竭的地高辛是从毛地黄（第207页）中分离出来的，而避孕药是用从野生的长柔毛薯蓣（第95页）中发现的成分合成的。

环境生态

药材的需求量增加对环境产生了重要的影响。将草药作为有机作物种植，为农民提供了新的机会，特别是在发展中国家，有时候为整个地区提供了机会。例如，在巴西东北部，种植园里栽培的草药会出售给当地医院。

然而，草药越来越受民众的欢迎，直接威胁到一些野生物种的生存。民众对北美黄连（第109页）的需求巨大，以至于它可以卖到约190英镑/千克。两个世纪前，它是北美洲林地的一种常见植物，但现在已成为濒危物种。这绝不是个例，地球上的许多物种都受到类似的威胁。一些植物物种因过度采集而灭绝并不是什么新鲜事。伞形科阿魏属植物Silphion曾被古罗马女性用于避孕。Silphion很难被人工栽培，而大量的野外采集终于导致Silphion在公元3世纪灭绝。

今天，如果草药的使用率持续以目前的速度增长，那么制造商必须通过人工栽培的方式来获取草药，或者以顾及生态的方式在野外采集。

关于本书

在过去，草药方面的书籍往往侧重丁讲植物的传统用法和民间用途，或是其有效成分和药理作用。本书收录了超过550种植物，不仅涵盖这两个方面，还阐述了每一种植物的历史和相关民俗，并以简单的术语解释了经过科学研究的、已知的该物种的活性成分、作用和潜在的用途。

当我们把注意力集中在草药科学方面的信息时，很容易忘记在某些情况下，我们对一种特殊植物所知甚多，其实是归因于它的传统用法。另外，即使我们对一种植物进行了充分的研究，但植物是复杂多变的，以至于很少能够确认目前已知的东西，更无法将其作为草药的药理指南。有时候使用草药，仅仅是基于从业者的经验，毕竟，草药医学既是一门科学，又是一门艺术。

在选择书中罗列的植物时，我们着重选取在世界各地普遍使用并被认为对健康有特殊益处的草药。"主要草药"部分（第58~159页）包括许多在保健品商店和药房很容易获得的草药，如贯叶连翘（第110页）；也包括一些可以食用的植物，如柠檬（第86页），它们可以药用。"其他草药"部分（第160~293页）包括一些鲜为人知却很重要的草药，如总序天冬（第178页），它是一种传统的印度草药，可以促进感染恢复并支持正常的肝功能。

如果草药的治疗方案并不大众，那么它就毫无价值。书中"草药的家庭应用"部分有详细的自助诊疗内容，提供了草药的各种配制方法及使用草药治疗常见病症的建议。

如果更多的人开始欣赏草药世界的丰饶，并能够从草药中获益，那么本书就完成了使命。

Andrew Chevallier

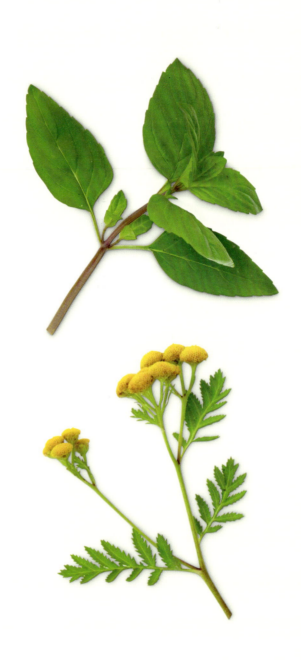

草药的发展

从远古时期开始，草药就因其止痛、治愈的能力而备受重视，现在我们使用的草药仍然有大约75%是应用其治疗特性的。几个世纪以来，世界各地的人们发展了自己的医学理论来理解草药及其用途。在这些传统的医学实践中，一些似乎是奇怪或神奇的，另一些是理性的，而所有这些掺杂在一起，都是为了治疗疾病，提高人们的生活质量。

草药的作用原理

生长于世界各地的成千上万种植物中，许多都有药用价值，它们含有对人体有直接作用的活性成分。它们在草药医学和现代西医学中都有使用，帮助人们对抗疾病，支持身体恢复健康。

毫无疑问，在极端情况下，现代西医学可以提供一种无与伦比的方法来缓解症状和挽救生命。现代外科技术，如微创手术和整形手术，以及各种现有的诊断方法和维持生命的设备，都可以大大提高人在遭受重大疾病或伤害之后的康复概率。

在无法提供其他类型的治疗的情况下，草药可用于维持生命并对抗感染。1993年的一篇文章描述了位于萨拉热窝的一家医院的可怕状况。由于饱受战争之苦，医院缺乏常规的医疗用品和药品，医生被迫使用缬草（第152页）作为伤病员的止痛药和麻醉剂。缬草是一种缓解焦虑和神经紧张的草药，但作为止痛药和麻醉剂，它的效果很一般。

草药的益处

尽管现代西医学（又称"生物医学"）有着良好的发展和巨大的优势，但很明显草药也有益处。我们常常会忘记，除了过去的近70年，人类几乎完全依赖植物，用其治疗各种疾病，从咳嗽、感冒这样的小毛病到肺结核、疟疾这样危及生命的疾病。

今天，草药重新受到重视有几个原因。人们越来越意识到，更自然的生活方式可以改善健康，有助

于预防疾病。如果使用得当，草药可以支持身体健康，保护身体系统免受压力或攻击；并在许多情况下提供安全有效的治疗，对抗感染、炎症和过敏。草药还对消化道、皮肤和身体其他部位有益，作为天然产物，它们不会对环境造成压力。

人们更加意识到抗生素和其他药物具有不良反应的风险。在西方，10%～20%的生病人群因常规治疗的不良反应而住院治疗。这类药物对野生动物和自然环境会产生广泛的影响。

俗话说："防患于未然。"这表明，如果及早使用并坚持服用，草药通常能够预防疾病，否则可能需要医疗干预。在出现膀胱炎症状的最初迹象时，服用蔓越莓汁（第290页）和用玉米提取物（第158页）输液可以清洁尿道，并可能避免使用抗生素。在需要常规治疗的情况下，可以选定草药作为处方药的补充治疗。许多慢性健康问题，如哮喘、关节炎、慢性疲劳和肠易激综合征，都受益于将应用药物、草药与改变生活方式、针灸等治疗手段相结合的综合医疗方法。

明智地使用草药

最常用的草药都是非常安全的，

但有些草药会产生不良反应，所以需要谨慎使用。必须在训练有素的医生的指导下服用或使用草药，以免产生不良后果。如果使用了错误的剂量，那么麻黄（第99页）可能会有剧毒，而聚合草（第142页）作为一种曾经非常流行的草药，在极少数情况下会导致严重甚至致命的肝损伤。当然，当正确使用一种草药时，产生严重不良反应的可能性很小。

强效的化学物质

草药影响身体系统的能力取决于它包含的化学成分。科学家们第一次从植物里提取和分离化学物质是在18世纪，从那时起，我们就习惯于研究植物包含的活性成分及其作用。本书提供了所收录草药的主要活性成分，并诠释了它们的功效。

对分离出的植物成分进行研究是非常重要的，因为能从中发现许多很有用的药物。筒箭毒是现存的最强的肌肉松弛药，来自南美防己（第193页），而最强的镇痛药物吗啡来自罂粟（第251页）。许多麻醉剂成分是从植物中提取的，如可卡因来自古柯（第211页）。

今天，生物医学中至少有20%的药物仍然依赖植物而不是实验

室，其中许多是传统药物中很有效的种类。很难想象一个没有抗疟药物奎宁、青蒿素或心脏病药物地高辛或止咳药物麻黄碱的世界，麻黄碱存在于许多处方和非处方感冒药中。这些药物都是从植物中提取、分离出来的。

全株植物的价值

虽然了解草药活性成分及其作用很重要，但与生物医学不同的是，草药更看重全株植物的作用。这些药物是上天赐予的，而不是实验室里开发出来的。把手表拆开并找出它的关键部分，并不能告诉你手表是如何工作的，与之相同，把一种草药分成各个组成部分也不能解释它在自然形态下是如何工作的。草药的整体价值超过其部分之和。越来越多的科学研究表明，许多草药的活性成分以复杂的方式相互作用，产生整体治疗的效果。

植物含有成百上千种不同的化学成分，它们以十分复杂的方式相互作用。通常情况下，我们根本不知道某一种草药是如何起特定作用的，尽管它的药用价值已经得到了证实。用药理学的方法来理解草药如何工作，就像完成一个只提供部分碎片的拼图一样。此外，即使知道一种植物含有某些很有用的活性成分，但这些信息本身可能会产生误导。例如，大黄（第130页）是一种常用的泻药，含有刺激肠壁和肠道运动的蒽醌。然而，这种草药的通便作用只有在大量使用时才会产生。当剂量较低时，大黄其他成分的作用更大，尤其是单宁，它能使肠黏膜干燥、收缩。因此，根据使用剂量的不同，大黄以两种明显相反的方式发挥作用：中高剂量作为泻药，较低剂量治疗腹泻。

这个例子揭示了一些关于草药的基本事实。首先，草药医生和患者的经验往往为一些草药治疗提供了可靠的指导；其次，不能将一种草药的价值简单地简化为各种活性成分。

同为食物和药物的植物

一般来说，人体更适合使用草药，而不是用化学药物。我们和植物一起进化了几十万年，我们的消化系统和生理功能作为一个整体来消化和利用植物性食物，这些食物通常有药用价值，同时提供营养。

"食物"和"药物"之间的分界线可能并不总是很明确。柠檬、番木瓜、洋葱和燕麦是食物还是药物？答案很简单，都是。柠檬（第86页）可以提高人们的抗感染能力，番木瓜（第186页）在一些地方被用来驱除寄生虫，洋葱（第168页）有抗支气管感染的作用，而燕麦（第179页）有利于身体康复。实际上，当食物和药物之间的区别消失时，草药就开始发挥作用。

虽然我们食用燕麦粥的时候，可能对它的药用价值一无所知，但它可以改善睡眠，增强耐力，降低血糖和胆固醇水平，维持正常的肠道功能。书中列出的许多其他作用温和的草药也有类似的功效。

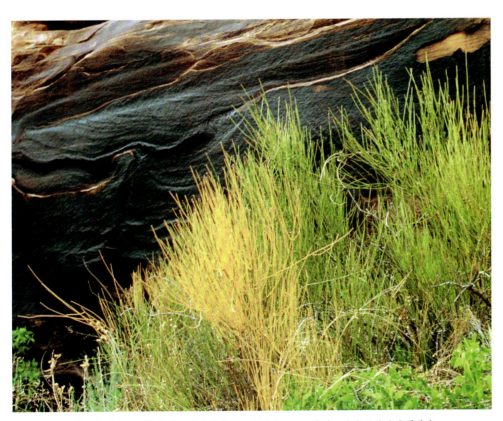

美国犹他州奥尔杰托峡谷的**野生麻黄**。这种植物的一种成分——麻黄碱，存在于许多感冒药中。

草药治疗

在世界各地的许多不同的传统草药医学中，草药医生采用不同的策略来预防疾病或恢复患者的健康，但草药在人体内的作用是相似的。世界上有成千上万种草药正在被使用，它们的作用范围和药效强度差别很大，大多数草药对特定的身体系统有特定的功效，并且已知适合治疗某些类型的疾病。具体的功效见第13页。

消化、呼吸和循环系统

改善饮食质量通常是为了维持或恢复健康。"人如其食"这句话大体是正确的，尽管草药专家更倾向于把它定义为"从食物中吸收什么你就得到什么"。草药不仅提供营养，而且在需要的时候，它们还支持和加强消化系统的功能，加快食物的消化速度，改善营养的吸收程度。

身体需要另一种类型的"营养"——氧气来实现其功能。缓和支气管肌肉及刺激呼吸的草药有助于增强呼吸系统的功能。

营养和药物成分一旦被人体吸收，就会被运送到35万亿个细胞当中。循环系统具有卓越的能力来适应不断变化的需求模式。休息时血液主要流向身体的中心，而活动时又流向四肢的肌肉。草药以特定的方式促进血液循环。例如，一些草药促进血液流向体表；另一些则刺激心脏更有效地跳动；还有一些则放松动脉壁的肌肉，降低血压。草药也有助于促进组织修复、愈合

和细胞更新。人们认为，人体每天要更换3300亿个细胞，主要是红细胞。

清除毒素、修复皮肤

在血液通过循环将营养物质输送到细胞后，废物也必须被清除。在这个被污染的世界里，我们体内的高毒性往往是导致身体不健康的根本原因，草药医生使用清洁性的草药来增强身体排毒的能力。很好的例子是牛蒡（第69页），它被广泛应用。一旦这种草药减弱了人体内的毒性，身体便能够投入更多的资源来修复受损的组织，支持虚弱的器官。

皮肤对维持身体健康也十分重要。杀菌的植物能对抗感染，而愈伤类草药，如聚合草（第142页），能促进血液凝结，加速伤口愈合。

神经、内分泌及免疫系统

良好的身体状态取决于有一个健康、平衡的神经系统。为了保证神经系统长期健康，很重要的一点是适应生活，避免过度焦虑、忧心或沮丧，并且需要充足的休息和锻炼。

研究表明，神经系统并不是孤立工作的，内分泌系统对它有很好的补充作用。内分泌系统控制着各种激素的释放，其中包括控制生殖、影响活力和情绪的性激素。神经系统也与免疫系统密切相关，免疫系统调控着身体抵抗感染及从疾病和伤害中恢复的能力。

如果要保持身体健康，那么

这个由电子、化学和机械组成的复杂系统必须协调运作。在健康状态下，身体的控制系统具有极强的能力，可以通过调整来适应外部压力。这种应对外部变化而保持身体内部工作状态稳定的能力被称为"体内平衡"。许多草药与免疫系统、神经系统和内分泌系统一同工作，帮助身体更有效地适应各种压力和紧张，包括身体、精神、情感，甚至心灵上的。它们十分有效，因为它们的工作与身体的运作协调一致。

有些草药具有适应性，也就是说它们有帮助人们适应环境的能力。它们要么通过支持神经系统，缓解神经和情绪紧张；要么直接作用于人体自身的生理过程来维持健康。适应性草药的很好的例子是人参（第123页），这是一种非常有效的草药，可以缓解精神或身体压力；在一些情况下也可以作为一种放松性草药，如用于缓解头痛，或用于保证睡眠质量。

复杂的天然药物

正如我们所见，草药不是只有单一成分与功效的"灵丹妙药"，而是由许多有效成分共同组成的天然药物，对不同的身体系统起作用。通过对草药活性成分的科学分析，结合临床观察和传统的草药知识，我们可以全面了解各种草药的使用范围和药用价值。

草药和身体系统

　　草药最常见的分类方法之一是以作用来区分，如镇静剂、杀菌剂或利尿剂。如某种草药对消化系统有强烈的抗菌效果，但是在呼吸系统中的作用就没有那么明显。草药对身体发挥作用的例子如下。

皮肤

　　杀菌剂如澳洲茶树（第116页），为皮肤消毒。收敛剂如金缕梅（第106页），收紧皮肤。愈伤外敷草药如金盏菊（第77页），帮助创伤愈合。

免疫系统

　　免疫调节剂如紫锥菊（第96页）和风铃木（第143页），支持免疫系统以防止感染。

呼吸系统

　　杀菌剂和抗生素如大蒜（第63页），帮助肺部抵抗感染。祛痰剂如土木香（第111页），刺激咳痰。缓和剂如款冬（第288页），舒缓受刺激的黏膜。

内分泌腺

　　适应原如人参（第123页），帮助身体适应外部压力。激素活性草药如穗花牡荆（第155页），促进性激素和其他激素的产生。调经剂如黑升麻（第61页），调节月经。

泌尿系统

　　杀菌剂如布枯（第75页），消毒泌尿小管。收敛剂如问荆（第210页），收紧和保护泌尿小管。利尿剂如玉米须（第158页），促进排尿。

肌肉骨骼系统

　　镇痛剂如金钩吻（第220页），减轻关节和神经疼痛。抗炎药如白柳（第133页），减少关节肿胀和疼痛。解痉药如金鸡纳树（第84页），放松紧张和痉挛的肌肉。

神经系统

　　神经镇静剂如迷迭香（第132页），支持和强化神经系统。松弛药如香蜂草（第117页），放松神经系统。镇静剂如白果槲寄生（第292页），降低神经活跃度。

循环系统和心脏

　　强心剂如丹参（第134页），作用不一。一些降低心率，另一些则提高心率，还有些改善心脏收缩的规律性和强度。循环系统刺激剂如辣椒（第79页），改善手脚的血液循环。发汗剂如菊花（第83页），刺激血液流动到身体表面，促使出汗并降低血压。

消化系统

　　杀菌剂如生姜（第159页），抵御感染。收敛剂如拳参（第261页），收紧肠壁并在其表面产生一层保护性覆盖物。祛风药如菖蒲（第163页），缓解胃肠胀气和绞痛。利胆剂和胆汁分泌促进剂如洋蓟（第203页），增加胆汁流量。缓和剂如车前草（第128页）缓和消化系统不适，抵御各类刺激。保肝药如柴胡（第76页），防止肝损伤。泻药如番泻叶（第80页），刺激排便。健胃药如小豆蔻（第97页），保护胃和支持胃功能。

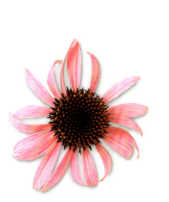
紫锥菊

迷迭香

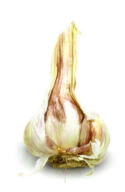
大蒜

13

活性成分

　　某些植物的药用效果已经得到了充分的认知。例如，洋甘菊被用于解决消化系统问题的历史已有数千年之久，埃及艳后克里奥帕特拉已经将芦荟视为一种疗愈皮肤的药物。然而直到近年来，负责草药药效的活性成分才被分离出来观察到。了解植物体内的化学物质，有助于理解它们如何在体内发挥作用。

酚类

　　从分子结构类似阿司匹林（乙酰水杨酸）的水杨酸，到复杂的含糖酚苷，酚类是一群内部差异很大的植物成分。酚类常常有抗炎和杀菌作用，被认为是植物生产出来抵御感染和昆虫摄食的。酚酸（如咖啡酸和迷迭香酸）有强效抗氧化和抗炎作用，还可能具有抗病毒效果。平铺白珠树（第220页）和白柳（第133页）都含有水杨酸盐。唇形科的许多成员含有酚类，如百里香（第147页）含有强效杀菌剂百里香酚。

挥发油

　　挥发油是从植物中提取的精油，它们属于很重要的药用活性植物成分，还广泛应用于香水制造业。它们是复杂的混合物，常常含有超过100种化合物，大部分是单萜类——一类含有10个碳原子的分子。精油有很多用途。澳洲茶树（第116页）精油是强效杀菌剂，而香杨梅（第245页）精油是一种有效的昆虫驱赶剂，洋甘菊（第82页）精油中的母菊兰烯有抗炎和抗过敏效果。树脂——植物渗出的黏稠油性物质，如樟子松（第257页）树皮渗出的树脂——常常与精油（油性树脂）和树胶（参见多聚糖）关系密切，但它们是非挥发性的。

黄酮类化合物

　　黄酮是广泛分布于植物界的多酚，它们起到色素的作用，为花和果实赋予颜色，常常是黄色或白色的。它们有广泛的用途。它们是抗氧化剂，并在维持循环系统健康方面发挥特别重要的作用。出现在很多植物，尤其是荞麦（第215页）和柠檬（第86页）中的黄酮类化合物如橙皮苷和芦丁可以强化毛细血管，防止血液渗漏到周围组织中。红花车轴草（第287页）等植物中含有的异黄酮是雌激素类药物，对于缓解更年期症状有宝贵的价值。

单宁

　　所有植物多多少少都产生单宁。充满单宁的树皮和树叶有一股粗粝的涩味，令昆虫和食草动物难以下口。单宁是多酚，通过与蛋白质结合令其沉淀、收缩来收敛组织——因此它们被用来鞣制皮革（译注：所以单宁的另一个名称是"鞣质"）。它们还有助于止血

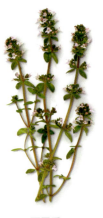

百里香

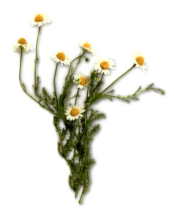

洋甘菊

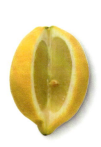

柠檬

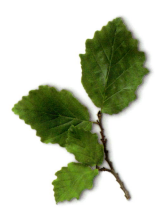

黑儿茶

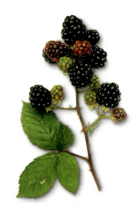

黑莓

和抑制感染。含单宁的草药被用来收紧过于放松的组织——如静脉曲张，干燥过多的水性分泌物——如腹泻，以及保护受损的组织——如湿疹或烧伤造成的皮肤问题。夏栎（第268页）树皮和黑儿茶（第278页）都富含单宁。

原花青素

它们与单宁和黄酮类化合物关系密切，它们是色素，赋予花和果实蓝色、紫色或红色的外观。它们是强效抗氧化剂，能高效清除自由基。它们保护循环系统免受损伤。黑莓（第272页）、红葡萄（第293页）和山楂（第91页）全都拥有含量可观的原花青素。

香豆素

不同种类的香豆素出现在很多植物物种中，而且功效存在极大的差异。草木樨（第240页）和马栗树（第62页）中的香豆素有助于防止血液黏稠，呋喃香豆素如芹菜（第68页）中的香柠檬烯使皮肤易晒黑，而阿米芹（第65页）中的凯林是一种强效平滑肌松弛药。

皂苷

作为很多重要草药的主要活性成分，皂苷得名的原因是，当它们被放进水里时，会像肥皂一样起泡。皂苷有两种不同的形态——甾体皂苷和三萜皂苷。甾体皂苷的化学结构类似很多人体激素，如雌激素和皮质醇，而且很多含有甾体皂苷的植物具有显著的激素活性。作为最早研制出来的避孕药的原材料，长柔毛薯蓣（第95页）含有甾体皂苷。三萜皂苷更常见，如存在于洋甘草（第105页）和黄花九轮草（第264页）中，但是其激素活性较低。它们常常作为祛痰剂，并帮助身体吸收营养物质。

蒽醌

蒽醌是番泻叶（第80页）和大黄（第130页）等草药中的主要活性成分，这两种草药都被用来缓解便秘。蒽醌对大肠有刺激性通便作用，服用大约10小时后刺激排便。它们还会提高粪便含水量，以促进轻松排便。

强心苷

存在于各种草药尤其是毛地黄（第207页）和铃兰（第198页）中的强心苷，如洋地黄毒苷、地高辛和铃兰毒苷等，可强烈地直接作用于心脏，在心脏衰竭时维持其收缩强度和频率。强心苷还有显著的利尿效果。它们有助于刺激尿液产生，从而加快组织和循环系统排出液体。

生氰糖苷

虽然这类糖苷含有氰基（一种强力毒药），但是在剂量小的情况下，它们可以对心脏和肌肉产生有益的镇静和松弛效果。黑樱桃（第265页）的树皮和西洋接骨木（第136页）都含有生氰糖苷，因此这两种植物都具有抑制和缓解刺激性干咳的能力。很多果实的核仁中含有高浓度的生氰糖苷，如杏（第264页）的核仁。

多聚糖

多聚糖存在于所有植物中，是多个糖分子连接形成的多元分子。从草药的角度看，多聚糖是黏液和

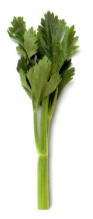

芹菜

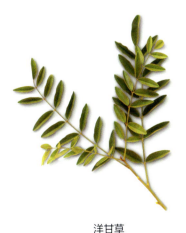

洋甘草

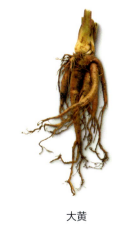

大黄

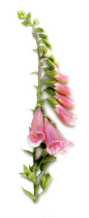

毛地黄

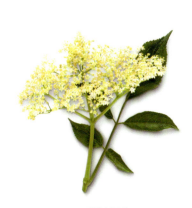

西洋接骨木

树胶，通常存在于根、树皮、叶片和种子中。黏液和树胶都能吸收大量水分，产生一种黏稠的果冻状物质，可用于保护受刺激的组织，如干燥的受刺激皮肤或消化道黏膜炎症。红榆（第149页）和亚麻籽（第113页）等黏液草药最好采用大量冷水浸泡（浸渍）的方式制备。有些多聚糖会刺激免疫系统，如芦荟（第64页）叶片中的乙酰甘露聚糖。

葡糖苷酶

葡糖苷酶只存在于十字花科物种中，对皮肤有刺激性作用，可导致炎症和起水疱。它们作为泥敷剂使用在疼痛的关节上，增加流向患处的血液，帮助清除积累的代谢废物（在很多关节疾病中这是令病情加重的因素）。内服后，葡糖苷酶会被分解并产生一种非常辛辣的味道。萝卜（第269页）和豆瓣菜（第246页）是含有葡糖苷酶的典型植物。

苦味素

苦味素包括多种不同的成分，它们之间的唯一联系是显著的苦味。苦味本身刺激唾液腺和消化器官产生分泌物。这些分泌物可以大大提升食欲，增强消化系统的整体功能。随着消化功能的改善，更多营养物质被吸收，人体就会得到滋养和强化。很多草药都有苦味成分，尤其是苦艾（第70页）、印度獐牙菜（第283页）和啤酒花（第108页）。

生物碱

生物碱是一类非常多样化的化学物质，有强烈的药理活性。例如，源自长春花（第292页）的长春新碱用于治疗一些类型的癌症。来自刺檗（第181页）的小檗碱具有抗感染和抗炎活性。其他生物碱，如存在于颠茄（第73页）中的阿托品，可直接作用于人体，减轻痉挛，缓解疼痛，减少身体分泌物。

维生素

尽管常常被忽视，但很多草药都含有维生素。有些草药以其维生素含量闻名，如犬蔷薇（第271页）含有高浓度的维生素C，而胡萝卜（第205页）富含β-胡萝卜素（维生素A原），但是还有很多富含维生素的草药鲜为人知。例如，豆瓣菜（第246页）含有较多的维生素B_1、B_2、C和E，以及β-胡萝卜素，而沙棘（第225页）本身就可被视为一种维生素和矿物质补充剂。

矿物质

和植物性食物一样，很多草药也提供含量较高的矿物质。植物，尤其是有机种植的植物，会从土壤中吸收矿物质，并将它们转化成人体更容易吸收利用的形式。无论植物是作为蔬菜食用，如甘蓝（第183页），还是作为药物服用，如墨角藻（第218页），在很多情况下矿物质都是植物在体内发挥疗效的关键因素。药用蒲公英（第145页）的叶片是一种强效利尿剂，并且富含钾元素，而问荆（第210页）富含的二氧化硅为结缔组织的修复提供支持，从而对关节炎有效果。

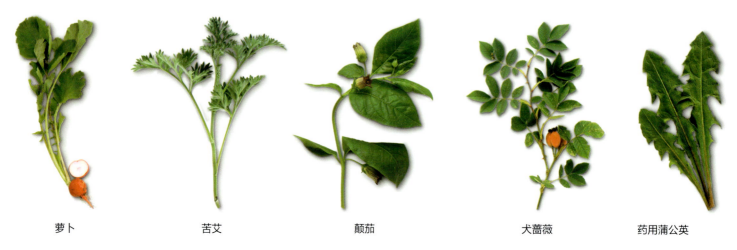

萝卜　　　　苦艾　　　　颠茄　　　　犬蔷薇　　　药用蒲公英

品质控制

　　充分利用草药意味着要确保所用的草药和草药制品是优质的，意味着它们得到了恰当的种植、充分的干制和正确的处理，而且在保质期内。使用品质不佳的草药制品常常只是浪费金钱，因为你很可能无法从中得到什么益处。就草药而言，质量就是一切。

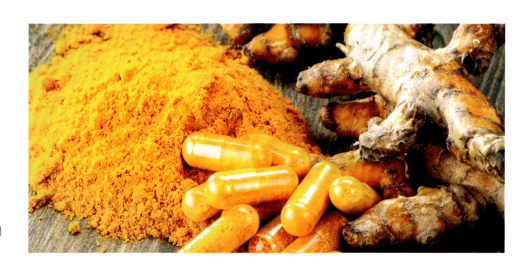

假姜黄粉掺入了黄色染料和合成姜黄素。要寻找以生产高质量、可靠的提取物而闻名的制造商。

　　质量对草药而言至关重要。如果不能保证使用的是质量合格的正确草药，就难以确定药物的效果。实际上，医疗界普遍更偏好使用传统药物而非草药的原因之一就是，难以保证草药的质量。市面上的很多草药制品质量很好，但是有些产品质量很差。正如美国植物协会创始人兼执行董事马克·布卢门撒尔解释的那样（2018）："姜黄等草药的日益普及吸引了生产商和供应商，他们往往更关心盈利，而不是销售高质量的药材。虽然有些公司生产和销售高质量、正宗、可靠的姜黄粉和提取物，但市场上也有掺假的姜黄产品。"姜黄粉通常用米粉稀释，掺杂物可能包括黄色染料和合成姜黄素（主要活性成分的人工版本）。2006

年美国一项对黑升麻（第61页）的研究发现，在经过检测的11种非处方产品中，只有7种含有标签上注明的成分。草药制品的掺假行为并不罕见。

　　草药品质不仅会受到蓄意掺假的影响，使用错误鉴定或质量不佳的材料也是影响因素。草药的收获、干制或储存环节都可能出问题，可能出现保存时间过长或腐烂的情况；甚至所用草药可能是错误的种类。在以上种种情况下，不注重质量就会导致草药制品的药用价值下降，甚至荡然无存。

　　为了确保只生产优质产品，正品草药制造商的生产程序都有严格的品质控制环节。这通常需要将干制草药材料与草药样品或在《国家药典》中列出的特征进行对比。品质

控制意味着日常化的检查，确认所用草药材料名副其实，并且符合若干项最低要求。材料先用肉眼检查，然后接受镜检，看它的植物学特征是否与标准匹配。还要进行其他检查，看它是否含有适当水平的活性成分，并确保材料没有受到污染。

　　然而，更敏感的品质控制方法发现，草药的质量不仅取决于一两种关键活性成分的存在。草药界的人们越来越关注草药的"指纹"——这种独特的化学特征代表的是使用敏感的科学仪器对优质干制草药材料进行分析时发现的复杂成分模式。与仅使用一两种成分作为标准相比，通过监测样品并将其与这种独特的"指纹"进行比较，可以实现对质量更全面的评估。

从起源至19世纪

在这个医学专业化的时代，神经病学专家对耳鼻喉医学的新发展知之甚少，因此很难想象更早时期的医学实践，当时的治疗本质上是整体的，并且严重依赖巫术、神秘主义和古老的口口相传传统。

自最久远的时代以来，草药对维持人类的健康和福祉至关重要。例如，亚麻籽（第113页）为它的收获者提供了营养丰富的食用油、燃料、用于皮肤的美容膏，以及制作织物的纤维。与此同时，它还被用来治疗支气管炎、上呼吸道卡他症状、皮下脓肿等病症和解决很多消化系统问题。鉴于它和许多其他植物对人体赋予的增强生命力的益处，大多数文化认为它们除了有药用功效，还有魔力般的效果。可以合理地假设，数万年来，草药因其魔力作用被使用的量可能和因其药效被使用的量一样多。例如，人们在伊拉克的一个拥有60000年历史的墓地里发现8种不同的草药，包括麻黄（第99页）。这些草药被埋进坟墓里，表明它们除了药用价值，还有超自然的意义。

在一些文化中，植物被认为拥有灵魂。公元前4世纪的古希腊哲学家亚里士多德也认为植物有某种"心灵"，尽管其等级低于人类的灵魂。在可追溯到至少公元前1500年的印度教中，很多植物对特定的神灵而言是神圣的。例如，据说木橘（第164页）庇护了坐在它树枝下的健康之神湿婆。

在中世纪的欧洲，形象学说声称植物的外观——上帝的"签名"——和它的药用方式之间存在联系。例如，疗肺草（第266页）的斑驳叶片被认为和肺组织很像，而这种植物至今仍用于治疗呼吸道疾病。

即使在西方文化中，对植物精灵的信仰仍然有所遗留。直到20世纪上半叶，英国的农场工人都不会砍伐西洋接骨木（第136页），因

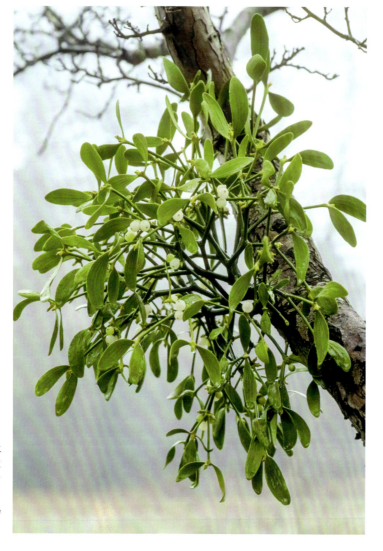

白果槲寄生，德鲁伊教徒称之为"金枝"，在他们的宗教活动和治疗仪式中占有核心地位。德鲁伊教徒对药用植物有着深入的了解。

"可以合理地假设，数万年来，草药因其魔力作用被使用的量可能和因其药效被使用的量一样多。"

为害怕这会激起保护这种树的精灵"接骨木之母"的愤怒。

同样，南美洲安第斯山脉的原住民相信古柯（第211页）受到"古柯之母"的保护，如果要采收和使用古柯叶片，就必须尊重和安抚这位精灵。

医学知识的发展

如今普遍认为，我们的祖先使用种类广泛的草药，而且他们对植物的治疗能力有着深刻的理解。实际上，直到20世纪，每个村庄和乡村社区都还有丰富的草药使用传统。经过试验和验证的当地植物被挑选出来，用于解决一系列常见的健康问题，并作为茶饮用、用作洗液，甚至和猪油混合作为膏剂涂抹使用。

但是这些草药专业知识的起源是什么？没有确定的答案。显然，敏锐的观察加上反复的试验发挥了主要作用。成千上万年以来，人类社会一直在观察食用特定根、叶或浆果的影响——无论好的影响还是坏的影响。观察动物在食用或摩擦某些植物后的行为也增加了医学知识。如果有人观察绵羊或牛，就会发现它们几乎能准确无误地避开有毒植物，如疆千里光（*Sene-cio jacobaea*）或夹竹桃（*Nerium oleander*）。除了这些密切观察，有人还推测人类和食草动物一样，拥有一种辨认有毒植物的本能。

古典文明

随着文明在古埃及、中东、古印度和中国逐渐发展，草药的使用变得更加复杂，于是出现了第一批对草药的书面记录。来自约公元前1500年的古埃及著作《埃伯斯纸草书》是保存至今最古老的医学作品之一。它列出了几十种草药及它们的用途、相关的符咒和咒语，如没药（第89页）、蓖麻（第271页）和大蒜（第63页）。

撰写于约公元前1500年的古印度史诗《吠陀经》也包含了关于当时草药知识的丰富材料。继《吠陀经》之后，在公元前400年左右，内科医生遮罗迦撰写了《遮罗迦本集》。这部医学专著包括大约350种草药的详细信息，其中有源自中东的草药阿米芹（第65页），它最近被证明对哮喘有效，以及长期用于治疗麻风病的积雪草（第81页）。

医学脱离其巫术起源

在约公元前500年的发达文化中，医学开始脱离巫术和精灵世界。古希腊"医学之父"希波克拉底（公元前460—公元前377年）认为疾病是一种自然现象而非超自然现象，而且他觉得应该在无须仪式或巫术的情况下使用药物。

在古老的中国医学文献、撰写于公元前1世纪的《黄帝内经》中，理性用药得到了同样清晰的强调："凡治病必察其下，适其脉，观其志意，与其病也。拘于鬼神者，不可与言至德。"

重要草药传统的基础（公元前300—公元600年）

公元前2世纪，欧洲、中东和亚洲之间的贸易已经在进行当中，许多草药和烹饪类香草的贸易路线已经建立。例如，原产自菲律宾及新几内亚附近的摩鹿加群岛的丁香（第101页）早在公元前3世纪进口到中国，并于公元176年左右首次抵达古埃及。在接下来的几个世纪，丁香越来越受欢迎，到公元8世纪时，欧洲的大部分地区都已经很熟悉丁香的浓郁芳香味道及其强大的杀菌和镇痛功效了。

随着草药和香料贸易的蓬勃发展，人们对草药的兴趣也日益增长，很多学者试图对药用功效明确的植物进行系统记录，包括它们的

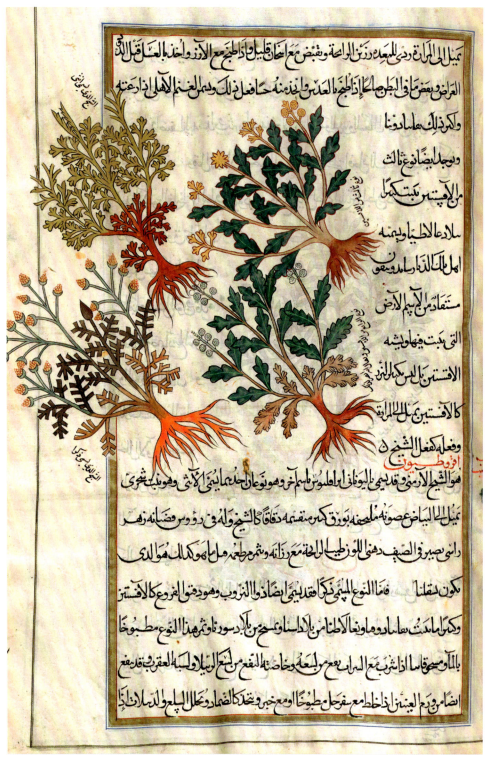

狄奥斯科里迪斯在《药物论》的某一页上绘制的植物图。

特性。在中国，撰写于1世纪前后的《神农本草经》有365个条目，其中252个是草药，包括柴胡（第76页）、款冬（第288页）和甘草（*Glycyrrhiza uralensis*）。这部典籍为中药延续至今的不断发展和完善奠定了基础。

在欧洲，公元1世纪的医生狄奥斯科里迪斯（40—90年）撰写了第一部欧洲草药志，即《药物论》。他的目的是制作一部关于草药的准确而权威的著作，而他在这一点上获得了巨大的成功。书中提到了许多植物，包括欧刺柏（第229页）、欧洲光叶榆（*Ulmus carpinifolia*）、芍药（第250页）和牛蒡（第69页）。这部典籍列出了大约600种草药，对西医学产生了惊人的影响，一直到17世纪都还是欧洲医生使用的主要参考书。它被翻译成了多种语言，如盎格鲁-撒克逊语、波斯语和希伯来语。512年，《药物论》被做成了包含植物图片的草药图谱。这部插图版《药物论》是为古罗马皇帝奥利布里乌斯的女儿安妮西亚·朱莉安娜制作的，包含将近400幅全页彩色插图。

盖伦（131—200年）是古罗马皇帝马可·奥勒留的医生，他对草药医学的发展有同样深远的影响。盖伦从希波克拉底那里汲取灵感，并以四体液理论为基础建立了自己的理论（第36页）。他的想法塑造了（有些人会说扭曲了）接下来1400年的医学实践。

在印度和中国，延续至今的

复杂医学体系在一定程度上与西方发展的四体液理论有些相似（第40～43页和第44～47页）。

虽然欧洲各国、印度和中国的医学体系差异很大，但它们都认为人体构成元素不平衡是造成疾病的原因，治疗者的目标是恢复平衡，通常会借助草药疗法。

中世纪的民间疗法

然而，四体液、阿育吠陀（印度）和中医的理论当时对世界上大多数人而言几乎没有任何意义。就像至今仍然几乎无法获得常规药物的某些原住民一样，过去的大多数村庄和社区都依赖当地"智者"的医疗服务。几乎可以肯定的是，这些治疗者通过学徒经历和治疗疾病、助产及使用当地生长的草药作为天然药剂的实践，发展出了高水平的实用医学知识。

我们往往低估不发达时期的医疗技能——尤其低估了中世纪的欧洲（所谓的"黑暗时代"），但是很明显，当时的很多人对草药医学拥有成熟到令人吃惊的理解。例如，最近在苏格兰发掘一家11世纪时的修道院医院的工作表明，那里的僧侣曾使用罂粟（第251页）和大麻（第78页）作为止痛剂和麻醉剂。同样，在南威尔士的一个名为迈德菲的村庄里，草药医生显然知道希波克拉底的著作，他使用了多种不同的草药。这种草药传统流传下来的文本融合了迷信和智慧。来自13世纪的两个处方说明了这一点。

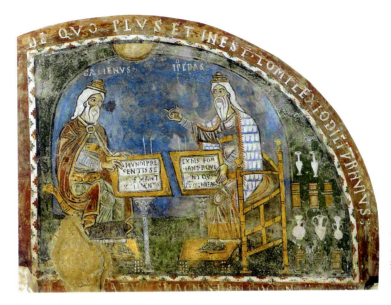

在这幅壁画描绘的虚构场景中，**盖伦和希波克拉底**这两位古典时代的杰出医生正在辩论。

如下所示，第一个处方可能是一位受过科学训练的现代草药医生撰写的，而第二个处方大多数人都能看出来是凭空想象的，而且不会选择尝试它！

增强视力
取小米草和红茴香各一把，以及半把茴香，提取蒸馏液，每天用它洗眼睛。

杀死牙齿里的虫
取猫耳菊的根，碾碎，涂在牙齿上三晚，就能杀死虫子。

阿拉伯医学和印度医学（500—1500年）

民间医学很少受历史背景的影响，但随着西罗马帝国的衰落，西方学院医学遭受了巨大的损失。

正是由于500—1300年阿拉伯文化的繁荣，古希腊和古罗马时期的成果才得以保存并得到详细的阐述。伊斯兰文化沿着北非传播到今天的意大利、西班牙和葡萄牙境内，还建立了著名的医学院校，尤其是在西班牙的科尔多瓦。阿拉伯人是专业的药剂师，他们混合草药以改善其药效和味道。与古印度和中国的接触意味着他们有广泛的医学和草药知识可借鉴和发展。《医典》的作者阿维森纳（980—1037年）是当时最著名的医生，但是和草药相关的最不寻常的建树，也许是在他的时代再往前一个世纪、由勇敢的阿拉伯海员伊本·科尔多瓦做出的——这位海员将人参（第123页）从中国带到了欧洲。从16世纪起，这种珍贵的滋补品被定期进口到欧洲。

在更往东的古印度，7世纪是医学的黄金时代。数以千计的学生在南亚次大陆各地的大学学习阿育吠陀，尤其是在那烂陀寺。在那里，

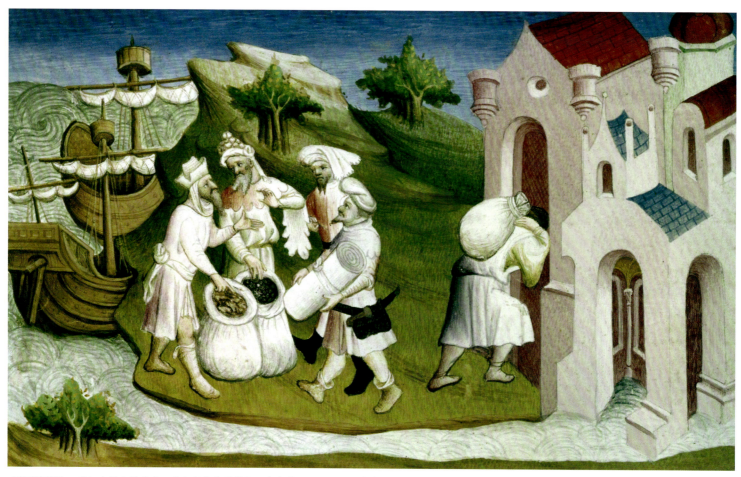

马可波罗的14世纪中国之旅为东西方之间繁荣的货物互惠贸易打开了大门，草药也在这些货物之列。最终，生姜、肉桂和丁香等草药被广泛用于欧洲医学和烹饪中。

学者们记录了当时的医学成就，包括医院、妇产院与草药园种植的发展。

中南美洲疗法

在世界的另一端，中南美洲的古代文明——玛雅文明、阿兹特克文明和印加文明——全都拥有深刻理解当地草药的传统。一个故事讲述了印加人如何从今天的玻利维亚境内将一名当地草药医生带回秘鲁的库斯科，因为这名草药医生拥有强大的能力，据说他能在青香蕉皮上培养青霉素。

与此同时，在这些文化中，医学和宗教仍然紧密地结合在一起，也许比在欧洲时更紧密。根据一个残忍故事的讲述，阿兹特克皮肤病患者为了安抚神灵希佩托特克，采取的手段是将人的皮剥下来穿在自己身上。幸运的是，诉诸神灵的超自然疗法并不是缓解病症的唯一手段。很多草药被用作治疗，包括菝葜（第279页），一种滋补、净化药，用于治疗多种皮肤病，包括湿疹和银屑病。

欧洲学术的重生（1000—1400年）

随着中世纪早期的欧洲学者开始慢慢吸收阿拉伯医学的内容，君士坦丁堡（后来的伊斯坦布尔）图书馆中保存的古希腊、古罗马和古埃及典籍又被过滤回欧洲，而欧洲也建立了医院、医学院和大学。也许最有趣的是坐落在意大利西海岸城市萨莱诺的医学院。它不仅允许持所有信仰的学生学习医学，还允许女性接受医生培训。12世纪，曾有一位叫特洛塔的女士在萨莱诺行

"到12世纪时，欧洲与亚洲和非洲的贸易不断扩大，新的草药和香料被定期进口到欧洲。"

医和教学，她撰写了一本关于助产术的书。草药当然是治愈过程的核心。萨莱诺医学院有一条关于药用鼠尾草（第135页）的格言："鼠尾草，拯救者，自然调解者。"

到12世纪时，欧洲与亚洲和非洲的贸易不断扩大，新的草药和香料被定期进口到欧洲。作为著名的德国神秘学家和草药权威，希尔德加德（1098—1179年）认为高良姜（第169页）——在亚洲用作温暖和滋养消化系统的香料——是"生命的香料"，由上帝赐予以保持健康，并抵御疾病。

大陆之间的贸易
（1400—1700年）

贸易路线在中世纪缓慢扩张，随之而来的是从异域运来的新草药。从15世纪开始，贸易的爆炸式增长导致新草药在欧洲随处可见。它们包括生姜（第159页）、小豆蔻（第97页）、肉豆蔻（第119页）、姜黄（第94页）、肉桂（第85页）和番泻叶（第80页）。草药贸易并不完全是单向的。例如，欧洲的药用鼠尾草开始进入中国并得到应用，在那里它被视作一种宝贵的滋阴补品。

继哥伦布率领舰队在1492年

抵达加勒比海后，西班牙人和葡萄牙人对中南美洲展开了"征服"。除了劫掠黄金，这些"征服者"在回到欧洲时还带回了前所未闻的草药。来自美洲的很多草药拥有强烈的药效，于是它们很快就出现在欧洲重要城市的药柜里。在治疗发热、疟疾、梅毒、天花和其他严重疾病时，愈创木（第223页）和金鸡纳树（第84页）等拥有强力药效的植物得到了使用，并多多少少获得了成功。

然而，对于大多数乡村社区来说，能够作为药物使用的外来植物只有那些可以在当地作为食物种植的种类。大蒜是最古老且最清晰的例子之一。它起源于中亚地区，随着时间的推移，它的种植范围越来越向西扩展，到公元前4500年左右时已在古埃及种植。在公元前8世纪的荷马史诗《奥德赛》中，主人公多亏了大蒜才免于被变成猪。这种植物在1世纪伴随古罗马人进入英国，当它抵达这个岛国时，它的医用功效得到了充分的理解。在后来的几个世纪里，原产自南美洲的马铃薯（第280页）和玉米（第158页）成为常见的食物。除了营养价值，这些植物还拥有明确的医用

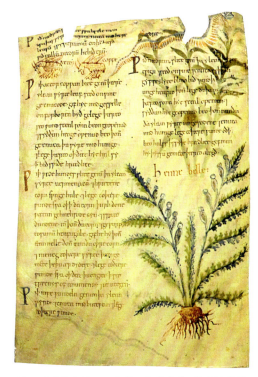

这页**手稿**摘自约1050年的一部盎格鲁-撒克逊草药志，它以插图的方式展示了一种草药的地上部分和根系。

功能。马铃薯汁是治疗关节炎的良方，而玉米须制成的煎剂可有效治疗膀胱炎等泌尿系统疾病。

健康和卫生（1400—1700年）

欧洲原本就有数量庞大的有用草药，而12—18世纪，又有大量异域草药涌入。按理来说，这应该会让欧洲人的健康状况得到整体提升。毕竟不仅多了新的草药可以使用，而且欧洲人还有机会观察世界各地人们的不同医学实践，如南美洲各国、中国等国家的传统医学，以及与欧洲贸易往来非常频繁的印度的医学实践。但实际情况恰恰相反。在这段时期，生活在欧洲的人们大概经历了世界上有史以来最不

中叶开始，瘟疫夺去了数百万人的生命，甚至杀死了有些城市近50%的人口。没有药物——无论草药还是矿物药——能够改变其致命的进程。直到进入18世纪，传染病都还在摧毁欧洲和亚洲的城市。1994年，印度爆发了一场传染病，再次唤醒了人们对"瘟疫"这个词的恐惧。

梅毒是另一种由海员传播的疾病。据说它在15世纪90年代被哥伦布的船员从加勒比海带回那不勒斯，然后迅速传播到整个欧洲和世界其他地区，于1550年到达中国。

在对抗瘟疫这种极具破坏性的疾病时，欧洲医生的治疗手段收效甚微。他们所使用的药物是基于对

疗法带动了化学的发展，并最终令科学医学脱离了草药医学的实践。

帕拉塞尔苏斯的影响

16世纪的重要欧洲人物之一是帕拉塞尔苏斯（1493—1541年），一个有传奇色彩的人。他摒弃陈腐的盖伦理论，赞同在医学中进行细致的观察。"我不借鉴希波克拉底、盖伦或其他任何人，"他写道，"我的知识来自最好的老师，即经验和努力工作。"

他再次强调："医生需要的不是口才或语言和书本知识，而是对自然及其运作方式的深刻了解。"他还非常重视剂量的准确性，他说："毒药是不是毒药，只取决于剂量。"

因此，帕拉塞尔苏斯是化学、传统医学、草药医学和顺势疗法的未来发展中的一股有影响的力量。虽然他被称为"化学之父"，但他也探索了炼金术，这门学问涉及将基础材料转化为黄金，以及追求长生不老。帕拉塞尔苏斯还复兴了"形象学说"——这一古老理论认为植物的外观暗示了它能治疗的疾病，他还肯定了本地种植草药的价值，认为本地草药比昂贵的进口草药更好。

> "欧洲医生为了平衡患者的体液做出了很多拙劣的尝试，如放血疗法和使用有毒的矿物质。通过这些手段，他们杀死患者的可能性和治愈患者的可能性差不多大。"

健康的生活条件。相比之下，在哥伦布抵达美洲之前，美洲原住民的寿命比欧洲人更长，生活得更健康。考虑到中世纪欧洲城市的露天下水道、过度拥挤的人口和对简单卫生条件的无视，这一事实并不令人吃惊。

诸如此类的生活条件为鼠疫从地中海港口向整个西欧的传播提供了肥沃的"土壤"。从14世纪

四体液理论的盲目接受。如果欧洲医学像中国和印度医学那样继续发展，根据新的发展修改古代医学文献并重新解释，那么也许它会获得更大的成功。欧洲医生为了平衡患者的体液做出了很多拙劣的尝试，如放血疗法和使用有毒的矿物质。通过这些手段，他们杀死患者的可能性和治愈患者的可能性差不多大。越来越流行的矿物（如水银）

卡尔佩珀和草药志印刷品

帕拉塞尔苏斯对本地便宜草药的倡导后来得到了尼古拉斯·卡尔佩珀（1616—1654年）的大力支持。他在《英国医生》的卷首插画中写了这样一句令人难忘的话："包含完整的医学方法，令一个人保持

健康或在生病时治愈自己，花费只有3个便士，使用的是只在英国生长的东西，这些东西最适合英国人的身体。"

卡尔佩珀治疗普通人，因为这些人既无法负担医生的服务，又承受不起医生开出的昂贵的进口草药和处方。卡尔佩珀在一定程度上借鉴了狄奥斯科里迪斯、阿拉伯医生和帕拉塞尔苏斯的理论，开发了一套将占星术和丰富个人经验相结合的医疗体系。他的书迅速成为畅销书，并以多个版本问世。1700年在北美洲出版的第一本草药志就是他的书的一个版本。

虽然《英国医生》大受欢迎，但其他草药志也在家庭藏书中占有一席之地。15世纪印刷机的发展令书籍大规模进入家庭。狄奥斯科里迪斯的《药物论》等典籍被首次印刷，草药志开始在整个欧洲出版并发行了多个版本。

致命的疗法（1700—1900年）

到16世纪末时，帕拉塞尔苏斯已经成为新化学药物的挂名领袖。然而，尽管他坚持谨慎地使用金属毒药——水银、锑和砷，但新的医学思想家们却没有那么拘谨。一种名为"甘汞"（氯化亚汞，Hg_2Cl_2）的强泻药以越来越大的剂量开给了患有梅毒和许多其他疾病的人。这种治疗常常比疾病本身更糟糕，有些人被毒死了，更多人承受了汞中毒带来的长期后果。

希波克拉底曾经说过："绝望的情况需要最孤注一掷的治疗方

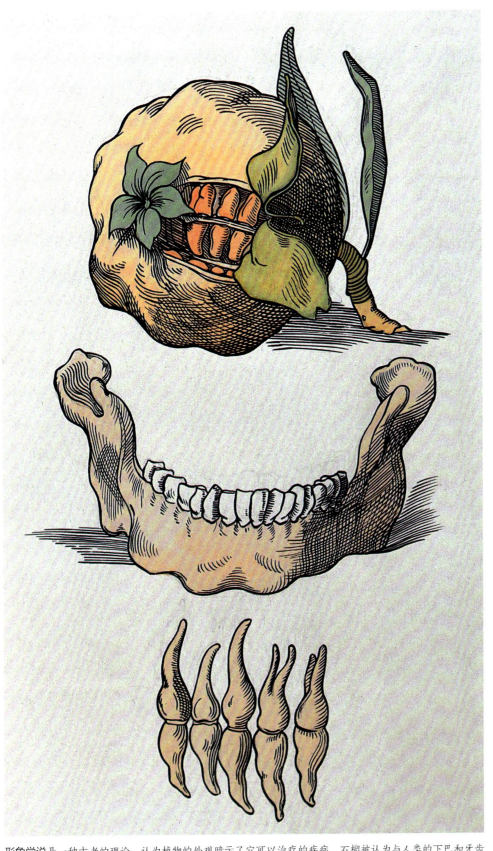

形象学说是一种古老的理论，认为植物的外观暗示了它可以治疗的疾病。石榴被认为与人类的下巴和牙齿类似。

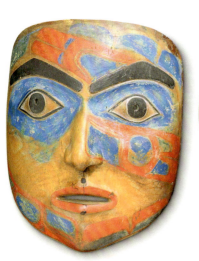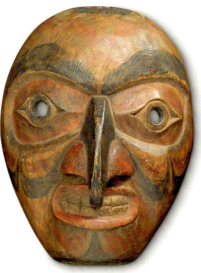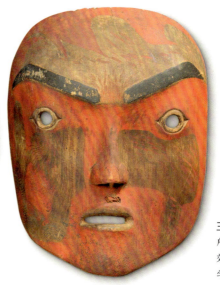

三个萨满面具。原住民所使用的治疗技术的有效性常常超过当时的医学实践。

法。"这句话得到了人们字面意义的理解，在接下来的3个世纪，通便和放血疗法在欧洲和北美洲得到了令人难以置信的过度使用。这些做法在19世纪初的"英勇"医学中达到了巅峰。其主要支持者本杰明·拉什（1745—1813年）博士坚持认为，在医疗实践中只需要放血和甘汞。他的立场显然是极端的，但很明显，在这种新的气氛下，草药变得越来越无关紧要。

新的理性主义

随着新出现的对化学疗法的强调，现代医学开始对"生命力"（vital force）的概念产生怀疑。直到16世纪末，几乎所有医学传统都建立在顺应自然和利用身体自身治愈能力的概念上，而后者可以通过适当的草药来支持和加强。在传统中国医学中，"气"是维持生命和健康的原始能量。在阿育吠陀医学中，它是"普拉那"（prana），在西方传统医学中，希波克拉底在其著

作中提到了"自然的治愈之力"，而现代西方草药医生和顺势疗法治疗师使用"生命力"这个术语。

在西方，生命力的重要性被勒内·笛卡尔（1596—1650年）的哲学思想削弱了。这位法国数学家将世界分为身体和思维、自然和理念。他认为，维持生命和决定良好健康状况的无形的生命力属于宗教领域，而不属于新近自我觉醒的医药"科学"领域。对于正在向有科学基础的医学实践迈进的新型医疗机构而言，生命力等"超自然"概念是一个提醒，它说明无知和迷信是旧医疗实践的重要组成部分。

甚至在笛卡尔的理论之前，科学和医学探索的理性方法就已经开始收获回报了。人们对身体功能的医学理解在逐渐增加。威廉·哈维（1578—1657年）对心脏和血液循环进行了详细的研究，首次证明心脏将血液泵送到全身各处，这与盖伦的想法相反。哈维的著作在1628年出版，是医药科学重大革命的经

典案例。

自哈维以来，在揭示身体如何在生物化学层面运转及区分不同的疾病过程方面，科学取得了惊人的成功。然而，尽管抗生素治疗具有革命性的影响，但在开发减轻和治愈疾病的有效医疗措施方面却不那么成功。

科学方法中的脱节

事后来看，似乎新的医药科学只能在脱离传统治疗方法的情况下诞生，而此前它总是与后者交织在一起的。因此，即使传统医药普遍缺少科学解释，但是在临床应用方面，它常常遥遥领先于新的医药科学。在《美洲印第安医学》一书中，维吉尔·沃格尔提供了一个"无知的"民间医学在临床应用上胜过科学的例子：

"在1535年的那个严寒的冬天，雅克·卡地亚的3艘船被结结实实地冻在蒙特利尔附近圣劳伦斯河深不可测的冰层中。110名船员被厚

厚的积雪困住，与世隔绝的他们只能靠储存在船舱里的物资维生。很快，坏血病在他们之中肆虐，到3月中旬时，已有25人死亡，至于其他人，除了仅仅三四人，都病得非常严重，以至于人们完全丧失了康复的希望。在危机加深的时候，卡地亚幸运地遇到了当地的酋长多马盖亚，酋长曾用某种树的枝叶治愈过自己的坏血病。于是，当地女性采集这种神奇树木的树枝和树皮煮成煎剂，再将药渣放在船员的腿上。所有接受过这种治疗的人都很快恢复了健康，法国人对原住民的治疗技术惊叹不已。"

美洲原住民自然没有听说过维生素C缺乏会导致坏血病，他们也无法以理性的方式解释这种治疗方法为什么有用。直到1753年，英国海军外科医生詹姆斯·林德（1716—1794年）受到卡地亚叙述的启发，出版了《坏血病专论》，书中表明可以通过食用新鲜的绿叶菜和水果防止坏血病。詹姆斯·林德的工作很了不起，它说明了将科学的方法与传统草药知识相结合能够取得什么样的成就。

分离化学物质

对毛地黄（第207页）医药价值的发现是传统草药知识导致医学重大进展的又一个例子。威廉·威瑟灵（1741—1799年）博士是一位接受过传统训练的医生，他对草药有长期的兴趣，在发现一个治疗水肿的家庭偏方之后，他开始研究毛地黄。他发现在英格兰的某些地区，

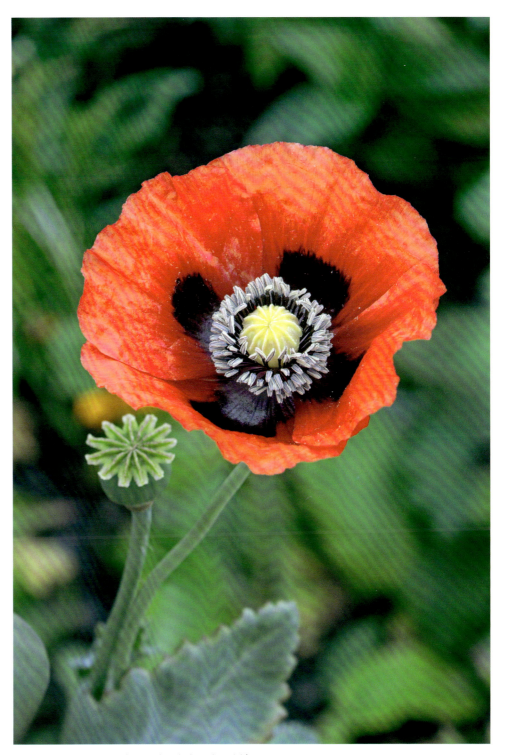

罂粟原产于亚洲，它能产生一种具有麻醉作用的树脂——鸦片，其主要活性成分吗啡于1803年在实验室被首次分离，并用于止痛。

27

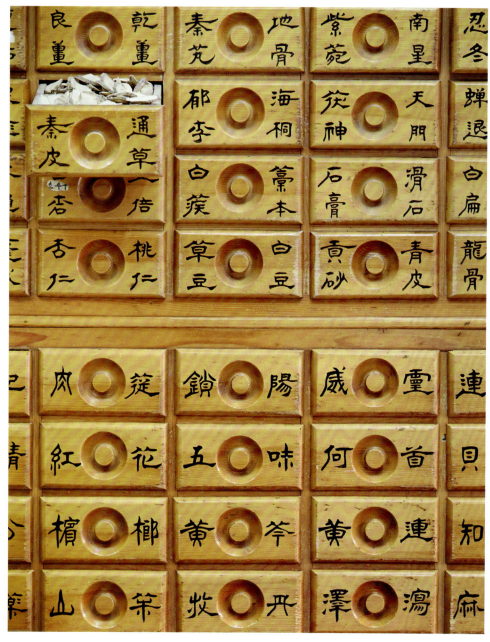

中药柜。在中国，西医学的涌入并没有阻止传统中医的发展。

毛地黄是医治这种症状的传统药物，而这种症状是心脏衰竭的关键指标之一。1785年，他出版了《记毛地黄》，书中详细记录了一些病例，展示了毛地黄强效的（有时可能是危险的）活性成分——如今名为"强心苷"——如何成为治疗水肿的宝贵草药。强心苷至今仍被普遍使用。然而，尽管这个例子清晰地说明了草药和科学方法相结合能够产生怎样的机会，但传统医药将在19世纪走上另一条道路。

实验室与自然

从19世纪初开始，化学实验室开始取代大自然作为药物的来源。1803年，有人从罂粟（第251页）中分离出了麻醉生物碱。一年后，土木香（第111页）中的菊粉被成功提取。1838年，阿司匹林的化学前体水杨酸从白柳（第133页）的树皮中被成功提取，并在1860年首次在实验室被人工合成。

从这一刻开始，草药医学和生物医学开始走上不同的道路。作为一种全新的化学制剂，阿司匹林（又名"乙酰水杨酸"）于1899年在德国被首次开发，但这仍然是早期的一步。当时，欧洲的大学、医学院和实验室的影响力仍然有限，草药疗法仍是世界上大多数人的治疗方式。

新的疆域和新的草药

在18世纪和19世纪的大移民期间，无论欧洲人定居于何处——北美洲、南美洲、非洲南部或大洋洲，许多在欧洲常见的药物要么无法买到，要么价格昂贵。定居者开始意识到原住民是当地草药药用价值的信息源泉。例如，非洲南部的欧洲定居者从原住民那里了解到布枯（第75页）的特性；大洋洲的欧洲定居者通过观察原住民的医疗实践，开始认识到澳洲茶树（第116页）的显著杀菌特性。留存至今的墨西哥草药是玛雅和西班牙草药与实践的混合产物。

在北美洲，原住民草药医生特别擅长治疗外伤——在这个医学领域的很多方面都优于他们的欧洲同行。这并不令人吃惊，因为美洲原住民发现了一系列效果很好的草药，包括一些著名草药，如紫锥菊（第96页）、北美黄连（第109页）和北美山梗菜（第114页）。

欧洲定居者学到了很多东西。在19世纪及20世纪初，随着开拓者向西穿越边疆，新植物被不断添加到官方草药记录中。除了上面提到的3种植物，《美国药典》还列出了约170种本土植物。

塞缪尔·汤姆森和他的追随者

北美山梗菜是重要草药之一，此外还有塞缪尔·汤姆森大力推崇的辣椒（第79页），汤姆森是一位非正统草药医生，他相信所有疾病都是由寒冷引起的。他的简单方法与他那个时代的传统实践完全不同（第52页）。汤姆森的方法常常很有效，非常符合生活在边疆地区条件艰苦居民的需求。他的医学体系在很多方面都是一种早期的自然疗法，用自然生长的食物、阳光、新鲜空气和天然药物治疗疾病。这套体系变得非常流行，在整个北美洲有数百万人遵循他的方法。汤姆森的方法后来式微，因为折中派和物理医学家加入进来，并对草药进行了广泛的研究。19世纪，北美洲世界也见证了整骨疗法（基于操弄骨骼治疗疾病的体系）和脊柱按摩疗法（一种类似的体系，主要涉及脊柱）的诞生。

西方对亚洲医药的影响

在世界另一头的中国，汤姆森的医疗实践也许会让人有熟悉之感。中国传统医学有观点认为疾病是由寒或热引起的。

撰写于2世纪的《伤寒论》在过去的1800年里通过后人的研究不断被修订和重新解释，它建议当患者"发热战栗、呼吸急促和恶心"时，使用肉桂（第85页）作为主要的治疗药物。在14世纪，医学家区分了寒病和热病，并以不同的方式治疗。在19世纪之前，多位中国医生对这种区别进行了越来越详细的阐述。

19世纪初，现代西医学开始影响中国和印度的传统医疗实践。这在很多方面当然是有益的。科学原理和方法被审慎而明智地融合到传统草药治疗中，提供了完善治疗效果的可能性。

但在印度，现代西医学最终成为唯一的选择。阿育吠陀医学（第40页）被认为不如现代西医学。新的医疗实践被引入，但不是作为对传统医学的补充，而是作为替代它的手段。根据一位权威人士的说法，"在1835年之前，西医和他们的印度同行交流知识；在这之后，只有现代西医学被认为是合法的，东方体系遭到了积极的遏制。"（罗伯特·斯沃博达，《阿育吠陀：生命、健康和长寿》，1992。）

在中国，西方思想的涌入没有造成那么大的影响。越来越多的中国医学生学习现代西医学，但这并没有阻止传统草药实践的继续发展。总体而言，每种传统都被认为既有优点又有缺点。

草药医术遭到取缔
（1850—1900年）

在欧洲，现代西医学正在谋求为自身的实践类型建立垄断。1858年，英国议会被要求立法，禁止任何未在正规医学院接受过培训的人行医。幸运的是，这个提案被否决了，但是在法国、西班牙和意大利等国家及美国的一些州，在没有正统资质的情况下开展草药医疗变成了违法的事。仅仅因为向寻求帮助的患者提供草药，草药医生就被迫冒着被罚款或监禁的风险。

在英国，诸如此类的担忧再加上将西方草药医学作为现代西医学实践替代方案的愿望（特别是在英格兰北部的工业城市），1864年，英国草药医生学会成立，它是全世界首个职业草药医学从业者团体。

20—21世纪

对我们大多数人而言，现代医学的典范是抗生素等药物及高技术含量的诊断和治疗方法。然而，很多人可能会惊讶地发现，在20世纪的很长一段时间里，草药疗法一直是主要的治疗方式，即便在西方国家也是如此。

直到20世纪30年代，约90%的医生开出的处方药或非处方药都来自草药。仅仅在过去的80多年里，实验室生产药物才成为常态。例如，在第一次世界大战期间，大蒜（第63页）和泥炭藓（*Sphagnum*）在战壕中被大量用于包扎伤口和处理感染。大蒜是一种非常好的天然抗生素，而且是当时很有效的杀菌剂，而从沼泽地采集的泥炭藓可以制成天然的无菌敷料。

科学与医学

新药物在实验室中的开发——无论从草药中提取还是直接化学合成——可以追溯到19世纪初。从那时起，在理解分离出的化学物质如何影响身体及身体在健康和疾病状态下如何运作等方面，科学家们取得了巨大进展。从19世纪60年代开始，科学家们——最著名的是路易·巴斯德（1822—1895年）——鉴定出最终导致结核病和疟疾等传染病的微生物。

医学研究人员的首要目标自然是寻找可以充当"灵丹妙药"的药物，这类药会直接攻击有关微生物，消除其对身体的威胁。许多医学研究人员发现了青霉素，更准确地说是重新发现，尤其是亚历山大·弗莱明（1881—1955年）在1929年的发现。虽然20世纪的科学家们首次对作为药物的抗生素进行了科学评估，但他们并不是最早将抗生素用于治疗的人。在古埃及、14世纪的秘鲁和当时的欧洲民间医学中，人们已经掌握了种植抗生素霉菌并利用它们对抗感染的技术。

在第二次世界大战之后的几十年里，当抗生素首次投入使用时，一个新的时代似乎已经降临。在这个时代的发达国家里，感染被征服了，而威胁生命的疾病，如梅毒、肺炎和肺结核，也不再是人们的主要死亡原因。现代医学还提供了其他高效药物，如类固醇抗炎药，似乎大多数疾病的治愈只是时间问题。

生物医学的支配地位

随着美国人和欧洲人习惯了能在短期内迅速改善症状（可能并不会改善潜在健康状况）的药物，大众开始认为草药是过时的和"古怪的"。在北美洲和欧洲大部分地区，越来越多的草药医疗被取缔，而发展中国家的富人阶层也抛弃了草药，转而支持新出现的疗法。

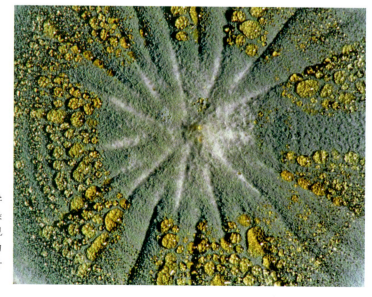

1929年青霉素的科学发现彻底改变了感染治疗，尽管目前发现的最早使用抗生素的地方是埃及和苏丹（350—550年）。

"医学研究人员的首要目标自然是寻找可以充当'灵丹妙药'的药物，这类药会直接攻击有关微生物，消除其对身体的威胁。"

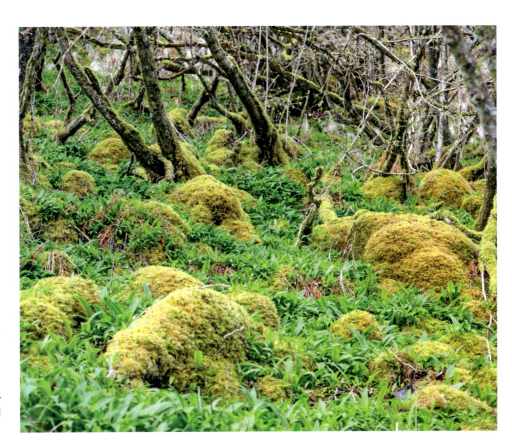

大蒜和泥炭藓覆盖着苏格兰古老林地的地面，在第一次世界大战期间被用于包扎伤口和处理感染。

这在很大程度上是因为医学界本身将草药视为迷信。从19世纪末开始，美国医学会和英国医学会等组织的目标就是确立现代西医学实践的垄断地位。草药因此在很多国家濒临灭绝，特别是在美国和英国。例如，在英国，从1941年到1968年，在没有医学资质的情况下开展草药医疗是非法的。

形势转变

虽然现代化学药大获成功，但是它们也曾造成重大灾难，其中最著名的是1962年发生在英国和德国的反应停事件，当时一款缓解孕妇晨吐的药物"反应停"导致3000名畸形婴儿出生。这一事件是公众对化学药物看法的转折点。

人们开始意识到，现代药物治疗的好处可能伴随着严重的代价，这让公众对草药价值的看法发生了翻天覆地的变化。

现代西医学和草药医学

继世界卫生组织的倡议之后，经验表明传统草药医学和现代西医学确实可以很好地协同工作，尽管这种关系经常很复杂。J. M. 詹曾的

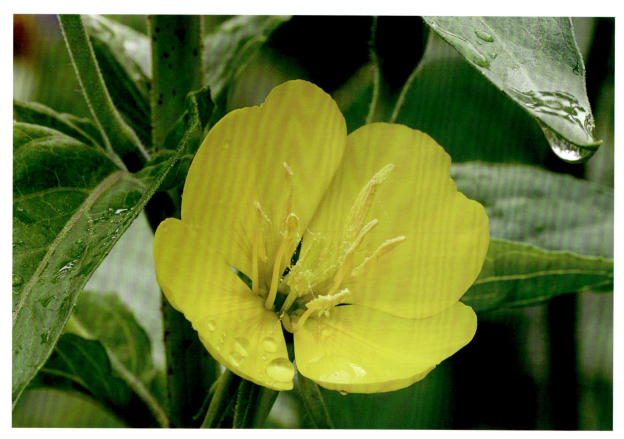

月见草原产于北美洲，除了用于治疗经前期综合征，还被用来治疗多种病症，包括哮喘、百日咳、消化障碍和湿疹。

《在扎伊尔寻求治疗》（加州大学出版社，1978）一书中描述了发生在非洲的这种互动：

"扎伊尔（译注：刚果民主共和国）人民认识到了现代西医学的优势，并追求它的手术、药物和医院护理手段，但是和预期相反的是，本土医生、预言家和亲属之间的传统诊疗并没有随着采用西医学治疗手段而消失。相反，一种行之有效的关系已经发展起来，在这种关系中，不同形式的治疗在人们的思想和生活中发挥着互补而非竞争的作用。"

西医学治疗手段的高昂费用是促使人们和政府重新审视传统疗法的另一个因素。在中国、墨西哥、古巴、埃及、加纳、印度和蒙古国等国，草药正在被大量栽培，而且除了传统行医者，在一定程度上它们也被西医使用。

同样，不同类型的治疗已经发展到可以满足不同人群的各种需求。在医疗保健类型的可选方案方面，印度提供了出色的例子。除了受过现代西医学培训的医生，印度还有接受过医学培训的阿育吠陀医生、传统阿育吠陀医生、民间医生和顺势疗法治疗师。

不断变化的态度

人们对补充医学的兴趣日益增长，在这背后很重要的因素可能是西方社会糟糕的人口健康状况。现代西医学大体上已经控制住了严重的传染病，尽管有令人担忧的迹象表明，传染疾病的生物正在对抗生素疗法产生抗药性，这主要是由滥用抗生素导致的；然而慢性疾病似乎在增加。西方国家大约有50%的人每天服用一种或多种常规药物，以治疗高血压、哮喘、关节炎和抑郁等多种疾病。很多西方国家在医疗保健上的花费可谓天文数字，如美国和法国，但是尽管投入如此巨大，仍然有很多人明显不健康。甚至发达国家预期寿命的显著增长趋势也显示出逆转的迹象，部分原因可能是环境污染物和体内有毒物质积累的结果。

多年来，大众意识的变化导

致人们对草药重新产生兴趣。事实上，草药制剂现在非常普遍，以至于它们作为日常生活的一部分被人们接受。这样的例子有很多，如月见草油，在英国有成千上万的女性用它来帮助缓解经前期综合征。它是从北美洲植物月见草（第248页）的种子中提取的。另一个例子是用于治疗肠易激综合征和其他肠道疾病的胡椒薄荷油（第118页）。还有番泻叶（第80页），一种简单有效的治疗短期便秘的药物，它是全世界最常用的药物之一。

人们越来越深刻地意识到，人类的生活与地球的命运交织在一起，这也提升了草药的价值。只要注意防止过度收割，草药就可以与生态环境相协调。

草药医学和整体主义

认为疾病源于接触传染性生物体的"疾病细菌理论"仍然是主流医学的主导观点。然而，很多人认识到这种理论是片面的。虽然霍乱和伤寒等疾病具有强烈的传染性，而且确实几乎每个人都有可能感染，但很多传染病不会自动从一个人传染给另一个人。因此，问题出现了，患者的哪些弱点让感染的"种子"找到了沃土？与专注于根除"毛病"或异常状况的许多常规医疗实践不同，草药医学也追求纠正使人体健康状况不佳的弱点，并将治疗置于患者的整体生活背景中考虑。一系列复杂的因素可能隐藏在发病的背后。虽然身体体征和症状是明显的指标，但饮食、情绪和精神因素可能同样重要。

我们的身体含有超过35万亿个细胞，如果要保持身体健康，那么这些细胞必须协调运作。如果明智地加以使用，草药可以与我们的身体和谐相处，刺激、支持或抑制体内执行不同任务的各个细胞群，促进人体重新正常且平衡地行使功能。草药疗法的目的是增强患者自身的抵抗力，提高虚弱组织的活力，提升人体恢复健康的先天能力。

当然，对于患有严重急性疾病的人来说，使用草药疗法进行治疗可能为时已晚。在这种情况下，心脏药物、抗生素和止痛药等强效常规药物及手术都可以挽救生命。然而，一套精准迎合患者需求的医疗保健体系也许应该将草药疗法纳入一线治疗手段，而仅在必要时使用常规药物。

支持草药疗法的证据

许多医学科学家仍然难以接受的事实是，拥有复杂化学组成和各种成分的天然药物在治疗疾病方面可以和化学合成药物一样好。然而，当越来越多的研究表明草药可以与传统药物一样有效，而且安全得多的时候，他们接受了这一事实。

对贯叶连翘（第110页）的态度转变很好地说明了这一点，它是一种常被用作抗抑郁药的欧洲植物。这种草药的提取物现在已经得到科学证实，对轻度至中度抑郁有治疗价值。到2022年，已有267项临床试验从不同角度调查了贯叶连翘作为药物的安全性和有效性。在其中至少30项试验中，这种草药的提取物被发现与常规抗抑郁药一样有效，并且不良反应少得多。在其他15项临床试验中，贯叶连翘提取物产生的不良反应比对照组服用的安慰剂还少。其他研究表明，贯叶连翘可以在对抗病毒感染、促进伤口愈合及帮助戒除成瘾（尤其是戒酒瘾）方面发挥作用。

就像经常发生的那样，研究再一次证实了传统观点。在16世纪，帕拉塞尔苏斯（第24页）对这种草药发表过这样的评论："没有什么比力量更能驱散疾病。因此，在使用药物对抗任何疾病时，我们都应该寻求拥有能量和力量的药物。由此

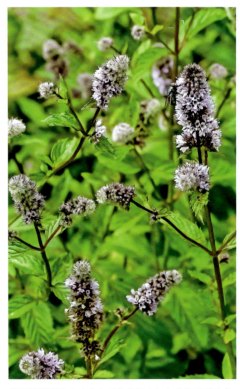

胡椒薄荷精油用于治疗肠易激综合征和其他肠道疾病。

"另一个问题是，说服医学界的怀疑论者，要让他们相信草药医学并不是现代西医学的低劣替代品，它本身就是一种有价值的治疗形式。"

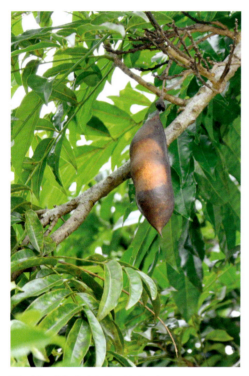

栗豆树因其抗艾滋病作用得到研究。

可见，上帝赋予了贯叶连翘力量，令它能够驱赶自然中的幽灵……以及所有心灰意冷的情绪。"

如今的行医者拥有一项重要的优势——现在人们更好地理解了植物如何在体内发挥作用，因此可以精准地确定剂量和注意不良反应，并且完全清楚草药应该以何种形态作为药物使用。

如今世界各地都在进行针对传统草药的研究，希望为各种健康问题找到新的解决方法。仅举两个例子：余甘子（第209页）似乎可以保护肝脏免遭癌症侵害，降低血液胆固醇水平，而且可能对急性胰腺炎有治疗价值；而以烹饪类香草闻名的百里香（第147页）是一种有效的抗氧化剂，可以防止大脑中的必需脂肪酸分解，延缓衰老过程。

草药和大生意

大型制药公司很早就意识到，热带雨林、草原甚至树篱和田野都是宝贵药物的潜在来源。因此，医药行业投入了大量资源，筛选世界各地草药的活性成分。紫杉醇这种药物就是以这种方式被开发出来的，它是治疗乳腺癌的有效药物之一，最早是从短叶红豆杉（*Tax-us brevifolia*）中提取出来的。

在对植物界的这场搜索中，有可能发现其他出色的药物，然而通过研究成功开发的新药比最初预期的少得多。实际上，这种方法存在一个关键问题——它旨在得到从植物中分离出来的化学物质，然后将该物质人工合成并申请专利。有了专利，公司就可以营利，收回研发新药所需的大量投资。然而，草药疗法是完整、天然的治疗手段，它们不能申请专利。即便大型医药公司能够找到像贯叶连翘这样比常规药物更有效且更安全的草药，它们也会选择开发化学合成药物而不是草药。

草药的协同作用

有一个词更能区分草药和常规药物：协同作用。在使用植物整体而非提取成分时，植物不同部分会相互作用，与现代西医学通常偏好的活性成分单独使用相比，常常能够得到更好的疗效。

越来越多的研究表明，由于全株植物各成分的自然组合，麻黄（第99页）、山楂（第91页）、银杏（第104页）和铃兰（第198页）等草药具有超预期的药用价值。在某些情况下，草药的医药价值可能完全取决于其整体，而不能只通过一两种活性成分复制。

草药的未来

关于草药的未来，主要问题是草药和指导其应用的传统知识是会因为它们本身的价值——安全、经济、生态平衡——受到重视，还是它们又将成为一个为了短期利益而被开发的领域。

另一个问题是，说服医学界的怀疑论者，要让他们相信草药医学并不是现代西医学的低劣替代品，它本身就是一种有价值的治疗形式。20世纪90年代初，研究人员在伦敦皇家自由医院开展试验，研究了某些中药治疗湿疹的效果。他们发现，在含有10种草药的中药方里仅仅另加入一味草药，就能让一位此前对该药方没有反应的患者症状显著改善，这让西医专家感到非常惊讶。这个故事说明了草药医疗实践所涉及的技巧和艺术。在根据患者的个人需求定制治疗方法和研究病因方面，草药医学下了很大的功夫。这种方法与使用单一药物治疗单一疾病的标准医学观点相去甚远。

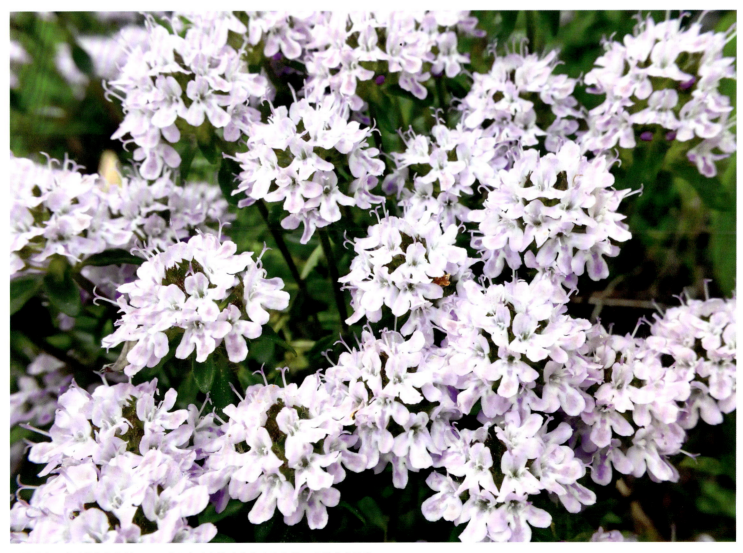

百里香是一种强效抗氧化剂，可以防止大脑中的必需脂肪酸分解，延缓衰老过程。

欧洲

　　尽管存在地区差异，但欧洲的草药实践在很大程度上源自共同的古典时代传统。如今，草药在欧洲越来越受欢迎，而且在一些国家，除了有资质的草药医生，西医也广泛地使用草药。

　　世界上主要的草药传统都各自发展出了疾病的理解框架。在欧洲，理解和解释疾病的主要模型是四体液理论，并且一直延续到了17世纪。它的提出者是盖伦，即古罗马皇帝马可·奥勒留的医生。盖伦出生在帕加马，他的部分行医实践包括照顾这座城市的角斗士，这让他有机会了解人体解剖结构和最适合治伤的疗法。他写了几百本书，并对欧洲医学产生了持续1500多年至关重要的影响。直至今日，草药有时还会被称为"盖伦制剂"，以便与合成药物区分。

四体液理论

　　盖伦的思想源于希波克拉底和亚里士多德的文本，而他们又受到了古埃及和古印度思想的影响。基于火、气、土和水等四种元素构成世界的早期理念，希波克拉底按照是否拥有热、干、冷和湿等性质对草药进行了分类。亚里士多德发展并支持了四体液理论。根据这种理论，有四种液体（体液）存在于人体内部：血液、黄胆汁、黑胆汁和黏液。"理想"的人拥有分量相同的四种体液。然而，在大多数人当中，一种或多种体液占据主导，从而产生特定的气质或性格。例如，过多的黄胆汁造就胆汁质型的人格，这样的人往往易怒、肤色发黄、有野心且报复心强。盖伦还认为，人的每一次呼吸都会吸入精气，而它会在体内被加工成生命精气（vital spirit）。人的生命力和健康取决于四种体液和四种元素之间适当的平衡，以及它们与人体吸入的精气的正确混合。

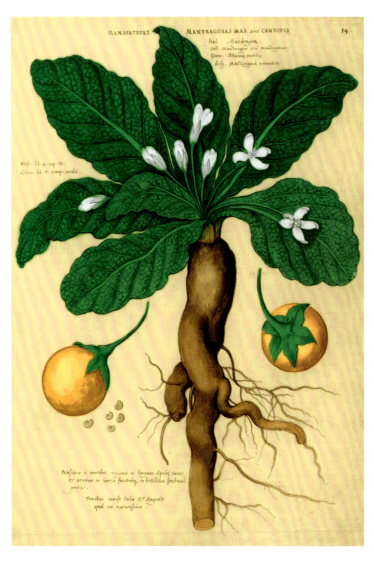

毒茄参的根长得很像人体，被认为拥有强大的魔法和治愈功效。

古典时代草药医生的影响

　　另外两位古典时代的作者也强

四体液理论

古老的四体液理论认为，身体内的四种液体——黑胆汁、黏液、黄胆汁和血液——对应四种元素（土、水、气和火）、四个季节，以及自然界的其他方面。直到17世纪，医生们都相信是体液系统的不平衡导致了精神和身体疾病。

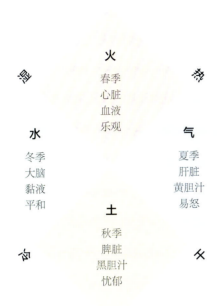

火
春季
心脏
血液
乐观

水
冬季
大脑
黏液
平和

气
夏季
肝脏
黄胆汁
易怒

土
秋季
脾脏
黑胆汁
忧郁

烈影响了欧洲的草药传统。狄奥斯科里迪斯是一名古罗马军队的外科医生，他根据对近600种植物的观察，撰写了古典时代较全面的草药典籍《药物论》。老普林尼（23—79年）在他的《博物志》中搜集了400多位作者的作品，所记录的内容包括当时的草药医学。大量传统的欧洲草药知识都来自狄奥斯科里迪斯和老普林尼。二者都曾提到，最有趣的草药之一是毒茄参（第238页）。

毒茄参的根长得很像人体，被认为拥有强大的魔法和治愈功效。狄奥斯科里迪斯建议用它治疗很多病症，包括嗜睡和眼疾。

5世纪时，关于疾病如何产生及应该如何治疗的争论转移到了东方。到9世纪时，阿拉伯医生已经将盖伦的大部分作品翻译成了阿拉伯语，而盖伦的思想对阿拉伯医学的影响一直持续到中世纪，并影响了阿维森纳。在中世纪后期，盖伦的作品又从阿拉伯语重新被译回拉丁语，然后在欧洲占据了400年的统治地位，被源源不断地应用在欧洲医学实践中。甚至在16世纪和17世纪时，大学医学院的学生也会接受相关的学术培训，学习盖伦建立的体液系统原理。他们学习如何诊断体液不平衡，以及恢复平衡的方法——主要通过放血和通便。

"在几个欧洲国家，草药是由全科医生开的处方药，医生可以针对慢性病和轻微的健康问题选择使用草药。"

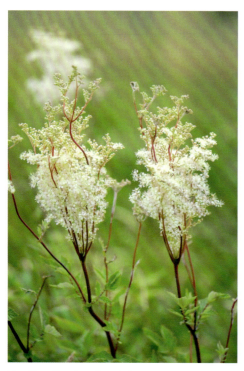

旋果蚊子草经常与其他草药联合使用，用于治疗消化不良和胃炎。

外国草药和合成药物

在17世纪，外国草药被使用得越来越多，这导致人们针对欧洲本土草药的相对价值展开了激烈的争论。不过，这个话题对于大部分人而言无关紧要，因为进口草药的价格远远超出了他们的承受范围。这种现象最终在草药医疗中制造出了一种分裂局面。贫穷的乡下人使用本地可得的草药，而富裕的城市居民和贵族购买源自外国、由上过大学的医生开出的处方草药。到18世纪初，欧洲药剂师储备的草药有70%是进口的。随着时间的推移，这种基于城市的草药医学发展成了常规，便反过来摒弃自己的草药根源，将草药视为低劣的东西。

一旦现代西医学确立了在实践中的垄断地位——这在大部分欧洲国家实现于19世纪末，在没有医学资质的情况下实施草药医疗就变成了非法行为（而且在很多地方至今仍然是非法的）。在希腊，传统草药医生遭到迫害，被骂为"骗子"或"庸医"。在法国和意大利，经验丰富的草药医生由于为患者提供了治疗而锒铛入狱。

现代医生

如今，欧洲各地的草药医疗模式存在相当大的差异，但是一条共同的线索贯穿于不同的传统和实践中。例如，大多数欧洲草药医生使用正统的诊断方法，寻找人体感染的迹象。不过，大多数草药医生也尝试建立更广泛、更整体的视角，将疾病置于患者的整体生活中去看待。

然后草药医生选择草药，并建议患者在饮食和生活方式上做适当的改变，让身体的自我再生能力——生命精气——能够重新恢复健康状态。恢复时间可能比使用常规药物治疗用时更长，但疗效通常更持久，而且没有不良反应。

胃溃疡患者可能会用多种不同的草药，如旋果蚊子草（第102页）、洋甘菊（第82页）、药蜀葵（第169页）和颠茄（第73页），以舒缓炎症，收敛和保护胃的内壁，并减少胃酸产生。此外，草药医生还设法解决不良饮食习惯、不良姿态和压力过大等问题——它们都是可能损害身体疗愈能力的因素。这些问题可以通过缓解压力的草药、富含蔬菜和水果的饮食，以及锻炼身体等方式来解决。

大受欢迎的草药

在欧洲的草药医疗中，本土草药如今仍然很受欢迎。山金车（第176页）和欧白头翁（第172页）等高山植物在瑞士、德国、意大利和法国被大量使用，而聚合草（第142页）在英国特别受青睐。对异域草药的需求也出现了急剧增长。来自中国的银杏（第104页）可以改善头部供血和记忆力，如今在法国大面积种植，其作为药物也已经在德国畅销了20多年。

欧洲的传统和未来

在过去的20年里，欧洲非处方草药的销售量继续增长，尽管增长背后是各种截然不同的原因。

这可能是对过度依赖常规药物的一种反应。在帮助老年人保持更长久的健康状态方面，有关健康饮食和生活方式的可靠建议，包括摄入可食用草药如姜黄（第94页）等，很可能比按照常规方式开药更有益处。

不过，在几个欧洲国家，草药是由全科医生开的处方药，医生可以针对慢性病和轻微的健康问题选择使用草药。在德国和波兰，对于消化失调或慢性病如关节炎等，草药疗法可以作为一线治疗手段。这种方式将常规药物治疗留给更危险或更严重的情况使用。

相比之下，一个鲜有报道的趋势是越来越多的人正在种植草药。

人们似乎想要重新发现栽培和收获植物的魅力，并将它们（作为食物和药物）纳入日常生活。

伦敦大学药学院2019年进行的一项调查很好地总结了这一情况：草药很受欢迎，尤其是在36~55岁的年龄段。当该调查提问"是什么吸引你使用草药？"时，68%的人表示是因为植物"有效"。其他的常见原因包括草药是天然的、不良反应较少等。

草药尤其适用于轻微的自限性疾病，如改善睡眠或呼吸系统状况等。大约⅓的人自己种植植物用于医疗保健，包括薄荷（第240页）和迷迭香（第132页）。

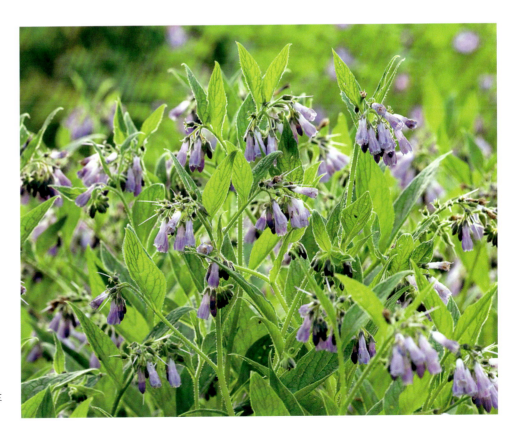

聚合草可以加速组织愈合，长期以来一直被用在扭伤、骨折和瘀伤的局部治疗中。

印度和中东

在印度和邻近地区，各种草药传统继续蓬勃发展。阿育吠陀是印度的主要治疗体系，但尤那尼医学（Unani Tibb，一种阿拉伯传统医学）和在印度南部及斯里兰卡实行的悉达医学（Siddha）也是重要的草药传统。

阿育吠陀（Ayurveda）这个名字源自两个印度单词："ayur"意为长寿，而"veda"意为知识或科学。阿育吠陀既是一种医学体系，也是一种生活方式，涵盖科学、宗教和哲学。它借鉴了很多不同的实践——如瑜伽和冥想，终极目标是促进实现自我和世界之间的和谐关系。

早期起源

数千年前，古印度文明在印度北部的印度河沿岸发展起来。这被认为是一个伟大的精神启蒙时代，知识和智慧从老师到学生口口相传，最终沉淀在名为《吠陀经》的梵文诗歌中。这些著作可追溯至约公元前1500年，提炼了当时的历史、宗教、哲学和医学知识，并构成了古印度文明的基础。在这些文本中，尤为重要的是《梨俱吠陀》和《阿闼婆吠陀》。

约公元前400年，普纳瓦苏·阿特雷亚建立了第一所阿育吠陀医学院。他和他的学生将医学知识记录在专著中，这些专著影响了遮罗迦。据说遮罗迦撰写了《遮罗迦本集》，这部汇编典籍在公元前400年左右出现，描述了341种草药，以及其他源自动物和矿物的药物。第二部重要医典是诞生于大约同一时期的《妙闻集》，它展示了关于外科尤其是整形外科的详细知识，直到今天仍在被参考。

阿育吠陀的影响

其他医学传统和阿育吠陀有着共同的根源，而阿育吠陀据称是世界上现存最古老的医学传统之一。阿育吠陀医学思想和实践随着佛教本身的扩张传遍亚洲各地。

五大元素

阿育吠陀以身体、思想和精神的相互作用为基础，是一种独特的

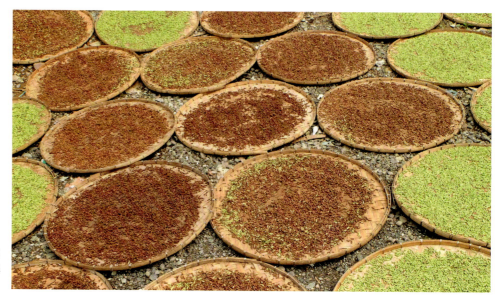

丁香在印度有数千年的药用历史。这些花蕾正在露天干制。

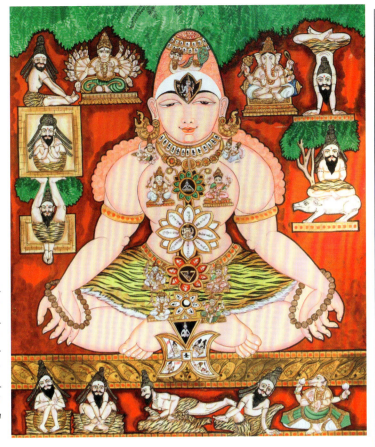

脉轮（chakras）显示在这张图上。印度的医学体系阿育吠陀在人体中确定了七个能量中心，即脉轮，它们位于从头部到脊柱底部的脊椎上。如果它们被阻塞，就会导致疾病。图的边缘展示了一些瑜伽姿势。

整体系统。在阿育吠陀中，万物存在的所有方面的起源都是纯粹的智力或意识。能量和物质是一回事。能量表现为五种元素——空、风、火、水和土，它们共同构成了所有物质的基础。在身体中，空存在于口腔、腹部、消化道、胸部和肺的空腔内。风体现在肌肉的运动、心脏的跳动、肺的扩张收缩，以及消化道和神经系统的运作中。火体现在消化系统、新陈代谢、体温、视力和智力中。水存在于消化液、唾液腺、黏膜、血液和细胞质中。土存在于指甲、皮肤和头发，以及将身体连接在一起的要素中：骨骼、软骨、肌肉和肌腱。

这五种元素体现在五种感官的功能中，而且它们和我们感知周围环境并与其互动的能力密切相关。在阿育吠陀中，空、风、火、水和土分别对应听觉、触觉、视觉、味觉和嗅觉。

生命能量和健康

五大元素结合形成三种基本能量，被称为"三大生命能量"，它们存在于宇宙中的一切事物之中，并影响所有身心过程。从空和风中，创造出风之能量瓦塔（vata）；火和水产生火之能量皮塔（pitta）；土和水产生水之能量卡法（kapha）。这些能量与中国藏医的三因学说密切对应，和盖伦的四体液理论（第36页）有些类似。

阿育吠陀认为，我们所有人在出生时生命能量就具有某种特定的平衡。各种能量的比例在很大程度上取决于母亲受孕时父母体内生命能量的平衡。

我们的体型、脾气，以及对疾病的易感性在很大程度上受主导生命能量的支配。我们通过这种方式继承的基本组成，被称为"自然体质"，它在我们的一生中保持不变。

在阿育吠陀中，对健康的第一要求是生命能量保持适当的平衡。如果平衡被打破，疾病就会产生。这种破坏可能体现为身体不适和疼

就会增加。

看阿育吠陀医生

阿育吠陀医生首先会仔细评估患者的自然体质和动态体质——身体组成和生活方式。这包括详细记录病史并仔细检查身体，留意身材、面部和手部的线条，以及皮肤和头发类型——所有这些都指向患者病情的更深层次。然而，诊断的主要依据是舌相和脉搏。阿育吠陀医生开发了一种非常复杂的衡量脉搏的技术，需要多年经验才能掌握。

卡他症状、体重过重、体液潴留和嗜睡。阿育吠陀医生会嘱咐患者吃温热、干燥、清淡的食物，因为卡法的特性是湿冷；还要避免摄入寒冷、潮湿的食物（如小麦、糖和乳制品），因为这会增加卡法。草药处方包括温热的香料，如生姜（第159页）和辣椒（第79页），以及苦味药，如姜黄（第94页）。

草药的具体选择取决于其"性质"或"能量"，在阿育吠陀中，这是根据20种属性（vimshati guna）确定的，如热、冷、湿、干、重或轻等。阿育吠陀还根据六味区分药物，即甜、酸、咸、苦、辣和涩。甜味、酸味和咸味物质会增加水（卡法），减少风（瓦塔）；苦味、辣味和涩味药物会增加风，减少水；而酸味、咸味和辣味药材会增加火（皮塔）。

"除了植物提取物，阿育吠陀药物还包括蜂蜜和乳制品，有时还会添加微量矿物，如盐。"

痛，或者表现为精神或情绪上的痛苦，包括嫉妒、愤怒、恐惧和悲伤。虽然不同的生命能量平衡会影响个人对某些疾病的易感性，但这些原理并不是在真空里运行的。

我们的生活方式会对自然体质和动态体质产生影响，从而强烈影响整体健康状态，并且很容易破坏生命能量平衡。

如果身体的能量流中断，那么也会导致疾病。能量通过七个脉轮（精神能量中心）传递，这些脉轮位于从头顶到脊柱尾骨的不同位置。如果这些中心之间的能量流动受阻，那么健康状况不佳的可能性

在诊断出生命能量失衡时，阿育吠陀医生会实施治疗并提供生活方式建议。第一步是排除毒素及主要的清洁和再生程序，称为"帕奇卡玛"（panchakarma），包括治疗性呕吐、通便、灌肠、鼻腔给药和血液净化。

疗法的属性

随后的治疗分为三大类：天然的药物、饮食方案和行为改变。药物、食物和与生活方式相关的活动，都根据它们对三大生命能量的影响进行分类。例如与水之能量卡法过量相关的健康问题，其特征是

制剂和治疗

除了植物提取物，阿育吠陀药物还包括蜂蜜和乳制品，有时还会添加微量矿物，如盐。药物的形式包括片剂、粉末、膏剂和浸剂，而且大部分药方包括几种不同的成分，全都经过精心平衡，以满足个体需求。治疗可能包括洗涤、灌肠，或者使用泥敷剂，以及温热草药油按摩、焚香、使用珍贵的宝石，或者针对不平衡的心智和情绪进行仪式性净化。阿育吠陀医生可能会建议患者吟诵祷文，进行呼吸和冥想训练。因为声音是有力量的，而冥想可以对身体、心智和精神产生影响。

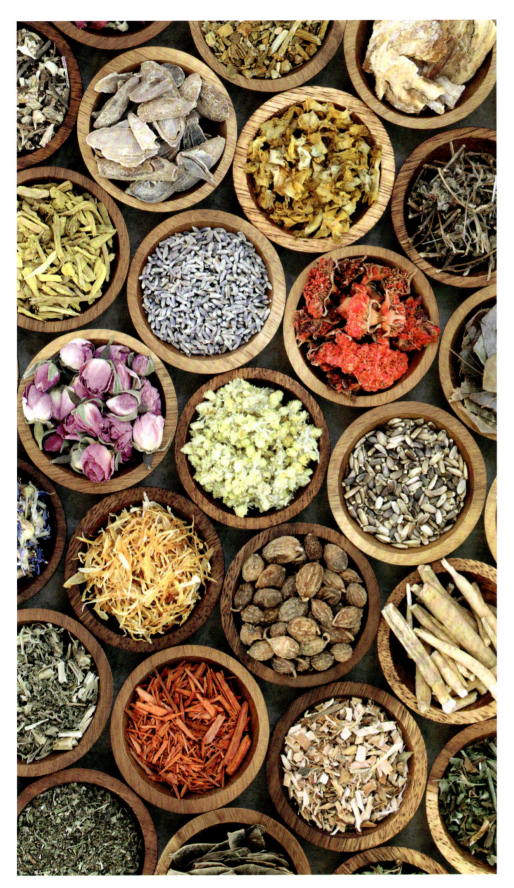

当今印度的草药

19世纪，英国人取缔了阿育吠陀，认为它只是迷信。他们在1833年关闭了所有阿育吠陀学校并禁止阿育吠陀医生行医。阿育吠陀印度学术中心纷纷崩溃，阿育吠陀知识退回到乡村里和庙宇中。然而，在19世纪末，一些印度医生和英国人开始重新评价阿育吠陀，到1947年印度独立时，它已经重新回到了可靠医疗体系的地位。如今，阿育吠陀与尤那尼医学及现代西医学一起蓬勃发展，并且阿育吠陀药物作为化学药物的廉价替代品受到印度政府的大力鼓励。近些年来，阿育吠陀在西方和日本受到医学家越来越多的关注，而且世界卫生组织决心在发展中国家推广它。

阿育吠陀的价值在于，它不是一门只致力于治病的医药科学。相反，它为日常生活的每个方面提供实用的指导方针。它力求人体健康和生活方式的各个方面相协调，并促进人的长寿。

草药的具体选择取决于其"性质"或"能量"，在阿育吠陀中，这是根据20种属性确定的。

中国

中国的草药传统完好无损地延续到了21世纪，而且其地位与现在西医学平起平坐。如今，很多中国的大学在研究草药。对于草药医学在全球的重新兴起，中国占有举足轻重的地位。

中医和作为其一部分的中药是分开发展的。中医理论起源于公元前1世纪出现的《黄帝内经》。这本书记录的是人对自然的详细观察，以及对自然法则如何影响所有生命的深刻理解。它包含中医的基本概念，如阴阳、五行，以及自然如何影响健康的理论。

在中医理论中，按照规律生活是健康长寿的关键。根据《黄帝内经》记载，之前的人的寿命长达百岁，体质强健。后来，人的生命力（气）衰弱，草药、针灸及其他中医疗法才成为必要。

关键理论

与其他使用统一理论解释疾病的医学传统（如欧洲的四体液理论）不同，中医有两套完全不同的理论系统——阴阳理论和五行理论。它们相当独立地在中国发展，而且五行理论直到宋代才被接受并完全纳入中医。如今，这两种理论之间的差异反映在中医医生的诊断和治疗方法中。

在中国人的思想里，宇宙中的一切都由阴和阳组成——这两个词一开始指的是山谷的暗面和明面。世间万物都有阴阳两面，它们是互补对立的，如昼夜、上下、干湿等。每一种阴或阳本身也可以细分——如身体正面是阴，背面是阳，但相对而言腹部是阴，胸部是阳。

五行理论将自然界的构成——木、火、土、金、水与其他基本方面联系起来，如季节、情绪和身体部位。每种元素以固定的方式产生下一种元素。因此，对这套

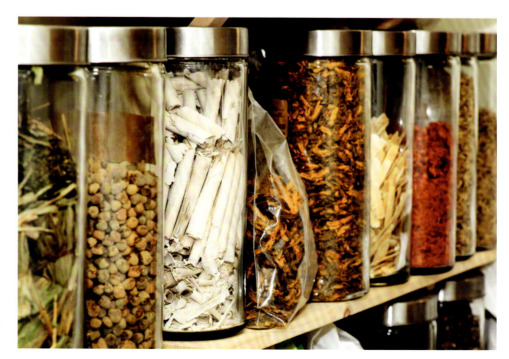

在中国香港街头，草药店很常见。患者在咨询医生时会得到对方开的药方，同时获取合适的药。

五行理论

古老的五行理论在中医开药方时使用。它将草药与自然界（包括五行元素、季节和身体部位）联系起来。在循环运动中，每种元素产生下一种元素（例如，冬天产生春天）。五角形运动是支配性的，一种元素抑制另一种元素。

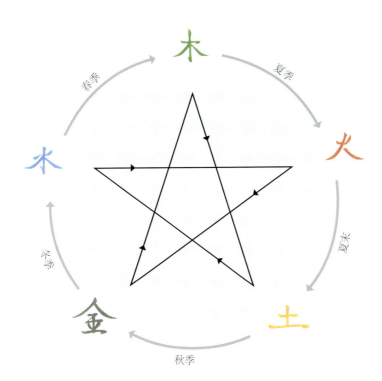

	木	火	土	金	水
季节	春	夏	夏末	秋	冬
气候	多风	热	湿	干	寒
情绪	愤怒	欢乐	沉思	悲伤	恐惧
味道	酸	苦	甘	辛	咸
药	五味子	掌叶大黄	枣	姜	玄参
作用	收敛	凉爽	滋补、恢复	刺激、温暖	排出液体
身体部位	肝、胆囊、眼、肌腱	心、小肠、舌头、血管	脾、胃、口、肉	肺、大肠、鼻子、皮肤	肾、膀胱、骨骼、耳朵、头发

该地区的主要草药

厚朴（第237页）
黄芩（第138页）
茯苓（*Poria cocos*）
臭梧桐（第195页）
人参（第123页）
五味子（第137页）
桑叶（第244页）
党参（第87页）
裂叶荆芥（第276页）
何首乌（第129页）
当归（第67页）
高良姜（第169页）
中国肉桂（第85页）
羌活（第247页）
银杏（第104页）
素馨（第228页）
枸杞（第115页）
红花（第187页）
白芍（第122页）
藿香（第165页）
麻黄（第99页）
大黄（第130页）
菊花（第83页）
延胡索（第90页）
浙贝母（*Fritillaria thunbergii*）
黄连（第199页）
何首乌（第129页）
山药（*Dioscorea opposita*）
酸枣仁（见"大枣"，第293页）

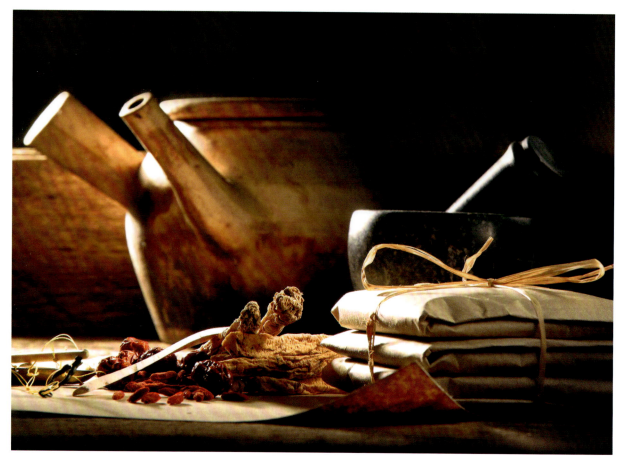

众多草药制剂可为中医医生所用。

系统更精确的称呼也许是五相系统，代表持续的生命运动过程。五行在中药学中占有核心地位，尤其是在中药味道和相关身体部位的分类上。

诊断和治疗

中医寻找的不是疾病原因，而是不和谐的身体模式，表现为阴阳不平衡。中医特别注重观察脉搏和舌头，它们对于准确的诊断非常重要。健康状况不佳源自阴或阳的缺乏或过剩。例如，感染不只是病毒的结果（虽然这显然是一个原因），还是身体未能适应外部因素如风热、风寒或暑热的迹象。体温升高表示阳

气过多，而身体颤抖是阴气过剩的结果。中医要做的是恢复患者体内及患者和世界之间的阴阳平衡。

中国草药

千百年来，药材的种类不断增加，1977年的《中药大辞典》列出了5700多个条目，其中大部分是草药。

随着中药学的发展，草药的味道和其他特征与它们的治疗用途密切相关。《神农本草经》列出了252味草药，详细说明了它们的味道和性质。直至今天，中医仍然将草药的味道和性质与其治疗用途直接联系起来。甜味草药如人参（第123

页）用于调理、调和及润泽，而苦味草药如丹参（第134页）用于排出多余的湿气。辛热草药用于治疗寒性病症，反之亦然。总之，草药的味道和性质对应特定类型的疾病。例如，黄芩（第138页）味苦性寒，对于热盛引起的发热和烦躁有降燥、去火的功效。

服药

中医在很大程度上依赖方剂，即已证明有效的多种草药的混合，其可作为针对某些疾病的特定疗法。它们很多是非处方药，每天在中国和世界各地被数百万人使用。中医通常以方剂为基础，再添加其

> "中医在很大程度上依赖方剂，即已证明有效的多种草药的混合，其可作为针对某些疾病的特定疗法。"

他草药。方剂有成百上千种，最著名的一个是"四物汤"——一种用于调节月经周期和调理生殖系统的滋补品。它的成分是当归（第67页）、地黄（第270页）、川芎（*Ligusticum wallachii*）和白芍（第122页）。

中药会使用酊剂或草药的酒精提取物，但不常用。患者通常每天服用两三次混合根和树皮的煎剂。

中医对日本和朝鲜半岛医学的影响

日本和朝鲜半岛深受中国医学思想和实践的影响。

在6世纪，日本推古天皇（554—628年）派遣使者前往中国学习中国的文化和医学。中医对日本医学（大多数情况下由僧侣实践）的直接影响持续了1000年。在16世纪，日本医学发展出了自己的特征，强调简朴和自然。然而，某些中医概念仍然拥有非常重要的地位，如阴阳和气。

1868年，日本人接纳了现代西医学。正规的中医培训在1885年停止，但是一些坚定的中医医生将他们的知识传递给了下一代，传统医学仍保持着活力。在之后的40多年里，临床使用中医学的医生数量大大增加。如今，日本的很多医学院将中医培训作为课程的一部分。朝鲜半岛的药学与主流中药学非常相似，而且几乎所有的中药在朝鲜半岛都有使用。自1300年起，人参（第123页）就已经在朝鲜半岛种植，供自用和出口。

中药的重要性

中医在中国蓬勃发展，如今它被认为是一种切实有效的医疗体系，与西医平等。和很多地方一样，中药似乎主要用于治疗慢性病，而西药更常用于治疗严重的急性病。

然而中医的重要性不只体现在中国及周边地区，在很多国家都有受过训练的中医医生；而且在某些国家，中医已经受到政府的认可。例如，巴黎有一家1996年开业的传统中医医院，法国政府在2013年同意开办3家新的中医医疗中心。如今，中国有几十家中医药大学。在过去三四十年的时间里，中医的这些发展（及大量资源投入）帮助复兴了世界各地的中医学。

中医的影响力不仅限于那些服用中药的人——无论在中国，还是在其他地方。2015年，接受过中医学和现代西医学教育的屠呦呦博士因其对青蒿（第71页）及其关键成分青蒿素的研究获得了诺贝尔奖。在她的工作单位中国中医科学院，她证明了这种草药（及其活性成分）拥有极强的抗疟活性。青蒿素如今已经成为治疗急性疟疾的标准药物。

非洲

在非洲，草药的种类比其他任何大洲都多。在殖民时期，非洲本土的草药实践遭到很严重的抑制，但是如今情况发生了显著的转变，西医医生常常与传统医学医生密切合作。

非洲草药的治疗用途可以追溯到最古老的时代。古埃及的著作证实，草药数千年来在北非一直很受重视。《埃伯斯纸草书》（公元前1500年）是现存最古老的医学文献之一，包括870多个药方和700种草药，草药包括黄龙胆（第103页）、芦荟（第64页）和罂粟（第251页）。

贸易和阿拉伯的影响

中东、印度和非洲东北部之间的草药贸易至少有3000年的历史。没药（第89页）等在中东被广泛使用的草药，最初来自索马里和非洲之角。从5世纪到13世纪，阿拉伯医学处于医学发展的最前沿。在8世纪，阿拉伯文化在北非的传播对北非医学产生了持续至今的影响。13世纪中期，植物学家伊本·贝塔尔出版了一套《药物论》，增加了北非常用植物的种类。

古老的信仰和本土草药

在非洲较偏远的地区，游牧民族的草药传统基本上没有受到世界医学变化的影响，如摩洛哥的柏柏尔人和纳米比亚的托普纳尔人。对于这些人而言，医学和一个神奇的世界有关，在这个世界中，精灵影响疾病和死亡。在柏柏尔人的文化中，被精灵附身是导致疾病的主要原因，服用具有"神奇"特性的草药可以恢复健康。如果未能康复，那么他们得病可能是因为诅咒或"邪恶之眼"。

托普纳尔人以前获取药物完全依赖环境，仅使用在如此恶劣和干旱的条件下生长的少数草药。尽管他们现在深受西方生活方式的影响并丢失了很大一部分关于植物的知识，但他们仍然将很多本土植物用作药物。例如，极大昆布（*Ecklonia maxima*）是一种海藻，它的茎被烘烤，然后与凡士林混合，可涂抹在伤口和烧伤处；低矮的火地亚仙人掌（*Hoodia currori*）在剥去刺和外皮后，可生食以治疗咳嗽和感冒。

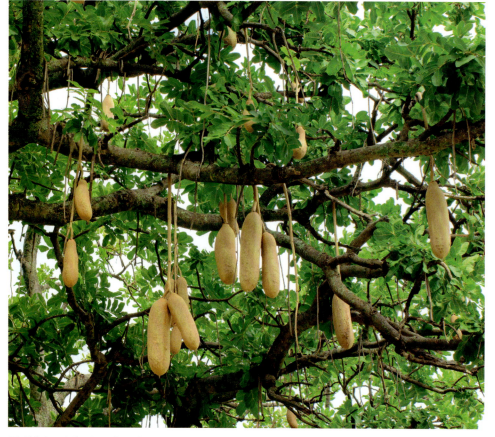

吊瓜树是一种撒哈拉以南的树木，已被证明具有预防和治疗银屑病等炎症性皮肤病的显著能力。

在整个非洲，市场上销售着数千种不同的野生草药和当地种植的草药。一些被用作家庭药物；另一些可以通过咀嚼来对抗疲劳，并在宗教仪式中应用，如日中花（*Mesembryanthemum* spp.）和伊博格（*Tabernanthe iboga*）。根据刚果和加蓬当地的说法，伊博格的兴奋作用是人们观察到野猪和大猩猩在吃掉这种植物的根后变得狂暴而发现的。

传统医学和现代西医学

现代西医学已深入非洲各地，但是在远离医院服务的乡村地区，传统医学仍然是当地人可使用的唯一的医疗形式。即使在城镇地区，西医的服务可能也有限，因此在这种情况下，传统治疗师、草药医生和助产士是大部分人寻求治疗的主要依靠。世界卫生组织致力于提高当地的医疗水平，令所有人过上健康有保证的生活。为了实现这个目标，非洲国家率先向传统医学医生培训简单的医学技术和基础卫生操作。在位于加纳曼庞的一个医疗中心，受过西医学培训的员工与草药医生携手工作，共同促进草药的用药安全，以及对草药进行详细的研究。在附近的库马西，那里的大学提供草药专业理学学士学位。

发现新草药疗法

除了鼓励更安全地使用草药，当地医疗中心还在研究草药的用法。非洲臀果木（第268页）的益处已被最终确定。这种树在非洲中部和南部被用来治疗泌尿系统疾病。

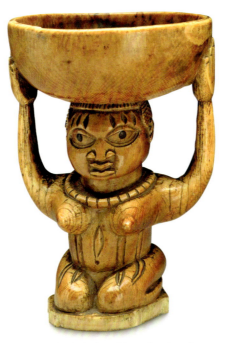

这个尼日利亚占卜碗被传统医学医生用来通过神迹诊断疾病。

如今，它在法国和意大利医疗中经常被用来治疗前列腺疾病。在目前被研究的非洲植物中，撒哈拉沙漠以南的乔木吊瓜树（第230页）和南非的小灌木纸荚豆（*Sutherlandia frutescens*）特别令人感兴趣。吊瓜树拥有预防和治愈皮肤病变（包括银屑病）的非凡能力，而纸荚豆是一种拥有抗癌活性的适应原。

对非洲传统草药的重新评估可能会使人们接受其他草药。如今，人们有机会将良好的传统实践与现代西医学知识相结合，达到互惠互利的效果。

该地区的主要草药

非洲防己（第229页）
布枯（第75页）
咖啡（第196页）
阿米芹（第65页）
没药（第89页）
魔鬼爪（第107页）
可乐果（第197页）
非洲豆蔻（*Aframomum melegueta*）
派利吞草（第171页）
番泻叶（第80页）
芦荟（第64页）

澳大利亚

令人遗憾的是，澳大利亚原住民的许多草药知识在欧洲人到来后丢失了。如今，澳大利亚草药医学的主要流派来自西方、中国和环太平洋地区的其他国家。

作为地球上最古老连续文化的摇篮，澳大利亚是古老草药传统的发源地。据说原住民于60000多年前在澳大利亚定居，并对本土植物产生了基于经验的深入了解，其中很多种类的植物是澳大利亚独有的，如蓝桉（第100页）。虽然这些知识大部分已经随着它们的守护者一起消失了，但目前当地的人们对本土草药有高度的兴趣。

原住民草药

和驱逐原住民的早期欧洲殖民者相比，原住民的健康状况可能更好。原住民对健康、疾病和病症的看法与早期欧洲殖民者截然不同，他们认为精神的影响起主要作用。原住民将大量时间用在了举办仪式活动上，这增强了他们的仪式感和目的感。他们将文化和医疗融合，使用有治疗功能的植物和以手抚顶的仪式。原住民拥有复杂的、包括生态平衡的农业和土地管理形式的永久定居点。

我们对原住民医学仅有少量了解。桉树等芳香植物会被压碎并吸入，用来治疗许多常见疾病，包括流感。因为没有冶金技术，所以原住民无法烧水，只能用烧热的石头将水加热，制成煎剂供患者饮用或外用。皮疹如疖和疥疮等很常见，可用金合欢治疗，而急性腹泻则用桉树或花楸木（第266页）治疗。在昆士兰州，鸡骨常山（第169页）被用来治疗发热。

本土草药和外来草药

在过去的200多年里，许多的澳大利亚本土植物在世界各地流行起来。科学家研究鸡骨常山，发现了可显著降低血压的生物碱——利血平。该物质如今同时出现在草药医生和西医开的处方中。桉树和澳洲茶树（第116页）产生的精油在世界范围内被用作杀菌剂。

如今其他的澳大利亚本土植物因为它们在其他地方的药用价值被发现，而被用在澳大利亚草药中，如积雪草（第81页）和阿米芹（第65页），它们在印度和中东有悠久的药用历史。早期英国殖民者引进了欧洲草药，如马鞭草（第153页）、山楂（第91页）、毛蕊花（第291页）和药用蒲公英（第145页），它们如今都已在澳大利亚归化。美国本土植物也进入了澳大利亚，包括仙人掌果（第248页）和小蓬草（第199页）。因为澳大利亚的草

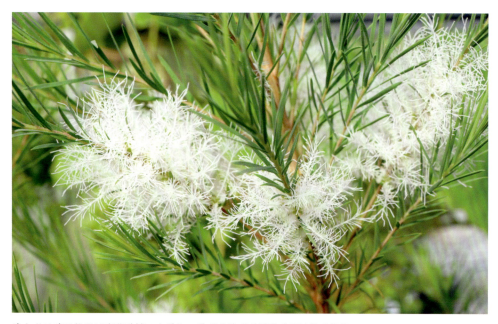

澳大利亚药用植物的**商业种植**正在增加，特别是澳洲茶树等重要的精油植物。

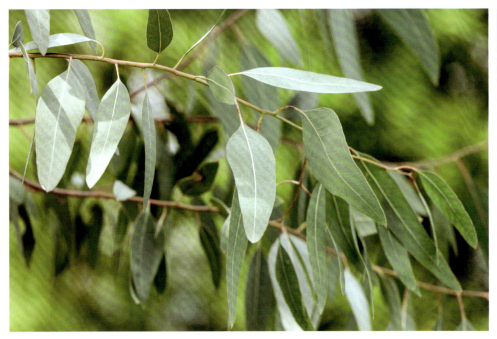

赤桉（*Eucalyptus camaldulensis*）拥有气味芳香且具收敛性的叶片。内服可治疗腹泻，服用后会令唾液变成红色。

药医生通常遵循的是英美草药传统，所以原产于英美的植物在当地使用更多。

中医

中医对澳大利亚的草药实践产生了重要的影响。在19世纪，中药方剂树立了良好的口碑，中医在大城市有一群规模不大但十分忠诚的拥趸。在20世纪80年代，中医的所有分支都开始复兴，如今澳大利亚有7所中医学校。2012年，中医成为一种受国家管控的医疗形式，中医医生需要通过澳大利亚中医管理局注册。自然疗法和西方草药医学尚未实现这一状态。

未来

1989年，《澳大利亚医疗用品法》通过，草药在澳大利亚变成了一项正在高速增长的产业。非处方草药的质量标准得到了提升，很多新的草药制剂也被开发出来，而且大学里的相关医学培训和草药研究也变多了。草药的商业栽培实现了增长，尤其是重要的精油植物，如澳洲茶树（第116页）和檀香（第275页）；还有许多其他本土精油植物，如柠檬香桃木（*Backhousia citriodora*）和松红梅（*Leptospermum scoparium*）。在这种环境下，澳大利亚人对草药的使用正变得越来越纯熟，将其纳入了日常生活中。

拥有古代文化，与西方草药医学有联系，以及拥有环太平洋的地理位置，澳大利亚接纳了许多草药传统，未来的20年无疑将会有令人兴奋的进一步发展。

中北美洲

中北美洲的很多古老的草药传统不但经受住了欧洲定居者的涌入，而且再次焕发了青春。在中美洲的部分地区，草药被广泛使用；而在美国和加拿大，草药再次大行其道。

从加拿大和美国阿拉斯加州的北极荒野到巴拿马的热带地区，中北美洲涵盖了不同的地理类型，而且拥有种类繁多的草药。它们大多数是本土植物，但也有些是16世纪开始从欧洲、亚洲和非洲引进的，如肉豆蔻、姜和罗望子。同样地，本土草药也被引入欧洲、亚洲和非洲，如玉米、可可、辣椒和向日葵。这样的物种交易是全球的草药传统相互交流的重要组成部分。

中美洲的草药

中美洲的农村普遍使用草药，尤其是在危地马拉和墨西哥。按照墨西哥传统，体内的冷热元素失去平衡是导致疾病发生的根本原因，而治疗者要做的是恢复患者的元素平衡和生命力。

墨西哥草药传统不是一成不变的，而是受到原住民和西班牙人的影响逐渐发展起来的。早在1519年，在埃尔南·科尔特斯和他率领的征服者上岸之前，玛雅人和萨波特克人就对草药有了充分的了解。第一部美洲草药志《巴迪亚努斯手稿》是一位名叫马丁·德拉克鲁斯

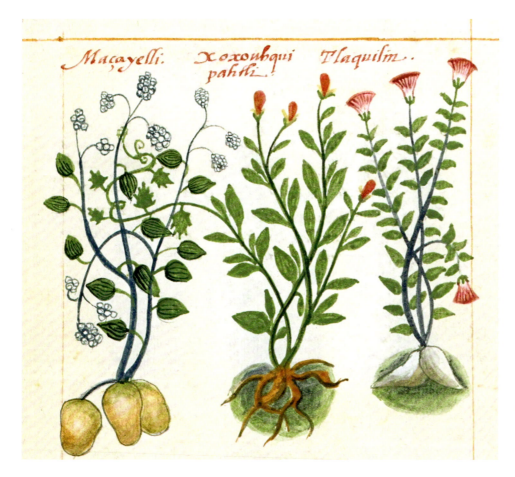

阿兹特克人马丁·德拉克鲁斯于1552年撰写的第一本美洲草药志《巴迪亚努斯手稿》列出了251种墨西哥植物的药用价值。

的阿兹特克人在1552年撰写的，它列出了251种墨西哥植物的医疗用途，包括被玛雅人用作催情药的特纳草（第148页），以及被阿兹特克人当作洗眼液的牧豆树（*Prosopis juliflora*）。这两个物种如今仍被用作药物。此外还有来自欧洲的草药，如唇萼薄荷（第241页）和百里香（第147页）。人们认为，墨西哥草药医生如今使用的植物约有65%起源于欧洲。

在其他中美洲国家，人们正在努力推动草药作为治疗疾病的一线药物。例如，多米尼加和尼加拉瓜正在教授女性如何在她们的社区里使用当地草药；而在古巴，医生通常会以开草药的方式弥补常规药物的短缺。

加勒比地区的草药

在整个加勒比地区，本土草药仍然很受欢迎。一些被广泛使用的草药包括治疗发热的柠檬香茅（第203页），以及苦瓜（第242页）——一种在很多岛屿上被誉为"万能药"的蔓生藤蔓植物。苦瓜已被证明有降低血糖的功效，而且可能有助于延缓糖尿病的发病。糖尿病是一种在非裔加勒比居民中相对常见的疾病。

加勒比地区的每座岛屿上的医疗习惯和宗教习俗都不相同，但在很多岛屿上都有从西非来的约鲁巴人，他们沿袭了自己故乡的习俗。在其中的一些传统中，草药因其神奇的力量和药用价值而备受重视。

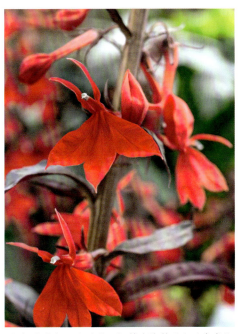

根据易洛魁人的说法，**红花半边莲**具有治愈或伤害的能力，应该谨慎采摘，并小心储存和使用。

草药的力量

在从加拿大到智利的所有美洲原住民文化中，草药被认为拥有精神性的能量，而且很多草药被赋予了强大的巫术力量。易洛魁人相信红花半边莲（*Lobelia cardinalis*）和大根牵牛（*Ipomoea pandurata*）有治愈或伤害人的能力，在采摘、储存和使用时应该非常小心。大根牵牛被认为十分强大，即使触摸它也会造成伤害。易洛魁人将该植物用作治疗咳嗽、肺结核和其他疾病的药物，还在春季和秋季的仪式上将它制成煎剂，与向日葵（*Helianthus annuus*）种子一起服用，当作圣餐。

欧洲殖民者

在17世纪初，第一批欧洲殖民者抵达北美洲，他们倾向于认为原

该地区的主要草药

玉米须（第158页）
红榆（第149页）
锯棕榈（第140页）
紫苞泽兰（第214页）
美洲花椒（第157页）
长柔毛薯蓣（第95页）
北美山梗菜（第114页）
北美黄连（第109页）
美洲商陆（第255页）
侧花黄芩（第139页）
欧洲荚蒾（第154页）
柳叶马利筋（第177页）
金缕梅（第106页）
鳄梨（第126页）
花菱草（第212页）
蓝升麻（第188页）
特纳草（第148页）
辣椒（第79页）
月见草（第248页）
黑升麻（第61页）
黄地百合（第190页）

住民的医疗实践只不过是原始的野蛮行为。这些殖民者主要依赖进口草药，或者能够在北美洲东部生长的欧洲植物。

然而，随着时间的推移，殖民者与边境地区原住民的接触越来越多，这培养了他们对原住民医术的尊重。有时，欧洲人不光使用本土植物，还学习本土植物的收获方法和使用方法。约瑟夫·多德里奇在《定居点和印第安战争笔记》（1876）中提到，如果要将白胡桃木树皮（第229页）用作泻药，就得将它向下剥（通过"向下"来净化肠道）；如果用作催吐剂，就得将它向上剥（通过"向上"来引起呕吐）。

原住民的医疗实践最终得到了广泛的采纳。在18世纪末，塞缪尔·汤姆森（1769—1843年）基于原住民的草药实践开发了一种简单的治疗方案。汤姆森从不承认自己的灵感来源，但是证据很明显——从催吐剂、泻药和兴奋剂的使用，到出汗和蒸汽浴的核心作用。汤姆森认为"所有疾病都是由寒冷引起的"，他的治疗体系对那些本来身体强健、只是暂时被感染的人效果很好。他的体系主要使用两种草药——起兴奋作用的辣椒和作为催吐剂、松弛药、兴奋剂的北美山梗菜，它们均有提高体温和扩张血管的作用。服用这些植物有助于增强人们对感染的抵抗力，并加速伤口愈合。

折中派及其影响

北美洲草药和西方草药之间卓有成效的结合导致了更复杂的草药系统的建立，如伍斯特·比奇博士（1794—1868年）在19世纪30年代建立的折中派（Eclecticism）。比奇学习过草药医学和现代西医学，并尝试将生理学和病理学的新科学知识与传统草药医学的精华相结合。比奇拒绝接受汤姆森的理论，认为它过于简单，他致力于使用较小的剂量达到好的结果。他的方法非常成功，在1909年折中派的巅峰期，一共有8000多名行医者，全都拥有受认可的医学资质。受到汤姆森医疗方案的启发，并被折中派影响的另一项重要医学派别是草药医派（Physiomedicalism）。行医者使用多种草药，致力于调和"有生命力的有机组织"，从而实现恢复体内平衡的目标。草药医派相信胃是疾病的源头，因此使用催吐药净化该器官，如美洲商陆（第255页）。然后，他们给患者开其他草药来帮助恢复，如紫锥菊（第96页）和北美黄连（第109页），前者如今被认可是有效的免疫调节因子，后者是一种滋补品和抗炎药。

19世纪下半叶是北美洲自然医学大放异彩的时代。除了在19世纪末催生了整骨疗法和脊柱按摩疗法，英国还重新复兴了草药医学，以至于草药医派成了一种英美草药传统。时至今日，英国草药医生使用的北美洲草药种类仍然比欧洲同行多得多。

如今的北美洲草药

在美国，草药在1907年之后急

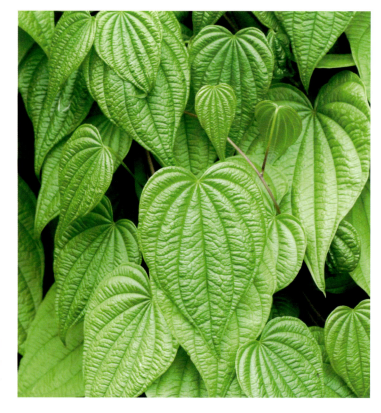

长柔毛薯蓣生长在墨西哥。它的根茎可舒缓平滑肌，被用作抗痉挛药。

剧衰落，因为政府决定限制对医学院草药医学培训的财政支持。自那以后，草药在美国和加拿大基本上只能游走在医疗保健体系的边缘。在美国的一些州，在没有医学资质的情况下以草药行医是违法的，而医学院并不提供草药医学的课程。

随着1994年自由化立法的通过，草药在美国的使用出现了爆炸式增长。极端的例子是贯叶连翘（第110页），它的销量在1995—1997年增长了39倍。这样的增长不可持续，并导致劣质草药产品充斥市场。美国植物委员会一直在积极推动提高草药的质量标准，而很多草药制造商签约参加了他们的反植物掺假项目。与此同时，更多资源被投入到草药研究中，美国国家补充和综合健康中心目前已经资助了超过15项草药临床试验，如大蒜（第63页）和锯棕榈（第140页）。

在过去的20年里，北美洲居民越来越了解草药及它们在维持良好的身体状态和治疗疾病方面的作用，畅销草药包括姜黄（第94页）和西洋接骨木（第136页）。

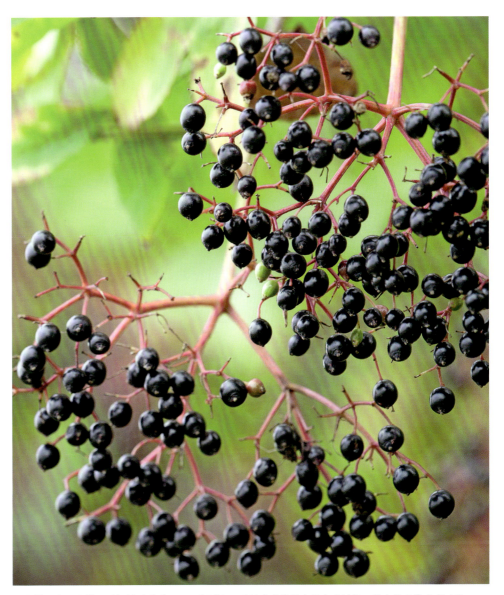

西洋接骨木是北美洲最畅销的草药之一。新鲜和干燥的浆果都具有抗病毒活性，并支持改善免疫功能。

"北美洲草药和西方草药之间卓有成效的结合导致了更复杂的草药系统的建立，如折中派。"

南美洲

　　草药是南美洲原住民的生存必需品，原住民正在努力保护自己的文化和自然栖息地。随着庞大雨林的消失，我们正在丧失成千上万的植物物种，其中一些可能拥有宝贵的药用价值。

　　南美洲的草药让人想起仪式和生长在浓密雨林林冠下的成千上万种尚未被分类的植物。但是这里的草药传统只有两类，分别来自亚马孙地区和奥里诺科河地区。

本土植物宝库

　　从16世纪初开始，欧洲的作家们一直惊叹于南美洲原住民所用草药的多样性。很重要的草药是金鸡纳树（第84页），一种传统的安第斯退热药，它于1630年左右首次被西班牙人发现。这种植物提取的奎宁成了近300年里最有效的抗疟药，而且至今仍被广泛用作滋补品、苦味药和肌肉松弛药。起源于南美洲的其他重要植物包括马铃薯（第280页），印加人当时已经种植了60多个不同品种的马铃薯。它的用途很广泛，但作为治疗皮肤病的泥敷剂特别有效。吐根（第189页）——如今是常见的非处方止咳药——被巴西原住民用来治疗变形虫引起的痢疾。生长在南美洲南部的巴拉圭冬青（第227页）是提神饮料马黛茶的原料——按照茶叶的方式制作和饮用。马黛茶非常受欢迎，以至于巴拉圭冬青如今除了在南美洲，在西班牙和葡萄牙也有栽培。

　　自20世纪50年代以来，植物学家深入原住民社区的内部生活，特别是亚马孙地区，那里的大多数部落都有高度发达的草药实践经验。他们的工作产生了关于亚马孙物种的大量知识。例如，雨林中的攀缘藤本植物南美防己（第193页）可以用于制作狩猎用的箭毒；而它作为药物服用，可以治疗水肿、挫伤和精神错乱。遗憾的是，随着雨林及其文化的消失，很多原住民群体的草药医学传承面临威胁。

改变思想的疗法

　　作为可卡因的来源而臭名昭著的古柯（第211页），在南美洲是治疗恶心、呕吐、牙痛和哮喘的重要

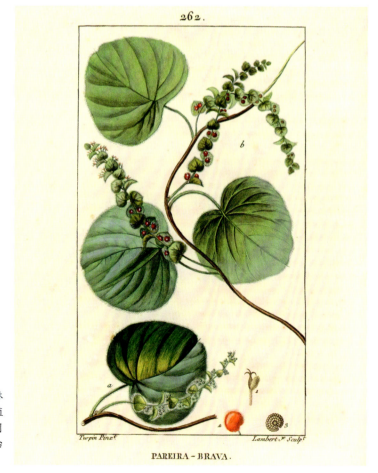

南美防己是亚马孙雨林中的一种攀缘藤本植物，可用于制作狩猎用的箭毒。它也被用于治疗水潴留和瘀伤。

PAREIRA - BRAVA.

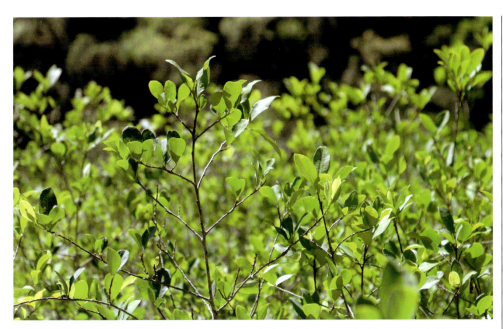

在玻利维亚收获古柯。在叶片开始卷曲时采摘，千百年来安第斯原住民一直将它们用作兴奋剂。

药物，它完全融入了亚马孙和安第斯原住民的文化中。这个现象十分贴切地说明了人类和植物之间的独特关系。

很多不同的传说证实了古柯在南美洲的神圣地位和古老起源，它的叶片被赋予了强烈的仪式感和重要意义。叶片和青柠混合起来咀嚼，可以降低食欲并增加耐力。

欧洲的影响

在南美洲西化程度较高的地区，草药常常结合了西班牙传统和当地传统。拉巴斯和基多等城市有大型草药市场，那里提供种类多到令人吃惊的本土和欧洲草药。例如，在厄瓜多尔的市场上，茴芹（第256页）和不常见的本土草药垂绒菊（*Culcitium reflexum*）一起出售，前者是治疗肠绞痛的消化药，源于地中海地区；后者是一种利尿剂、解毒药，传统上被用来治疗中毒和感染，包括梅毒。

研究和新希望

对本土草药的研究已经使得某些植物可以无障碍地被使用。巴西人对风铃木（第143页）的研究表明它对真菌感染、宫颈炎、艾滋病和癌症有显著的治疗潜力。虽然风铃木在治疗癌症方面的有效性受到争议，但目前当地医生都会让患者使用这种草药。

南美洲各国对草药的研究正在增加，巴西东北部的贝伦市和哥伦比亚的波哥大等城市出现了在医院开展的临床研究。这些研究对于世界医学界很重要。这些本地的研究人员和大多数跨国药企不同，他们愿意基于简单的提取物开发药物，这些药物可能最终被证实比常规药物更有效。

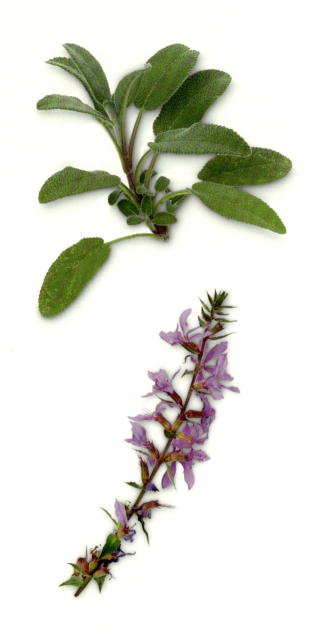

主要草药

据估计，地球上有500000种植物，其中大约有10000种植物经常被用作药物。这一章按照植物拉丁名的字母顺序列出了100种著名的草药。许多物种很常见，并在世界上不同的草药传统中大量使用，如洋甘菊（第82页）和生姜（第159页）。还有一些物种在它们的原产地是重要的草药，如来自亚洲的印度苦楝（第74页）。这些草药有很大一部分已经得到充分的研究，它们大部分都很适合家庭应用。

Achillea millefolium（菊科）

蓍草

　　蓍草是欧洲本土植物，有着悠久的修复创伤的历史。因为能够止血，在古代它被用作军中必备良药，也用于调制带强烈苦味的饮料。蓍草有利于感冒康复，对花粉病也有一定的疗效，还可以医治月经不调和改善血液循环。

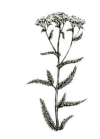

多年生匍匐草本，茎高可达1米。花白色，头状花序顶生，叶细深裂。

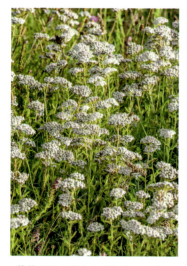

蓍草因治疗鼻出血而知名。叶片可以用来止血。

生境与栽培

　　原生于欧洲和西亚，全球温带地区都有分布，常生于路边草地。通过根部营养向周边繁殖蔓延，待夏季开花之时可以收集采摘地上部分。

主要成分

- 挥发油（芳樟醇、樟脑、桧萜、甘菊环烃）
- 倍半萜内酯
- 黄酮类化合物
- 生物碱（蓍草碱）
- 三萜类化合物
- 植物甾醇
- 单宁

主要功能

- 解痉药
- 苦味药
- 降压
- 收敛剂
- 发汗
- 退热
- 利尿剂
- 调经
- 止血
- 抗炎

科学研究

　　尽管很多功效和德国洋甘菊（第82页）类似，但蓍草很少被深入研究。全草和挥发油具有抗炎效果，其中甘菊环烃还可以抗过敏；倍半萜内酯味苦并具抗癌活性；蓍草碱和黄酮类化合物可用于止血，且是蓍草可作为解痉药的主要原因。科学研究表明，蓍草可以扩张血管，从而产生降压效果。这在一定程度上可以替代那些传统的降压药如血管紧张素转化酶抑制剂。

实际应用

　　愈合伤口 传说阿喀琉斯曾使用蓍草来愈合伤口。蓍草用于伤口愈合已经沿用了好几个世纪，苏格兰的一种传统愈伤膏剂就是由它制成的。

　　妇科用药 蓍草可以调理月经，减少经血量，缓解痛经。

　　其他用途 可以联合其他草药治疗感冒，其作为苦味药可以用于治疗消化不良和腹痛。除了改善花粉病症状，蓍草还有降压、促进静脉循环和缓解静脉曲张之功效。

相关链接

- 清洁伤口，第314页
- 感冒、流感和发热，第321页
- 消化系统感染，第315页
- 静脉曲张，第312页

药用部位

地上部分 含有黄酮类化合物，有解痉效果。

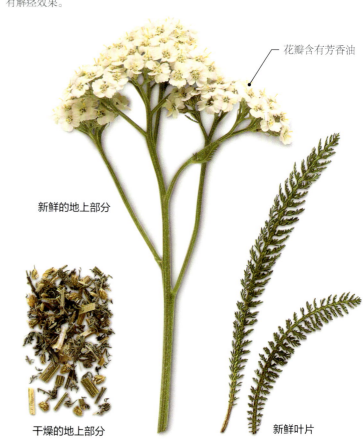

花瓣含有芳香油

新鲜的地上部分

干燥的地上部分

新鲜叶片

主要剂型和用法

治疗 取等量的蓍草、薄荷和接骨木花，每一茶匙量添加150毫升水浸泡10分钟（第301页），取浸出液饮用，每日3次。

酊剂 蓍草的酒精浸提液，可用于治疗消化不良。每日3次，每次20滴。

精油 由花萃取而得，用于活血化瘀。

膏剂 外用，如擦伤、割伤和皮肤青紫。

注意 因可能引起强烈过敏反应，使用精油需专家指导。孕妇慎用。

Actaea racemosa syn. *Cimicifuga racemosa*（毛茛科）

黑升麻

黑升麻根在北美有着悠久的使用历史，其已被公认为治疗妇科疾病的关键药物，如痛经和更年期综合征。它对类风湿关节炎和耳鸣也有一定的疗效。佩诺布斯科特人还用它治疗肾病。其根味苦、辛辣，有一种不太令人愉快的气味。

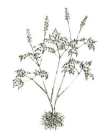

多年生草本植物，高2.5米，花序乳白色。

生境与栽培

黑升麻原产于加拿大和美国东部地区，南至佛罗里达州。它喜好生长于林下或灌丛的阴暗处。欧洲有栽培，因为种子自播而逸为野生。它通过种子和根部繁殖，秋季收获。

相关物种

很多升麻属的物种被应用于中药，包括兴安升麻（*C. dahurica*）和升麻（*C. foetida*）。它们被认为有清热解毒的功效。除此之外，升麻属植物还被用于治疗哮喘、头痛和麻疹。

主要成分

- 三萜皂苷（黄肉楠碱、升麻苷）

- 异黄酮（芒柄花青素）
- 异阿魏酸

主要功能

- 抗炎
- 镇静
- 抗风湿
- 雌激素效应
- 祛痰

科学研究

更年期 至少10年的临床试验证明，黑升麻可以缓解更年期症状。1995年德国的一项研究显示，黑升麻和贯叶连翘联用对78%的患者有效。

雌激素效应 虽然黑升麻并不含有雌激素，但因为它对大脑有特殊的激素活性而使身体产生雌激素效应。因此黑升麻可以减慢或预防骨质疏松症，它还可以治疗多囊卵巢综合征。

安全性 研究显示黑升麻的药用非常安全，但有人担心是否会造成肝损伤，以及提升女性罹患乳腺癌的风险。临床试验没有发现黑升麻对肝脏有任何损伤，同时它对乳腺癌还有一定的预防效果。

实际应用

妇科应用 黑升麻被美洲原住民用于治疗妇科疾病。如今它被用于治疗因雌激素水平低下造成的痛经和月经不调等疾病，也可以治疗包括潮热、盗汗在内的更年期综合征。

炎症 黑升麻可用于治疗关节炎。它对包括类风湿关节炎

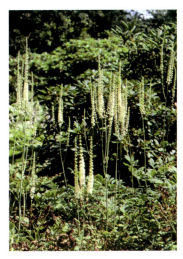

黑升麻被北美洲原住民用于治疗妇科疾病，以及风湿和头痛。

药用部位

根 秋季收获，常干燥后入药。

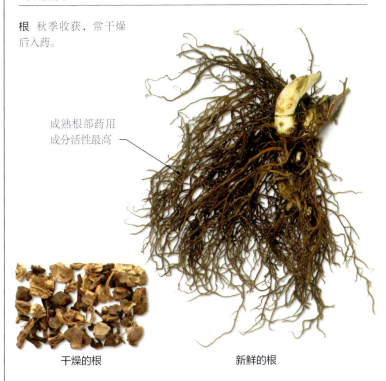

成熟根部药用成分活性最高

干燥的根　　　　新鲜的根

主要剂型和用法

煎剂（第301页）可用于治疗风湿，每日2次，每次75毫升。

片剂 由粉末状草药制成，用于治疗更年期综合征，如情绪波动和潮热。

酊剂（第302页）可缓解痛经，取40滴酊剂滴入100毫升水中，每日3次。

注意 孕期和哺乳期禁用。大剂量使用会造成肠胃不适和头痛。

在内的风湿疾病有一定的治疗效果。

镇静效果 黑升麻的镇静效果适用于多种疾病，包括高血压、耳鸣、百日咳和哮喘等。

相关链接

- 关节炎，第323页
- 雌激素和孕酮水平降低，第326页

Aesculus hippocastanum（七叶树科）

马栗树

一到秋天，孩童总喜欢收集这种带有光泽的棕色"栗子"。马栗树种子的提取物可以缓解静脉曲张症状并促进其修复。口服或擦洗患处都可以缓解疼痛，并消除静脉曲张引起的肿胀。这显然有助于减轻体液潴留。

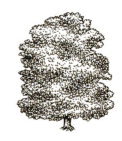

落叶乔木，掌状复叶，花白色或粉色，果实绿色、多刺。株高可达25米。

生境与栽培

原产于从巴尔干半岛经西亚到喜马拉雅地区的山地森林，马栗树作为良好的观赏和遮阴树种目前已经被广泛引种于全球温带地区，尤其是北欧和西欧。本种可在秋天或春天用种子繁殖。夏天可收获树叶，秋天收集树皮和种子。

相关物种

其他七叶树类型具有相似药性。

主要成分

- 三萜皂苷，包括5%的七叶皂苷——一种复杂的糖苷类混合物
- 多糖（大约50%）
- 香豆素，包括七叶树素
- 黄酮类化合物
- 单宁，包括原花青素
- 不挥发油（2%～3%）

主要功能

- 静脉修复
- 收敛剂
- 抗炎
- 抗氧化
- 减少体液潴留

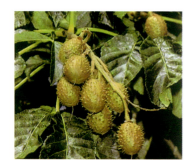

马栗树种子是治疗静脉疾病的最主要草药之一。

科学研究

临床试验 大量的临床试验证实马栗树对于静脉疾病有医疗价值，包括静脉曲张、静脉溃疡、痔疮和冻伤。1996年，在针对伦敦人群的一项研究中，马栗树提取物治疗静脉曲张就像压缩袜一样有效。而在德国，马栗树和七叶皂苷已被常规用于治疗静脉曲张。

静脉功能不全 实证医学资料库中2006年的一篇综述全面评估了马栗树提取物对包括腿部肿胀、蜘蛛状血管病和静脉曲张等慢性静脉功能不全疾病的治疗作用。该综述肯定了短期使用马栗树提取物对此类疾病的安全性和有效性。

实际应用

循环系统 虽然马栗树对心血管疾病有效，但它最初的疗效是针对静脉的。它有助于恢复因静脉曲张、痔疮等类似疾病所损害的静脉壁的弹性。它也可以消除静脉膨胀引起的水肿（体液潴留），并增加毛细血管的渗透性，让过量的液体回流进入循环系统。马栗树可以内用，治疗腿部溃疡、静脉曲张、痔疮和冻伤；同时可制成凝胶、洗液或膏剂外用。其树皮和树叶的煎煮液可以作为收敛剂治疗静脉曲张。

风湿病 在法国，将马栗树种子的油状提取物局部给药，治疗风湿病。

肺鸣音 马栗树在土耳其被用于治疗马的肺鸣音。在美国，马栗树树叶的煎煮液被用于治疗百日咳。

药用部位

叶 可制作洗液治疗静脉曲张和痔疮。

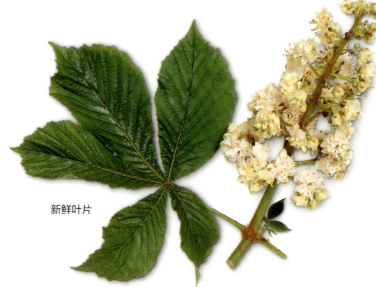

新鲜叶片

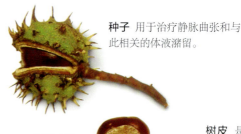

种子 用于治疗静脉曲张和与此相关的体液潴留。

新鲜种子

树皮 是比种子更好的收敛剂。

主要剂型和用法

药片 相比较其他类型的制剂，药片可能含有高剂量的七叶皂苷。

洗液 每日2次，用于治疗静脉曲张。

胶囊 方便长期使用。

注意 草药的使用应遵循专家建议。普通剂量的马栗树会引起肠胃不适（有不适症状出现请立即停用），超量使用会造成中毒。不适用于儿童。不要外用于破损处或溃疡皮肤上。有可能与血液稀释剂互相影响。

Allium sativum（百合科）

大蒜

　　具有强烈刺激气味的大蒜是一种理想的草药，它可以很安全地解决一大堆健康问题。它可以用于治疗鼻子、喉咙或肺部的感染，还可以降低胆固醇水平，有助于改善由高血压引起的心血管疾病；还可以作为2型糖尿病的食物补充，用于降低血糖。

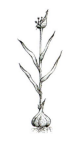

多年球根植物，株高可达30厘米至1米。花色为浅紫或绿白。

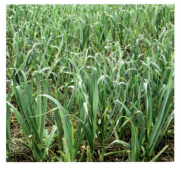

大蒜被广泛种植以满足烹饪需求。

生境与栽培

　　原生于中亚，现在世界范围内广泛种植。通过分开的鳞茎栽培，来年夏季收获。

相关物种

　　洋葱和熊葱（第168页）同样是十分重要的草药。

主要成分

- 挥发油（蒜氨酸、蒜氨酸酶、蒜素）
- 胡蒜素
- 硒
- 维生素

主要功能

- 抗菌
- 祛痰
- 发汗
- 降血压
- 抗凝血
- 降血糖
- 驱虫

科学研究

　　非凡的功效　逾千篇的研究文章证实了大蒜有医疗效果。研究结果显示大蒜有助于降低血液里的胆固醇水平，防止因血液过度稠密而导致血栓，同时还有降压、降血糖和抗菌功效。

　　不明功效　专家仍然对大蒜产生功效的机制持不同意见。不过，研究显示压碎蒜瓣10分钟之后再用于烹饪或治疗是最好的时机，这样可以留有足够的时间形成蒜素。

实际应用

　　传统功效　大蒜一直以其治疗功效受到推崇。在了解它的抗菌效果之前，它一直被用于对抗因肺结核和伤寒引起的感染，甚至被用于治疗伤口。

　　支气管感染　大蒜几乎对所有类型的上呼吸道感染都有良好的治疗效果，包括咳嗽、感冒和耳内感染。它有助于减少呼吸道黏液的生成。

　　消化系统疾病　大蒜对消化系统感染也有很好的疗效，同时还可以驱除消化道寄生虫。

　　循环系统　大蒜可以降低血液中的胆固醇水平，防止血液过度黏稠，预防脑卒中等心血管疾病。

　　其他用途　从花粉症到哮喘，从前列腺肥大到关节炎，大蒜被广泛用于治疗各种疾病。和传统的抗生素联合使用可以预防腹泻。大蒜有强烈的抗真菌效果，外用或内服可以有效地治疗因真菌感染引起的皮肤病。它还具有抗癌效果，可有效预防胃癌和直肠癌。

药用部位

全株食用或药用已有数千年历史，鳞茎剁碎或压碎效果更好。

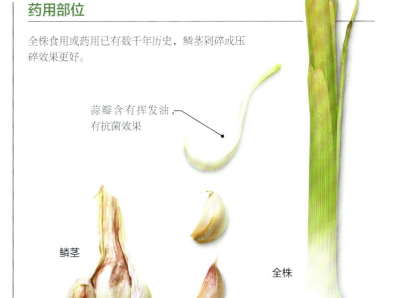

蒜瓣含有挥发油，有抗菌效果

鳞茎

蒜瓣

全株

主要剂型和用法

软胶囊　内含蒜油，服用可抗感染。

蒜泥　常规用于烹饪，有利于降低胆固醇水平并提升免疫系统功能。

蒜浆　每3小时服用1茶匙，治疗咳嗽。

胶囊（第302页）每次服2粒100毫克胶囊，每日3次，治疗支气管炎。

片剂　口服治疗高血压和支气管炎。

注意　用于防止血液黏稠时，请咨询专业医生。

相关链接

- 痤疮和疖，第314页
- 足癣，第314页
- 感冒、流感和发热，第321页
- 唇疱疹、水痘和带状疱疹，第314页
- 咳嗽和支气管炎，第320页
- 消化系统感染，第315页
- 感染引起的耳痛，第322页
- 泌尿系统感染和真菌感染，第324页
- 高血压和动脉硬化，第311页

Aloe vera syn. *A. barbadensis*（黄脂木科）

芦荟

　　芦荟原产于非洲，常用于盆栽，具有两种截然不同的药效。叶片所含的凝胶对普通创口或烧伤有显著疗效，可以加速伤口愈合，降低感染风险。叶片基部的黄色汁液干燥后被称为"苦泻药"，是一种强效致泻剂，常用于治疗便秘。

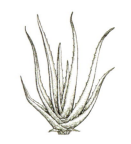

多年生多肉植物，株高可达60厘米。花序黄色或橙色。

生境与栽培

　　原产于东非和南非地区，现在世界范围内广泛栽培（盆栽的芦荟，蒽醌含量较低）。芦荟可以通过根部新生小苗繁殖。切割叶片或干燥叶片可以收集凝胶和汁液。

相关物种

　　开普芦荟（*A. ferox*）同样被用作泻药。其他多种芦荟也具有药用价值。

主要成分

- 蒽醌（芦荟苷、芦荟大黄素）
- 松香酯
- 单宁
- 多糖

主要功能

- 愈合伤口
- 润肤剂
- 刺激胆汁分泌
- 泻药

科学研究

　　愈合功效 自20世纪30年代

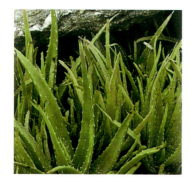

芦荟叶片灰绿色，肉质多刺，代谢产物可作药用。

以来，来自美国和俄罗斯的大量研究显示，芦荟凝胶对普通伤口、溃疡和烧伤有着奇妙的愈合功效。它们可以在伤口处形成保护层，加速伤口的愈合。

实际应用

　　美容 芦荟用于润肤有着悠久的历史。

　　西方疗法 20世纪50年代，西方人第一次发现芦荟对烧伤有用，尤其针对辐射损伤。芦荟疗法因此而风靡。

　　急救处理 芦荟是极好的针对烧伤、擦伤、烫伤和晒伤等的紧急护理药物。弄碎一片芦荟叶子，挤出里面的凝胶涂抹在患处，就可以收到良好的效果。

　　皮肤状态 凝胶几乎适用于所有需要舒缓和收紧的皮肤类型，在一定程度上还可以缓解静脉曲张。

　　溃疡 芦荟的保护和愈合效果同样可以作用在身体内部，凝胶对口腔溃疡、舌痛、消化性溃疡及肠易激综合征都有一定的疗效。

　　泻药 从芦荟叶中提取的黄色苦汁液中含有蒽醌，这是一种强效的泻药。它可引起结肠收缩，服药后8~12小时排便。低剂量的汁液可以促进消化，高剂量的汁液可当泻药和通便剂使用。

相关链接

- 皮疹、轻微烧伤和晒伤，第313页
- 妊娠纹，第327页
- 疣，第314页
- 愈合创伤，第314页

药用部位

叶片 可渗出黄色汁液，干燥后为苦泻药。叶片含有透明凝胶，可用于舒缓皮肤。

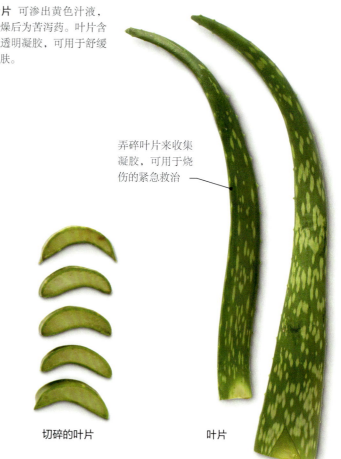

弄碎叶片来收集凝胶，可用于烧伤的紧急救治

切碎的叶片　　　　叶片

主要剂型和用法

芦荟苦汁液 常被草药医生用于治疗便秘。

汁液 从凝胶中提取的汁液可用于治疗消化性溃疡。每日3次，每次50毫升。

叶片 撕裂叶片可以收集凝胶，每日2次涂抹于患处，可治疗烧伤和湿疹。

酊剂 由苦泻药制作而成（第302页），饭前取3滴就水冲服，可以增强食欲。

注意 不要把从叶片基部提取出的黄色汁液（苦泻药）用于皮肤护理。在有些国家它的使用受限制。孕妇和哺乳期女性严禁内服。痔疮和肾病患者禁用。

Ammi visnaga syn. *Daucus visnaga*（伞形科）

阿米芹

阿米芹，一种稍具苦味的芳香植物，其医药价值远远大于烹饪价值。它是一种有效的肌肉松弛药，几个世纪以来一直被用于缓解肾结石引起的剧痛。科学研究已经证明了该传统用法的有效性。阿米芹含有凯林，在此化合物的基础上，人们研制出了治疗哮喘的安全、有效的药物。

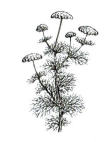

一年生草本植物，株高可达1米。叶羽状分裂，裂片纤细，小花白色。

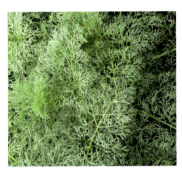

阿米芹属于伞形科，具有细碎的叶片。

生境与栽培

原产于北非，生长于中东和地中海地区，在澳大利亚和南美洲逸为野生。因为可以用种子繁殖，阿米芹得到广泛栽培。细小的果实内包含种子，在夏末种子彻底成熟之前可适时采摘。

相关物种

大阿米芹（第170页）是阿米芹的近缘种，曾被用于治疗哮喘，但主要用于治疗银屑病或作为利尿剂使用。

主要成分

- 呋喃色原酮，包括凯林（大约1%）和阿密茴素
- 香豆素
- 黄酮类化合物
- 挥发油
- 植物甾醇

主要功能

- 解痉
- 平喘
- 松弛

科学研究

解痉药 1946年埃及的药理学研究表明，阿米芹（它含有凯林和阿密茴素）有很强的解痉效果。无论对小支气管肌肉或为心脏供血的冠状动脉，还是泌尿小管都有作用。阿米芹对小支气管肌肉的舒缓作用可以持续6个小时，且没有不良反应。

凯林 色甘酸钠是一种治疗哮喘的传统药物，是由凯林衍生而来的。

实际应用

肾结石 阿米芹是治疗肾结石的传统埃及草药，早在《埃伯斯纸草书》中就有记载，至今依然在用。通过舒缓输尿管的肌肉，阿米芹缓解了肾结石疼痛，并协助排石。

哮喘 依据对阿米芹解痉效果的进一步研究，阿米芹被用于治疗哮喘，并适合儿童。虽然它不是对每一次的急性哮喘发作都有效，但它可以有效地防止哮喘复发。

其他呼吸系统疾病 阿米芹对各类呼吸系统疾病都有一定的疗效，包括支气管炎、肺气肿和百日咳。

心血管疾病 阿米芹通过舒缓冠状动脉促进其对心肌供血，从而缓解心绞痛。但阿米芹并无降血压的功效。

口腔保健 在西班牙的安达卢西亚，大量的高质量的阿米芹种子被用于清洁牙齿。一句谚语可以体现出阿米芹的价值："金子、银子、阿米芹，其他啥也不要！"

药用部位

种子 夏末收集新鲜果实和种子，晒干后制成浸剂和粉剂使用。

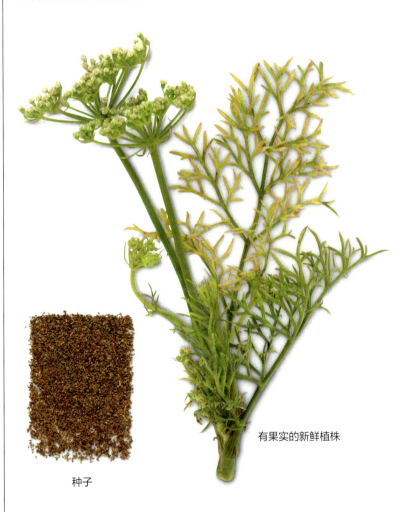

有果实的新鲜植株

种子

主要剂型和用法

浸剂 治疗哮喘、支气管炎和肾结石。

粉剂 在专家指导下使用，可用于治疗心绞痛。

注意 仅在专家指导下使用。长期使用可能会导致恶心、头痛和失眠。在一些国家被限制使用。

Andrographis paniculata（爵床科）

穿心莲

　　因味道苦涩，穿心莲在印度被称为"苦中之王"。它在中国传统医学和印度传统医学中已有数千年的使用历史。该草药因能缓解感冒、流感和咳嗽症状，以及治疗疟疾和结核病等更严重疾病的能力而备受推崇。目前的研究表明，该草药具有治疗上呼吸道感染的强大能力。穿心莲可能具有显著的保护神经活性。

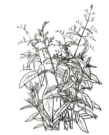

一年生直立草本植物，可长至1米高，有披针形叶片、成簇粉色小花。

生境与栽培

　　穿心莲生长在南亚次大陆和东南亚的大部分地区，在平原上和森林中的灌木丛中。它很容易存活，在世界各地的热带和亚热带地区都有种植。

主要成分

- 二萜类化合物（穿心莲内酯）
- 黄酮类化合物
- 多酚
- 植物甾醇

主要功能

- 免疫调节　■ 保肝　■ 抗炎
- 降血糖
- 抗菌/抗病毒
- 保护神经

科学研究

　　急性呼吸道感染　在回顾了33项临床试验后，研究人员（2017）得出结论，穿心莲在改善和缩短急性呼吸道感染症状（如喉咙痛、流涕和咳嗽）的持续时间方面具有显著作用。

　　保肝　穿心莲内酯和穿心莲提取物在保护肝功能方面的效果与水飞蓟素（来自水飞蓟）相似，甚至更好。

　　保护神经　正在进行的关于穿心莲内酯保护神经作用的研究表明，穿心莲内酯能够穿过血脑屏障，对中枢神经系统有多种积极作用。它可以对抗炎症，防止血栓形成和氧气水平降低，并可能在痴呆症、帕金森病和多发性硬化等疾病中具有保护活性。智利目前正在进行一项临床试验，研究穿心莲提取物对多发性硬化患者的影响。

实际应用

　　免疫支持　穿心莲是一种典型的苦味滋补品，主要通过刺激免疫系统、保护肝脏免受感染或中毒，来对人体产生广泛的保护作用。

　　发热、感冒和流感　和大多数的苦味药一样，它有助于退热，是治疗感冒、咳嗽和流感的传统药物。

　　新冠病毒感染　在一些非洲和亚洲国家，尤其是尼日利亚和泰国，穿心莲已被用作一线治疗药物。

药用部位

地上部分　非常苦，具有保肝作用。

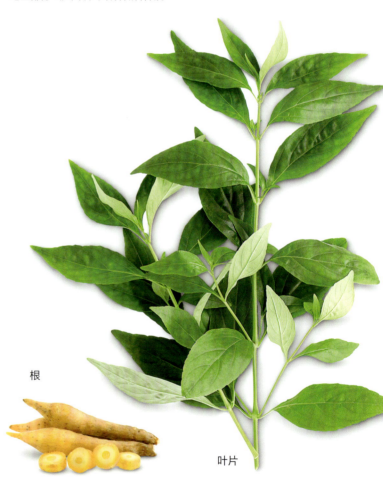

根

叶片

主要剂型和用法

浸剂（第301页）用一小杯（100毫升）漱口，以缓解咽痛，然后吞咽。

酊剂（第302页）对于上呼吸道感染，每天1～3次，每次2.5毫升，兑水服用。

胶囊（第302页）每天服用1～2粒，以帮助维持肝脏健康。

注意　怀孕期间或备孕时不要服用。高剂量可能会引起恶心和呕吐。

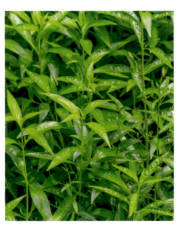

一年生植物，可长至1米，具有强烈的苦味，在印度和中国是一种有价值的药物。

Angelica sinensis syn. *A. polymorpha*（伞形科）

当归

在中国，当归是一种女性常用的滋补品，用以提升精力、调节月经和补血。当归还可以促进血液循环。当归具有与众不同的、略带甜味的辛辣芳香，常被用于烹饪。

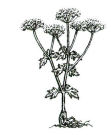

直立粗壮的多年生草本植物，株高可达2米。亮绿色大型羽状复叶，茎中空。

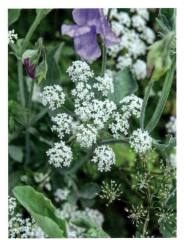

夏季，当归会展开惹人注目的白色复伞形花序。

生境与栽培

原产于中国和日本，现在各地栽培。高质量的当归产于中国甘肃。春季播种，秋季收获根茎。

相关物种

紫茎当归（*A. atropur-purea*）的药效和当归相似，但缺乏芳香。欧白芷（第173页）是一种温补草药，有助于消化和血液循环，但没有像当归那样强的滋补效果。

主要成分

- 挥发油（藁本内酯、倍半萜烯、香芹酚）
- 香豆素
- 植物甾醇
- 聚乙炔
- 阿魏酸

主要功能

- 滋补
- 抗炎
- 解痉
- 薄血
- 促月经

科学研究

妇科 当归可以调节子宫收缩，这有助于理解当归治疗痛经的机制。

循环系统 当归的肉质根有助于稳定心脏功能，且具有薄血作用，因此可能与抗凝剂有相互作用。

实际应用

补血剂 当归可以治疗"血亏"、贫血及由贫血引起的其他症状——面色苍白、心悸、精力不足。

女性健康 当归可以调节月经周期，缓解痛经和腹部绞痛。对于月经过多而导致贫血的女性来说，它是理想的滋补品。然而当归本身有促进血液循环的功能，会造成月经量增多。当归对子宫也有兴奋作用，因此对治疗不孕症有一定的效果。

循环系统 当归是一种温性草药，可以促进腹部及手脚部位的血液循环。它可以提升消化功能，并可用于治疗疮疖脓肿。

相关链接

- 助孕，第326页
- 月经问题，第325页

药用部位

根部 有重要的药用价值，且常用于烹饪。

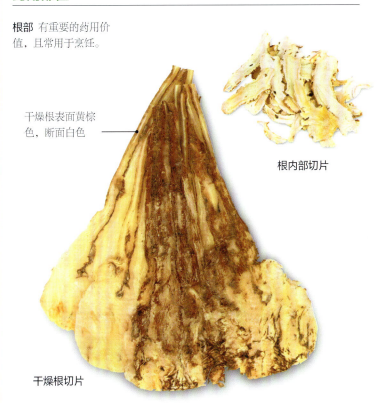

干燥根表面黄棕色，断面白色

根内部切片

干燥根切片

主要剂型和用法

滋补酒 由当归和其他滋补品或苦味药泡酒制成。每天1次，喝150毫升可提升精力。

当归切片 在中国常用于煲汤。

酊剂（第302页）½茶匙酊剂兑水治疗痛经，每日4次。

浸剂 1茶匙浸剂兑水150毫升（第301页），每天喝150～300毫升，可改善血液循环。

煎剂（第301页）。每次服用150毫升，每日2～3次，治疗贫血。

片剂 口服用于女性滋补。

注意 孕妇和哺乳期女性禁用。经血过多、有出血性疾病和腹泻患者禁用。与抗凝血处方药可能有相互作用。

Apium graveolens（伞形科）

芹菜

作为蔬菜比作为草药更有名气，长久以来芹菜的茎干和种子被用于治疗泌尿系统疾病、风湿病和关节炎等。芹菜是很好的清洁和利尿类草药，种子则专门用于治疗因废物累积引起的关节炎，同时它是具有轻微镇静效果的祛风药。茎干部位的药用价值相对较小。

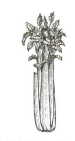

两年生草本植物，茎干具脊线、有光泽，叶面平滑，花小，株高可达50厘米。

生境与栽培

原产于英国和其他欧洲国家，生长在英格兰和威尔士的海滩或沼泽地区。相比较野生种，作为蔬菜栽培的芹菜缺乏香味。它们用种子繁殖，春季播种，仲夏至初秋收获。

相关物种

块根芹（*A. graveolens* var. *rapaceum*），一种具有萝卜状根系的芹菜变种，某些特性和芹菜相似。

主要成分

- 挥发油（1.5% ~ 3%），含有柠檬烯（60% ~ 70%）、苯酞类化合物和β-蛇床烯
- 香豆素
- 呋喃香豆素（香柠檬烯）
- 黄酮类化合物（芹菜苷）

主要功能

- 抗风湿
- 祛风
- 解痉
- 利尿
- 降血压
- 抗尿路感染
- 抗炎

科学研究

挥发油 20世纪七八十年代

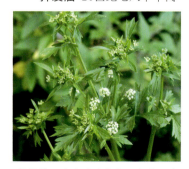

芹菜是一种重要的草药，也是一种蔬菜。

的研究证明，芹菜挥发油对中枢神经系统有镇静作用。

其他研究 1995年印度的研究发现，芹菜种子有明显的保肝活性。种子的提取物也可以降血脂。2013年伊朗的一个实验室研究发现，芹菜种子有显著的降血压功能。

实际应用

古老的草药 记录显示芹菜的栽培历史至少有3000年，特别是在古埃及。而在中国，公元前5世纪就有栽培。纵观历史，芹菜一直被作为蔬菜食用。在不同的历史时期，它的全株和种子经常入药以治疗疾病。

洁净身体 如今芹菜的种子被用来治疗类风湿关节炎和痛风。它们协助肾脏处理尿酸盐和其他废物。从总体来看，它们可以降低身体的酸度。芹菜种子对关节炎是有效的，还可以协助身体排毒，改善肌肉和关节的血液循环。

利尿剂 芹菜种子有着轻微的利尿效果和明显的杀菌功效。它们对治疗膀胱炎有效，有助于清洁膀胱和泌尿小管。

营养饮料 由芹菜和胡萝卜制成的营养饮品有很好的清洁作用，对很多慢性病有保健效果。

其他疗效 芹菜种子对哮喘和支气管炎等呼吸系统疾病有很好的疗效，和其他草药联用可降血压。

相关链接

- 关节炎，第323页
- 痛风，第323页

药用部位

茎干 可作为蔬菜食用或用于榨汁。

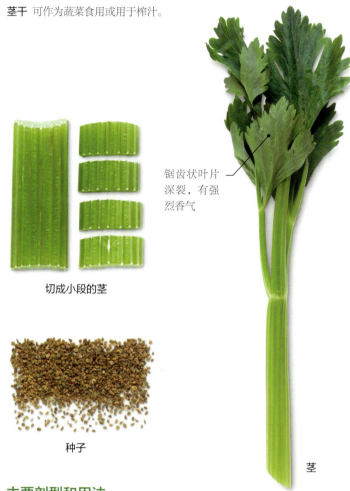

锯齿状叶片深裂，有强烈香气

切成小段的茎

种子

茎

主要剂型和用法

治疗 每天150毫升的有机胡萝卜和芹菜汁，有清肠之功效。

浸剂 取芹菜种子制成（第301页），每天150毫升，治疗痛风和关节炎。

酊剂 取芹菜种子制成（第302页），每日3次，每次取30滴，治疗风湿病。

粉剂 取芹菜种子制成，每天取1茶匙与食物混合食用，可治疗关节炎。

注意 孕妇和肾病患者慎用芹菜种子。不要选择用于蔬菜繁殖的芹菜种子入药。除遵医嘱外，精油严禁内服。

Arctium lappa（菊科）

牛蒡

在草药当中，牛蒡是最著名的排毒草药之一。它常被用于治疗毒素过量累积，如喉部或其他部位感染、疮疖、疹子及一些慢性皮肤病。牛蒡的根和种子有助于清除身体废物，根被认为对清除体内重金属尤其有效。

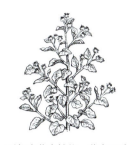

两年生草本植物，茎高可达1.5米。紫红色头状花序，苞片具刺。

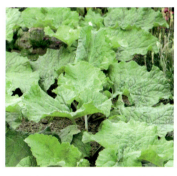

牛蒡在第一年就可以生出一批大型叶子。

生境与栽培

牛蒡原产于欧亚，现遍布整个温带地区，而美国牛蒡同样在亚洲和欧洲都有种植。它们用种子繁殖，春季播种、夏季收获，盛夏季节挖掘全株。

相关物种

小牛蒡（*A. minus*）和毛头牛蒡（*A. tomentosum*）为牛蒡的近缘种，用法类似。

主要成分

- 苦苷（牛蒡苦素）
- 黄酮类化合物（牛蒡子苷）
- 单宁
- 聚乙炔
- 挥发油
- 菊粉（高达45%）
- 木脂素

主要功能

- 排毒
- 轻度利尿
- 抗菌
- 杀菌
- 抗炎

科学研究

抗菌 德国（1967）和日本（1986）的研究显示，牛蒡根部含有的聚乙炔有很好的抗菌效果。

其他研究 牛蒡有抗菌、抗真菌、利尿和降血糖等功效，也有抗肿瘤效果。新近的研究证明，牛蒡的种子有抗炎、抗氧化及保肝功能。

实际应用

历史 牛蒡是治疗痛风、发热和肾结石的传统药物。在17世纪，卡尔佩珀曾写过，牛蒡的种子可以破碎结石，碎片可随尿液排出。

清洁 从东方到西方，牛蒡都被视为排毒草药。种子用于驱除由腮腺炎和麻疹引起的发热和炎症所产生的毒素。根则有助于清除慢性皮肤病和关节炎等疾病在体内产生的废物。

皮肤病 牛蒡的利尿、抗菌功效和其本身具有的苦味，有助于治疗由毒性聚集引发的皮肤病，如痤疮、湿疹、脓肿、局部皮肤炎症和银屑病等。

药物联用 牛蒡很少单独用药，常与药用蒲公英（第145页）或皱叶酸模（第273页）一起使用。它们可协助身体排除累积废物。单独使用牛蒡容易引起湿疹类皮肤病的急性发作。

相关链接

- 痤疮和疖，第314页
- 荨麻疹，第313页

药用部位

叶子和果实（包括种子）在盛夏季节收获。

干燥的根 常用于排毒。

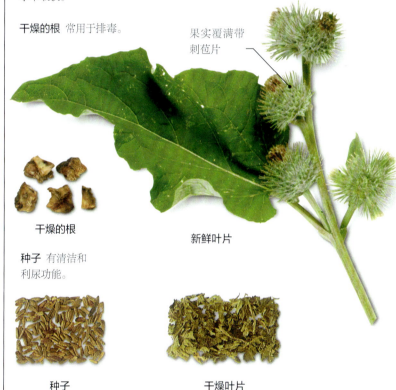

果实覆满带刺苞片

干燥的根

新鲜叶片

种子 有清洁和利尿功能。

种子

干燥叶片

主要剂型和用法

痤疮治疗 取2茶匙牛蒡和5茶匙药用蒲公英煎汁（第301页），每日2次，每次150毫升。

酊剂 由牛蒡根制成（第302页），可用于治疗关节炎和皮肤病。用水稀释后取20滴，每日2～3次，持续4周。

煎剂（第301页）牛蒡根煎汁可替代酊剂治疗关节炎和皮肤病。每天饮用35毫升，持续4周。

浸剂（第301页）由牛蒡种子制成，外用清洗痤疮和疖。

膏剂（第305页）由牛蒡叶制成，治疗脓肿和疮疖。

注意 罕见诱发接触性皮炎。

Artemisia absinthium（菊科）

苦艾

苦艾，最苦的植物之一，其名字"*absinthium*"就是没有甜味的意思。苦艾对消化系统尤其是胃和胆囊有着很强的滋补效果。取小剂量啜饮，它强烈的苦味在治疗中起着重要的作用。一直以来，苦艾是苦艾酒（vermouth）最主要的成分之一。

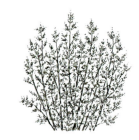

多年生草本植物，高可达1米。茎灰绿色，叶羽状裂，茎叶密被细毛。

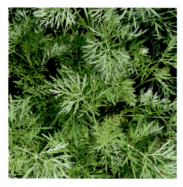

苦艾具有强烈的芳香气味，常用于调制很多酒精饮料。

生境与栽培

苦艾是原产于欧洲的路边常见植物，现广布于中亚和美国东部地区，在温带地区也被广泛种植。苦艾用种子春播繁殖，或者秋季分根，夏末可收获地上部分。

相关物种

入药的蒿属植物包括：青蒿（第71页）、奇蒿（*A. anomala*）、南木蒿、茵陈蒿、山道年蒿（第176页）、北艾和龙蒿（第177页）。

主要成分

- 挥发油包括倍半萜内酯（苦艾素、安苦艾素）、侧柏酮、甘菊蓝
- 黄酮类化合物
- 多酚
- 木脂素

主要功能

- 刺激胆汁分泌
- 抗炎

- 缓解胃痛
- 轻度抗抑郁
- 抗菌
- 杀虫

科学研究

苦味药 对苦艾的研究主要集中于20世纪70年代，探究了该植物体内的一系列有药效的成分。很多有效成分都具苦味，可以作用于舌部的味觉受体，引发一系列的反应，刺激胃液和其他消化液的分泌。

肠道炎症 2007年德国的一个临床试验证明，苦艾对克罗恩病有很好的疗效。苦艾防止了90%的受试患者的症状复发，有效地降低了患者控制炎症所需的类固醇剂量。与此同时，患者的抑郁情绪得到了明显的缓解。

其他研究 苦艾的有效成分，尤其是精油，被认为有广泛的治疗效果，包括保护神经、抗抑郁、抗菌、抗真菌和抗疟功能。

实际应用

苦艾酒 苦艾是制作苦艾酒的原料，这种饮料在19世纪时风靡法国。苦艾酒是用含有侧柏酮的苦艾精油调味的，具有毒性，在很多国家禁止销售。

刺激消化 苦艾可以提升消化功能。它通过增加胃酸和胆汁的分泌而促进消化和吸收，对包括贫血在内的很多病症有治疗作用。苦艾同样可以缓解腹部胀气。如果定期服用酊剂，那么可以缓慢提升消化能力，让久病的身体恢复活力和健康。

药用部位

地上部分 含有苦味素，有广泛的医用价值。

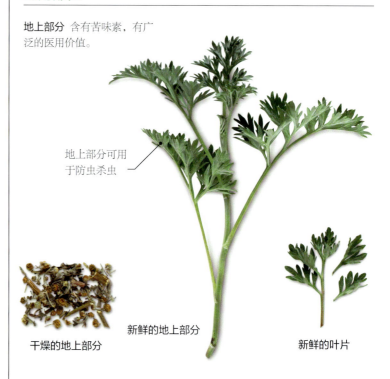

地上部分可用于防虫杀虫

干燥的地上部分

新鲜的地上部分

新鲜的叶片

主要剂型和用法

浸剂 苦艾制成的浸剂，小剂量饮服可刺激食欲。

酊剂 酊剂用于治疗慢性消化系统感染。

注意 在医生指导下使用。小剂量服用，通常情况下一个疗程不超过4～5周。孕妇禁用。

驱虫 苦艾经常被药剂师和营养师用来治疗肠道感染，包括寄生虫、痢疾和志贺菌感染。

杀虫、防虫 苦艾是很好的杀虫和防虫药剂。

其他疗效 苦艾的抗炎功效可用于治疗各种感染，偶尔也用于治疗抑郁。

相关链接

- 贫血，第311页
- 高热，第321页

Artemisia annua（菊科）

青蒿

　　直到20世纪70年代，青蒿只被看作是另一种蒿属植物，尽管其在中国被用于治疗疟疾。深入的研究证实，青蒿里的关键成分青蒿素有强大的抗疟效果且不良反应很小。因此青蒿素迅速成为重要的抗疟药物而在世界范围内被推广。即使在很多急性病例中，它也是首选的治疗药物。

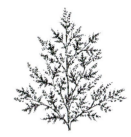

多年生草本植物，高可达1米。叶绿色，羽状裂，密被细毛。

生境与栽培

　　青蒿生长于越南、日本、中国、俄罗斯和北美洲的草地和开阔地上。它在中国东部被种植。这种草本植物在春天从种子中繁殖，或在秋天通过分裂根茎繁殖。它在夏天开花前收获。

相关物种

　　入药的蒿属植物包括：苦艾（第70页）、奇蒿（*A. anomala*）、南木蒿、茵陈蒿、山道年蒿（第176页）、北艾和龙蒿（第177页）。

主要成分

- 青蒿素（倍半萜内酯）
- 精油
- 黄酮类化合物
- 多酚

主要功能

- 退热
- 抗疟
- 抗寄生虫
- 抗癌

科学研究

　　中国研究　在1980年代，中国对青蒿展开了广泛而深入的研究，结果显示其重要的活性成分有高效的抗疟功能，对蚊子传播的疟原虫有强大的杀伤能力。

　　青蒿素　泰国的临床研究显示，青蒿素对90%的急性感染期疟疾有很好的疗效，但对慢性疟疾效果甚微。

　　抗癌潜能　实验室研究显示，青蒿素有显著的抗癌活性，可促进细胞凋亡并抑制血管增生。尽管没有确凿的临床数据，但据称青蒿素对乳腺癌和白血病尤其有效。除此以外，人工合成的青蒿素类似物同样被用于抗癌研究。

实际应用

　　历史　在中国，公元前168年第一次有了青蒿的文字记载。传统上，它被定义为一种能"消暑"的草药。

　　性寒　青蒿性寒、味苦，常用于治疗由头痛、头晕和胸闷引起的发热，也用于治疗慢性低热、夜间发热和早晨发冷等症状，还可以治疗由发热引起的流鼻血。

　　抗疟　青蒿用于治疗由疟疾

药用部位

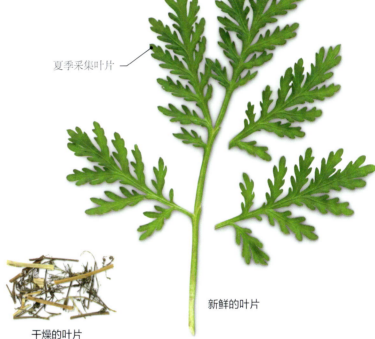

叶片　含有青蒿素，有强大的抗疟效果。

夏季采集叶片

干燥的叶片

新鲜的叶片

主要剂型和用法

酊剂　用于预防疟疾，也可以用于治疗疟疾。

浸剂　具有强烈的苦味，常用于治疗头痛和发热。

片剂　内含从植物里提取的青蒿素，在热带地区被广泛用于治疗疟疾。

注意　仅在医生指导下使用。孕妇禁用。

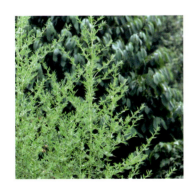

青蒿具翠绿色细齿状叶片。在世界范围内作为强效抗疟药使用。

引起的发热和寒战已有数千年的历史，而青蒿素在世界上的很多国家都被作为抗疟药使用。它降低了疟疾继续发展的风险，并有助于病程恢复，但也发现了耐药性病例。植物全株也可以用于疟疾预防，但使用的剂量会大大增加。

Astragalus membranaceus（豆科）

黄芪

尽管在中国，黄芪是著名的滋补品之一，但它在西方却鲜为人知。在中国，黄芪根入药已经有数千年的历史。它的根尝起来有些甜，这种温补性质的中药特别适合年轻又有活力的人群，可以增加他们的精力、耐力及抗寒能力。黄芪常与其他草药联用当补血剂。

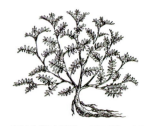

多年生草本植物，高可达40厘米。茎干多毛，羽状复叶，小叶12～18对。

生境与栽培

黄芪原产于蒙古国和中国东北部。春秋季可用种子繁殖。适合生长于沙质、排水良好的土壤，喜阳光。可在秋季收获4龄以上的老根。

主要成分

- 三萜皂苷（黄芪皂苷）
- 异黄酮（刺芒柄花素）
- 多糖
- 植物甾醇

主要功能

- 调节生理
- 提升免疫
- 血管扩张
- 抗寄生虫
- 抗病毒

科学研究

中国研究 在中国的研究表明，黄芪具有利尿和降血压效果，并能够提升耐力。2012年的临床研究发现，每天服用5克黄芪根有助于稳定慢性肾病患者的肾功能，延缓其需要透析的时间。

西方研究 最近美国的一项研究聚焦于黄芪恢复癌症患者受损免疫功能的能力。临床证据显示，黄芪和其他草药联用，可以加速化疗和放疗癌症患者恢复，并显著提高其存活时长。

实际应用

提升活力和耐力 黄芪是提升精力的经典草药，用于年轻人甚至比人参（第123页）还有效。在中国，黄芪被认为可以温暖和调理卫气（一种在皮下循环的保护性能量），有助于身体适应外界环境，尤其是寒冷。黄芪可显著提高身体的免疫力，提升耐力。

体液控制 作为一种血管扩张药物（促进血流进入身体表面），黄芪可以治疗出汗过多，包括夜间盗汗；而且它对缓解体液潴留同样有效。它保护肾功能并防止肾脏受损。

免疫激发 尽管黄芪并不常用于治疗急性疾病，但是它对诸如感冒之类的病毒感染还是十分有效的。黄芪常和当归（第67页）联用，作为补血剂治疗贫血。

其他用法 黄芪可用于治疗器官脱垂，尤其是子宫脱垂，也用于治疗子宫出血。

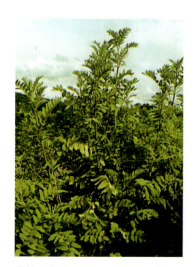

黄芪是典型的豆科植物，和甘草亲缘关系很近。

药用部位

根 中国传统的滋补品，有助于提升身体能量，抵抗寒冷。

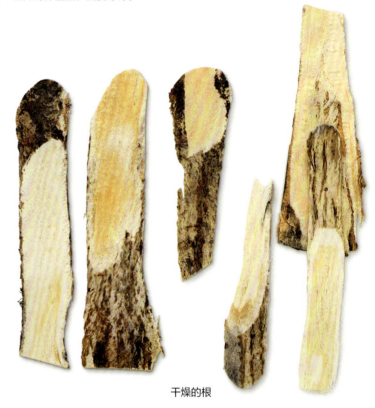

干燥的根

主要剂型和用法

煎剂 取12克黄芪根和12克当归制成煎剂（第301页），每日取300毫升饮用，可治贫血。

炙黄芪 每天取5～10克黄芪根或加1茶匙蜂蜜，餐时服用，有滋补效果。

浸剂 取黄芪20克、桂皮5克制成汤剂，可治手脚冰凉、四肢麻木。每日2次，每次饮用150毫升。

酊剂（第302页），取1茶匙兑水冲服，每日1～2次，治疗夜间盗汗。

注意 皮肤病患者及急性病患者禁用。

Atropa belladonna（茄科）

颠茄

虽然颠茄总是让人想起毒物和死亡，但就像其他有毒植物那样，如果使用正确，那么它还是非常重要且有效的药物。它的一些有效成分被用于现代西医学，比如，视力检测时的散瞳或作为麻药使用。在草药医学中，颠茄被用于治疗肠绞痛和消化性溃疡。

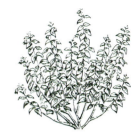

多年生草本植物，具有大型叶片和黑色浆果，高可达1.5米。

生境与栽培

颠茄原产于欧洲、西亚和北非，现广泛栽培。适合生长于林间或开阔地带的石灰质土壤。叶片收获于夏季，根收获于第一年后的秋天。

相关物种

很多茄科的植物都可以入药，包括曼陀罗（第205页）、烟草（第247页）和天仙子（第226页）。

主要成分

- 烷类生物碱（含量可达0.6%），包括莨菪碱和阿托品
- 黄酮类化合物
- 香豆素
- 挥发碱类（尼古丁）

主要功能

- 平滑肌解痉
- 麻醉
- 减少出汗
- 镇静剂

科学研究

烷类生物碱 烷类生物碱的活性已经被很好地解读。它们抑制副交感神经系统，减少唾液腺及胃肠和支气管部位的腺体分泌；降低泌尿小管、膀胱和肠道的活性；也可以增加心率和扩大瞳孔。

实际应用

民间传说 据称女巫用颠茄来协助飞行。颠茄的另一个名字叫"belladonna"（美丽的女人），这可能是因为意大利女人

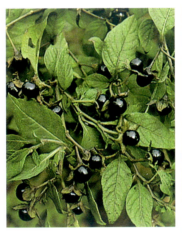

颠茄在秋天结樱桃大小的黑色光滑浆果。

用它来散瞳，好让自己看起来更加迷人。

松弛药 在历史上，颠茄一直以同样的方式被广泛使用。它被用于舒缓膨胀的器官，尤其是胃肠，它减轻肠绞痛引起的疼痛。它通过减少胃酸来缓解消化性溃疡，还可以舒缓泌尿小管的平滑肌痉挛。

帕金森病 颠茄可以用于治疗帕金森病，它可以缓解患者的颤动与僵直，从而提高患者的运动速度和活动性。

麻醉剂 几个世纪以来，颠茄松弛肌肉的特性使其成为手术中有价值的麻醉剂，尤其是需要把消化道和支气管部位的分泌物控制在最低限度的情况下。

药用部位

叶片 夏初采集，药性弱于根，但使用更普遍。

根 在秋季采集。

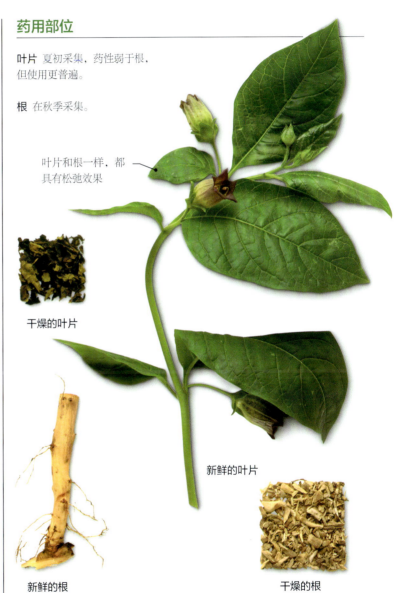

叶片和根一样，都具有松弛效果

干燥的叶片

新鲜的叶片

新鲜的根

干燥的根

主要剂型和用法

酊剂 使用叶或根制成酊剂，有强烈的弛缓效果。在草药师指导下可用于肠绞痛或帕金森病的治疗。

注意 在草药师或医生指导下使用。错误剂量的颠茄有致死风险。

Azadirachta indica（楝科）

印度苦楝

在阿育吠陀医学中，印度苦楝是最有价值的草药之一。它的叶子提取物可以用来治疗诸如哮喘、湿疹、糖尿病和风湿病之类的疾病；而苦楝油则被添加到洗发液中来杀灭头虱，同时可以用来缓解皮疹。有研究显示，印度苦楝还可以用于制作杀虫剂和避孕药。据称其树木本身可以净化空气，因此在印度被广泛栽种。

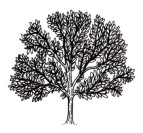

常绿乔木，高达16米。复叶，花白色。

生境与栽培

原生于伊朗、巴基斯坦、印度和斯里兰卡。印度苦楝的分布遍及南亚次大陆森林地区，也常作为行道树来遮阴。在马来西亚、印度尼西亚、澳大利亚及非洲西部等广大热带地区已被驯化栽植。它们可用种子繁殖，树叶和种子终年可以收获。

相关物种

楝树（*Melia azedarach*）是印度苦楝的近亲，用来治疗肠道寄生虫病特别有效，很多时候被当成印度苦楝的替代品。

主要成分

- 楝苦素
- 柠檬苦素
- 三萜类苦味素
- 甾醇
- 单宁
- 黄酮类化合物

主要功能

- 抗炎
- 退热
- 抗菌
- 促进伤口愈合
- 抗寄生虫
- 抗疟

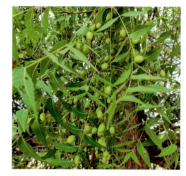

印度苦楝有如此多的药用价值，被称为"天然药房"。

科学研究

最新研究 印度苦楝油有抗炎和抗菌效果，一定程度上有退热和降血糖的疗效。

杀虫剂 深度研究显示，印楝素的杀虫效果源于它能抑制害虫的进食和生长，这使得印度苦楝有望成为一种经济、环保的杀虫剂。印楝素还和抗疟作用相关。

糖尿病 研究显示印度苦楝的叶子和苦楝油可以稳定血糖水平，并有助于延缓2型糖尿病。

实际应用

"药品箱"该植物的每一个部分都有药用价值。树皮是苦味的，可以做收敛剂，煎煮后可以治疗痔疮。叶片的浸提液可以治疗疟疾、消化性溃疡和肠道寄生虫病。也可以汁液、浸提液或膏剂的形式局部用药，用于治疗包括溃疡、创伤和湿疹之类的皮肤损伤。树叶的汁液还可以用于治疗夜盲症和结膜炎。细枝用于清洁、保护牙齿，坚固牙龈。

苦楝油 由种子榨取的苦楝油通常用于美发，有很强的抗真菌和抗病毒效果。除此之外，还可以预防疖疮和皮癣。苦楝油治疗头虱非常有效且操作方便，对于像湿疹、银屑病甚至麻风病之类的皮肤病也有疗效。它同时是其他药物活性成分的赋形剂。对于备孕的男女，苦楝油是必须避免使用的，因为它同时降低男性和女性的生育能力。

药用部位

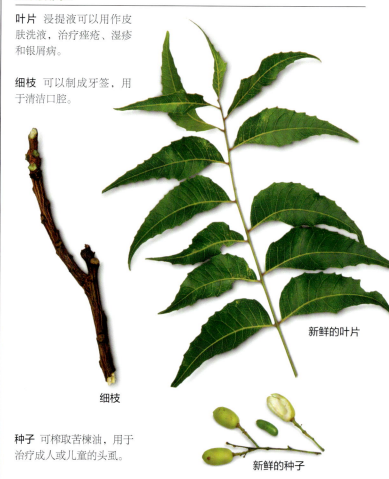

叶片 浸提液可以用作皮肤洗液，治疗痤疮、湿疹和银屑病。

细枝 可以制成牙签，用于清洁口腔。

新鲜的叶片

细枝

种子 可榨取苦楝油，用于治疗成人或儿童的头虱。

新鲜的种子

主要剂型和用法

苦楝油 用于治疗头虱感染。每日外用于头皮处。

油膏 用于治疗包括湿疹在内的多种皮肤病，需要时直接外用。

酊剂（第302页）味苦，可用于退热。

浸剂（第301页）用叶片制成，用于治疗结膜炎。

煎剂（第301页）用树皮制成，味极苦，可做收敛剂。

注意 孕期、哺乳期或不孕治疗期禁用。儿童限于局部用药。不推荐长期大剂量使用。

Barosma betulina syn. *Agathosma betulina*（芸香科）

布枯

　　作为南非的传统草药，布枯常被用作兴奋剂、利尿剂，或者用来解决消化系统问题。在西方的草药中，它主要被用于针对泌尿系统的抗菌和利尿，尤其是膀胱炎或其他类型的尿路感染。布枯有着与众不同的芳香气味，总使人联想起黑醋栗，也有人觉得更像迷迭香和薄荷的混搭。

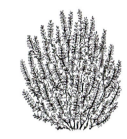

茂密的灌木，高达2米。叶无柄，薄革质，密布点状油腺。

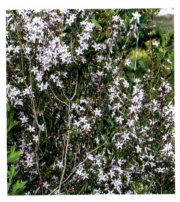

种植布枯的商业目的是增强黑醋栗的芳香气味。

生境与栽培

　　布枯原产于南非，广泛种植于当地山坡之上。在南美洲部分地区也有分布。夏末布枯可用插条繁殖，喜排水良好的沙壤土和充足的阳光。在夏季植株开花结果之时可以收获叶片。

相关物种

　　两种相近的物种卵叶布枯（*B. crenulata*）和长叶布枯（*B. serratifolia*）与布枯用法相似，但二者因含较少的挥发油而效果欠佳。

主要成分

- 挥发油（1.5%～2.5%），包括长叶薄荷酮、薄荷酮、布枯酚
- 硫化物
- 黄酮类化合物（香叶木苷、芦丁）
- 黏液

主要功能

- 抗尿路感染
- 利尿剂
- 兴奋剂
- 子宫收缩剂

实际应用

　　传统草药　布枯是南非的一种传统草药，可以使人兴奋并具有利尿作用。它具有强烈的芳香气味，可缓解腹部胀气。

　　早期西方用法　在1790年，布枯作为草药首次出口到英国，并在1821得到官方认证，被列入《英国药典》，用于治疗膀胱炎、尿道炎和肾炎。

　　现代泌尿感染治疗　一般说来，布枯作为现代的西方草药，用于治疗泌尿系统疾病的方法和19世纪时的用法并无区别。它常和其他类型的草药如玉米须（第158页）和欧刺柏（第229页）联用，治疗尿路感染，并被广泛证明对膀胱炎有效。定期服用可以预防慢性膀胱炎和尿道炎的周期性复发。与熊果（第174页）和玉米须联用可以治疗前列腺炎和膀胱刺激。关键的活性成分布枯酚有很强的利尿效果，这可能在一定程度上能解释布枯对泌尿系统的抗菌作用。

　　妇科用途　布枯的浸剂和酊剂可以治疗膀胱炎和尿道炎，尤其是当这些炎症和真菌感染相关时。一般来说，浸剂比酊剂的效果更好，尤其是针对那些突发的感染。浸剂也作为女性白带的灌洗液，偶尔用于治疗真菌感染。布枯是一种宫缩剂，内含长叶薄荷酮，在唇萼薄荷（第241页）中含量也很高。长叶薄荷酮容易造成流产，是一种强力的调经剂（刺激经血量），因此布枯在孕期不可使用。

药用部位

叶片　夏季收获，用于治疗尿路感染。

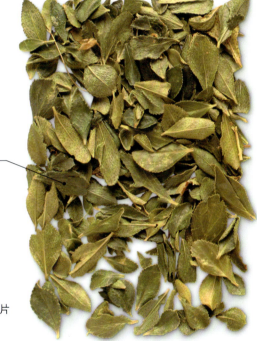

叶片含有挥发油，有抗菌功能

干燥的叶片

主要剂型和用法

浸剂（第301页）可用于治疗前列腺炎，一次喝150毫升，每日2次。

酊剂（第302页）每日3次，每次40滴，用于治疗慢性尿路感染。

胶囊（第302页）每日2次，每次500毫克，用于治疗膀胱炎。

注意　孕期服用需遵从医疗专业人士的建议。过量使用有潜在毒性。

相关链接

- 泌尿系统感染，第324页

Bupleurum chinense syn. *B. scorzonerifolium*（伞形科）

柴胡

第一次对柴胡进行文字记载是在公元前1世纪，柴胡是一种可以调气的中药，能调节身体器官和能量的平衡。它作为一种滋补品，可以增强消化道的活力，提升肝功能，促进浅表血液循环。最近的科学研究证明，柴胡的传统应用方式对肝脏有保护作用。

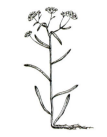

多年生草本植物，高达1米。具镰形叶片，开成簇小黄花。

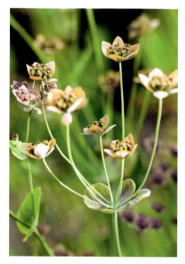

柴胡在中国各中药商店有售，被广泛应用。

生境与栽培

柴胡产于中国，在东部和中部地区广泛栽培。亚洲和欧洲其他地区也有分布。柴胡春季可用种子繁殖，秋季分根繁殖，喜排水良好的土壤和阳光照射。柴胡根于春季和秋季采掘收获。

主要成分

- 三萜皂苷——柴胡皂苷
- 黄酮类化合物
- 多糖

主要功能

- 保护肝脏
- 抗炎
- 滋补
- 发汗

科学研究

柴胡皂苷 20世纪60年代的

日本研究显示，柴胡属所含有的柴胡皂苷是一种强效药物。它们有保护肝脏、促进肝功能的效果，甚至对有免疫系统疾病的人也有效。根据这些发现，20世纪80年代的日本临床试验发现，柴胡根可以用于治疗肝炎和其他慢性肝脏疾病。柴胡皂苷还有抗肿瘤活性。

抗炎 柴胡皂苷可以刺激身体生产类固醇，从而产生抗炎效果。

实际应用

中医 在中国，柴胡作为补肝药已经有2000多年的历史。中医认为柴胡可以用来补肝气，对脾胃也有滋补效果。中医用柴胡治疗肝脾不和，诸如腹痛、腹胀、恶心、消化不良等消化系统疾病。

肝脏疾病 和水飞蓟（第141页）和甘草属植物洋甘草（第105页）一样，柴胡是治疗肝功能受损的理想药物。它的抗炎功能可能是它治疗肝脏疾病的内在机制之一。

发热 在中国，柴胡被用来治疗伴随着口苦、呕吐、腹痛或头昏、眩晕等症状的发热、感冒和流感。

日本疗法 柴胡的传统用法和现代科研如此契合，很多日本医生使用柴胡根提取物治疗患者的肝脏疾病。

其他用法 柴胡有时也用于治疗痔疮和盆腔组织脱垂，如子宫脱垂等疾病。

药用部位

根 收获于春季和秋季，彼时根部富含营养物质，作为补肝药使用。

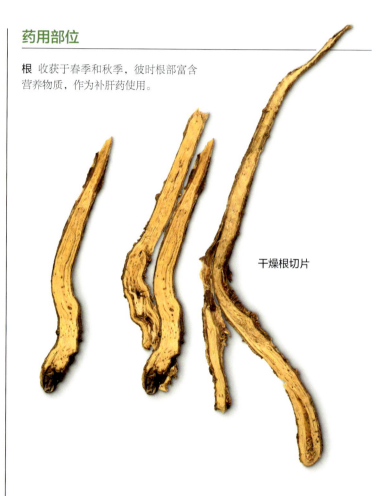

干燥根切片

主要剂型和用法

煎剂（第301页）刺激发汗，可以退热，每日3次，每次喝150毫升。

治疗 取柴胡15克、甘草5克，加水750毫升煎煮（第301页），每日3次，可改善肝功能。

注意 切勿过量服用，偶发恶心、呕吐。

Calendula officinalis（菊科）

金盏菊

　　金盏菊在西方草药史上是大名鼎鼎的"多面手"。鲜亮的橙色花瓣是治疗皮肤炎症的良药。它的抗菌和愈合功效有助于阻止感染蔓延，并提高治愈率。金盏菊同时是清洁和排毒的草药，其浸剂和酊剂常被用于治疗慢性感染。

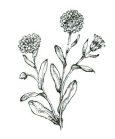

一年生草本，高60厘米。鲜艳的橙色花朵，头状花序，结构类似雏菊。

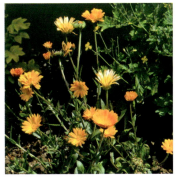

金盏菊鲜艳的花瓣被认为可以提神、提气、愉悦身心。

生境与栽培

　　金盏菊原产于南欧，在全球温带地区广为栽培。极易种子繁殖，几乎适合所有类型的土壤。夏初收获花朵，阴处晾干。

相关物种

　　C. arvense 是野生种，和金盏菊有类似疗效。

主要成分
- 三萜类化合物
- 树脂
- 苦苷
- 挥发油
- 植物甾醇
- 黄酮类化合物
- 黏液
- 胡萝卜素

主要功能
- 抗炎
- 缓解肌肉痉挛
- 收敛剂
- 止血
- 愈合伤口

- 抗菌
- 解毒
- 雌激素效应

实际应用

　　药效 金盏菊有抗菌效果，杀灭细菌或病毒，一些成分（尤其是树脂）可以抗真菌，并且对白色念珠菌有显著抗性。它还有收缩毛细血管的功能。

　　皮肤病 首选用金盏菊治疗皮肤病，它对大部分轻度皮肤病有效。它可以处理割伤、擦伤、皮肤红肿（包括轻度烧伤和阳光灼伤）、痤疮或皮疹等皮肤病，还可以治疗皮肤真菌感染，包括皮癣、脚气和鹅口疮。除此之外，它对尿布皮疹和乳痂也非常有效，可以舒缓因哺乳引起的乳头溃疡疼痛。

　　消化不良 金盏菊的浸剂和酊剂内服，可治疗消化系统炎症，诸如食管酸反流、胃炎、胃溃疡、克罗恩病和结肠炎。

　　排毒 长久以来，金盏菊一直被认为是一种可以抗炎和排毒的草药，有助于清除许多慢性病背后的身体毒性。实验室研究表明，该草药治疗癌症的传统用途可能是合理的。其他疾病，如炎性肠病和神经性皮炎，也可能从这种草药中受益。

　　妇科应用 金盏菊有轻微的雌激素效应，常被用于缓解痛经和调节经血量。浸剂冲洗可治疗真菌感染。

相关链接
- 痤疮和疖，第314页
- 足癣，第314页

药用部位

花朵 收获于夏季，采摘花朵和花瓣备用。

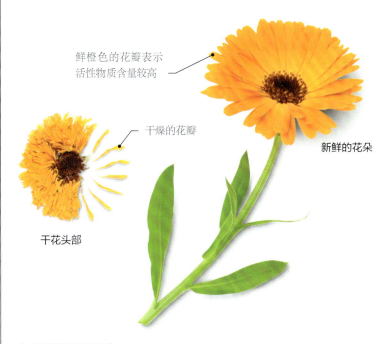

鲜橙色的花瓣表示活性物质含量较高

干燥的花瓣

新鲜的花朵

干花头部

主要剂型和用法

浸剂（第301页）对慢性真菌感染有效，如皮癣和鹅口疮。每日3次，每次喝150毫升。

霜剂（第306页）配制方便，可治疗割伤和擦伤。

膏剂（第305页）治轻度烧伤，每日3次。

油浸剂（第304页）涂抹于有炎症的干性皮肤上，每日2～3次。

酊剂（第302页）每日3次，每次取30滴兑水，可治疗湿疹。

注意 偶尔引起过敏反应。

- 蚊虫叮咬、蜇刺和肿胀，第313页
- 乳房胀痛和乳头酸痛，第325页
- 消化系统感染，第315页
- 炎性皮疹，第313页
- 尿布疹和炎性皮疹，第328页
- 荨麻疹，第313页
- 静脉曲张，第312页
- 清洁伤口，第314页

Cannabis sativa（大麻科）

大麻（火麻仁）*

　　大麻最早的使用记录可以追溯到公元前800年的印度，当时大麻被推荐用于治疗卡他症状。众所周知，在19世纪，维多利亚女王用大麻来镇痛，这种植物在当时是治疗痛经和痉挛的常用止痛药。

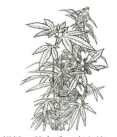

粗糙、稍有毛、直立的一年生植物，有独特的掌状叶，可长到4米高。

生境与栽培

　　大麻原产于高加索地区、中国、伊朗和印度北部，世界各地都有种植，包括合法种植（收获纤维和种子）和非法种植（制作毒品）。大麻容易种植。

主要成分

- 大麻素（100多种）
- 四氢大麻酚（THC）、大麻二酚（CBD）
- 黄酮类化合物
- 生物碱
- 挥发油

主要功能

- 镇痛 ■ 镇静
- 抗炎 ■ 止吐

科学研究

　　镇痛 大麻缓解疼痛的能力

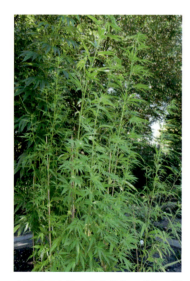

大麻是直立的一年生植物，叶细、锯齿状、分节，雄株和雌株都开花。

是毋庸置疑的。2015年，发表在《美国医学会杂志》上的一篇文章指出，与安慰剂相比，大麻素能使疼痛减轻30%或更多。

　　癌症研究 几项实验室研究表明，THC和CBD联合提取物可能会减少脑肿瘤细胞的生长。2021年英国一项小型临床研究发现，THC和CBD联合提取物延长了接受化疗的脑癌患者的生存时间。在撰写本文时，英国15家医院正在进行一项更大规模的试验。

实际应用

　　镇痛 大麻有着悠久的使用历史，曾一度被推荐用于治疗几乎所有的疾病。作为一种止痛药，它能缓解疼痛，并且对所有类型的疼痛都有帮助，从哮喘、痛经到与癌症和化疗相关的疼痛。

　　肌肉和神经松弛剂 大麻的松弛特性使其成为治疗多发性硬化和脑瘫的有价值的药物。大麻可以使高血压水平降低，并为青光眼提供有效的治疗。

　　便秘 大麻的种子（火麻仁）被中医用作强效但安全的泻药，适合治疗老年人便秘。

---

* 译注：大麻主要分为毒品大麻和工业大麻，区分二者的重要指标是THC含量。工业大麻指的是THC含量低于0.3%的大麻，它被应用于包括纺织、造纸、食品、医药、日化、皮革等多个领域。工业大麻在我国被允许合法种植。毒品大麻在我国被严格禁止，各地执法机关都将其列为毒品进行打击。远离毒品，珍爱生命。

药用部位

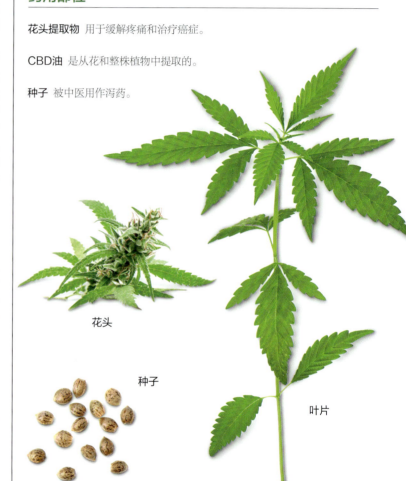

花头提取物 用于缓解疼痛和治疗癌症。

CBD油 是从花和整株植物中提取的。

种子 被中医用作泻药。

花头

种子

叶片

主要剂型和用法

叶片提取物 建议有哮喘和多发性硬化等健康问题的人群服用。

CBD油 遵医嘱服用，以缓解疼痛和帮助睡眠。

种子 每次5~10克（1~3茶匙），与食物或水一起服用，以帮助缓解便秘。

注意 在英国，种植或持有任何形式的大麻都是非法的。不含THC的CBD提取物除外。定期摄入THC的长期影响尚不清楚，但与精神健康受损有关，包括精神病。

Capsicum annuum & C. frutescens（茄科）

辣椒

原产于美洲热带地区，16世纪被首次引入欧洲。在烹饪方面，辣椒以热辣和灼烧感而闻名；在药用方面，作为温性刺激剂，它作用于循环系统和消化系统，治疗关节炎、冻疮、肠绞痛和腹泻等疾病。

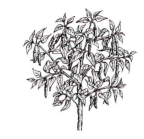

多年生草本，高1米。鲜红色锥形果实，籽白色。

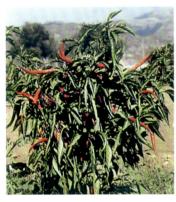

辣椒在它的原产地墨西哥颇受欢迎，甚至有辣椒风味的冰激凌推出。

生境与栽培

辣椒原产于美洲热带，现在全球热带地区广为栽培，尤其是非洲和印度。早春用种子繁殖，喜湿热环境。待夏季果实成熟后收获，置于阴处晾干。

相关物种

存在许多近缘种或变种，它们具有不同的辛辣度。红椒和匈牙利辣椒（一种相当温和的辣椒）及作为蔬菜食用的青椒、大红椒都是辣椒的变种，也是重要的药用食物。

主要成分

- 辣椒素（0.1%～1.5%）
- 类胡萝卜素
- 黄酮类化合物
- 挥发油
- 甾体皂苷（辣椒杀菌素——仅种子内含有）

主要功能

- 刺激
- 滋补
- 祛风
- 缓解肌肉痉挛
- 抗菌
- 发汗
- 促进皮肤血液循环
- 镇痛

科学研究

辣椒素 大量的临床研究表明，辣椒素正是辣椒辛辣味道的来源，对一些类型的神经痛有着很强的镇痛效果。辣椒素作为抗刺激剂，可以应用于皮肤表面麻木神经末梢，这是缓解神经痛的常规处方。辣椒素也可以用于治疗头痛和关节疼痛。

实际应用

温性刺激剂 温性的辣椒可以促进血液循环，提升手足和中枢器官的血流量。

抗菌 在玛雅草药中，辣椒被用于对抗微生物感染。各种辣椒都具有显著的抗菌效果。食物里添加辣椒，可以降低消化道感染的风险，而草药医生经常用辣椒来治疗胃肠炎和痢疾。

外用 辣椒局部外用于皮肤，有镇痛作用。它可以增加施用部位的血流量，缓解风湿性关节炎的"湿冷"症状，促进废物清除并输送营养至组织器官。辣椒也可以用于治疗未溃破冻疮。

内服 辣椒可以缓解肠胀气和肠绞痛，并刺激消化液分泌。小剂量长期使用可以治疗心衰。辣椒也是缓解咽喉痛的良药，还可以用来治疗腹泻。

药用部位

果实 促进消化和循环。

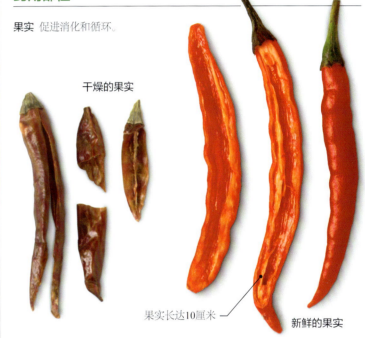

干燥的果实

果实长达10厘米

新鲜的果实

主要剂型和用法

粉剂 取少量粉剂，添加25毫升柠檬汁，热水冲开，加蜂蜜，漱口可治咽喉痛。

油浸剂（第304页）取100克辣椒切碎，加入500毫升油慢炖，轻抹于风湿患肢。

酊剂（第302页）取20滴加入100毫升柳树皮酊剂中，加1茶匙水服用，每日2次，用于治疗关节炎。

片剂 方便长期服用，可促进血液循环。

膏剂（第305页）治疗冻疮（仅限于未溃破冻疮）。

注意 普通剂量无毒害作用，但食用和操作时应多加小心，辣椒可引起强烈的疼痛和灼烧感，以及接触性皮炎。

相关链接

- 高热，第321页
- 手脚血液循环不良，第312页

Cassia senna syn. *Senna alexandrina*（豆科）

番泻叶

几乎每个人在其一生当中都有机会接触到番泻叶。番泻叶是广为人知的草药之一，至今仍被广泛使用。它对于偶发性便秘是非常高效的泻药。番泻叶味苦，服用时略感恶心，所以常和其他草药配合使用。

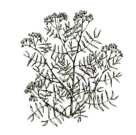

多年生小灌木，高1米。木质茎直立，花黄色。

生境与栽培

番泻叶原产于热带非洲，现在全球广为栽培。早春用种子繁殖，夏初插条繁殖，喜阳光。开花前或花期时采摘叶片，豆荚待秋季成熟时收获。

相关物种

有超过400种的决明属植物，狭叶番泻（*C. angustifolia*）生长于南亚次大陆，有着和番泻叶相似的药效。在阿育吠陀医学中，它被用来治疗皮肤病、黄疸、支气管炎、贫血和便秘。决明子（*C. obtusifolia*）在中药当中被用来去肝火，治疗便秘和动脉粥样硬化。

主要成分

- 蒽醌苷（番泻苷）
- 萘苷
- 黏液
- 黄酮类化合物
- 挥发油

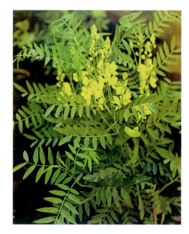

番泻叶植株丛状，披针形小叶成对分布于主叶轴两边。

主要功能

- 兴奋剂
- 泻药
- 通便剂

科学研究

番泻苷 在过去50年大量的科学研究对番泻叶的活性有了全面的了解。番泻苷刺激大肠内壁，引起肌肉的强烈收缩，在服用药物10小时之后即可导致排便。而且番泻苷抑制大肠对水分的吸收，使大便保持稀软。

实际应用

早期记录 9世纪番泻叶第一次被阿拉伯医生引为药用。

便秘 一直以来番泻叶被用于治疗便秘，尤其是在需要保持大便稀软的情况下，比如肛裂。番泻叶是很好的短期泻药，但连续使用超过10天会造成大肠肌肉疲软无力。

通便 作为一种强力的泻药，番泻叶会引起抽搐和肠绞痛，为了缓解此种不良反应，它常与芳香性祛风草药共同使用来舒缓肠壁肌肉。

相关链接

- 持续性便秘，第317页

药用部位

叶片 相对于并不常用的豆荚，更具药物活性。

豆荚 药性相对于叶片更加温和，可以制成片剂和其他形式的药剂。

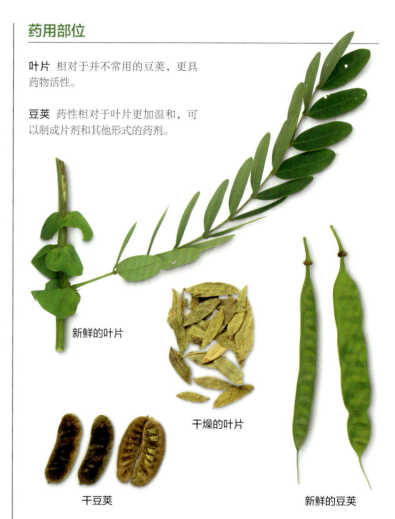

新鲜的叶片

干燥的叶片

干豆荚

新鲜的豆荚

主要剂型和用法

片剂 为标准的番泻叶制剂且服用方便。治疗偶发性便秘。

煎剂 取3~6颗番泻叶荚果、鲜姜1克，加150毫升新煮沸的开水，浸泡6~12小时。过滤后饮用，可治疗便秘。

浸剂 取1~2颗番泻叶荚果、鲜姜1克、丁香1~2粒，加150毫升新煮沸的开水，浸泡15分钟。过滤后饮用，可治疗轻度便秘。

酊剂 草药医生用来治疗短期便秘。

注意 12岁以下儿童不可使用。连续使用不可超过10天。结肠炎患者不可使用。孕妇需在医生指导下使用。

Centella asiatica syn. *Hydrocotyle asiatica*（伞形科）

积雪草

积雪草这种古老的阿育吠陀草药目前在西方被广泛使用。它有滋补和洁净的功效，常被用来治疗皮肤病和消化系统疾病。在印度，它被用来治疗多种疾病，包括麻风病。但它的主要价值是修复。它有一股苦甜参半的辛辣味道，印度人有时候会把它放入沙拉食用。

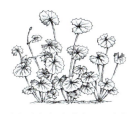

多年生匍匐小草本，可生长至50厘米长。叶片肾形。

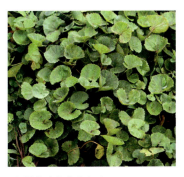

积雪草遍布整个印度。

生境与栽培

积雪草原产于印度和美国南部，在澳大利亚、非洲南部和南美洲热带和亚热带地区也有分布。它喜生于河畔和沼泽地区。虽然可以采摘野生的积雪草，但也可以在春天用种子繁殖。它的地上部分一年四季都可以收获。

相关物种

香菇草（*Hydrocotyle vulgaris*）是分布于欧洲的近缘种，但并没有任何治疗效果。

主要成分

- 三萜皂苷（积雪草苷、玻热模苷、参枯尼苷）
- 生物碱（积雪草碱）
- 苦味素

主要功能

- 愈伤
- 滋补
- 抗炎
- 镇静
- 外周血管扩张

科学研究

愈合伤口 积雪草已被确定具有愈合伤口和修复组织的功能，因此可作为美容产品，用于处理因银屑病和关节炎引起的皮肤问题。积雪草苷可以加速胶原和新血管的形成，因此积雪草提取物有助于血管修复，尤其对下肢肿胀和静脉曲张这类慢性静脉功能不全的疾病具有疗效。美国的研究表明高纯度的积雪草提取物对糖尿病性神经病变（血液循环不良导致的神经痛）有积极的疗效。

脑功能 在过去的15年中，科学研究集中在积雪草缓解焦虑和支持大脑健康、增强记忆力等方面。2008年，泰国的一个平均年龄为65周岁的28人实验组临床试验显示，积雪草提取物对受试者的注意力、工作记忆、警觉和情绪都有改善作用。另一个小规模试验显示积雪草能缓解焦虑症状。

实际应用

愈合伤口 积雪草主要的传统用法是处理伤口。在阿育吠陀医学中，它被用于促进皮肤溃疡的痊愈和治疗其他严重的皮肤病，也被用于预防瘢痕形成。草药外用或内服，可促进局部或全身组织修复。它强化血管功能（治疗静脉曲张），改善外周循环，缓解关节炎和风湿病。

滋补 长期以来积雪草被看作"返老还童"的良药，在印度有着很好的口碑。它有助于集中注意力和提高记忆力，尤其针对老年人。在西方草药中，它是一

药用部位

地上部分 有滋补和洁净的功效。

在印度，新鲜的叶片常被拌成沙拉食用

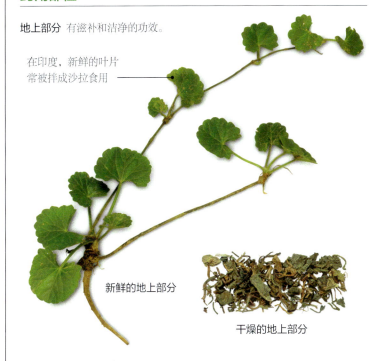

新鲜的地上部分

干燥的地上部分

主要剂型和用法

粉剂 是一种非常重要的阿育吠陀草药。每天1~2克兑水，可用于日常提神。

膏剂 用粉剂制成。取2茶匙粉剂，加入25毫升水调成糊状，敷于湿疹部位。

浸剂（第301页）取35毫升，用于治疗风湿，每日2次。

酊剂（第302页）取40滴兑水服用，治疗健忘和注意力不集中，每日3次。

注意 偶引起对日光敏感。在部分国家禁用。罕见过敏反应。

种调理身体的滋补品，可以改善脑功能、延缓衰老和缓解焦虑。它同时是一种促进消化功能的草药。

相关链接

- 湿疹，第310页
- 记忆力减退和注意力丧失，第329页

Chamomilla recutita syn. *Matricaria recutita*（菊科）

洋甘菊

洋甘菊芳香微苦的味道，很容易让人联想到苹果，经常饮用草药茶的人对此十分熟悉。这种植物有很多功效，但并不广为人知。它可以治疗消化系统紊乱，缓解神经系统紧张和敏感。它也被用于治疗皮肤溃疡和湿疹。罗马洋甘菊（第190页）是近缘种，具有相似的疗效。

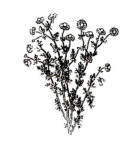

甜美芳香的一年生草本，高60厘米。叶片羽状全裂，花白色。

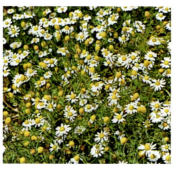

洋甘菊是一种很有用的草药，可以家庭栽培以备使用。

生境与栽培

洋甘菊生于欧洲大部分地区及其他温带地区。种子于春秋播种，花朵采摘于夏季盛花期。

主要成分

- 挥发油（原蒽、金合欢烯、红没药醇、螺醚）
- 黄酮类化合物
- 苦苷（甘菊酸）■ 香豆素

主要功能

- 抗炎 ■ 抗过敏
- 抗痉挛 ■ 松弛药
- 祛风药

科学研究

念珠菌病 2021年的一项临床试验调查了洋甘菊霜在阴道念珠菌病中的使用情况，发现在89%的病例中，使用洋甘菊霜的女性在治疗2周后康复。

经前期综合征 伊朗的一项临床研究对比了洋甘菊和甲芬那酸对经前期综合征的缓解作用。实验表明二者对经前期综合征的身体症状都有效，但洋甘菊对情绪症状更有效果。

实际应用

消化系统 洋甘菊用于治疗消化不良至少始于1世纪。它的药效温和而有效，很适合儿童使用。它对胃痛、消化不良、胃酸过多、胃炎、胀气和疝气都有效，对治疗食管裂孔疝、消化性溃疡、克罗恩病和肠易激综合征也有一定的价值。

舒缓 洋甘菊含有螺醚，即一种强烈的解痉药，可以缓解肌肉痉挛和痛经。在古罗马时期，洋甘菊一直被女性用于治疗痛经。它的花朵可以减轻烦躁、促进睡眠，尤其对孩子有效。

刺激性 洋甘菊对治疗干草热和哮喘有效。原蒽的产物母菊兰烯有强烈的抗过敏效果。洋甘菊外用可以治疗溃疡、皮肤瘙痒、乳头肿痛和湿疹，也可以缓解视疲劳。膏状制剂可以治疗乳房疼痛。

相关链接

- 消化不良、胃肠胀气和肠绞痛，第328页
- 湿疹，第310页
- 消化不良、腹痛、胀气和打嗝，第317页
- 失眠，第319页
- 气喘和呼吸急促，第311页
- 孕吐和恶心，第327页
- 眼睛酸痛疲劳，第320页
- 乳房胀痛和乳头酸痛，第325页
- 胃痉挛，第315页

药用部位

花头 可鲜用，也可晒干使用。宜白天开放时采摘，此时有效成分活性较高。

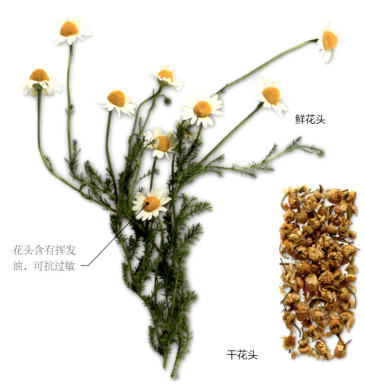

鲜花头

花头含有挥发油，可抗过敏

干花头

主要剂型和用法

霜剂（第306页）涂抹至痛处或瘙痒处。

膏剂（第305页）涂抹于皮肤溃疡或炎症处。

精油 5滴精油与20毫升载体油混合，用于治疗尿布疹。

酊剂（第302页）取1汤匙酊剂，用100毫升水稀释，每日3次，可治疗肠易激综合征。

浸剂（第301页）浸泡花头制成，睡前饮用150毫升，有助于睡眠。

浸剂 用于缓解儿童应激或疲劳。取4汤匙干草加500毫升水，过滤后加入浴缸洗浴。

注意 新鲜植株可能引起皮炎。除遵医嘱外，精油不可内服。若作为血液稀释剂使用，请先咨询医生。孕妇禁用。

Chrysanthemum x *morifolium*（菊科）

菊花

　　菊花在西方被人熟知是因为它的观赏价值，它又被称为"花店里的菊花"。在中国，它是一种被广泛使用的草药，且经常被当作醒神的茶饮用。菊花常被用于提高视力、消除眼睛干涩、缓解头痛、对抗感冒或流感。此外，研究显示菊花对高血压有一定的治疗作用。

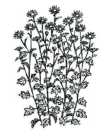

多年生草本，高1.5米，头状花序由黄色舌状花组成。

生境与栽培

　　菊花原产于中国，现广泛栽培于世界各地。春季或夏初扦插繁殖。花头在秋季充分开放时采集，通常要花费很多时间在太阳下晒干。

相关物种

　　野菊花（*C. indicum*）在中药中有和菊花相似的用法。许多其他相近种也都有明确的药用价值，如菊蒿（第284页）和小白菊（第144页）。

主要成分

- 生物碱，包括水苏碱
- 挥发油
- 倍半萜内酯
- 黄酮类化合物，包括芹菜素
- 甜菜碱和胆碱
- 维生素B_1

主要功能

- 发汗
- 防腐
- 降血压
- 退热

科学研究

　　血压 20世纪70年代，中国和日本大量的临床试验表明，菊花有明显的降血压效果，可以缓解头痛、眩晕和失眠等症状。在这些试验中，菊花常和金银花（第235页）一起配伍使用。

　　其他研究 菊花已被证明有助于治疗心绞痛，并被证明有广泛的抗菌效果，可以抵抗一系列的病原菌。在一些实验室的研究中发现，菊花含有的黄酮类化合物可抗人类免疫缺陷病毒。菊花的提取物还可以抗炎。

实际应用

　　长久的应用 菊花在中国已经有数千年的使用历史了。它早在1世纪前后就被记录在《神农本草经》里。

　　眼疾 在中国，浸泡过的菊花花头是一种治疗眼睛红肿、疼痛的常用草药，尤其针对长时间的近距离用眼，如阅读和使用电脑等。眼皮合拢后，温暖的花头被放置在眼睛上，冷却后再换新的花头。

　　退热和抗炎 菊花浸剂常被用于退热、抗炎和解毒。它可以缓解轻度发热和头痛、消除口臭、滋润口舌。

　　皮肤病 由新鲜叶片制成的

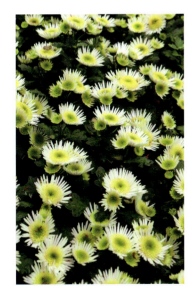

菊花的花朵色泽鲜艳，自1世纪起，在中国就被作为药物使用。

药用部位

花头 菊花花头采集于夏末，先蒸煮，再干燥去苦味。

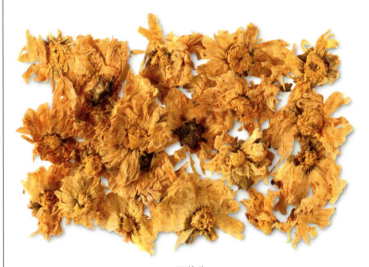

干花头

主要剂型和用法

浸剂 由菊花花头制成的浸剂（第301页）可用于治疗紧张性头痛，间隔1小时饮用150毫升。

膏剂 花头浸泡在热水中10分钟，然后敷于眼部，用于缓解视疲劳。

粉剂 叶片制成的粉剂可用于治疗痤疮。1茶匙粉剂添加2～3茶匙水，敷于患处。

叶片膏剂 新鲜叶片制成的膏剂，直接涂抹于皮肤，治疗疮疖和粉刺。

注意 个别病例会有过敏反应。

抗菌膏剂，可以治疗痤疮、粉刺、疔疮和溃疡。

　　高血压 与高血压相关的症状诸如眩晕、头痛和耳鸣，可以用菊花来治疗。

相关链接

- 眼睛酸痛疲劳，第320页

Cinchona spp.（茜草科）

金鸡纳树

　　金鸡纳树因作为奎宁的来源而闻名，几个世纪以来，奎宁是被广泛使用的抗疟药。1633年，它在秘鲁第一次被记载。除了可以治疗疟疾，奎宁也常被用于治疗发热和消化不良。金鸡纳树的不同物种如黄金鸡纳树（*C. calisaya*）、莱氏金鸡纳树（*C. ledgeriana*）和正金鸡纳树（*C. officinalis*）都被用于医疗。

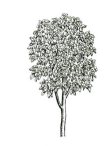

常绿乔木，高25米。树皮略带红色，叶片长达50厘米。

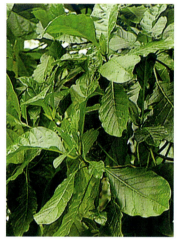

金鸡纳树的树皮有苦味，树皮本身或内含的奎宁，都可用于奎宁水调味。

生境与栽培

　　原产于南美洲热带山区，尤其是秘鲁。现在印度、印度尼西亚和非洲部分地区的种植园里广泛栽培。春末扦插繁殖。6～8龄的植株可以收集树干、枝条和根部的树皮，并在太阳下晒干。金鸡纳树皮的年产量预计可达8200吨。

主要成分

- 生物碱（高达15%），主要是奎宁生物碱（奎宁、奎尼丁）和吲哚生物碱类（金鸡纳胺）
- 苦味三萜皂苷（奎诺温）
- 单宁
- 奎尼酸

主要功能

- 退热
- 抗疟
- 提神
- 刺激食欲
- 解痉药
- 收敛剂
- 抗菌

科学研究

　　药理学 奎宁曾被深入研究过，它的药理学作用得到过很好的验证。

　　奎宁 奎宁同时具有抗疟和抗菌作用，如同其他的生物碱一样，它也有解痉的效果。

　　苦味药 树皮含有苦味素，包括生物碱和奎诺温，它们可以造成反射性刺激，增强胃酸分泌。

　　奎尼丁 是一种心脏镇静剂，可降低心率并改善心律不齐。

实际应用

　　传统用法 秘鲁的原住民使用树皮已经有好几个世纪的历史了，用来治疗发热、消化不良和感染。

　　顺势疗法 塞缪尔·哈内曼创立了顺势疗法，并在1790年第一次用奎宁来治疗患者。

　　抗疟药物 直到第一次世界大战，金鸡纳树的树皮，尤其奎宁，是治疗疟疾的首选药物。自20世纪60年代以来，疟原虫逐渐对人工合成的抗疟药物氯喹产生抗药性，天然的奎宁再一次被投入使用。奎宁也用于治疗急性发热。

　　消化促进剂 作为苦味药，树皮可刺激唾液和其他消化液的分泌，提升食欲，促进消化。

　　漱口水 树皮可用于制作漱

药用部位

　　树皮 树干、树枝和根部的树皮含有生物碱，特别是奎宁。树干部的树皮是公认的药用部位。

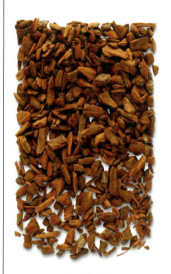

干燥的树皮

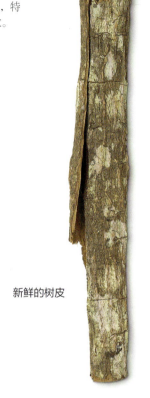

新鲜的树皮

主要剂型和用法

粉剂 用于治疗疟疾。

煎剂 常用于治疗发热，也可作为漱口水治疗咽喉肿痛。

酊剂 味苦，可促进消化。

注意 需在专家指导下使用，孕妇禁用。大剂量使用会引起"奎宁中毒"，导致昏迷或死亡。一些国家禁用。

口水，治疗咽喉肿痛。

　　肌肉痉挛 树皮制成的草药可用于治疗肌肉痉挛，尤其是夜间痉挛；也可以缓解关节炎症状。

　　印度草药 在印度，树皮有各种药用价值，包括治疗坐骨神经痛、痢疾及卡法（第41页）。

Cinnamomum spp.（樟科）

肉桂

作为世界上最重要的香料之一，肉桂也是一种古老的药材。桂皮在南亚有悠久的利用历史，且被认为在公元前2000年左右传播到古埃及，公元前500年传播到欧洲。传统上桂皮被用于治疗感冒、流感和消化不良，如今常被用来稳定血糖水平。

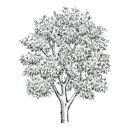

常绿乔木，高8～18米。树皮棕红色，质软，花黄色。

生境与栽培

肉桂原产于印度和斯里兰卡，生于海拔500米的热带丛林。现被广泛种植于热带地区，尤其是菲律宾和加勒比地区。树木扦插繁殖，来年枝高被修剪至略高于地面。树皮次年从嫩枝上剥下，内层在阳光下晒干，形成奇特的卷曲结构。

相关物种

除了"真正的"锡兰肉桂（*C. zeylanicum* 和 *C. verum*），原产于中国的中国肉桂（*C. cassia*）在中药中常被用来壮阳。中国肉桂是商业上常用的肉桂种类。

主要成分

- 挥发油高达4%（肉桂醛65%～80%、丁子香酚5%～10%）
- 酚类（原花青素）
- 香豆素
- 黏液

主要功能

- 温性刺激剂
- 祛风药

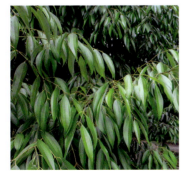

肉桂作为香料和药物被广泛栽培，但传统上只有肉桂的树皮入药。

- 治疗糖尿病
- 抗菌
- 抗真菌

科学研究

代谢疾病 研究显示，桂皮可预防和治疗2型糖尿病，提高细胞的胰岛素应答能力并稳定血糖水平。它也有助于减肥和降血压，这可能是它治疗代谢性疾病的关键所在。

其他用法 与葡萄籽（第293页）和绿茶（第185页）相似，酚类成分显示肉桂有强烈的抗氧化能力和对血液循环的促进作用。肉桂精油有镇静和镇痛作用，具有明显的抗菌和抗真菌活性，这表明肉桂有益于脑健康。

实际应用

温性草药 作为温性草药，肉桂一直被用来治疗寒证，常和生姜（第159页）一起使用。桂皮可促进四肢的血液循环，也可以治疗流感，还可以制成漱口水治疗鹅口疮。

康复 肉桂是一种温性草药，有助于消化和血液循环。它可以治疗疾病恢复期的体虚。

妇科治疗 肉桂可缓解痛经，调节经期出血量——既控制经血过多，又调整经血过少。它对治疗多囊卵巢综合征（PCOS）也很有价值，因为它可以降低胰岛素的水平且稳定雌激素水平。

胰岛素抵抗 肉桂在控制血糖和预防胰岛素抵抗方面扮演着独特的角色。糖耐量受损是糖尿病的一个重要的警示信号。作为

药用部位

内层树皮 用于制备桂皮，并可以蒸馏提取精油。

细枝 与中国肉桂相近的种都被中医广泛用来治疗寒证。

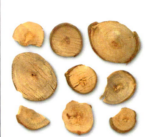

细枝

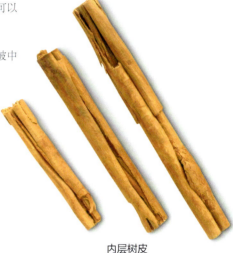

内层树皮

主要剂型和用法

浸剂（第301页）每日2～3次，每次饮用75毫升，治疗感冒和流感。

精油 用于治疗蜜蜂蜇伤，根据需要涂抹伤口。

酊剂 由草药浸入酒精制成（第302页），可用于治疗胃肠胀气。取20滴兑水服用，每日4次。

粉剂 每日服用3茶匙，可稳定血糖水平。

注意 偶尔导致过敏反应，过量使用会导致低血糖，精油不可内服。

治疗糖尿病的众多方案之一，肉桂粉剂可用于控制血糖。每天3茶匙，连续服用4个月。

消化道疾病 人们总是使用一些温性的、有舒缓效果的草药来治疗恶心、消化不良、胃肠胀气，以及腹部绞痛和腹泻。肉桂的抗真菌活性使得它对肠道菌群失调也有一定的治疗效果。

相关链接

- 感冒，第321页

Citrus limon（芸香科）

柠檬

柠檬是重要的家用万能天然药物。它既是一种食物，又是一种药材。因富含维生素C而有助于抗感染，可用于治疗感冒和流感。它可预防多种疾病，包括胃部感染、血液循环不良和动脉硬化（动脉管壁增厚）。

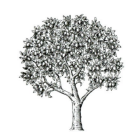

常绿小乔木，高可达7米。叶淡绿色，有锯齿。

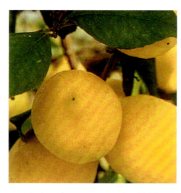

早在维生素C被发现之前，**柠檬**就被用于治疗坏血病（因缺乏维生素C所致）了。

生境与栽培

柠檬被认为原产于印度，在2世纪第一次引种到欧洲，现广泛栽培于地中海地区和全球亚热带地区。春天用种子繁殖，喜好阳光和排水良好的土壤。果实冬季收获，此时维生素C含量最高。

主要成分

- 挥发油（皮中的含量约为2.5%）、柠檬烯（高达70%）、α-萜品烯、α-蒎烯、β-蒎烯、柠檬醛 ■ 香豆素
- 黄酮类化合物 ■ 酚酸
- 维生素（每100克果实含40~50毫克维生素）

主要功能

- 抗败血症　　■ 抗风湿
- 抗菌　　　　■ 抗氧化
- 退热

实际应用

已知特性 尽管含有酸性物质，但一旦被消化，柠檬对身体却能产生碱性效果。酸性物质的存在使柠檬对风湿病有一定的疗效，而挥发油则有抗败血症和抗菌的效果。黄酮类化合物有抗氧化的功能，且能加固血管内壁，尤其是静脉和毛细血管，因此有助于对抗静脉曲张并防止血管擦伤。

疾病预防 柠檬是很有价值的预防类草药，它的抗菌功能和清洁功效使得它对动脉硬化、发热和感染（尤其是胃、肝脏和肠道等部位）有一定的疗效。它对血管壁有强化作用，可以预防心血管疾病和牙龈出血。

强化血管壁 全部果实，尤其是中间部位，可用于治疗动脉硬化、毛细血管脆弱和静脉曲张。

柠檬汁 对感冒、流感和肺部感染有治疗效果。它可以刺激肝脏解毒、增强食欲、降低胃酸、减轻溃疡，还有助于治疗关节炎、痛风和风湿病。作为漱口水，柠檬汁还可以治疗咽喉肿痛、牙龈炎和口腔溃疡。柠檬汁可以直接外用，治疗蚊虫叮咬等。

相关链接

- 痤疮和疖，第314页
- 关节炎，第323页
- 冻疮，第312页
- 感冒、流感和发热，第321页
- 唇疱疹、水痘和带状疱疹，第314页
- 咽痛，第321页
- 消化功能虚弱，第316页

药用部位

果实和果皮 促进血液循环，抗感染。

果肉和果皮 富含挥发油和大部分种类的黄酮类化合物。

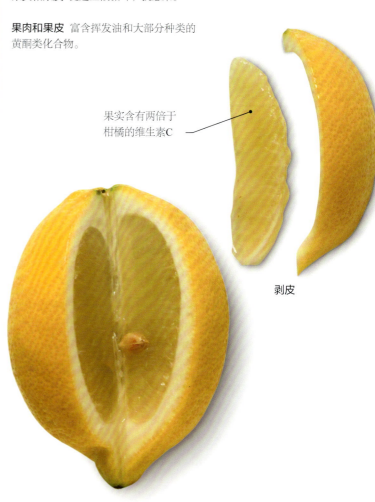

果实含有两倍于柑橘的维生素C

剥皮

主要剂型和用法

治疗 20毫升柠檬汁，加入50毫升热水、压碎的蒜瓣和少量肉桂，每日3次饮服，可治疗感冒。

精油 取5滴精油，用1汤匙载体油稀释，轻轻涂抹于口腔溃疡处。

果汁 20毫升柠檬汁兑20毫升热水制成漱口水，可治疗咽喉肿痛。

注意 除遵医嘱外，精油不可内服。

Codonopsis pilosula（桔梗科）

党参

党参作为一种温和的滋补品，在中药中占有重要地位，它可以提高能量水平，改善身心健康，帮助身体适应压力。党参是一种与人参（第123页）类似的适应原，但具有较温和且较持久的效果。它适用于那些觉得人参的滋补效果过于强效的人，在中药配方中与人参可互换使用。

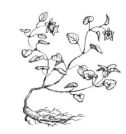

多年生缠绕植物，可长至1.5米，有椭圆形的叶子和下垂的绿紫色的花。

生境与栽培

党参原产于中国东北，在周边大部分地区都有生长，尤其在山西和四川两省。它在春季或秋季由种子繁殖。秋天地上部分枯死，即可收获根。

主要成分

■ 甾醇
■ 生物碱
■ 萜烯
■ 多糖
■ 烷烃

主要功能

■ 适应原
■ 滋补
■ 抗贫血

科学研究

血液治疗 实验室研究表明，党参可增加血红蛋白和红细胞水平，并可降低血压。

耐力 其他研究也证实，党参有助于抵抗压力和保持警觉性。

实际应用

滋补 中医认为党参可以理气，以及调理脾肺。它可以提高活力，平衡代谢。它是一种温和的滋补品，有助于身体恢复。

主要用途 党参特别有利于恢复四肢疲倦，对一般性疲劳和消化系统不适，如食欲下降、呕吐和腹泻等也有效果。针对胃，它可以滋阴（第44～45页）而不湿，同时可以调脾而不干。它有利于任何由脾气虚弱导致的慢性疾病。

虚火 有趣的是，党参作为一种滋补品，有益于那些有应激症状或"虚火"的人，包括有颈部肌肉紧张、头痛、易怒和高血压的人。人参等更强效的适应原会加重这些症状，而党参在降低肾上腺素水平和降压方面更加有效。

激发母乳 在中国，哺乳期女性经常服用这种草药，可以增加乳汁产量。它也是补气生血的草药。

呼吸系统疾病 党参可以清除肺部过多的黏液，对呼吸急促和哮喘等呼吸系统疾病很有帮助。

相关链接

■ 食欲不振和呕吐，第316页
■ 神经衰弱、肌肉紧张和头痛，第318页
■ 压力大和康复期，第329页

党参夏季开花，呈单瓣钟形花，有紫色斑纹。

药用部位

根 用于烹饪，或者干燥后用于制作酊剂和煎剂。

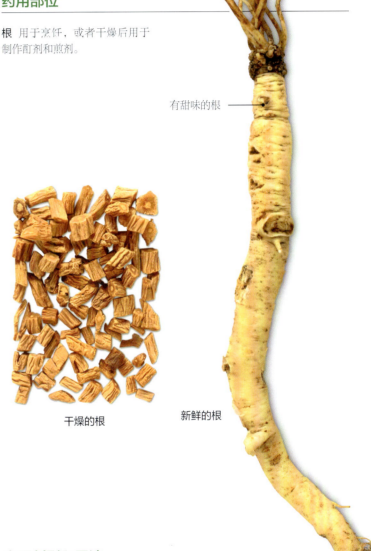

有甜味的根

干燥的根

新鲜的根

主要剂型和用法

治疗 4茶匙党参、4茶匙黄芪、2茶匙枸杞加750毫升水煨炖40分钟，作为滋补品定期饮用。

煎剂（第301页）每日2次，每次饮用75毫升，可应对疲劳。

酊剂（第302页）在西方广泛使用，但在中药中并不常见。本品为滋补品，每日3次，每次取½茶匙，加水服用。

Coleus forskohlii syn. *Plectranthus barbatus*（唇形科）

毛喉鞘蕊花

毛喉鞘蕊花原产于印度，它更常用于民间医药而不是传统的阿育吠陀医药，主要治疗消化不良。它在西方医药界成名，是因为它的有效成分——毛喉素，其在20世纪70年代第一次被分离出来。印度和德国的研究表明，毛喉素对很多种疾病都有很好的疗效，如心力衰竭、青光眼和支气管哮喘。

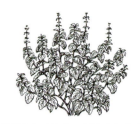

芳香多年生植物，具块状根和直立茎，高可达60厘米。

生境与栽培

原产于印度，生于平原坡地和喜马拉雅山山麓。它也分布于亚热带和温带地区，包括尼泊尔、斯里兰卡、缅甸和东非部分地区。在19世纪，毛喉鞘蕊花是一种时髦的观赏植物。今天它在印度的古吉拉特邦被大面积种植，用于腌制泡菜。植株在春夏可以扦插繁殖，或者用根部繁殖。适合在排水良好的土壤中生长，喜阳或部分阴凉。根叶皆在秋季收获。

相关物种

研究显示，6个其他的相关物种中仅毛喉鞘蕊花含有毛喉素。过手香（*C. amboinicus*）常用于减轻炎症，治疗支气管炎和哮喘。

主要成分

■ 挥发油
■ 二萜类化合物（毛喉素）

主要功能

■ 降压
■ 扩张细支气管
■ 扩张血管
■ 解痉
■ 强心

科学研究

毛喉素 活性物质毛喉素在20世纪70年代首次被分离出来，它有极其重要的医疗价值，包括降血压、舒缓平滑肌、增加甲状腺素分泌、刺激消化液分泌和降低眼压。

全草 2016年，日本对7个研究毛喉鞘蕊花提取物减肥作用的临床项目进行了综述，发现该草药在帮助超重和肥胖人群减肥方面具有显著的积极作用。

实际应用

传统用法 毛喉鞘蕊花在印度是一种传统草药，用于治疗各种类型的消化系统疾病。它可以缓解腹胀和腹部不适。

循环系统 它有很强的强心效果，被用于治疗充血性心力衰竭和冠状动脉血流不畅，同时可以促进血液向大脑循环。

呼吸系统 它的解痉效果可用于治疗呼吸系统疾病，包括哮喘和支气管炎。

青光眼 它常被讨论用于治疗青光眼（一种眼压很高的疾病，不及时治疗会导致失明）。

减肥 最近毛喉鞘蕊花常被用于治疗减肥。它被认为可以提高细胞代谢，从而有助于减轻体重，但并无证据支持。尽管它有可能通过提高甲状腺功能来实现这一目的。

药用部位

叶子 有药用价值，也可以腌制咸菜。

根 在秋季活性物质集中的时候被挖掘收集。

干燥的叶片

干燥的根

新鲜的叶片

主要剂型和用法

煎剂 根的煎剂（第301页）可用于治疗支气管哮喘，取15克根加水500毫升煎煮，每日少量饮用，持续2天以上。

浸剂 叶的浸剂（第301页）可以舒

缓腹部胀气，每次饮用150毫升，每日2次。

注意 在没有专业指导的情况下，请勿用于治疗心血管疾病或青光眼。

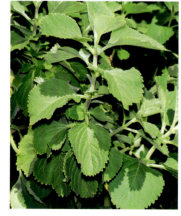

毛喉鞘蕊花具强烈的芳香，叶子有独特的樟脑样香味。

Commiphora molmol syn. *C. myrrha*（橄榄科）

没药

没药常被用于制作香水、熏香，还有尸体防腐。没药作为一种古老的药材，被古埃及人广泛使用。它是一种极好的药材，用于治疗口腔和咽喉疾病。它性干燥、微苦，也常用于治疗皮肤病。

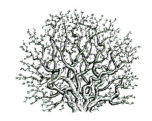

多刺落叶灌木，高可达5米。花橙红色，果实尖锐。

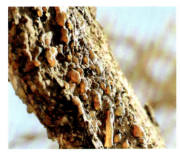

没药会产出黏稠的黄色树脂，具有独特的芳香气味，可用于清新口气。

生境与栽培

原产于非洲，如索马里。如今在埃塞俄比亚、沙特阿拉伯、印度、伊朗和泰国也有种植。它生长在丛林中，喜好排水良好的土壤和阳光。没药在春季用种子繁殖，或者在生长季节结束后扦插繁殖。在枝条切口处收集树脂，经干燥后使用。

相关物种

许多没药属的相近物种被用作没药的替代品。详见印度没药（第198页）。

主要成分

- 树胶（30%~60%）、酸性多糖
- 树脂（25%~40%）
- 挥发油（3%~8%）

主要功能

- 防腐
- 收敛
- 抗寄生虫
- 抗炎
- 抗溃疡
- 愈合伤口

科学研究

抗生素 埃及的研究证实，

没药可以治疗一些寄生虫感染，尤其是肝吸虫病和血吸虫病（常见的水源性寄生虫病）。在一项临床研究中，没药提取物可以在6天内消除所有的肝吸虫感染症状，且可持续3个月之久。它对其他类型的寄生虫同样有效。人们同样研究了没药的抗胃溃疡及抗癌效果，以及树脂促进甲状腺功能的作用。

实际应用

口腔和咽喉疾病 作为收敛剂并具有强烈抗菌效果的没药，它是治疗咽喉肿痛、口腔溃疡和牙龈炎的首选药物。因为没药不溶于水，所以常使用酊剂或精油来稀释。由它制作的漱口水十分有效（即使尝起来有点苦）。没药可以对抗消化系统感染，同时促进炎性部位的痊愈，尤其对胃溃疡有效。

阿育吠陀医学 没药被看作滋补品和催情药，并且能清洁血液。它可以提高智力水平，并用于治疗月经疼痛和不规律。

外用 没药在治疗皮肤病方面并未被充分利用，如治疗痤疮、疔疮等。它的轻微麻醉效果被德国人用于治疗假肢引起的压疮。

相关链接

- 痤疮和疖，第314页
- 口腔溃疡和牙龈问题，第316页
- 鹅口疮，第324页
- 咽痛，第321页

药用部位

树脂 从树皮切口或裂缝中渗出，干燥后形成橙色固体小块。

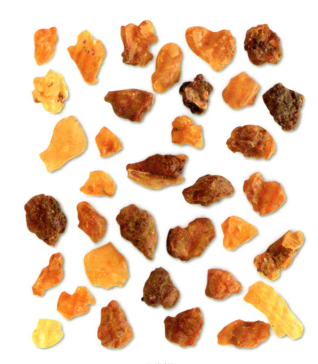

干树脂

主要剂型和用法

漱口水 稀释1茶匙酊剂于100毫升水中，用于漱口或治疗咽喉肿痛。

酊剂（第302页）治疗口腔溃疡，每小时取少量轻涂于患处。

精油 可用于治疗鼻窦炎。稀释3滴精油于1茶匙载体油中，轻轻涂抹于患处（第307页）。

粉剂 取少量涂抹至牙龈红肿处，每日3次。

胶囊（第302页）用于治疗支气管阻塞，每日2次，每次300毫克胶囊口服。

注意 孕妇禁用。精油不可内服。

Corydalis yanhusuo（罂粟科）

延胡索

延胡索是一种非常重要的中药，至少在8世纪之前它就被用于活血化瘀及缓解疼痛。它尤其适合治疗痛经和胸腹疼痛。来自中国的研究证实延胡索传统用法具备有效性，它含有的生物碱是实现镇痛效果的原因。

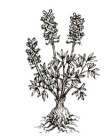

矮小草本，高20厘米。叶形狭窄，花粉红色。

生境与栽培

原产于西伯利亚地区、中国和日本，被广泛种植于中国东部和东北地区。早春或秋天用种子繁殖，根茎待春末夏初地上部分枯萎时收获。

相关物种

*C. cava*是来自欧洲南部的近缘种，可用于治疗无意识震颤和共济失调。*C. gariana*原产于喜马拉雅地区，在印度作为解毒和滋补的草药使用，可治疗皮肤病及泌尿系统感染。相近的药用球果紫堇（第218页）同样常被用于治疗皮肤病。

主要成分

- 生物碱，包括延胡索丑素、延胡索碱、四氢帕马丁（THP）、原阿片碱
- 原小檗碱类生物碱（牡丹草碱）

主要功能

- 镇痛
- 解痉
- 镇静

科学研究

镇痛效果 自20世纪50年代以来，中国的研究显示，延胡索具有明显的镇痛功效。根茎的粉剂能达到吗啡10%的镇痛效果。吗啡提取自罂粟（第251页），在医学上作为强效镇痛剂使用。尽管研究显示延胡索的镇痛效果明显弱于吗啡，却不可否认它的医疗价值。

生物碱 延胡索含有的强镇痛生物碱是延胡索碱。而另一种生物碱THP的镇痛和镇静效果，至少部分是因为阻断了中枢神经系统的多巴胺受体功能。这个成分同时可以刺激控制应激反应的垂体释放促肾上腺皮质激素（ACTH）。

痛经 中国的一系列临床试验表明，延胡索治疗痛经十分有效。

实际应用

缓解疼痛 延胡索可特别用于治疗疼痛。中医用它来缓解几乎所有原因引起的疼痛，但很少单独使用，多与其他草药配伍。

痛经 延胡索值得在治疗痛经上多做尝试，它经常配伍欧洲荚蒾（第154页）的树皮。

腹痛 各种类型的腹痛，无论低位的阑尾炎腹痛，还是高位的胃溃疡，都可以用延胡索来治疗。

创伤 在中医理论及其他传

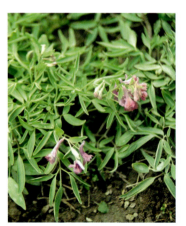

延胡索是中国人常用的治疗痛经的药物。

药用部位

地下茎 含有强效生物碱，可以缓解疼痛。根茎秋季发掘，干燥后切片使用。

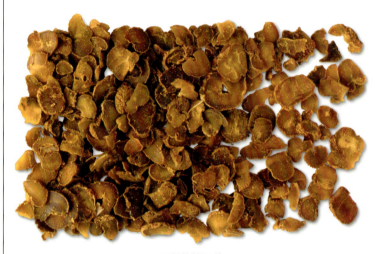

干燥的地下茎

主要剂型和用法

粉剂 取2克粉剂随食物进食，可缓解疼痛，每日2次。

煎剂 取10克延胡索、3克肉桂、500毫升水制成煎剂（第301页）。每次饮用100毫升，每日2次，可治疗痛经。

酊剂（第302页）取1茶匙酊剂兑水服用，可治疗腹痛，每日2次。

注意 孕妇禁用。

统的医学理论中，疼痛被认为是由血流不畅引起的。人们认为延胡索有活血的功效，因此它可以治疗创伤引起的疼痛。

Crataegus oxyacantha & *C. monogyna*（蔷薇科）

山楂

山楂是一种极有价值的药材，它在中世纪被认为是希望的象征，并用于治疗多种疾病。如今它主要被用于治疗心血管疾病，尤其是心绞痛。西方的草药学家认为它是有益于心脏的食物，可以增加心肌血流量并恢复心脏的正常节律。最近的研究证实了山楂的这些效用。

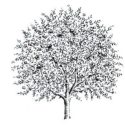

落叶多刺灌木。叶形小，花白色，果实红色，高可达8米。

生境与栽培

山楂树沿着路边生长，遍布不列颠群岛的灌丛和田野，以及北半球的温带地区。它可以种子繁殖，但发芽需要花费18个月，所以常用扦插繁殖。花头春末采摘，果实收获于夏末秋初。

主要成分
- 多酚
- 花青素
- 黄酮类化合物
- 三萜类化合物
- 香豆素
- 胺类（三甲胺，仅含于花中）

主要功能
- 强心
- 促进循环
- 降血压
- 抗氧化

科学研究

黄酮类化合物 山楂已经被广泛研究。它的主要药效源于黄酮类化合物和花青素，这些成分可以放松和舒张动脉，尤其是冠状动脉，因此增加心肌的血流量并缓解了心绞痛。黄酮类化合物和花青素都有抗氧化的功能，有助于预防和减轻血管老化。

心脏疾病 一些临床试验探索了山楂的降血压和强心功效，强有力的证据显示这种草药十分安全。

实际应用

古代用法 在欧洲，山楂传统上作为利尿剂使用，治疗肾结石和膀胱结石。目前它被用于治

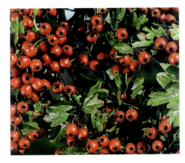

在秋天收获鲜红色的山楂果实。山楂被用于治疗各种心血管疾病。

疗心血管疾病，是源于一位爱尔兰医生，他在19世纪末成功地使用山楂治疗了此类疾病。

心脏治疗 如今山楂被用于治疗心绞痛和冠状动脉疾病。它可以改善心脏功能，对充血性心力衰竭和心律不齐有治疗效果。就像很多草药一样，山楂的功效需要与身体自身的生理过程相协调，并需要一定的时间才能产生改变。

血压 山楂被认为是使血压正常化的最佳药物之一。它能使高血压降低；而当血压变低的时候，它又能使血压恢复正常。

记忆衰退 山楂联合银杏使用可以增强记忆力。起效原理是山楂能改善头部血液循环，从而增加脑部的供氧量。

药用部位

花头 含有三甲胺，可以促进血液循环。

果实 有助于恢复心脏功能。

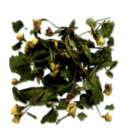

干燥的花头

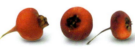

新鲜的果实

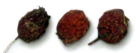

干燥的果实

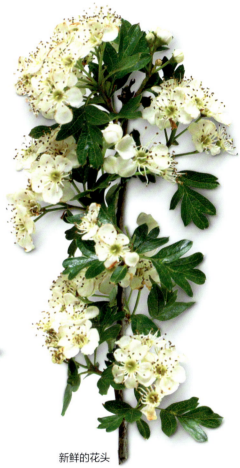

新鲜的花头

主要剂型和用法

酊剂 花头和果实常用于制备酊剂。

煎剂 由花头制成，对心血管疾病有治疗价值。

片剂 粉末状花头制成，便于长期使用。

浸剂 由花或叶片制成，有助于恢复血压到正常水平。

注意 与处方药可能发生相互作用。如果服用处方药，特别是治疗高血压和心脏病的药物，那么请向医生寻求建议。

Crataeva nurvula（白花菜科）

瓦卢纳

　　瓦卢纳树皮是一种重要的药材，可以治疗肾脏和膀胱疾病，尤其是肾结石和膀胱结石。在阿育吠陀医学中，瓦卢纳已经被应用了3000年之久。就像很多草药一样，最近的科学研究证实了该传统疗法的正确性，证明瓦卢纳可以预防肾结石形成。

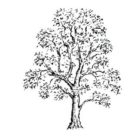

大型落叶树种，高可达10米。树皮光滑，花呈淡黄色。

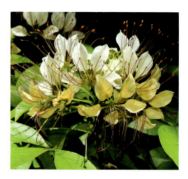

瓦卢纳被广泛种植于印度。

生境与栽培

　　瓦卢纳分布于印度各地，经常沿着河岸生长。春天用种子繁殖，并在春天收获树叶，而树皮一年四季都可以收集。

主要成分

- 三萜类化合物
- 皂苷
- 黄酮类化合物
- 甾醇
- 生物碱
- 芥子油苷

主要功能

- 利尿
- 抑制结石形成

科学研究

　　膀胱和肾脏结石　自20世纪80年代后，印度的临床研究显示，瓦卢纳可以调节膀胱功能，抑制结石形成。它减少了体内的草酸形成，而草酸这种物质可以沉积在肾脏和膀胱中形成结石。这种草药似乎还可以降低尿液中形成结石的成分在肾脏中沉积的速度。

　　泌尿系统　在20世纪八九十年代，印度的研究指出瓦卢纳在治疗尿道感染和解决因前列腺肥大引起的膀胱问题方面很有价值。在一项临床试验中，85%的慢性尿路感染患者在用瓦卢纳治疗4周后症状消失。

实际应用

　　古代疗法　可以追溯到公元前8世纪，有文献记载瓦卢纳在阿育吠陀医学中用于解决肾脏和膀胱问题。1100年左右，瓦卢纳就成为治疗肾结石的主要印度草药。

　　其他传统用法　在阿育吠陀医学中，瓦卢纳树皮被认为对瓦塔和卡法疾病有效（第40～43页），因此它被用于治疗包括哮喘、支气管炎和皮肤病在内的很多疾病。它也被用来治疗发热、胃炎、呕吐及蛇咬伤。新鲜的叶片捣碎后和醋混合，可缓解疼痛，治疗关节炎。

　　肾结石　今天，瓦卢纳在西方被用于预防和治疗肾结石，就像在印度一样。它适合于易患肾结石的人，因为它可以减少结石形成，也可以治疗那些已经形成的小结石。瓦卢纳可改善平滑肌张力，有利于清除尿液中的结石。

　　尿路感染　瓦卢纳与有抗菌、激发免疫力效果的草药联用，对治疗尿路感染十分有效，包括膀胱炎。它有时也可以治疗一些和肌张力相关的膀胱疾病，诸如尿失禁，以及与前列腺肥大相关的泌尿系统疾病。

药用部位

树皮　含有的有效成分可以抑制肾结石形成。

叶片　春季收获，常制成浸剂。

干燥的树皮

干燥的叶片

主要剂型和用法

浸剂　由叶片制成浸剂（第301页），可治疗关节疼痛。

树皮粉末　阿育吠陀医学中用来治疗尿路感染，每日取15克粉末兑水冲服。

煎剂　由树皮制成煎剂（第301页），是常用的制备方法。每日1次，每次150毫升，可以预防肾结石。

注意　请在专家指导下使用。

藏红花

Crocus sativa（鸢尾科）

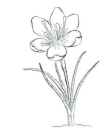

多年生草本植物，可长至30厘米。其叶片细长，花淡紫色。

藏红花是西班牙海鲜饭中的一种常见食材，它是一种珍贵的草药，按重量计算比黄金更加昂贵。长期以来，从藏红花中提取的深橙色细丝一直被用于治疗情绪低落和月经失调，同时可以促进性功能。目前的研究支持以上的一些发现，很明显藏红花对健康有益。

生境与栽培

藏红花更喜欢阳光充足、排水良好的场地。它在伊朗被广泛种植，产量约占世界总产量的90%。柱头是在秋季开花时采集的。花朵先被剪掉，再把柱头从里面拔出来。球茎（鳞茎）自然繁殖——一个种球在3年后会生出大约5个球茎。

相关物种

藏红花不应该与秋水仙（第197页）相混淆。秋水仙是一种重要的（有毒的）草药，与藏红花只是远亲关系。

主要成分

- 藏红花素（类胡萝卜素糖苷）
- 挥发油（含藏花醛）
- 苦味素

主要功能

- 保护神经
- 抗抑郁
- 抗痉挛
- 壮阳
- 养胃

科学研究

抑郁 几项临床试验发现，藏红花对治疗抑郁有好处。在2005年，伊朗研究人员发现，藏红花对轻度至中度抑郁的疗效与氟西汀相当。在另一项临床试验中，藏红花被证明有助于缓解性功能障碍（男性和女性）。该作用有时会表现为服用氟西汀的不良反应。

眼睛健康 意大利和澳大利亚联合进行的一项研究表明，藏

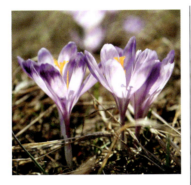

藏红花的金黄色细丝可能有助于保持视力和防止黄斑变性。

红花在维持眼睛健康方面发挥了有益的作用。研究发现，服用藏红花的黄斑变性早期患者视网膜功能有所改善。其他的研究表明藏红花对青光眼有一定的治疗作用。

认知功能 藏红花似乎具有明显的保护神经功能。伊朗的临床研究已经探究了藏红花对中度阿尔茨海默病患者的治疗潜力。尽管仍处于非常早期的阶段，但两项小型研究表明，藏红花中的藏红花素可以作用于大脑，改善记忆力和认知功能。

掺假 由于藏红花价格昂贵，所以市面上经常会掺假售卖。对于医学用途，高质量的藏红花原材料是必不可少的。

实际应用

传统用法 阿维森纳，一位以《医典》而闻名世界的10世纪医生，曾详细地描述了藏红花，指出它是一种"强心的""令人振奋的"草药，可以增强视力、降低食欲和刺激性欲。重新研读

药用部位

柱头 是花中心部位的三条深橙红色的细丝。

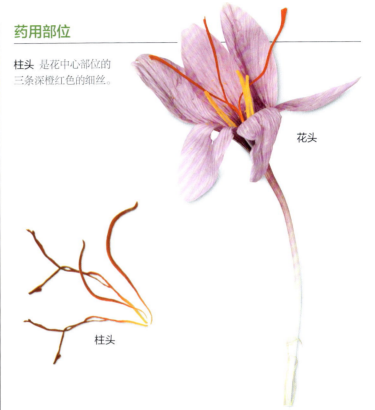

花头

柱头

主要剂型和用法

干柱头 可以治疗情绪低落，每日1～2次，每次5根。

胶囊（第302页）可治疗痛经，每日5次，每次服用300毫克。

注意 孕期禁用。过量服用有毒。

《医典》为伊朗近年来的大部分藏红花研究铺平了道路。草药学家克里斯托弗·卡顿遵循英国把藏红花视为强心剂的观点，在1862年写道："藏红花有振奋精神的力量，它的精华逐渐深入人心，引发欢笑和快乐。"据说在

掌心揉搓藏红花，就会即刻对心脏起作用。

中药 中医用藏红花治疗抑郁和休克。它也常被用于治疗月经不调，如痛经和经前期综合征。藏红花还可以治疗皮肤病、胃虚弱和食欲减退等。

Curcuma longa syn. *C. domestica*（姜科）

姜黄

虽然姜黄以拥有明亮黄色和辛辣味道的食物身份而闻名，但它现在被公认为一种对健康有巨大益处的药物。强大的抗炎作用使姜黄成为许多慢性疾病的关键药物，包括过敏、关节炎、糖尿病和银屑病，因为长期炎症通常是这些疾病的关键发病因素。

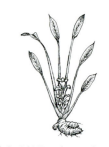

多年生植物，高90厘米，具短茎，叶披针形，根茎结节状。

生境与栽培

姜黄原产于南亚，现在整个热带地区都有种植。它由根部扦插繁殖，喜好排水良好的土壤和湿润的气候。根茎在冬季挖掘收集。

主要成分

- 姜黄素
- 挥发油（3%～5%），含姜烯、姜黄酮
- 苦味素
- 树脂

主要功能

- 抗炎
- 降低胆固醇水平
- 抗菌
- 抗凝血

科学研究

与黑胡椒混合 姜黄素在肠壁的吸收率很低。阿育吠陀医学中混合食用黑胡椒和姜黄根的传统得到了科学支持——这种组合可以将姜黄素的生物利用度提高高达2000%。

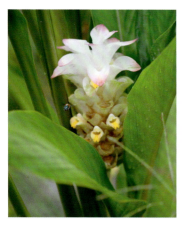

针对关节炎和皮肤病，**姜黄**是一种有治疗价值的药材。

新冠病毒感染 许多与新冠病毒感染相关的症状是由急性和慢性炎症引起的。姜黄素已被建议作为辅助用药。印度的一项小型临床研究（2021）发现，接受姜黄素、胡椒碱混合治疗的患者表现出早期症状（发热、咳嗽、咽痛和呼吸困难）恢复，病情恶化较少，在室内氧饱和度保持在94%以上的能力更好，临床结果比对照组更好。

强效抗炎 随着姜黄的强效抗炎活性得到了最终证实，对它，更确切地说是对姜黄素的研究在21世纪初开始。姜黄通过阻断体内几种不同的炎症途径起作用，成为对抗慢性炎症的关键药物。关节炎、代谢综合征、胆固醇水平升高和运动后炎症等都可以因姜黄补充剂受益。

姜黄素 涂抹在皮肤上并暴露在阳光下时，姜黄具有很强的抗菌作用。姜黄素是负责这一作用的组成部分。姜黄素也比维生素E具有更强的抗氧化作用。

胆固醇 1987年中国的临床试验表明，姜黄可以降低胆固醇水平。

癌症 研究表明，姜黄和姜黄素对有患癌风险的人来说是有用的补充剂。

其他活性 有研究表明，姜黄有抗凝血作用，可保持血液稀薄。它还能增加胆汁的合成和分泌，且对胃和肝脏有保护作用。

实际应用

传统用法 姜黄可改善肝功能，在阿育吠陀医学和中医中是治疗黄疸的药物。它是一种非常

药用部位

根茎 小心地挖出来，分成几部分。烘干前需要蒸煮。

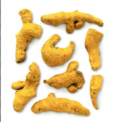 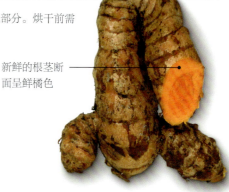

新鲜的根茎断面呈鲜橘色

干燥根茎　　　　　　　　新鲜根茎

主要剂型和用法

煎剂（第301页）每日3次，每次75毫升，可治疗胃炎。

药糊 用粉末制成的药糊可治疗银屑病，将1茶匙药糊与少量水混合，每天涂抹3次。

粉剂 是阿育吠陀医学中常见的制剂，可用于治疗胃炎，每日3次，

每次1茶匙，加水服用。

酊剂（第302页）可治疗湿疹，每日3次，每次1茶匙，用100毫升水稀释。

注意 服用稀释血液药物的人或有胆结石的人，使用姜黄时需接受专业指导。姜黄有时也会引起皮疹。

古老的草药，可用于治疗胃炎和胃酸过多等消化系统疾病；并有助于增加胃液分泌，对胃起保护作用。这种草药还能缓解恶心的症状。

关节炎和过敏 尽管姜黄不能缓解疼痛，但它的抗炎作用使它对关节炎和其他炎症性疾病如哮喘和湿疹等有治疗效果。

心血管疾病 由于其抗炎、抗

凝血和降低胆固醇水平的特性，姜黄现在被用来降低脑卒中和心脏病发作的风险。

皮肤病 姜黄可以治疗许多皮肤病，包括银屑病和真菌感染，如足癣。

相关链接

- 足癣，第314页
- 恶心和晕车、晕船，第316页

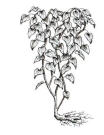

一种多年生落叶藤蔓植物，可攀缘至6米，有心形的叶子和绿色的小花。

Dioscorea villosa（薯蓣科）

长柔毛薯蓣

　　长柔毛薯蓣是类固醇类物质薯蓣皂苷元的植物来源，人们利用薯蓣皂苷元发明了第一种避孕药。没有证据表明这种植物在过去曾被用作避孕药物，尽管它在中美洲传统上被用来缓解痛经、卵巢疼痛和分娩疼痛。这种草药对治疗消化系统疾病、关节炎和肌肉痉挛也很有价值。

生境与栽培

　　长柔毛薯蓣原产于中北美洲，现已遍布全球热带、亚热带和温带地区。这种植物在春季由种子繁殖，或在春秋两季由块茎或根部的切片繁殖。喜好阳光充足的环境和肥沃的土壤。根和块茎在秋天收获。

相关物种

　　许多薯蓣品种都有激素样作用。在中国，山药（*Dioscorea opposita*）是一种滋补品，可用于治疗食欲下降和哮喘。

主要成分

- 甾体皂苷（主要是薯蓣皂苷）
- 植物甾醇（β-谷甾醇）
- 生物碱
- 单宁
- 淀粉

主要功能

- 抗痉挛
- 抗炎
- 抗风湿
- 发汗
- 利尿

科学研究

　　激素合成 薯蓣皂苷元是薯蓣皂苷的分解产物，在1936年首次被日本科学家发现。这一发现为合成孕酮（一种主要的女性性激素）和类固醇皮质激素（如可的松）铺平了道路。长柔毛薯蓣本身不含孕酮，孕酮产品来源于经化学加工的薯蓣皂苷元，与长柔毛薯蓣几乎没有关系。

　　胆固醇 研究表明，薯蓣皂

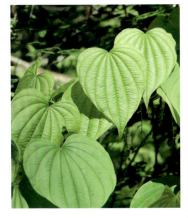

长柔毛薯蓣生长在北美洲潮湿的林地中。

苷元减少了肠道对胆固醇的吸收，增加了胆固醇排泄。

实际应用

　　传统用法 玛雅人和阿兹特克人都使用长柔毛薯蓣，有可能是为了缓解疼痛。这种植物在北美洲以治疗腹痛和风湿病而被人熟知。

　　妇科疾病 长柔毛薯蓣是治疗痛经和卵巢疼痛的传统药物，也可以调节更年期症状。

　　关节炎与风湿病 这种草药的抗炎和抗痉挛作用使它在治疗关节炎和风湿病时非常有用。它能减少炎症和疼痛，放松受损部位的僵硬肌肉。

　　肌肉痉挛和疼痛 长柔毛薯蓣有助于缓解肌肉痉挛、紧张和疼痛。

　　消化系统疾病 该草药可以治疗消化系统疾病，包括胆囊炎、肠易激综合征和憩室炎。

药用部位

根和块茎 具有很好的抗痉挛作用。它们被用来治疗腹部绞痛和痛经。

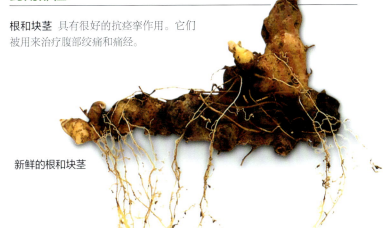

新鲜的根和块茎

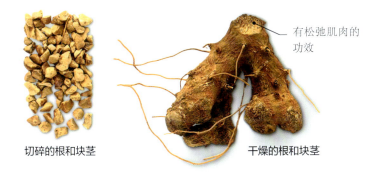

切碎的根和块茎

有松弛肌肉的功效

干燥的根和块茎

主要剂型和用法

煎剂（第301页）可治疗肠易激综合征，每日2次，每次75毫升。

酊剂（第302页）可治疗关节炎，取⅓茶匙兑水服用，每日2次。

注意 孕期不得服用。

相关链接

- 痛经，第325页

Echinacea spp.（菊科）

紫锥菊

紫锥菊是一种重要的草药，有增强人体免疫力的功能。在19世纪的美洲，由于它有治疗蛇咬伤的能力，因此以印第安蛇根草而闻名。这种草药具有强大的抗感染能力，特别是抗病毒和细菌，并有助于清除体内毒素。它通常被用于预防和治疗上呼吸道感染，如感冒、流感和咳嗽等。

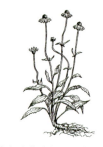

多年生草本植物，高可达1.2米，茎直立，花锥菊状、粉红色至紫色。

生境与栽培

原产于美国中部，紫锥菊属有3个种可供药用：狭叶紫锥菊（*E. angustifolia*）、紫锥菊（*E. purpurea*）和白紫锥菊（*E. pallida*）。它们在野外的生存均受到威胁，亟待保护。紫锥菊在美国和欧洲栽培广泛。春天可用种子繁殖，冬天则分裂根部来繁殖，喜好肥沃的沙土。叶子和花在花期收集，4年以上植株的根在秋季收获。

主要成分

- 烷基酰胺（主要为异丁酰胺）
- 咖啡酸酯类（主要为松果菊苷、洋蓟素） ■ 多糖

主要功能

- 免疫调节 ■ 抗微生物
- 抗炎 ■ 排毒
- 愈合伤口
- 刺激唾液分泌

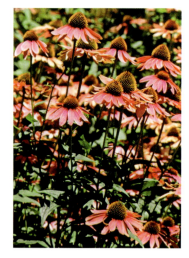

紫锥菊的英文名"echinacea"来源于希腊语中表示刺猬的词，其灵感来自花中心的锥状外形。

科学研究

免疫系统 临床研究证实，紫锥菊能增加白细胞的数量，增强白细胞的活性，但其对免疫功能的确切作用模式尚不清楚。多糖抑制病毒接管细胞的能力，而烷基酰胺的作用是抗菌和抗真菌。研究结果支持紫锥菊预防因空气传播引起的感冒和呼吸道感染。

实际应用

美洲当地医学 科曼奇人用紫锥菊治疗牙痛和喉咙痛，苏族人用它治疗狂犬病、蛇咬伤和败血症。

西方用法 紫锥菊是西方草药中的一种重要药材，可治疗诸多疾病，尤其是病毒和真菌感染，以及皮肤感染。它是治疗咽喉炎症的绝佳漱口水，通常由草药医生开处方给免疫系统表现不佳的患者。

过敏 这种植物是治疗哮喘等过敏性疾病的有效药物。

相关链接

- 痤疮和疖，第314页
- 蚊虫叮咬、蜇刺和肿胀，第313页
- 冻疮，第312页
- 唇疱疹、水痘和带状疱疹，第314页
- 咳嗽和支气管炎，第320页
- 慢性卡他症状引起的耳痛，第322页
- 流感伴肌肉酸痛，咽痛和扁桃体炎，第321页
- 口腔和舌头溃疡，第316页
- 泌尿系统感染和真菌感染，第324页

药用部位

花 紫锥菊的花常用于抗感染。

根 紫锥菊属的3个种都有激发免疫系统的功能。

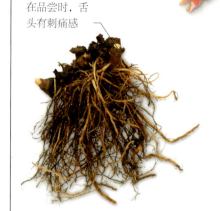

最佳品质的根在品尝时，舌头有刺痛感

新鲜的根

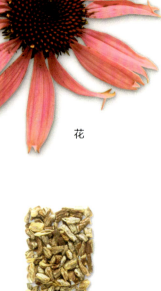

花

干燥的根

主要剂型和用法

酊剂 由根制成（第302页），可治疗慢性感染。取½茶匙兑水服用，每日3次。

煎剂 由根煎煮而成（第301页），可治疗咽喉感染，每次50毫升漱口，每日3次。

胶囊 由根的粉末制成（第302页），可治疗感冒，每日3次，每次500毫克。

片剂 免疫增强剂，治疗感染。

注意 在极少数情况下会引起过敏反应。

Elettaria cardamomum（姜科）

小豆蔻

　　小豆蔻是世界上最古老的香料之一，在古埃及被广泛用于制作香水。然而，它的药用价值却未广为人知。小豆蔻在阿育吠陀医学中已有数千年的应用历史，是治疗许多消化系统疾病的极佳药物，它有助于缓解消化不良和胀气。它有芳香的气味和辛辣的味道，可以与其他草药很好地配伍。

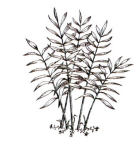

多年生草本植物，高可达5米。白花有淡紫色斑，叶片长矛状。

生境与栽培

　　小豆蔻原产于印度南部和斯里兰卡，它生长在海拔800～1500米的森林里。现广泛栽培于印度、印度尼西亚和危地马拉等地。小豆蔻在秋季由种子繁殖，在春季和夏季则由根系分裂繁殖，喜好阴凉的环境和湿润、肥沃但排水良好的土壤。在秋天干燥的天气里，种子在种荚裂开前收获，然后在阳光下晒干。

主要成分

- 挥发油
- 生物碱
- 黄酮类化合物
- 皂苷
- 甾醇

主要功能

- 助消化
- 保肝
- 温和的兴奋剂
- 抗痉挛

科学研究

　　抗痉挛 2009年印度的一项临床研究发现，小豆蔻在3个月内成功降低了20名成年人的血压。那些参加试验的人都体验到一种"没有任何不良反应的愉悦感"。长期以来，它的抗痉挛作用被人熟知。

实际应用

　　古老的草药 在公元前4世纪，古希腊人就知道小豆蔻是一种有价值的香料和药材。

　　消化不良 小豆蔻一直被用于治疗消化系统疾病，特别是消

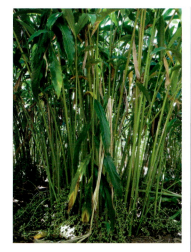

小豆蔻的种荚是手工收获的。每个种荚含有多达20粒的芳香红棕色种子。

化不良、胀气和肠易激综合征。小豆蔻的怡人香味意味着它可被添加到治疗消化系统疾病的药物中。

　　印度草药 小豆蔻在印度被用于治疗许多疾病，包括哮喘、支气管炎、肾结石、厌食症和气虚。

　　中药 在中国，它被用来治疗尿失禁或作为滋补品。

　　口臭 小豆蔻是一种治疗口臭的有效药物，与大蒜一起服用有助于减少口腔异味。

　　催情药 它含有雄激素成分，一直被视为滋补佳品，用于壮阳。

相关链接

- 胃肠胀气，第316页

药用部位

种子 粉碎后用于制作浸剂或提取挥发油。

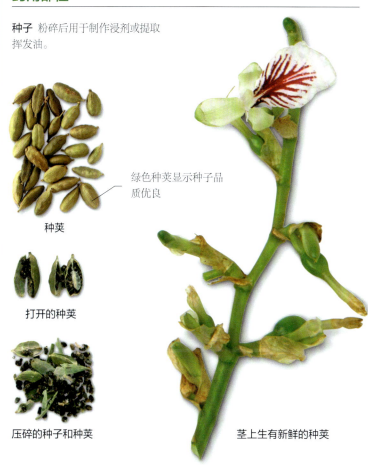

绿色种荚显示种子品质优良

种荚

打开的种荚

压碎的种子和种荚

茎上生有新鲜的种荚

主要剂型和用法

精油 用于治疗消化道疼痛。取10滴精油加入4茶匙载体油中稀释（第307页），然后轻轻搓揉于腹部。

酊剂（第302页）可促进食欲。取5滴酊剂合并15滴龙胆酊剂，每日3次。

浸剂（第301页）是一种令人愉快的饮料。饭后饮用150毫升，可以治疗消化不良。

研磨小豆蔻 在使用小豆蔻籽之前，用研钵和药杵把它们捣碎。

注意 精油不可内服。

Eleutherococcus senticosus（五加科）

刺五加

刺五加是一种强大的滋补品，具有一系列令人印象深刻的功效。与许多草药不同，刺五加通常在保持健康方面比治疗疾病更有效。研究表明，它的提取物可以帮助人们应对身体和精神上受到的压力，包括过度劳累或极冷、极热。在持续的压力刺激和应激状态下，这种草药可以为身体提供强有力的支持。

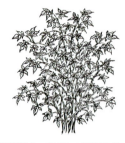

落叶灌木，耐寒，可长至3米。每个复叶具3～7个带齿的小叶。

生境与栽培

刺五加原产于俄罗斯东部、中国、韩国和日本。可以通过种子繁殖，但它是一种很难萌发的植物。根在秋天被挖掘，随后晒干。

相关物种

五加皮（*Acanthopanacis gracilistylus*）是刺五加的近亲，在中药中被用于治疗寒证、湿证。

主要成分

- 刺五加苷（0.6%～0.9%）
- 多糖
- 三萜皂苷
- 多聚糖

主要功能

- 生理调节
- 滋补
- 免疫系统保护

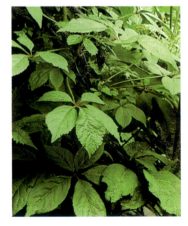

刺五加可以帮助接触过有毒化学物质和辐射的人，它曾被用于治疗1986年切尔诺贝利事故的受害者。

科学研究

俄罗斯研究 自20世纪50年代，俄罗斯对刺五加进行了大量研究，但目前还不清楚刺五加增强耐力和抗压力的确切机制。

滋补品 刺五加对身体有滋补功效，尤其是它针对肾上腺起作用，帮助身体抵御热、冷、感染，以及其他的身体压力和辐射。它甚至帮助航天员对抗失重给身体带来的影响。

持久力 服用刺五加之后，运动员的耐力提高了9%。

实际应用

提高韧性 刺五加被用来提高心理承受能力，如考试前使用，并能减少体育训练和应激对身体产生的影响。

抗疲劳 刺五加对缓解因过度劳累或长期压力大而产生的疲劳和虚弱非常有益。它也被证明有助于缓解慢性疲劳，虽然在某些情况下，它会产生过度刺激。

癌症治疗 它是很有价值的治疗癌症的传统药材，在化疗时可以保持身体活力和维护健康功能，并减少不良反应。俄罗斯的研究还表明，它有助于减少辐射的有害影响。

相关链接

- 短期压力大，第318页

药用部位

根 在秋季发掘后整块干燥，然后切碎用于制备药材。

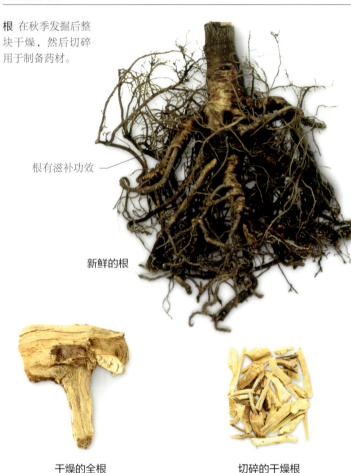

根有滋补功效

新鲜的根

干燥的全根

切碎的干燥根

主要剂型和用法

煎剂（第301页）每日2次，每次35毫升，作为一般滋补品使用。

酊剂（第302页）忙碌时，取½茶匙兑水服用，每日3次可缓解疲劳。

胶囊 用粉末制成（第302页），每天服用1克胶囊，可缓解压力。

片剂 刺五加的一种更便利的服用方法。在考试前或面对其他压力时服用。

注意 健康的年轻人服用不应超过6周，长期服用需接受专业指导。服用时避免同时摄入咖啡因。罕见不良反应，但如果超过标准剂量服用则有可能发生。

Ephedra sinica（麻黄科）

麻黄

　　麻黄是一种强烈的、具有兴奋效果的辛辣味草药，在中药中占有重要地位。传说成吉思汗的卫兵在站岗时，常喝一杯含有麻黄的茶以保持警惕。今天，麻黄被用于治疗发热、哮喘和花粉症等各种疾病。

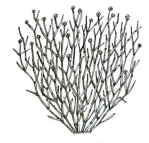

一种高达50厘米的常绿小灌木。茎长而窄，蔓生，叶小。

生境与栽培

　　麻黄原产于中国北部，常生长在沙漠地区。它在秋季由种子繁殖或在春季和秋季由根系分裂繁殖，喜好排水良好的土壤。整年都可以收集茎干，然后晒干。

相关物种

　　与麻黄具有类似药用特性的其他麻黄属植物遍布北半球。在北美洲，相关物种被用来治疗发热和缓解肾脏疼痛。而在印度，麻黄属植物被用于治疗哮喘、花粉症和风湿病。

主要成分

- 原生物碱（麻黄碱、伪麻黄碱）
- 单宁
- 皂苷
- 黄酮类化合物
- 挥发油

主要功能

- 发汗
- 扩张细支气管
- 干燥黏膜
- 利尿剂
- 兴奋剂
- 升压

科学研究

　　活性成分 大部分活性成分都能模拟体内肾上腺素的功能，提高警觉性。麻黄碱最早是从麻黄中提取的，1927年被首次人工合成，用作减充血剂和平喘剂。

　　全草 当使用剂量正确时，麻黄全草都有显著的治疗效果，

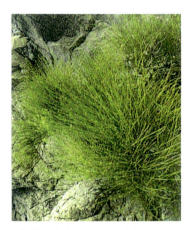

麻黄曾在中东新石器时代的一座坟墓中被发现，这表明它可能在60000年前就被用作药物。

包括扩张支气管，且不良反应非常小。

实际应用

　　古老用法 传统上，禅僧在冥想时使用麻黄来帮助进入平静状态。

　　中药 在中国，麻黄常用于治疗发热、咳嗽和哮喘，并与地黄（第270页）合用治疗肾阴虚（第44～45页）。

　　现代西方用法 在西方，麻黄主要用于治疗哮喘和花粉症，以及感冒和流感的急性发作。它还有助于提高血压、退热，以及缓解风湿病症状。

药用部位

茎 一年四季都可以收集。麻黄因含有麻黄碱而知名。

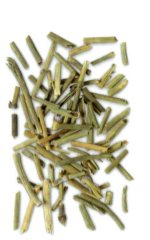

干燥的茎

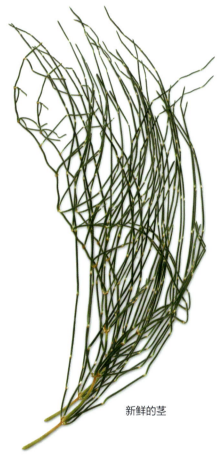

新鲜的茎

主要剂型和用法

煎剂 草药医生开处方，用于治疗哮喘。

粉剂 被中国人用来治疗肾虚。

酊剂 用于治疗因风湿性关节炎引起的疼痛。

注意 使用时请接受专业人士的监督。患有心绞痛、青光眼、高血压、前列腺肥大或甲状腺功能亢进者切勿服用。麻黄会偶发一些不良反应，包括头痛、颤抖和失眠。在一些国家被限制使用。

Eucalyptus globulus（桃金娘科）

蓝桉

蓝桉，一种澳大利亚原住民使用的传统药物，在全球范围内普及的功能强大的抗菌剂，用于缓解咳嗽、感冒、咽喉肿痛及其他类型的感染。它性温并具有刺激性。对许多人来说，蓝桉特有的香味能让人想起舒适的童年时光。它也是许多非处方感冒药的常见成分。

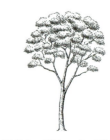

常绿乔木，高达60米，树干蓝灰色，叶片绿色。

生境与栽培

原产于澳大利亚，在热带、亚热带和温带地区都有种植。种植会导致生态破坏问题，因为该树会吸收大量的水，阻碍本土植物生长。这也可能有益，因为它使沼泽干涸，降低了罹患疟疾的风险。叶子可以晒干使用或蒸馏榨油。

相关物种

许多桉属的其他植物都含有珍贵的精油，包括谷桉（第212页）。

主要成分

- 挥发油（桉油，高达80%）
- 黄酮类化合物
- 单宁
- 树脂

重要功能

- 抗菌
- 镇痛
- 化痰
- 刺激局部血液流动
- 杀虫剂

科学研究

精油 近50年来对桉叶精油的全面研究表明，它具有显著的抗菌作用，并具有扩张肺部细支气管的能力。

实际应用

感染 蓝桉是一种传统的草药，被澳大利亚原住民用来治疗感染和发热。现在全世界都用它来治疗这些疾病。

抗菌 这种植物是一种抗菌

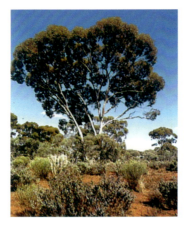

蓝桉在19世纪时第一次从澳大利亚引入西方。

剂，对感冒、流感和咽喉肿痛很有帮助。

祛痰 蓝桉是一种强效祛痰剂，适用于肺部感染，包括支气管炎和肺炎。

温暖 稀释后的精油涂抹在胸部或鼻窦处轻轻摩擦，有温暖和轻微的麻醉作用，有助于缓解呼吸道感染。当使用浸剂或酊剂漱口时，具有同样的药用效果。

止痛 涂抹在患处的稀释精油可以缓解风湿性关节炎的关节僵化和疼痛，以及治疗神经痛和一些细菌性皮肤感染。

相关链接

- 卡他症状、鼻窦问题和耳痛，第322页
- 咳嗽和支气管炎，第320页

药用部位

叶 含有抗菌剂，可干燥或提炼精油。

新鲜的叶片

蒸馏新鲜的叶片以制取精油

干燥的叶片

主要剂型和用法

胶囊（第302页）治疗支气管炎，每日3次，每次200毫克。

含片 包含桉叶成分，含在口中治疗咽喉肿痛。

吸入剂 加10滴精油于沸水中，鼻腔吸入治疗感冒（第307页）。

精油（第307页）取5滴稀释于10毫升载体油中，在胸部或鼻窦处摩擦。

浸剂（第301页）治疗支气管炎，每日3次，每次150毫升。

酊剂（第302页）取½茶匙酊剂兑水100毫升，每日2次，可治疗咳嗽。

注意 除非专业人员指导，精油不可内服。儿童禁用。

Eugenia caryophyllata syn. *Syzgium aromaticum*（桃金娘科）

丁香

丁香，桃金娘科丁香树的干燥花蕾，以香料而闻名；同时它也被视为一种重要的药材，特别是在东南亚。丁香原产于马鲁古群岛，是最早交易的香料之一，并于公元176年进口到古埃及。丁香花蕾含有很优质的精油，茎和叶也可以蒸馏出精油。

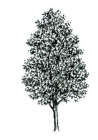

常绿乔木，金字塔形树冠，高达15米，具浓郁芳香。

生境与栽培

原产于马鲁古群岛（印度尼西亚），现在广泛种植于坦桑尼亚和马达加斯加，在加勒比地区和巴西也小有种植。丁香树春天由种子繁殖，或夏天由半成熟的枝条扦插繁殖。一年有两次机会可以采摘未开放的花蕾，然后在太阳下晒干。

主要成分

- 含有丁香酚的挥发油（高达85%）、乙酰丁香酚、水杨酸甲酯、蒎烯、香兰素
- 树胶
- 单宁

主要功能

- 抗菌
- 祛风
- 兴奋
- 镇痛
- 止呕
- 抗痉挛
- 杀灭寄生虫

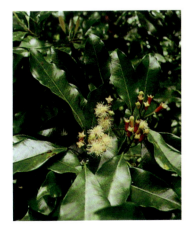

丁香未成熟时呈粉红色，晒干后变成棕色。

科学研究

挥发油 1994年阿根廷的研究表明，丁香挥发油有很强的抗菌作用。丁香酚是挥发油中含量最多也最重要的成分。它有强效麻醉和抗菌作用，可以缓解牙痛，以及用于许多种疾病的抗菌、杀菌。

乙酰丁香酚 是挥发油的另一种成分，已被证明具有很强的抗痉挛作用。

实际应用

古代的通用草药 丁香在东南亚被使用了几千年，被认为是能治疗几乎所有疾病的灵丹妙药。

抗菌 丁香的抗菌性使它对治疗某些感染性疾病很有用。在亚洲热带地区，它经常被用于治疗疟疾、霍乱和肺结核等传染病，以及疥疮等。

抗痉挛 丁香可以舒缓消化器官的不适，如胀气、绞痛和腹胀。它的抗痉挛特性可以缓解咳嗽，以及局部消除肌肉痉挛。

兴奋身心 对精神（改善记忆力）和身体来说，丁香是一种兴奋剂。这种草药也被用来为分娩做准备，在分娩时可以刺激和加强子宫肌肉收缩。

更多用法 丁香还可治疗痤疮、溃疡、压疮和睑腺炎，还可以驱蚊虫。在马鲁古群岛，人们在橙子上缀着丁香来驱虫。

西方草药 在西方，丁香的作用被大大低估了。它们仅被使用在漱口水中，用于局部麻醉，如缓解牙痛。

药用部位

花蕾 未开放时采收，干燥后用于制作浸剂或粉剂，并用于精油萃取。

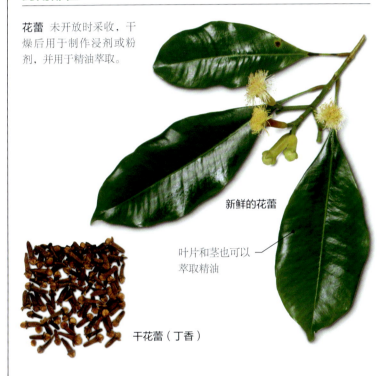

新鲜的花蕾

叶片和茎也可以萃取精油

干花蕾（丁香）

主要剂型和用法

浸剂 可用于治疗肠绞痛，在150毫升水中浸渍2枚丁香（第301页），每日服用3次。

酊剂（第302页）治疗胃肠胀气，每日3次，每次20滴。

精油 可治疗牙痛，滴1～2滴精油于脱脂棉上，在患牙处轻轻擦拭。

注意 外用可诱发皮炎。除非在专业人士指导下，精油不可内服。

相关链接

- 痤疮和疖，第314页
- 高热，第321页
- 真菌性皮肤感染，包括足癣，第314页
- 神经痛，第318页

Filipendula ulmaria（蔷薇科）

旋果蚊子草

在中世纪，旋果蚊子草是一种广受欢迎的香草——杰拉德在他的《本草要义》（1597）中写过："它的气味喜乐心情，愉悦感官。"1860年，从该植物中第一次分离出水杨酸，后用于开发阿司匹林。现在，它被用于治疗胃病及关节炎等炎症。

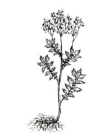

多年生植物，高达1.5米，有齿状的叶子和一簇簇乳白色的花朵。

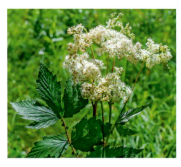

在中世纪，旋果蚊子草被称为"蜂蜜麦芽"（meadwort），因为它被用来给蜂蜜酒调味。

生境与栽培

原产于欧洲，生长于潮湿的地方，喜欢小溪和河流。它可以自由播种，也可以在秋季或春季通过根系分裂繁殖。叶片和花头在夏天花朵开放时收获。

主要成分

- 黄酮醇苷（约1%）
- 酚苷类（水杨酸盐）
- 挥发油（水杨醛）
- 单宁

主要功能

- 抗炎
- 抗风湿
- 利尿
- 发汗

科学研究

水杨酸盐 它是阿司匹林类物质，有助于减少炎症和减轻疼痛，可治疗关节炎。然而，旋果蚊子草及其水杨酸盐不应被视为阿司匹林的等价物。与阿司匹林不同，水杨酸盐不会刺激胃壁或引起溃疡，水杨酸盐也没有稀释血液的特性。

辐射 2015年的一项俄罗斯实验室研究发现，旋果蚊子草对辐射诱发的癌症有显著的保护作用。

实际应用

胃酸过多 这种草药是治疗酸性消化不良、胃炎和胃食管反流的关键药物，可以长期服用以帮助缓解这些常见的消化系统疾病。它的抗炎作用很重要，但它的作用机制尚不清楚。

泌尿系统疾病 它具有温和的泌尿系统抗菌活性，已被用于治疗膀胱炎和尿道炎。

关节炎 旋果蚊子草通常被用来治疗风湿和关节疾病，如骨关节炎、痛风、腰痛和坐骨神经痛。它是一种温和的利尿剂，有助于肾脏清除体内的酸残留，从而减轻通常与酸度有关的关节炎症。

消化系统疾病 旋果蚊子草是一种治疗腹泻的安全的药物，甚至对儿童也是如此。它与其他草药一起，可治疗肠易激综合征。

更多用法 传统上，人们像使用阿司匹林一样使用旋果蚊子草，如缓解头痛、感冒、流感和牙痛带来的痛感和不适。

相关链接

- 胃酸过多伴胃炎，第317页
- 与酸性消化不良或消化性溃疡相关的关节炎，第323页
- 胃灼热，第327页

药用部位

花头和叶片 含有水杨酸盐，可以减轻炎症。它们都在夏天收获。

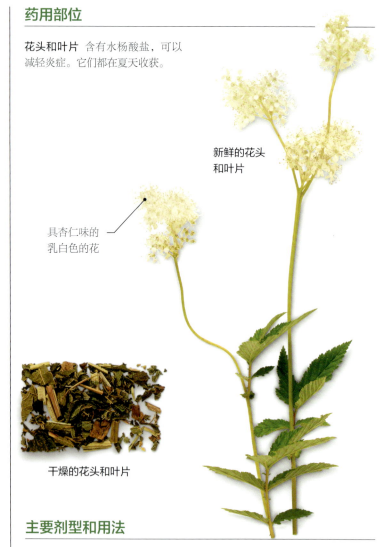

新鲜的花头和叶片

具杏仁味的乳白色的花

干燥的花头和叶片

主要剂型和用法

酊剂（第302页）一块吸水垫浸泡于25毫升酊剂中，再敷于患处，可治疗关节痛。

片剂 可治疗风湿痛。

浸剂 将草药加入沸腾的开水中（第301页），治疗消化不良，每两小时服用100毫升。

煎剂（第301页）用于治疗腹泻，每日2～3次，每次150毫升。

粉剂 ½茶匙粉剂与少量的水混合，用于治疗胃酸过多，每日3次。

注意 对阿司匹林过敏者请勿使用。

Gentiana lutea（龙胆科）

黄龙胆

黄龙胆是一种有强烈苦味的草药。这种草药是传统开胃酒和苦味酒（如安古斯图拉苦精）的基本成分。餐前半小时喝开胃酒不仅是社交礼节，开胃酒的苦味成分也会刺激胃液分泌，使胃部做好应对丰盛大餐的准备。在医学上，黄龙胆可以强化虚弱的消化系统功能。

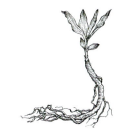

直立多年生草本植物，可长至1.2米，有星形的黄色花朵和椭圆形的叶子。

生境与栽培

黄龙胆是龙胆家族中较高大的成员，原产于阿尔卑斯山脉及从西班牙到巴尔干半岛的中南欧其他山区，生长在海拔700～2400米的山地。它可以分根繁殖，也可以通过种子萌发出幼苗。由于过度采集，它已经成为濒危物种，现在只能购买人工栽培药材。它喜好肥沃的土壤和荫蔽的环境。根初秋发掘并晒干。

相关物种

许多龙胆属植物都有苦味，很多被用作药材，如日本的龙胆（*G. scabra*）和中国的秦艽（*G. macrophylla*）。

主要成分

- 苦味素（龙胆苦苷、苦龙苷）
- 龙胆三糖
- 菊粉
- 酚酸

主要功能

- 刺激消化
- 缓解胃痛

科学研究

苦龙苷 虽然苦龙苷含量远低于龙胆苦苷，但其是龙胆苦味的最主要来源。它的苦味是龙胆苦苷的3000倍，以1：50000的比例稀释仍然可以品尝出苦味来，它可能是地球上最苦的物质之一。

实际应用

苦味素 舌头上有5种主要的味觉感受器：甜、酸、咸、苦和鲜味。研究表明，黄龙胆中的苦味素刺激舌头上的苦味受体，导致唾液和胃液的分泌增加。这反过来又刺激食欲，改善消化系统的功能。

刺激消化 刺激胃的活动，许多与消化不良有关的症状，如胀气、消化不良和食欲不振都会得到缓解。促进胃液和其他消化液的分泌，从而增加身体对营养物质的吸收。这种草药还可以刺激胆囊和肝脏，使它们更有效地工作。黄龙胆几乎在任何需要提升消化系统功能的情况下都是有用的。针对老年人，它常被当作一种促进消化的滋补品。

营养吸收 通过改善消化功能，黄龙胆提升了整个肠壁对营养物质的吸收，包括铁和维生素B_{12}，因此它对缺铁性贫血（通常由失血引起）很有好处。它经常被添加到女性治疗月经过多的处方中。

药用部位

根 秋季收获，用于改善消化功能。

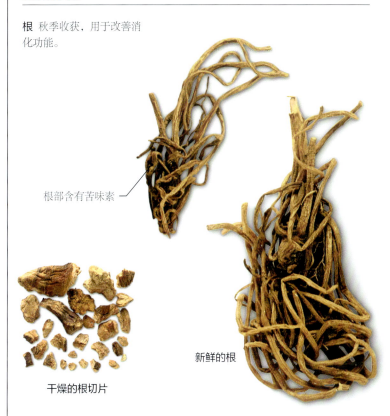

根部含有苦味素

新鲜的根

干燥的根切片

主要剂型和用法

酊剂（第302页）饭前取2～5滴酊剂兑水服用，可治疗食欲不振。

煎剂（第301页）用于治疗贫血和消化不良，每日3～5次，每次服用25毫升。

注意 酸性消化不良或消化性溃疡患者请勿服用。

相关链接

- 贫血，第311页
- 高热，第321页
- 消化能力低下，第329页
- 胃肠胀气，第316页

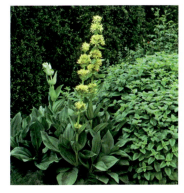

黄龙胆是一种高大而又迷人的植物，至少从16世纪开始，草药学家杰拉德就在花园里种植黄龙胆了。

Ginkgo biloba（银杏科）

银杏

银杏被认为是地球上最古老的树种之一，大约在1.9亿年前它就生活在地球上了。虽然银杏在中国长期被用作药材，但其治疗作用直到最近才被深入研究。叶片（及其提取物）被用来治疗血液循环不良，可促进充足的血液流向中枢神经系统。银杏对哮喘和其他过敏也有一定的治疗价值。

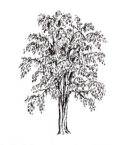

落叶乔木，有一到几个主干和伸展的枝条，高可达30米。

生境与栽培

银杏树原产于中国，被广泛种植于中国、法国和美国南卡罗来纳州的大型种植园里。扇形叶片呈绿色至黄色，放射状叶脉；种子圆形，直径约3厘米。叶片和种子在秋天收获。

主要成分

- 黄酮类化合物
- 银杏内酯
- 白果内酯

主要功能

- 促进循环
- 抗炎
- 平喘
- 抗过敏

科学研究

临床研究 自20世纪80年代以来，广泛的研究证实了银杏在改善大脑血液循环不良、增强记忆力和注意力方面的重要性。在用银杏治疗痴呆症（包括阿尔茨海默病）方面，临床试验产生了不同的结果。大多数试验表明，银杏提取物在支持记忆力和认知功能及减缓轻度至中度痴呆症的症状方面具有重要价值。在2019年的一项临床试验综述中，银杏提取物被发现"长期服用（超过24周）可以改善轻度痴呆症患者的认知功能"。在包括德国、瑞士和中国在内的几个国家，银杏提取物通常被用于治疗轻度至中度痴呆症。

抗炎活性 银杏具有减轻炎症的能力。在神经组织因炎症损伤的情况下，如多发性硬化，银杏很有治疗价值。

血小板活化因子（PAF） 银杏可以抑制PAF，一种由一系列血细胞释放的物质。这种物质会使血液变得黏稠，更容易产生血栓。

实际应用

中药 银杏种子被用来缓解哮喘和化痰。它们也用于治疗白带、膀胱无力和尿失禁。叶片传统上用于治疗哮喘。

西方草药 西方对银杏的兴趣集中在银杏叶改善血液循环的显著能力上，尤其是大脑部位的血液循环不良，以及银杏的抗过敏和抗炎作用。这使得银杏叶成为治疗哮喘的一种特别有用的草药。在德国和法国，银杏是一种很畅销的药材，成千上万的人从中年开始每天服用，以维持和改善大脑的血液循环和记忆力，

减少脑卒中的可能性。它对于脑卒中之后的治疗也很有价值，人们认为它能支持神经组织和加强循环。

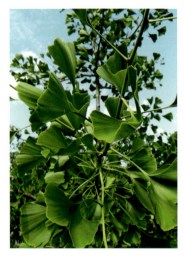

银杏被广泛种植，叶片是治疗血液循环不良和哮喘的很好的草药。

药用部位

叶片 可改善循环。它们被制成酊剂、片剂或液体浸提物使用。

种子 在中国被用于治疗泌尿系统疾病和哮喘。

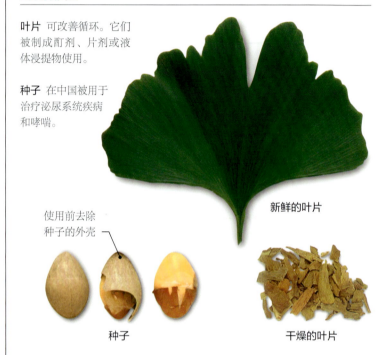

使用前去除种子的外壳

新鲜的叶片

种子

干燥的叶片

主要剂型和用法

酊剂（第302页）取1茶匙兑水服用，每日2~3次，可治疗血液循环不良。

片剂 用于治疗血液循环不良和记忆力减退。

煎剂 种子的煎剂被草药医生用于治疗气喘。

液体浸提物 新鲜叶片的液体浸提物常被草药医生用来治疗哮喘。

注意 如果服用过量可能会引起毒性反应。如果作为血液稀释药物，请接受专业建议。在一些国家禁用。

相关链接

- 记忆力减退和注意力丧失，第329页
- 高血压和动脉硬化，第311页

Glycyrrhiza glabra（豆科）

洋甘草

　　洋甘草中有一种成分是甘草酸——它的甜度是糖的50倍，因此它被当成糖并不奇怪。同时它又是一种很有价值的草药，有强大的抗炎效果，对关节炎和口腔溃疡等多种疾病都有效。它是欧洲使用最广泛的草药之一，其入药已有几千年的历史。

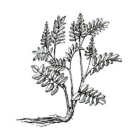

一种具木质茎的多年生植物，高达2米，叶深绿色，花奶油色至淡紫色。

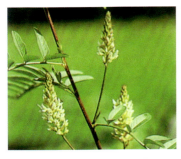

洋甘草开着豌豆状小花，因其根入药而被广泛种植。

生境与栽培

　　洋甘草生长在欧洲东南部和亚洲西南部，现已广泛种植。它在春季或秋季通过分根繁殖。3~4龄植株的根在秋末挖掘以供药用。

相关物种

　　甘草属不同的种在医学上的用途都与洋甘草相似，如产于中国的甘草（*G. uralensis*）。

主要成分

- 三萜皂苷（甘草酸，高达6%）
- 异黄酮（甘草素、异甘草素、刺芒柄花素）
- 多糖
- 植物甾醇

主要功能

- 抗炎
- 镇痛
- 缓泻药
- 祛痰
- 肾上腺素剂

科学研究

　　肾上腺素剂 研究表明，甘草酸在肠道中分解后，具有类似氢化可的松和其他类固醇皮质激素的抗炎和平喘作用。它刺激肾上腺分泌激素，减少肝脏和肾脏对类固醇的分解。

　　临床试验 洋甘草的治疗范围广泛，这反映在该草药提取物的各种临床试验上。积极的结果包括：乙型肝炎和非酒精性脂肪肝，消化性溃疡和幽门螺杆菌感染，口干、口腔溃疡和龋齿，胰岛素抵抗，以及包括特应性皮炎和白癜风在内的皮肤病。然而，值得注意的是，在临床试验剂量下，长期使用洋甘草提取物会导致血压升高和血钾水平降低。

实际应用

　　传统用法 洋甘草长期以来因其药用价值而受到重视。它在古希腊被用于治疗哮喘、胸痛和口腔溃疡。

　　抗炎 消化系统炎症，如口腔溃疡、胃炎、消化性溃疡和胃酸过多等病，都可从洋甘草的抗炎特性中获益；许多胸部不适、关节炎和一些皮肤病也是如此。洋甘草对眼睛的炎症也有舒缓作用。

　　刺激肾上腺 洋甘草能刺激肾上腺，有助于治疗肾上腺功能异常的艾迪生病。

　　便秘 洋甘草是一种温和的泻药。

相关链接

- 持续性便秘，第317页
- 咳嗽和支气管炎，第320页
- 食欲不振和呕吐，第316页
- 口腔和舌头溃疡，第316页
- 鹅口疮，第324页

药用部位

根 秋季收获，有很好的抗炎特性。

一个由主根、侧根组成的庞大的根系，可扩展至1米

干燥的根

新鲜的根

主要剂型和用法

酊剂（第302页）取½茶匙兑水100毫升，每日2次，可治疗胃炎。

干制果肉棒 咀嚼，有助于消化。

粉剂 轻抹于口腔溃疡处。

煎剂 （第301页）用于治疗便秘。取洋甘草1份、药用蒲公英根3份煎煮，每日2次，每次150毫升。

液体浸提物 常被用来治疗消化性溃疡。

注意 过量服用会导致严重的不良反应，包括高血压。高血压患者不要大剂量服用。孕期或长期使用时，请听从专业建议。

Hamamelis virginiana（金缕梅科）

金缕梅

金缕梅是许多北美洲原住民的传统药物。他们使用浸泡于树皮煎剂中的药物湿敷来治疗肿瘤和炎症，尤其是眼部炎症，并在出血和月经过多时服用这种草药。18世纪中期，欧洲人开始重视金缕梅的收敛特性，并把它推广到欧洲和其他地方。

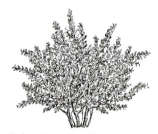

落叶小乔木，高可达5米，卵圆形的宽叶子，具粗齿。

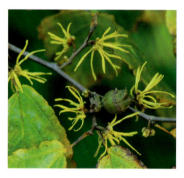

金缕梅在冬天会开出与众不同的花朵，随后结出棕色的果实。当果实成熟时，会从中射出2粒种子，远达4米开外。

生境与栽培

金缕梅是一种林地树木，原产于加拿大和美国东部地区，目前在欧洲广泛栽植。这些树可由扦插繁殖或由种子萌发而成，这两种繁殖方式都是在秋天完成的。树叶在夏天被收集起来晒干。树皮在秋天收获，尽快阴干。

相关物种

欧洲榛（*Corylus avellana*）是一种类似的药材。它偶尔在欧洲草药中作为治疗腹泻的收敛剂。种子油富含营养，可治疗儿童蛲虫病。

主要成分

■ 单宁（8%～10%）
■ 黄酮类化合物　■ 苦味素
■ 挥发油（仅限叶片）

主要功能

■ 收敛　■ 抗炎　■ 止内外出血

实际应用

已知特性　金缕梅含有大量的单宁，有干燥和收敛的效果，可收紧擦伤的皮肤，并形成一层保护层，增加皮肤对炎症的抵抗力，促进破损皮肤愈合。金缕梅似乎也有助于皮下受损血管的恢复，这种效果归因于黄酮类化合物及单宁。当金缕梅经过蒸馏后，它仍然保持了涩味。这表明除了含有单宁，它还含有其他的收敛剂。

皮肤病　对于湿疹等皮肤炎症或其他轻微的皮肤病，金缕梅是一种非常有用的草药。它主要用于皮肤没有明显破损的地方，保护受影响的区域，避免感染。

受损的血管　金缕梅对静脉损伤，如静脉曲张和痔疮很有治疗价值，也是治疗瘀伤的有效药物。由于其收敛性，它可协助收紧膨胀的静脉并恢复它们的正常结构。

更多用法　乳液适用于皮肤，可治疗皮肤囊肿或瘤状物。金缕梅还能作为洗眼液为眼部抗炎。不常用于内服，内服时可以帮助收紧肠黏膜，减轻腹泻。对任何类型的出血都有治疗效果。

相关链接

■ 瘀伤，第314页
■ 清洁伤口，第314页
■ 湿疹伴皮肤渗液，第310页
■ 痔疮，第312页
■ 皮肤渗液，第313页
■ 静脉曲张，第312页

药用部位

叶片和嫩枝　可通过蒸馏制成"金缕梅"。

树皮　常用于制作酊剂和膏剂。

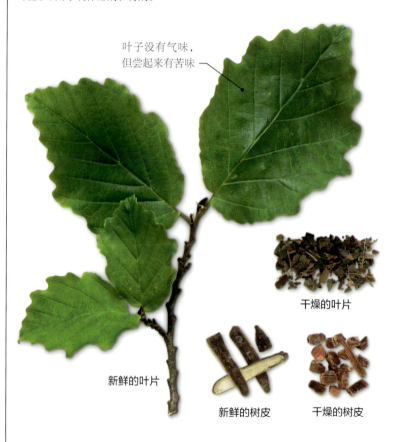

叶子没有气味，但尝起来有苦味

干燥的叶片

新鲜的叶片

新鲜的树皮　干燥的树皮

主要剂型和用法

酊剂　由树皮制成（第302页）。取20毫升酊剂用100毫升凉水稀释，并用海绵擦洗静脉曲张处。

蒸馏制金缕梅　轻抹于蚊虫叮咬、皮肤受伤和静脉曲张处。

膏剂　由树皮制成（第305页）。适用于痔疮，每日2次。

浸剂　由叶片制成（第301页）。用作洗液（第306页），治疗静脉曲张和囊肿。

注意　若内服，请在专家指导下使用。

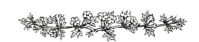

Harpagophytum procumbens（胡麻科）

魔鬼爪

　　这种非洲植物的奇特名称来源于它坚硬、带刺的果实。非洲南部的人们首先发现了魔鬼爪的药用特性，他们使用由块茎制作的煎剂来治疗消化系统疾病和关节炎。这种草药至今仍在西方的药店和保健品商店里出售，作为治疗关节炎和风湿的药物。

多年生蔓生植物，长可达1.5米，叶肉质，具浅裂，木质果实具刺。

生境与栽培

　　魔鬼爪原产于纳米比亚、博茨瓦纳和南非。由于过度攫取，它变成了受保护的濒危物种。它生长在黏土或沙土中，喜欢路边的开阔地带，尤其是那些自然植被被清理过的地方。春天由种子繁殖，小块茎在秋天被挖出，然后切成大约2厘米长的小段。注意不要将含有活性成分的块茎与根相混合，因为这会使草药失效。

相关物种

　　两个相关物种都生长在非洲，它们的药用方式或多或少都类似于魔鬼爪。

主要成分

- 环烯醚萜苷类（钩果草苷）
- 糖（水苏糖）
- 植物甾醇
- 黄酮类化合物

主要功能

- 抗炎
- 镇痛

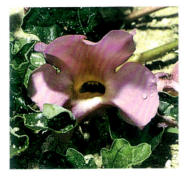

魔鬼爪生长于南非东北部，在春天会绽开亮紫色花朵。

- 刺激消化系统
- 抗关节炎

科学研究

　　抗炎 法国的一项研究（1992）表明魔鬼爪具有抗炎作用，但在实际应用中，人们对魔鬼爪的疗效看法不一。

　　缓解疼痛 有一些证据证实魔鬼爪有镇痛作用，它确实可以有效缓解关节疼痛。

　　苦味药 魔鬼爪的强烈苦味可刺激和调节消化系统。许多关节炎与消化不良有关，而这种草药对胃和胆囊的刺激作用有助于体现其作为抗关节炎药物的整体治疗价值。

实际应用

　　非洲传统用法 非洲南部的许多民族都在使用魔鬼爪。传统上它被用作滋补品，尤其是治疗消化系统疾病、关节炎和风湿等，它也可以退热，还可以制成油膏来治疗压疮、溃疡和疔疮。

　　西方用法 目前西方对魔鬼爪的使用与它的传统应用大体一致。它通常作为治疗关节炎和风湿的片剂在药店销售，它还可以缓解一系列由关节和肌肉疾病引起的疼痛，包括痛风、纤维组织炎和类风湿关节炎。

相关链接

- 关节炎，第323页
- 关节炎引起的背痛，第323页

药用部位

块茎 于秋季收获，用于各种抗关节炎制剂。

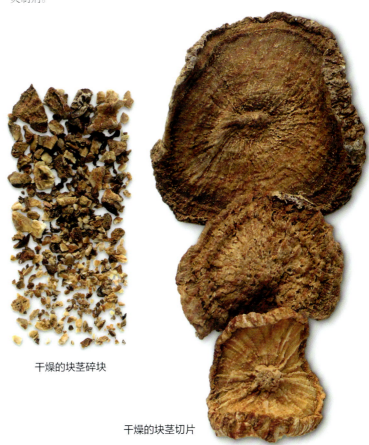

干燥的块茎碎块

干燥的块茎切片

主要剂型和用法

煎剂（第301页）将1茶匙根放入150毫升水中煨炖15分钟。在1～2天内小剂量服用，可治疗风湿。

酊剂（第302页）可治疗与消化不良有关的关节炎，每日2次，每次30滴。

片剂 治疗关节炎和风湿。

注意 如患有胆结石或消化性溃疡，请勿服用。孕期不得服用。可能与抗凝剂相互作用。

Humulus lupulus（美人蕉科）

啤酒花

喝啤酒的人都熟悉啤酒花的苦味，这在很大程度上解释了这种草药刺激消化的能力。除此之外，啤酒花还具有镇静作用，是治疗失眠和缓解兴奋的有效药物。在16世纪，当这种植物在英国第一次被用来酿造啤酒时，引发了民众极大的反对：一份提交给议会的请愿书将其描述为"危害人民的一种邪恶杂草"。

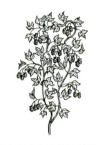

高大的多年生攀缘植物，可长到7米，啤酒花为雌雄异株植物。

生境与栽培

啤酒花原产于欧洲和亚洲，在路边和开阔地带生长茂盛。它们在整个北欧和美国北部各州都有商业种植，雌花（果穗）在初秋采摘并在低温下干燥。

相关物种

啤酒花与大麻是近亲。

主要成分

■ 苦味素（含葎草酮、酒花素和缬草酸的蛇麻素）
■ 挥发油（1%）、蛇麻烯
■ 黄酮类化合物
■ 多酚
■ 雌激素物质

主要功能

■ 镇静
■ 催眠
■ 抗痉挛
■ 芳香苦味药

科学研究

苦味素 啤酒花的苦味强烈刺激消化液分泌。啤酒花具有抗菌活性，在治疗晚发性糖尿病、代谢综合征和骨质疏松症方面具有潜在价值。许多实验室研究表明，啤酒花具有显著的抗癌活性。这种草药的提取物具有明显的雌激素活性，现在用来缓解潮热等更年期症状。这些作用在由啤酒花做成的啤酒中发挥得并不明显。

实际应用

历史用法 啤酒花只是偶尔出现在早期的草药中，其对健康

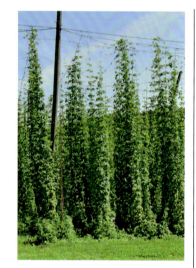

至少从11世纪开始，人们就开始种植啤酒花酿造啤酒。啤酒花的茎可以沿着铁丝生长。

的益处与我们今天的理解相似。

镇静 这种草药具有镇静作用。放在枕头里的香囊会释放出一种香味，让大脑平静下来。啤酒花有助于缓解兴奋和不安，促进睡眠。

紧张 若与其他草药混合使用，啤酒花对压力大、焦虑、紧张和头痛都有很好的缓解作用，然而对抑郁患者不适用。它的抗痉挛功能使其对某些类型的哮喘和痛经有治疗效果。

辅助消化 啤酒花有助于消化，能增加胃分泌物分泌并放松痉挛。

相关链接

■ 失眠，第319页

药用部位

果穗（雌花）为多叶的锥形花序。成熟的果穗可以新鲜使用，但因其镇静和苦味作用，干燥使用更多。

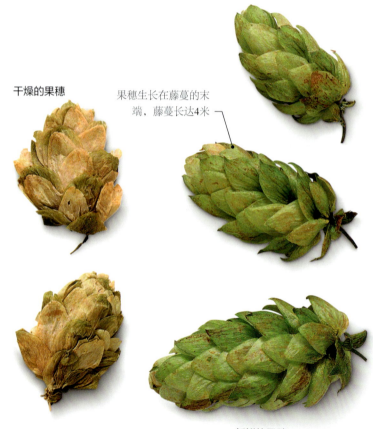

干燥的果穗

果穗生长在藤蔓的末端，藤蔓长达4米

新鲜的果穗

主要剂型和用法

香囊 取干燥啤酒花100克制成香囊。把它放入枕头中有助于睡眠。

浸剂（第301页）睡前饮用150毫升，可治疗失眠。

片剂 通常含有其他草药，服用可缓解压力或治疗失眠。

酊剂（第302页）每日3次，每次取20滴稀释于一杯水中饮用，可治疗过度焦虑。对于头痛，每日6次，每次服用10滴。

注意 抑郁患者切勿使用。

Hydrastis canadensis（毛茛科）

北美黄连

北美黄连是北美洲的一种药物，在19世纪被誉为"万灵药"。切罗基人把它和熊的脂肪混合，作为驱虫剂。他们还把它制成乳液，治疗伤口、溃疡和眼睛感染。内服此药还可以治疗胃和肝脏疾病。如今，它主要被用作针对身体黏膜感染的收敛性抗菌药物。

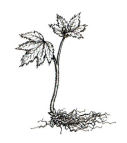

小型多年生草本植物，有粗壮的黄色根和直立的茎，高可达30厘米。

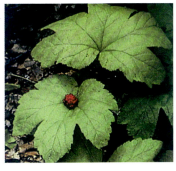

北美黄连是一种外形奇特的植物，只有一颗红色的果实，但不能食用。

生境与栽培

北美黄连生长在北美洲潮湿的山区林地，喜好落叶覆盖的腐叶土壤。由于在野外被过度采摘，北美黄连的野生植株已经变得罕见。1997年，它被列为濒危物种，目前仅人工种植的植株可以被商用。北美黄连是通过根系分裂繁殖的。3年生的植物根茎在秋季被发掘，置于露天晾干。

主要成分

- 异喹啉类生物碱（白毛茛碱、小檗碱、四氢小檗碱）
- 挥发油
- 树脂

主要功能

- 抗炎
- 抗菌
- 子宫兴奋药
- 止内出血

科学研究

生物碱 作为一种具有很高声誉的草本植物，关于其药理作用的研究甚少，但已知北美黄连主要是由其含有的异喹啉类生物碱发挥作用的。

白毛茛碱 在20世纪60年代末，加拿大的研究表明，白毛茛碱有收缩血管、刺激自主神经的功效。

抗菌 虽然这种草药的作用模式和有效性还不完全清楚，但已经可以肯定，这种草药有很强的抗菌活性。

小檗碱 小檗碱味苦、杀菌、抗阿米巴。最近的研究表明，它可以降低血脂和稳定血糖水平。

四氢小檗碱 研究表明，这种生物碱可刺激子宫。

实际应用

黏膜 大多数权威人士都认为北美黄连是治疗身体黏膜疾病的有效药物，尤其是眼、耳、鼻、喉、胃、肠和阴道黏膜疾病。

抗感染 北美黄连的稀释药剂可以用作眼药水或治疗牙龈炎症的漱口水，或者作为冲洗液冲洗阴道治疗酵母菌感染。它的浸剂也被用于治疗银屑病。

消化系统 北美黄连内服可以刺激消化液分泌，促进黏膜收缩，减轻炎症。但不能长期服用，因为它会减少肠道对一些营养物质的吸收，特别是B族维生素。

妇科应用 北美黄连有助于减少月经量，并被草药医生和助产士用来减少产后出血。因为它会刺激子宫，因此不应在怀孕期间服用。

药用部位

根茎 含有生物碱，有助于舒缓和收缩黏膜。

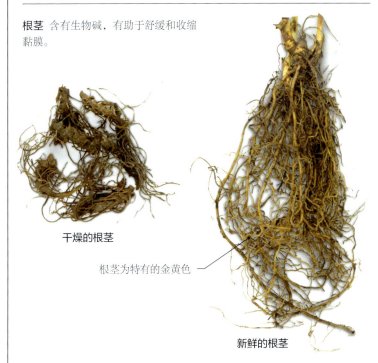

干燥的根茎

根茎为特有的金黄色

新鲜的根茎

主要剂型和用法

胶囊 可治疗胃炎。每日3次，每次服300毫克。

粉剂 用于制作胶囊。

酊剂（第302页）取20滴兑水，治疗黏膜疾病，每日3次。

煎剂（第301页）取50毫升漱口，每天3～4次可治疗咽喉痛。

浸剂（第301页）每次饮用150毫升，可治疗酵母菌感染。

注意 过量服用有毒。高血压患者请勿服用。不要在怀孕期或哺乳期服用。儿童不宜服用。

Hypericum perforatum（藤黄科）

贯叶连翘

　　贯叶连翘又叫"圣约翰草"，于夏至开花。在中世纪的欧洲，它被认为有能力抵抗疾病和邪恶。在医学上，它被认为可以愈合伤口和缓解沮丧。在19世纪，这种草药被弃用，但新近的研究使它重新成为治疗神经衰弱和抑郁的关键草药。目前它是世界上使用最多的草药之一。

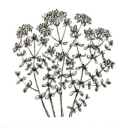

直立的多年生植物，高可达80厘米，明亮的黄色花朵在枝顶丛生。

生境与栽培

　　贯叶连翘生长在温带地区。它喜欢阳光充足、排水良好的白垩土。在秋天，它可以由种子或分株来繁殖。花头在夏季收获。

相关物种

　　其他金丝桃属植物也有类似的药用作用。

主要成分

- 间苯三酚（贯叶金丝桃素）
- 多环二酮（金丝桃素）
- 黄酮类化合物

主要功能

- 抗抑郁
- 抗焦虑
- 抗病毒
- 愈合伤口
- 抗炎

科学研究

　　抑郁　自20世纪70年代以来，临床研究已经证明贯叶连翘是一种有效的治疗轻度乃至中度抑郁的草药。2009年的一篇综述得出结论，这种草药对治疗重度抑郁也有帮助。研究显示贯叶连翘通过几种不同的方式对神经递质水平（如血清素）产生影响。

　　病毒感染　贯叶连翘提取物（特别是金丝桃素，即在花瓣和叶子中发现的色素）具有很强的抗病毒活性。

　　安全性　贯叶连翘本身很少产生不良反应，但它确实与某些传统药物相互作用，增加它们被肝脏分解的速度。这就改变了血液中的药物含量，大大降低了药效。在极少数情况下，这可能会危及生命。

实际应用

　　神经调理　这种草药具有恢复和保护神经的作用，有助于逆转长期的神经疲劳和情绪低落。它对季节性情感障碍和慢性焦虑有治疗作用，并能改善睡眠质量。

　　更年期　该草药被认为对更年期情绪低落有治疗作用，常与黑升麻（第61页）配伍。

　　组织痊愈　红色的贯叶连翘油具有强大的伤口愈合能力，历史上曾用于治疗刀伤和刺伤。如今，贯叶连翘油更多用于促进手术后的伤口愈合和轻微烧伤。这种油对缓解常见的带状疱疹痛、坐骨神经痛和牙痛有效。

相关链接

- 焦虑、抑郁和紧张，第318页
- 背痛，第323页

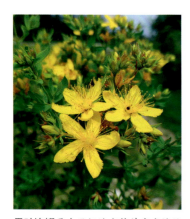

贯叶连翘是中世纪治疗精神疾病的民间药物。

药用部位

花头　在开花时采摘。

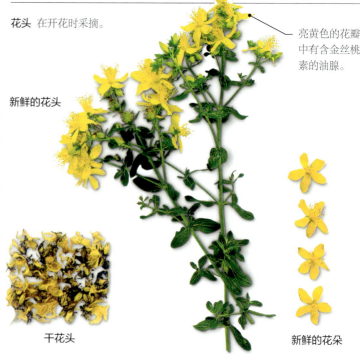

新鲜的花头

亮黄色的花瓣中有含金丝桃素的油腺。

干花头

新鲜的花朵

主要剂型和用法

油浸剂　把草药浸于油中6周（第304页）。轻抹于小创口和烧伤处。

霜剂（第306页）抽筋或神经痛时直接涂抹于患处。

酊剂（第302页）取½茶匙酊剂兑水稀释，可治疗抑郁，每日3次。

浸剂（第301页）每天饮用100毫升，可助消化。

注意　对阳光敏感。由于存在可能的相互作用，因此如果还服用其他处方药，请寻求专业建议。该草药在一些国家受到限制。注意不要与其他抗抑郁药物联合使用。

- 蚊虫叮咬、蜇刺和肿胀，第313页
- 唇疱疹、水痘和带状疱疹，第314页
- 抑郁和生命力下降，第326页
- 神经痛，第318页
- 关节僵硬疼痛，第323页
- 肌肉疲劳和酸痛，第322页

Inula helenium（菊科）

土木香

　　作为一种药物和食物，这种植物一直被古罗马人珍视，它的植物学名称来源于特洛伊故事中的海伦。根据传说，当海伦和帕里斯一起前往特洛伊，并与他生活在一起时，海伦手里拿着土木香。长期以来，这种植物的根被认为是一种温和的滋补品，对慢性支气管炎和其他肺部疾病特别有效。

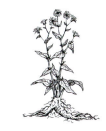

多年生草本植物，可长至3米高，雏菊状花朵为金黄色，叶大而尖。

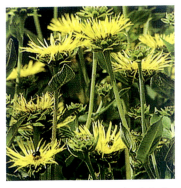

中世纪有句谚语："土木香可提振精神。"它反映了土木香的滋补特性。

生境与栽培

　　原产于欧洲东南部和西亚，现生长于包括美国部分地区在内的温带地区。同样它也有人工栽培。春季由种子或分根繁殖，喜好潮湿且排水良好的土壤。它的根在秋天被挖出、切开并在高温下干燥。

相关物种

　　旋覆花（*I. japonica*）生长在中国和日本。其他可药用近缘植物包括向日葵（*Helianthus annuus*）、止痢蚤草（*Pulicaria dysenterica*）和紫锥菊（第96页）。

主要成分

- 菊粉（高达44%）
- 挥发油（高达4%），含有土木香醇和倍半萜内酯（包括土木香内酯）
- 三萜皂苷
- 植物甾醇

主要功能

- 祛痰
- 止咳
- 发汗
- 除虫
- 抗菌

科学研究

　　菊粉 1804年，菊粉首次从土木香中被分离出来。它的黏性有助于舒缓支气管。

　　抗菌 土木香内酯对结核分枝杆菌有显著的抑制作用。爱尔兰的研究人员发现，这种植物的根对MRSA（一种耐抗生素的超级病菌）有很强的抑制作用。

　　全株草药 作为一个整体，根有祛痰的作用，促进黏液从肺部咳出。挥发油是已知的部分祛痰原因，它同时支持草药的抗菌作用。

实际应用

　　肺部疾病 长期以来，土木香因其对呼吸系统的滋补、增强作用及治疗肺部感染的能力而受到重视。它可以温暖肺部，并可以温和地刺激肺部清除黏液，同时适用于年轻人和老年人。它可以用于几乎所有的肺部感染，尤其对虚弱的患者有效。

　　慢性肺部疾病 土木香的特性导致它被特别用于治疗慢性支气管炎和支气管哮喘——它既能舒缓支气管，又能祛痰，疗效甚佳。此外，这种草药有轻微的苦味，可通过改善消化和吸收来帮助患者恢复。

　　消化系统疾病 传统上，土木香被认为是一种针对消化系统的滋补品。它能刺激食欲，缓解消化不良。它也可治疗蛲虫病。

药用部位

根 含有菊粉，即一种黏性（胶状）物质，可以缓解咳嗽。

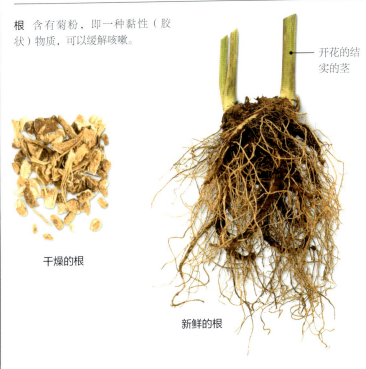

开花的结实的茎

干燥的根

新鲜的根

主要剂型和用法

煎剂（第301页）每日2～3次，每次75毫升，可治疗过敏性咳嗽。

酊剂（第302页）混合50毫升土木香酊剂和50毫升百里香酊剂，可治疗支气管炎。每日3次，每次1茶匙。

糖浆 治疗咳嗽时，先制成浸剂（第301页），再用文火煨炖至一半体积，然后加入糖或蜂蜜（第303页）。每2小时服用1～2茶匙。

注意 会引起皮肤反应。孕期或哺乳期不可服用。

　　感染 土木香曾用于治疗结核病。它与其他抗菌草药配合使用效果良好，可治疗扁桃体炎。它的恢复和滋补效果赋予其具备抗感染能力。

相关链接

- 咳嗽和支气管炎，第320页

Lavandula angustifolia syn. *L. officinalis*（唇形科）

薰衣草

　　薰衣草是一种重要的舒缓放松类草药，以其芳香气味而非药用价值而闻名于世。在中世纪晚期它就成为流行的药物。1620年，它作为一种草药被带到新大陆。草药学家约翰·帕金森曾描述它尤其对悲伤和痛苦具有疗效。

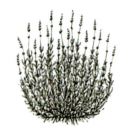

多年生丛生植物，高达1米，紫罗兰色的穗状花序顶生。

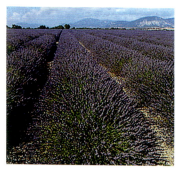

薰衣草被广泛种植，主要用于香水和医药领域。

生境与栽培

　　薰衣草原产于法国和地中海西部，因富含挥发油而在世界各地广泛种植。它是由种子或插穗繁殖而来的，喜好生活在阳光充足的地方。薰衣草的花在盛夏的早晨采摘，然后晒干，或蒸馏以产生精油。

相关物种

　　穗状薰衣草（*L. spica*）比药用薰衣草（*L. officinalis*）产量高，但品质较差。在西班牙和葡萄牙，头状薰衣草（*L. stoechas*）被用作清洗伤口和溃疡的消毒剂。

主要成分

- 挥发油（最高3%），含有40多种成分
- 黄酮类化合物

主要功能

- 抗痉挛
- 抗抑郁
- 抗菌
- 抗焦虑
- 保护神经

科学研究

　　薰衣草油 2014年的一项临床试验发现，在缓解焦虑方面，内服薰衣草油比安慰剂和传统镇静剂都更有效。它还显示出抗抑郁活性。该挥发油被认为具有低毒性和显著的抗菌和抗真菌效果。

　　花 薰衣草花也有与精油相似的特性。虽然只进行了很少的研究，但很可能这些花具有更强的祛风作用和保护神经活性。外用情况下，花的提取物可作为驱虫剂和发红剂（刺激局部血液循环）。

实际应用

　　神经系统 薰衣草以其舒缓和镇静作用而闻名，与其他镇静类草药结合使用，可缓解失眠、易怒、头痛和偏头痛。它还有助于改善抑郁。

　　消化 和许多含有大量挥发油的草本植物一样，薰衣草可以缓解消化不良和腹部绞痛，减轻腹胀。

　　哮喘 薰衣草的舒缓效果使它对某些类型的哮喘有帮助，尤其在过度紧张的情况下。

　　精油 它是一种很好的急救药物。它是强效抗菌剂，有助于愈合烧伤、创口和溃疡。涂抹于昆虫的叮咬处，可以缓解疼痛和炎症，它还可以用来治疗疥疮和头虱。用精油按摩太阳穴可以缓解头痛，洗澡时在浴缸中滴加5滴精油可以缓解肌肉紧张，调节神经，并促进睡眠。

药用部位

花是在开花接近尾声时收获，此时花瓣已开始凋落。

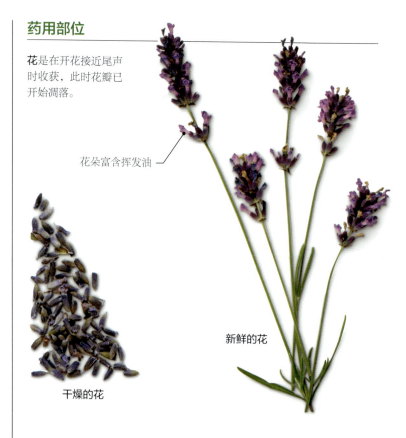

花朵富含挥发油

新鲜的花

干燥的花

主要剂型和用法

酊剂（第302页）取½~1茶匙睡前兑水服用，可治疗失眠。

按摩油（第307页）取20滴与20毫升载体油混合，按摩缓解头痛。

精油 未稀释精油可治蚊虫叮咬。

浸剂（第301页）治疗消化系统疾病。每日2次，每次75毫升，可治疗消化不良。

注意 除非在专业人员的监督下，否则不要内服精油。

相关链接

- 背痛，第323页
- 蚊虫叮咬、蜇刺和肿胀，第313页
- 轻微烧伤和晒伤，第313页
- 耳痛，第322页
- 头痛和偏头痛，第319页
- 失眠，第319页
- 神经痛，第318页
- 关节僵硬疼痛，第323页

Linum usitatissimum（亚麻科）

亚麻籽

亚麻籽在中东地区种植了至少7000年，其种子和纤维在历史上有过数不清的药用和工业用途。亚麻籽已被证明含有很高水平的多不饱和必需脂肪酸，使其在维持心脏健康及预防慢性炎症方面具有价值。

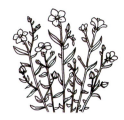

细长的一年生植物，高1米，有狭窄的叶子、蓝色的花和球形的蒴果。

生境与栽培

亚麻籽原产于欧洲和亚洲的温带地区，现在广泛种植于全球温带地区，包括加拿大和美国，以及阿根廷和北欧各国。它在春天由种子萌发，在夏末秋初种子成熟时收获。

相关物种

泻亚麻（*L. catharticum*）原产于西欧，是一种泻药，但已不再使用。

主要成分

- 不挥发油（约35%），主要是 α-亚麻酸
- 蛋白质（约26%）
- 纤维（约14%）
- 黏液（约12%）
- 甾醇
- 木脂素

主要功能

- 镇痛剂
- 软化剂
- 缓泻药

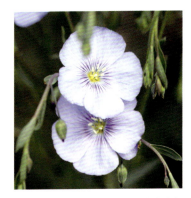

亚麻籽是提供 ω-3 必需脂肪酸的最好的植物来源之一。

- 植物雌激素
- 抗癌

科学研究

亚麻籽油 亚麻籽富含 α-亚麻酸，这是一种 ω-3 多不饱和脂肪酸，与鱼油中常见的脂肪酸相似。研究表明，亚麻籽油具有显著的抗炎活性。它还有助于保护心脏和血液循环，减少心脏畸形。亚麻籽的种子则有助于降低胆固醇水平。

抗癌 亚麻籽粉似乎对预防子宫内膜癌、乳腺癌和前列腺癌特别有效：它富含亚麻籽油，可以抗炎；木脂素是植物雌激素，能降低雌二醇（一种潜在的有害雌激素类型）的影响；而黏液和纤维可以防止肠道重新吸收多余的雌激素。在饮食中添加亚麻籽可以降低PSA水平（用于评估前列腺癌风险），因此它被认为可以预防前列腺癌。

实际应用

缓泻药 亚麻籽主要用作通便剂，对慢性便秘尤其有价值。亚麻籽吸收肠道内的液体，使粪便变软，促进肠道运动。它们应该与5倍于其体积的水一起服用。因含有很多黏液，亚麻籽还具有舒缓和抗炎作用，在有疾病的情况下可减少肠道刺激和炎症。

呼吸系统和泌尿系统疾病 种子在被吞下之前需要被研磨或碾碎，能够缓解肺部病症，在一定程度上还能治疗泌尿系统疾病。事实证明，它们对慢性或阵发性咳嗽、支气管炎、肺气肿及慢性膀胱炎等疾病有帮助。

药用部位

完整的种子 支持结肠排毒和清洗。破碎的或磨碎的种子则用于其他医疗用途。通常首选金色亚麻籽品种。

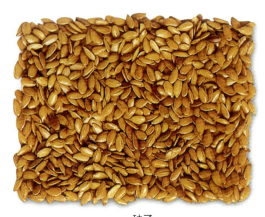

种子

主要剂型和用法

油 从种子中提取，使用方便但很容易腐败变质。每次取1~2茶匙食用，作为日常的营养补充。

破碎或磨碎的种子 每天1~2汤匙加水服用，缓解更年期症状。

粉剂 可与水混合制成膏剂，也可用于烘焙，给更年期女性提供植物雌激素类食物。

注意 不要使用未成熟的种子，因为可能有毒。将磨碎的种子放入密闭容器中，冷藏储存。

外用 碾碎的种子或亚麻籽粉可以制成膏剂，适用于疼痛、棘手的疖和痈肿。膏剂可软化皮肤，并协助排出脓性物质。葡萄牙医生建议将亚麻籽油和红酒混合使用，作为治疗伤口的有效外用药物。

更年期 在饮食中添加亚麻籽，可以在更年期维持雌激素平衡，减轻更年期的相关症状。

相关链接

- 便秘，第327页

Lobelia inflata（桔梗科）

北美山梗菜

北美山梗菜（半边莲）是一种强大的抗痉挛药物，用于治疗呼吸系统疾病和肌肉相关疾病。它是北美洲原住民用来治疗多种疾病的传统药物。它被作为催吐草来治疗蠕虫病和性病，还被用作祛痰剂。它也被用作烟草的替代品，具有一些神奇的特性。

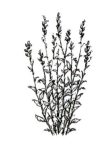

一年生草本植物，可长到50厘米高，披针形叶片，淡蓝色或粉红色花朵。

生境与栽培

北美山梗菜是一种美洲本土植物，在北美洲大部分地区都有发现，尤其在美国东部。它生长在路边等被人忽视的地区，更喜欢酸性土壤。地上部分在初秋收获，此时蒴果数量最多，需要仔细干燥。

相关物种

至少有4种其他种类的半边莲被美洲原住民利用。蓝花半边莲（*L. siphilitica*）正如它的拉丁名所暗示的那样，美洲原住民和欧洲殖民者都认为它有治愈梅毒的能力。中国的半边莲（*L. chinensis*）主要用作利尿剂和治疗毒蛇咬伤。

主要成分

- 哌啶类生物碱（6%），主要是洛贝林
- 黄酮类化合物
- 萜类化合物
- 香豆素

主要功能

- 呼吸兴奋剂
- 抗痉挛
- 祛痰
- 催吐
- 发汗

科学研究

美洲传统疗法 北美山梗菜是一种应用广泛的传统原住民草药。后来，美国草药学家塞缪尔·汤姆森极力倡导使用这种草药，他将该草药作为他的理论系统的治疗基石（第29页）。他主

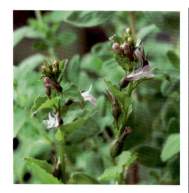

北美山梗菜的淡蓝色花朵被认为具有魔力，可用来辟邪。

要用它来催吐。

主要疗效 全草有很强的抗痉挛作用。其有效成分洛贝林可刺激脑干内的呼吸中枢，产生更强和更深的呼吸。20世纪90年代实验研究表明，洛贝林具有抗抑郁活性。

呼吸系统疾病 它是一种强效的抗痉挛草药和呼吸刺激剂，对缓解胸闷很有效果，如哮喘，特别是支气管哮喘和慢性支气管炎。这种草药有助于放松较小支气管的肌肉，从而打开呼吸道，刺激呼吸，促进痰的咳出。在英美传统草药中，它总是与辣椒（第79页）结合在一起使用，这种热和刺激性有助于将血液推进被它放松的区域。

外用 它的一些成分，尤其是洛贝林，在体内会迅速分解，所以通常外用更加有效。它的抗痉挛作用有助于放松肌肉，特别是平滑肌，因此其对扭伤和背痛等有缓解效果。它与辣椒联用，可摩擦胸部和鼻窦。

药用部位

地上部分 具有重要的抗痉挛作用，有助于缓解呼吸系统的不适。

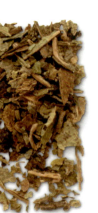

干燥的地上部分

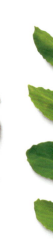

新鲜的叶片

新鲜的地上部分

主要剂型和用法

浸剂 用于治疗支气管炎。

酊剂 可缓解哮喘。

片剂 包含北美山梗菜和其他种类的草药，用于治疗支气管哮喘。

注意 只有在药师或医生出具处方的情况下才可服用，切勿食用新鲜植物。过量摄入较为罕见（呕吐通常首先发生），但可能是致命的。在一些国家禁止使用。

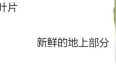

烟瘾 哌啶类生物碱，特别是洛贝林，具有与烟草（第247页）中尼古丁类似的化学作用，因此它也被草药医生用来帮人戒烟。

Lycium chinense syn. *L. barbarum*（茄科）

枸杞

　　枸杞是一种重要的中药，最早出现在《神农本草经》中。传统上人们认为它能延年益寿。一位长寿的中医将自己的长寿归功于草药，包括枸杞。今天，枸杞的浆果和根都有很好的药用价值。

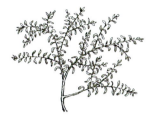

落叶灌木，高可达4米，有亮绿色的叶片和鲜红色的浆果。

生境与栽培

　　枸杞生长在中国大部分地区，现广泛种植于中国中部和北部。它秋天由种子繁殖。根可以在一年中的任何时候采掘，但常见的收获季节是春季。浆果则在夏末秋初成熟时采摘。

主要成分

- β-谷甾醇

浆果：

- 多糖
- 黄酮类化合物，主要是芦丁
- 必需脂肪酸
- 类胡萝卜素——主要是玉米黄素
- 维生素C

根：

- 肉桂酸
- 叶虱酸

主要功能

- 滋补
- 护肝
- 保护神经
- 降血压
- 抗衰老

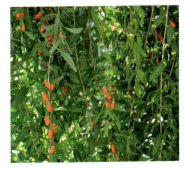

枸杞的浆果有补血功效。

科学研究

　　免疫调节　在过去的30年里，各种免疫调节研究表明，枸杞可提升免疫功能，一部分归因于其抗衰老而导致白细胞减少。它还通过防止细菌和病毒附着在细胞膜上来预防感染，尤其是在肝脏部位。多糖具有抗癌活性。

　　玉米黄素　这种化合物在枸杞中的含量比它在其他任何食物中的都要高，它可以作为一种补充剂来支持视力和保护视网膜。它被认为可以预防老年性黄斑变性。

　　滋补和保护神经　在中国进行的几项临床试验发现，枸杞汁能促进身体健康、缓解疲劳、抑郁和焦虑。在早期的研究中，枸杞已经显示出作为保护神经药物的良好前景了。它可能作用于大脑，预防与阿尔茨海默病相关的某些退行性变化。

实际应用

　　循环系统　在中国，枸杞被认为是一种补血药，可以改善血液循环。服用它可以帮助降低血压，治疗包括头晕和耳鸣在内的一系列症状。

　　延缓衰老　枸杞抗衰老的重要性逐渐被研究证实。枸杞具有保护免疫系统、肝脏、心血管和大脑功能不受损害的综合作用，这表明枸杞在任何想要在晚年保持健康的人们的饮食中都有一席之地。每天吃一小把浆果（生吃或作为餐食的一部分）对长期健康有益。

药用部位

根　可用于退热。

浆果　生吃或干吃，或者用于烹饪，如做汤。

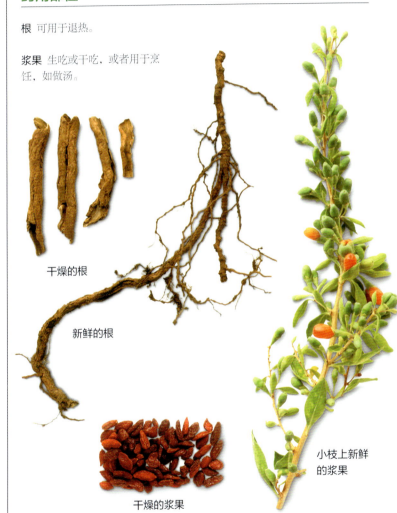

干燥的根

新鲜的根

小枝上新鲜的浆果

干燥的浆果

主要剂型和用法

煎剂　根的煎剂（第301页）可治疗发热，每天服用100毫升。

酊剂　根制成的酊剂（第302页）可治疗咳嗽和哮喘，每日3次，每次3毫升，用清水稀释。

用浆果制成煎剂　切碎干浆果，用文火煨炖（第301页），每天服用100毫升，可改善视力。

注意　孕妇禁用。它可能与一些处方药相互作用：不要与华法林一起服用。

Melaleuca alternifolia（桃金娘科）

澳洲茶树

澳洲茶树，尤其是精油，是最重要的天然抗菌剂之一。这种草药对各种各样的刺痛、创伤和皮肤感染都有用，在每个家庭药箱中都有一席之地。澳洲茶树原产于澳大利亚，是当地原住民的传统药材。在20世纪20年代，研究人员开始研究它的药用效果，现在它在欧洲、美国及澳大利亚等地区被广泛使用。

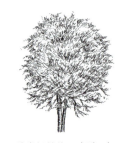

一种常绿植物，高达7米，有多层纸质树皮，具尖叶片和白色花序。

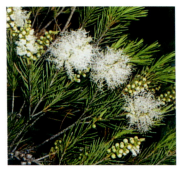

澳洲茶树是最有效的天然抗菌剂之一。

生境与栽培

澳洲茶树原产于澳大利亚，生长在新南威尔士州北部和昆士兰州湿润的土壤中。它现在被广泛种植。澳洲茶树在夏天用扦插繁殖。一年四季都要采摘树叶和小树枝，然后蒸馏生产精油。

相关物种

其他提供精油的白千层属植物包括白千层（第240页）、绿花白千层（*M. viridiflora*）和狭叶白千层（*M. linariifolia*），所产的精油与澳洲茶树的精油非常相似。

主要成分

■ 挥发油

主要功能

■ 防腐剂　　　■ 抗菌剂
■ 抗病毒　　　■ 刺激免疫

科学研究

抗菌效果 1923年，澳洲茶树精油的抗菌特性在澳大利亚首次被研究。自20世纪60年代以来，人们对其进行了更深入的研究，证实它具有良好的抗菌效果。在澳大利亚进行的临床试验表明，它能有效地治疗多种传染病，尤其是真菌性疾病和皮肤病，如霉菌性阴道炎、痤疮和疣。

活性物质 精油中很重要的成分是松油醇，它是很好的抗菌剂且具有良好的皮肤耐受性。精油中还含有能刺激皮肤的桉油醇。不同品质的精油，桉油醇的含量变化很大，劣质油品中可达10%以上，在某些情况下甚至高达65%。

实际应用

传统用法 澳洲茶树是原住民的传统草药。叶片被压碎后，要么吸入，要么做成浸剂，治疗咳嗽、感冒和皮肤感染。

皮肤病 它可治疗皮肤感染，如足癣和体癣，以及鸡眼、疣、痤疮、疖、创口、蚊虫叮咬和其他类型的皮肤病。

慢性感染 澳洲茶树内服可治疗慢性病和某些急性感染，特别是膀胱炎、传染性单核细胞增多症和慢性疲劳综合征。

口腔感染 这种草药制成的漱口水很有效，可以对抗口腔感染和牙龈疾病，也可以治疗咽喉肿痛。

阴道感染 它是治疗阴道炎症的草药，包括真菌性阴道炎。它可以制成阴道栓剂，也可以稀释于载体霜中，涂抹于患处。

相关链接

■ 念珠菌性阴道炎，第324页

药用部位

叶片 含有杀菌力强的挥发油，用于治疗皮肤病和感染。

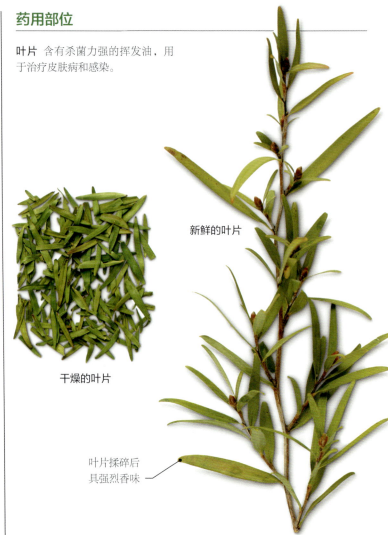

新鲜的叶片

干燥的叶片

叶片揉碎后具强烈香味

主要剂型和用法

霜剂 在1茶匙霜剂中加入5滴精油，每天涂抹3次。

浸剂（第301页）可治疗慢性感染。将⅓茶匙叶片碎浸入150毫升水中制成浸剂，每天服用2次。

精油 取3滴精油兑入12滴载体油中，涂抹于脚部真菌感染处。

阴道栓剂（第307页）每天插入一个，治疗阴道感染。

注意 除非在专业人员的监督下，否则不要内服精油。

Melissa officinalis（唇形科）

香蜂草

约翰·伊夫林（1620—1706年）在他的作品中写道："香蜂草对大脑的作用是无与伦比的，它能增强记忆力，并有效地赶走忧郁。"如今，这种气味甜美的草药仍因其镇静作用而广受重视。最近的研究表明，它能有效治疗唇疱疹。

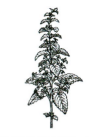

一种多年生草本植物，可长至1.5米高，开白色小花，叶脉深，叶片边缘齿状。

生境与栽培

香蜂草原产于南欧、西亚和北非，现在生长于世界各地。该植物在春天由种子或插条繁殖。地上部分从初夏开始采摘，最好在开花前采摘，此时挥发油浓度最高。

主要成分

- 黄酮类化合物
- 多酚，包括迷迭香酸、咖啡酸和绿原酸
- 三萜类化合物
- 精油（最高0.2%），主要是柠檬醛、芳樟醇

主要功能

- 保护神经
- 强心
- 松弛药
- 解痉
- 抗病毒

科学研究

阿尔茨海默病治疗 2003年

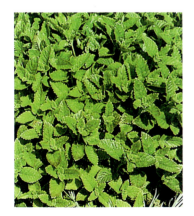

香蜂草的植物学名称"*melissa*"来自希腊语，意为蜜蜂，指的是这种植物对蜜蜂有巨大的吸引力。

在伊朗进行的一项为期4个月的临床研究得出结论，香蜂草提取物"对轻度至中度阿尔茨海默病的治疗有价值，对这类患者的躁动有积极作用"。这种草药已被证明具有抗胆碱酯酶活性。

焦虑和抑郁 2021年对该草药临床试验的回顾指出，香蜂草可有效改善焦虑和抑郁症状，特别是在急性发作期。

多酚 多酚可以抗病毒，特别是能对抗产生唇疱疹的单纯疱疹病毒。在一项研究中，唇疱疹的平均愈合时间被减少了一半，约为5天；二次暴发间隔时间增加了1倍。

实际应用

传统用法 这种草药一直被用来提神。据说定期服用可以延年益寿。其他传统用途还包括愈合伤口、减轻心悸和放松心情，以及治疗牙痛。

现代舒缓草药 香蜂草是一种能缓解焦虑、轻度抑郁、烦躁不安和易怒情绪的草药。它能减少紧张和恐慌的感觉，还能平复心跳，是治疗由紧张引起的心悸的有效药物。当过度焦虑导致消化不良、反酸、恶心、腹胀和腹痛等问题时，用它也很有效。

唇疱疹 香蜂草可以缓解唇疱疹，并降低其进一步爆发的概率。

激素类草药 在发现香蜂草的抗甲状腺作用后，该草药被用于治疗甲状腺功能亢进。

更多用法 香蜂草是治疗割伤和蚊虫叮咬的急救药物，对发热也有效。

药用部位

地上部分 在各种制剂中被用作镇静剂。

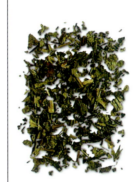

干燥的地上部分

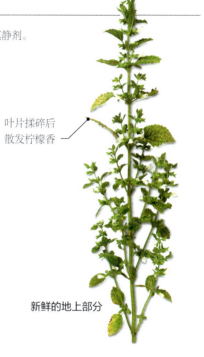

叶片揉碎后散发柠檬香

新鲜的地上部分

主要剂型和用法

精油 可治疗带状疱疹。取5滴精油加入1茶匙橄榄油中，搓揉于患处。

浸剂（第301页）每次饮用150毫升，每日3次，可治疗神经性头痛。

酊剂（第302页）治疗焦虑和轻度抑郁，取½茶匙兑水服用，每日3次。

洗液 制成浸剂并定期使用，可治疗唇疱疹。

汁液 用于处理小创口或刮伤，按需使用。

膏剂（第305页）适用于蚊虫叮咬。

注意 除非在专业人员的监督下，否则不要内服精油。

相关链接

Mentha x piperita（唇形科）

胡椒薄荷

胡椒薄荷的起源是个谜，但它的确已经存在了很长时间，在公元前1000年左右建造的金字塔中发现过胡椒薄荷的干燥叶片。它受到古希腊人和古罗马人的高度追捧，但直到18世纪才在西欧流行起来。胡椒薄荷的主要治疗价值源于它缓解嗳气、腹胀和绞痛的能力，当然它还有许多在其他方面的应用。

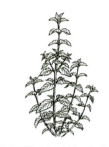

具浓郁芳香气味的一年生草本植物，方茎，可长至80厘米，叶片有锯齿。

生境与栽培

胡椒薄荷在欧洲、亚洲和北美洲的种植园里都有栽培。它在春天由种子繁殖，夏季开花之前收获。

相关物种

胡椒薄荷是水薄荷（*M. aquatica*）和留兰香薄荷（*M. spicata*）的杂交产物，后两者具有相似但更温和的药用效果。

主要成分

- 挥发油（高达1.5%）
- 黄酮类化合物（木犀草素、薄荷苷）
- 酚酸
- 三萜类化合物

主要功能

- 解痉
- 发汗

- 抗菌
- 镇痛
- 祛风

科学研究

挥发油 研究表明，挥发油具有很强的抗菌作用。薄荷醇对皮肤有抗菌、凉爽和麻醉作用，但它同时是一种刺激物。

全草 全株植物对于消化器官有解痉作用。20世纪90年代，丹麦和英国的临床试验证实了它在治疗肠易激综合征方面的价值。

实际应用

消化系统疾病 它对消化系统很有价值，可以增加消化液和胆汁的流动，放松肠道肌肉。它能减轻恶心、绞痛、痉挛和胀气，并缓解肠道不适。它有舒缓结肠内壁和肌肉的功效，有助于排便和缓解痉挛性结肠。

止痛 它可以减轻皮肤疼痛，降低皮肤敏感性。它还能缓解与消化不良有关的头痛和偏头痛。

感染 稀释后的精油可用作呼吸道感染的吸入剂和胸部擦剂。全草可治疗消化系统感染。

相关链接

- 消化性头痛和胆汁淤积，第319页
- 湿疹，第310页
- 恶心伴头痛，第316页
- 神经痛，第318页
- 胃肠胀气，第316页

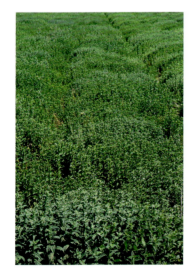

胡椒薄荷因产薄荷油而被广泛种植于世界各地。

药用部位

地上部分 蒸馏出挥发油，用于各种制剂。

叶片含有大量的挥发油，对消化系统很有价值

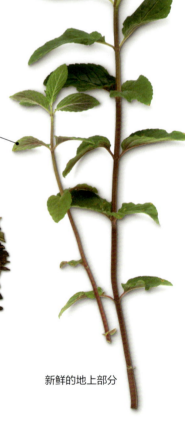

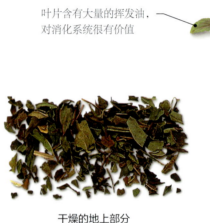

干燥的地上部分

新鲜的地上部分

主要剂型和用法

精油 稀释至2%（第307页），涂抹至太阳穴以缓解头痛。

洗液 由浸剂制作而成，适用于敏感皮肤。

浸剂（第301页）饭后饮用150毫升，促进消化。

酊剂 与其他草药合用的酊剂，主要用于治疗消化系统疾病。

胶囊 用于治疗肠易激综合征。

注意 5岁以下儿童禁用。精油内服时，请遵循医生的建议；且不适合12岁以下儿童。

Myristica fragrans（肉豆蔻科）

肉豆蔻

　　肉豆蔻的核仁和肉花都来自肉豆蔻树，它们具有非常相似的药用特性。由于其高剂量具有毒性，尽管它们是非常重要的药材，但在西方很少使用，主要用于促进消化和治疗消化系统感染。一直以来，肉豆蔻也被认为是一种催情药，并可以治疗湿疹和风湿病。

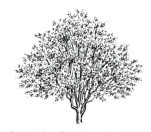

常绿乔木，高可达12米，有带香味的叶子和一簇簇黄色的小花。

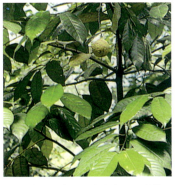

肉豆蔻在热带地区多有商业化种植。

生境与栽培

　　肉豆蔻树原产于印度尼西亚，现在被广泛种植。它们由种子繁殖，种子成熟后即可播种。幼树大约8年后结出果实，而且可以持续60年以上。果实成熟后采摘，核仁和肉花分开晾干。

主要成分

核仁：
- 挥发油（高达15%），包括α-蒎烯、β-蒎烯、α-萜烯、β-萜烯、肉豆蔻酸、叶黄素、黄樟素
- 不挥发油（肉豆蔻脂）、肉豆蔻酸酯、丁酸甘油酯

肉花：
- 挥发油（类似核仁，但含有较高浓度的肉豆蔻酸）

主要功能

核仁：
- 祛风
- 缓解肌肉痉挛
- 止吐
- 兴奋

肉花：
- 兴奋
- 祛风

实际应用

　　消化系统疾病 肉豆蔻精油对肠胃有麻醉和激发效果，能增加食欲，减少恶心、呕吐和腹泻。对于许多消化系统疾病，尤其是胃肠炎，它是一种非常有效的治疗药物。

　　促进睡眠 虽然肉豆蔻是一种兴奋性药剂，但它也有麻醉和抗痉挛的性能。作为短期或长期睡眠障碍的辅助睡眠药物，它可以在很低剂量下（一小撮粉末）就起效果。实验室研究表明，肉豆蔻还有抗抑郁活性。

　　壮阳药 在印度，肉豆蔻素有"壮阳药"的美誉。它被认为可以增强性耐力。

　　外用 以不挥发油（肉豆蔻脂）为基础的膏剂可用于治疗风湿病。它有反刺激作用，刺激血液流向该区域。在印度，肉豆蔻被磨成糊，直接涂抹在湿疹和癣等部位。

　　安全性 低剂量的核仁和肉花是安全的。然而，过量的肉豆蔻是致幻的、有毒的。仅食用两颗完整的肉豆蔻就会导致死亡。

药用部位

假种皮（肉花）围绕在种子外周。它被用于烹饪或作为药材。

种仁（核仁）是一种治疗肠道感染和风湿病的兴奋类药物。

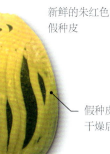
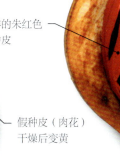
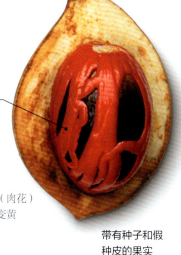

新鲜的朱红色假种皮

假种皮（肉花）干燥后变黄

带有种子和假种皮的果实

干燥的种子和假种皮

包含核仁的木质种子外壳（核仁）

干燥的种仁（核仁）

主要剂型和用法

肉花粉 用于治疗肠胀气。

核仁粉 将2茶匙的粉与少量的水混合成糊，涂抹在患处，可治疗湿疹。

精油 肉豆蔻制成的精油偶尔被草药医生用来治疗呕吐。

浸剂 在150毫升薄荷浸剂中加入少量肉豆蔻（第301页），可治疗胃肠炎，每日服用3次。

膏剂 不挥发油（肉豆蔻脂）制成的膏剂，可治疗风湿病，每天涂抹几次。

注意 精油内服时，需在专业监督下服用。每天服用任何一种形式药剂，肉豆蔻的量都不要超过3克。孕期禁用。

Ocimum tenuiflorum syn. *O. sanctum*（唇形科）

圣罗勒

圣罗勒就像罗勒一样，都来自印度。在印度它被尊崇为"神药"。这种草药有非常重要的药用价值，尤其是它能够降血糖。在印度草药中，圣罗勒有着非常广泛的用途，可以治疗发热、支气管炎、哮喘和口腔溃疡等。

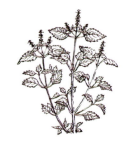

芳香的一年生草本植物，高约70厘米，开有紫红色或白色小花。

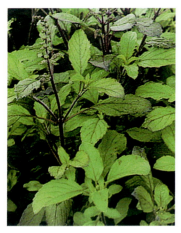

圣罗勒通常被种植于寺庙和庭院周围。

生境与栽培

圣罗勒原产于印度和亚洲其他热带地区。由于其药用特性，它也被广泛种植在中美洲和南美洲。圣罗勒由种子繁殖，通常也作为盆栽植物种植。在初夏花尚未开放之时，适合采摘其地上部分。

相关物种

常见的烹饪品种罗勒（第248页）是它的近亲。

主要成分

- 挥发油（1%），含丁香酚（70%～80%）
- 黄酮类化合物（芹菜素、木犀草素）
- 三萜类化合物（熊果酸）
- 多酚
- 皂苷

主要功能

- 解痉
- 镇痛
- 降血糖
- 退热
- 调节
- 抗炎

科学研究

糖尿病 关于圣罗勒降血糖能力的研究已经进行了几十年。现在它已被证实是治疗某些类型糖尿病的有效药物。

印度研究 印度的研究表明，圣罗勒能降血压，且具有抗炎、止痛和退热的功效。初步研究还表明，该草药可增强免疫力、防辐射、抗癌，但抑制精子产生。

实际应用

传统用法 圣罗勒一直被认为是一种可滋补的、激发精神的草本植物，有助于提高身体活力。

阿育吠陀医学 圣罗勒主要用于治疗发热。一份经典的印度食谱将圣罗勒、胡椒（第258页）、生姜（第159页）和蜂蜜混合在一起，用来预防感染和控制高热。

心脏和压力 圣罗勒被认为与心脏有密切关系，可以保护心脏，还可以降低血压和胆固醇水平。它以减轻压力而闻名，被认为有助于身体适应新的需求和承担重压。

糖尿病 这种草药能够帮助稳定血糖水平，因此在糖尿病治疗中很有用处。

呼吸系统疾病 它对治疗呼吸道感染很有价值，尤其是咳嗽、支气管炎和胸膜炎。它还可

药用部位

地上部分 具有滋补和提振精神之功效。

叶片有锯齿，叶面被细毛覆盖

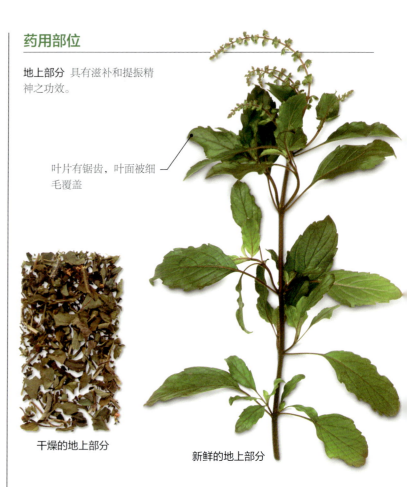

干燥的地上部分

新鲜的地上部分

主要剂型和用法

汁液 取10毫升涂抹于患处，可治疗皮肤感染，每日2次。

煎剂（第301页）可治疗发热或作为滋补品，每天服用150毫升。

粉剂 治疗口腔溃疡。将药粉轻轻涂抹于溃疡处，一日数次。

注意 孕妇和备孕者禁用。

以治疗哮喘。

更多用法 提取的汁液可用于治疗蚊虫叮咬、癣和皮肤病。它也被用作滴耳液治疗耳部感染。汁液或草药粉末有助于口腔溃疡愈合。

相关链接

- 蚊虫叮咬、蜇刺和肿胀，第313页

Olea europaea（木犀科）

油橄榄

油橄榄树最早于6000~7000年前在地中海东部种植，此后一直被视为食物和药物。橄榄枝是和平的象征，制成的桂冠为古代奥运会的胜利者加冕。《圣经》中说，油橄榄树的"果实当食，叶子当药"，这一总结在今天仍然准确。橄榄油和油橄榄叶具有多种健康益处。

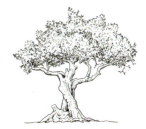

常绿乔木，可长至10米高。叶小而坚韧，小花绿白色、成簇。

生境与栽培

油橄榄树原产于地中海地区，在地中海国家和与之气候相似的美洲地区都有种植。叶片可以全年采集，果实在夏末收获。

主要成分

- 裂环烯醚萜——橄榄苦苷
- 黄酮类化合物
- 酚酸，包括咖啡酸
- 三萜类化合物，包括齐墩果酸
- 油酸（果实）

主要功能

- 抗炎
- 抗菌
- 苦味药
- 心血管补剂
- 降低血压、血糖和血脂水平

科学研究

橄榄油 橄榄油富含单不饱和脂肪酸（75%的油酸），是传统地中海饮食的关键。它被认为是习惯地中海饮食人群的癌症发病率低的主要因素。

橄榄苦苷 橄榄油和油橄榄叶中都含有苦味的橄榄苦苷。这种成分被认为是油橄榄树的许多

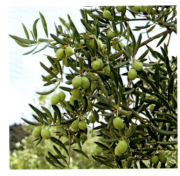

油橄榄的采收方式仍像几个世纪以前一样。

药用价值的来源。干叶具有更强的药用活性，因为其中含有6%~14%的橄榄苦苷，大约是油中含量的100倍。

油橄榄叶 实验室研究结果表明，油橄榄叶具有广泛的健康益处，包括抗炎，抗动脉粥样硬化，抗癌，保护心脏、肝脏和神经，以及抗菌。临床试验支持用油橄榄叶治疗高血压的传统。

感冒和流感 新西兰的一项小型临床研究（2019）测试了油橄榄叶提取物对高中运动员患感冒和流感的频率的影响。没有发现受试者的上呼吸道感染发生率降低，但服用了油橄榄叶提取物的受试者病假减少28%。

实际应用

传统用法 油橄榄树可能最早于公元前4500年在克里特岛就有种植。从那个时候开始，它的叶片就被人们用来清洗伤口。

心脏病 油橄榄叶可以降低血压，有助于改善血管的功能。

糖尿病 叶片具有降血糖的作用，已被用于治疗糖尿病。

其他用法 橄榄油有营养，可以改善血液中的脂肪平衡。在过去，它曾与柠檬汁一起服用，治疗胆结石。这种油可以涂抹身体，适用于润泽干性皮肤、清洗乳痂、清理头皮屑和耳垢。

相关链接

- 乳痂，第328页
- 妊娠纹，第327页

药用部位

果实（油） 压榨油用于烹饪和涂抹在皮肤局部。

叶片 一种强大的抗氧化剂，有助于控制炎症。

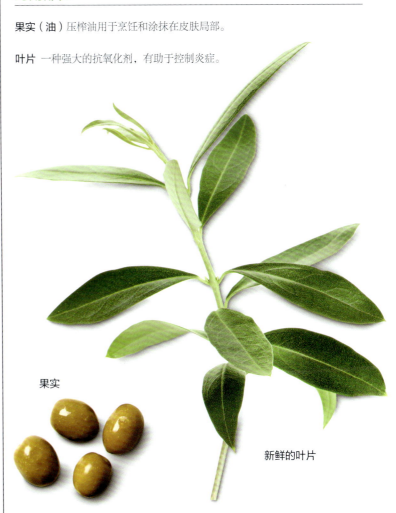

果实

新鲜的叶片

主要剂型和用法

油 营养丰富，是一种温和的泻药。适用于涂抹在干燥或过敏的皮肤局部。

浸剂（第301页）感冒和流感患者每天服用1~3杯。

酊剂（第302页）每日2次，每次2.5毫升，用于治疗高血压。

胶囊（第302页）每天服用1~2粒，支持心血管健康。

Paeonia lactiflora syn. *P. albiflora*（芍药科）

白芍

白芍在中国的药用历史至少可以追溯到1500年前。它被用来制作"四物汤"，这是一种适合女性服用的滋补品，也是一种治疗妇科疾病，以及抽筋、疼痛和头晕的药方。人们认为定期服用这种草药的女性会像花一样容光焕发。

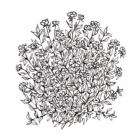

直立的多年生植物，高可达2米。花大朵、白色，叶深裂。

生境与栽培

白芍在中国北方有种植。它在春天由种子繁殖，或在冬天分根繁殖。待白芍生长至四五年，可在春季或秋季收获根。

相关物种

牡丹（*P. suffructicosa*）和芍药（第250页）具有与白芍相似的特性。

主要成分

- 单萜苷（芍药苷、白芍苷）
- 苯甲酸
- 没食子酰葡萄糖

主要功能

- 解痉
- 抗炎
- 增强认知功能
- 降血压

科学研究

芍药苷 白芍具有显著的抗炎和解痉作用。前期临床研究表明，白芍在传统上被用于治疗类风湿关节炎等疾病是很有道理的。芍药苷是产生疗效的主要成分，它还被认为可以降低血压，支持血液流向心脏。

多囊卵巢综合征（PCOS） 白芍具有平衡激素分泌水平的功能，有助于逆转多囊卵巢综合征的症状，包括月经不调和不孕。与甘草联合使用，可支持正常排卵，并降低多囊卵巢综合征常见的睾酮水平升高。

增强认知功能 越来越多的证据表明，白芍能够保护认知功能，包括空间意识和记忆。白芍对大脑有强大的保护神经作用，虽然尚无相关临床结果发表。

唇疱疹 没食子酰葡萄糖可能对唇疱疹病毒和单纯疱疹病毒具有抵制作用。

实际应用

四物汤 白芍被认为是一种有益于女性的草本植物。它与地黄（第270页）、川芎（*Ligusticum wallachii*）和当归（第67页）等草药组成四物汤，在中国应用广泛。

妇科疾病 白芍可治疗月经紊乱，包括经期大出血和经间期出血，还用于治疗痛经和痉挛。这是一种补血滋阴的药材，有助于治疗血亏，以及潮热和盗汗。

相关链接

- 月经量大，第325页
- 潮热和盗汗，第326页
- 痛经，第325页

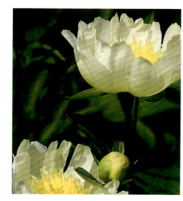

种植白芍是为了获得它的根和美丽的花朵。

药用部位

根 具有重要的滋补功效，并可以缓解疼痛。它的处理过程包括煮沸、干燥等，应用范围广泛。

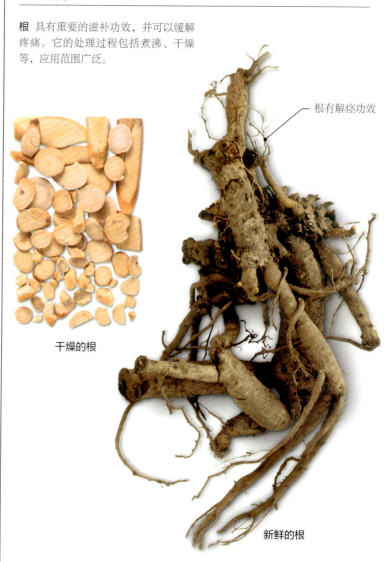

根有解痉功效

干燥的根

新鲜的根

主要剂型和用法

煎剂（第301页）有助于缓解痛经、大出血和月经紊乱等妇科疾病。取75毫升服用，每日3次，可治疗痛经。

四物汤（第325页）每天服用150毫升，用于滋补。

注意 孕妇禁用。

Panax ginseng（五加科）

人参

人参是最著名的中药。在大约7000年的时间里，它一直因其显著的治疗效果受到人们的珍视。9世纪，一位阿拉伯医生将人参带到欧洲，但直到18世纪，人参改善耐力和抵抗压力的能力才被西方熟知。

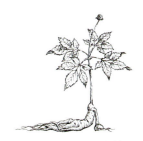

一种可长到1米的多年生植物，有椭圆形锯齿状叶子和一簇黄绿色小花。

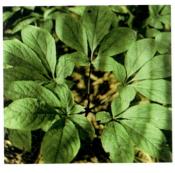

人参对于老年人来说是一种滋补品。

生境与栽培

人参原产于中国东北、俄罗斯东部和朝鲜，现在在野外罕见。人参栽培需要高超的技术。它在春天由种子繁殖，需要肥沃、排水良好的土壤。这种植物至少要4年才能长成。根通常在秋季收获，经清洗和蒸熟后干燥。

相关物种

三七（第250页）、田七（*P. pseudoginseng*）和西洋参（第250页）都有明显的药效。

主要成分

- 三萜皂苷（0.7%～3%）、人参皂苷（至少鉴定出25种）
- 炔属化合物
- 人参多糖
- 倍半萜烯

主要功能

- 调理
- 滋补

科学研究

适应原 近50年来，人参在中国、日本、韩国、俄罗斯等国家得到了广泛的研究，其显著的适应特性（帮助身体适应压力、疲劳和寒冷）已得到证实。试验表明，人参能显著提高身体应对饥饿、极端温度及精神、情感压力的能力。

激素支持 人参皂苷在结构上与人体自身的激素相似，可以调理身体，以改善身体激素不足的状态。在传统上，这种植物的根被男性用来保持活力和阳刚。有证据表明，它有助于治疗阳痿。同时，有研究表明人参对女性同样有价值，它可以改善女性的更年期状态，缓解潮热和情绪低落，唤起性欲。

其他研究 人参能增强免疫功能和抗感染能力，改善肝功能。长期服用，它可以改善认知能力，增强视觉记忆。

实际应用

中药 在中国，人参被认为是一种兴奋剂，能提振精神，也是一种壮阳药。它对老年人来说是一种滋补品。中国北部和中部地区的人们一到中年便开始经常服用人参，以帮助他们保持精力。

西方草药 在西方，与其说人参是一种药物，不如说它是一种强身健体的滋补品。它对面临压力事件的人很有用，如应对考试。

相关链接

- 阳痿和早泄，第326页
- 保持生命力，第329页
- 短期压力大，第318页

药用部位

根系 4年后收获，此时含有活性成分最多。

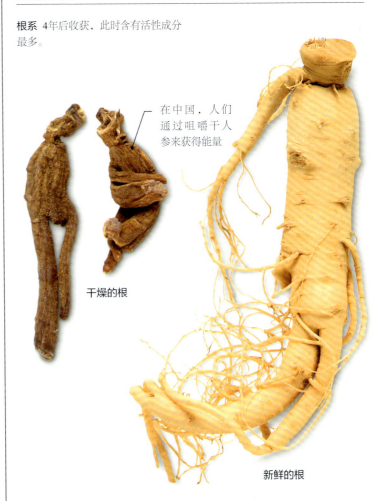

在中国，人们通过咀嚼干人参来获得能量

干燥的根

新鲜的根

主要剂型和用法

胶囊 用于治疗神经衰弱，每日1次，每次500毫克。

汤剂 在中国，汤是服用人参的普遍方式。每份蔬菜汤中加入1克干燥的根，每天服用。

片剂 是一种方便的方法。服用后可增加体力，如搬家。

注意 不要超过剂量服用（可能导致失眠和高血压）。如果使用薄血药物，那么请接受专业建议。年轻、健康的成年人服用人参的时间不应超过6周。服用时避免同时摄入咖啡因。孕妇禁用。

Passiflora incarnata（西番莲科）

西番莲

西番莲具有良好的镇静和安神作用，在中北美洲具有长期的药用历史。在墨西哥它被用于治疗失眠、癫痫和癔症。

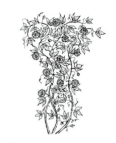

一种攀缘藤蔓植物，可长到9米，叶具有3个裂片，花朵华丽，果实呈球形。

生境与栽培

西番莲原产于美国南部、中美洲和南美洲，现被广泛种植，尤其在意大利和北美洲。它在春天由种子繁殖，需要充足的阳光。当植物开花或结果时，收集其地上部分入药。

相关物种

西番莲属大约有400种，其中一些是广受欢迎的园林植物，还有一些植物与西番莲有类似的镇静作用。大果西番莲（*P. quadrangularis*）被发现含有血清素，它是大脑主要的化学信使之一。

主要成分

- 黄酮类化合物（芹黄素）
- 氨基酸
- 生氰糖苷（大风子苷）
- 吲哚类生物碱（微量）

主要功能

- 镇静
- 解痉
- 安神

科学研究

安神 药理学研究表明，这种草药具有镇静、安神和催眠的作用。2001年的一项临床试验发现，西番莲在缓解焦虑方面与传统镇静剂奥沙西泮一样有效，而且不良反应更少。2011年的一项临床研究发现，服用西番莲的人睡眠质量主观上有所改善。2020年，一项临床试验监测了110名患有睡眠障碍的成年人的睡眠模式。与服用安慰剂的人相比，服用西番莲提取物的人的睡眠时间显著增加。

实际应用

失眠 西番莲是一种治疗失眠和睡眠紊乱的药物，对短期失眠很有效。

温和镇静剂 这种草药被公认是治疗焦虑、紧张、易怒和失眠的良药。其温和的镇静作用可使身体产生一种舒缓和放松的效果，减少神经活动和恐慌，是一种温和、不上瘾的草药镇静剂，在某些方面可与缬草（第152页）媲美。有时，它也可以用来治疗惊厥。

止痛 西番莲是很有价值的止痛剂，用于缓解牙痛、痛经和头痛。

镇静作用 西番莲能缓解焦虑，对多种神经紧张状态都有治疗价值。西番莲还被用于治疗各种病症，如哮喘、心悸、高血压

药用部位

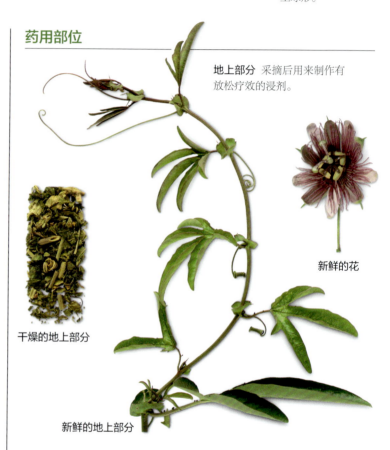

地上部分 采摘后用来制作有放松疗效的浸剂。

新鲜的花

干燥的地上部分

新鲜的地上部分

主要剂型和用法

酊剂（第302页）对过度活跃的大脑来说是一种有用的镇静剂。每天1茶匙，兑水服用。

浸剂（第301页）在夜间偶尔失眠时，饮用300毫升浸剂可以促进睡眠。

片剂 是治疗失眠和应对压力的常见非处方药物。

注意 西番莲可以诱发困倦。孕期不可高剂量服用。

和肌肉痉挛。在任何一种情况下，它的抗痉挛和镇静作用是其药效的关键所在。

相关链接

- 失眠，第319页
- 背痛引起的失眠，第323页

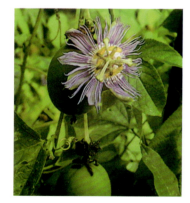

西番莲被北美洲的阿尔冈昆人用作镇静剂。

Pelargonium sidoides（牻牛儿苗科）
南非天竺葵

南非天竺葵被称为 "umckaloabo"（在祖鲁语中是严重咳嗽的意思），几个世纪以来，南非草药医生一直使用该植物，将其作为治疗咳嗽、呼吸道感染和消化道疾病的关键药物。在20世纪初，这种草药引起了欧洲人的注意，当时一位名叫查尔斯·史蒂文斯的英国人被一位巴苏陀草药医生治好了肺结核，该医生给查尔斯使用了大剂量的南非天竺葵根。

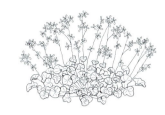

南非天竺葵是一种常绿草本植物，高25厘米，长柄心形叶莲座状簇生，紫黑色花朵引人注目。

生境与栽培

虽然对南非天竺葵根的需求导致其商业种植增加，但它在南非东部的原产地依旧保持着野外采集。根在生长季节结束时收获，切成片后烘干。该植物主要依靠种子繁殖。

相关物种

许多近似种也具有药用活性，包括另一种也产于南非的荷叶天竺葵（*P. reniforme*），通常用于相同的适应证。相近的斑点老鹳草、纤细老鹳草（第221页）具有更强的收敛作用。

主要成分

■ 多酚（包括高水平的原花青素）
■ 香豆素

主要功能

■ 抗菌
■ 抗病毒
■ 增强免疫力
■ 祛痰

科学研究

抗菌 南非天竺葵提取物已被证明对多种细菌有很强的抗菌活性，尤其是那些导致耳鼻喉和肺部感染的细菌；也被证明对疱疹病毒有作用。它的根有增强免疫力的功效。

上呼吸道感染 在过去的20~25年，德国已经确定南非天竺葵是一种安全有效的治疗上呼吸道感染的药物。临床试验表明，它是治疗急慢性支气管炎、扁桃体炎、鼻窦炎和普通感冒的

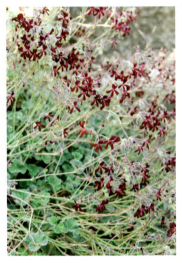

南非天竺葵是治疗咳嗽、感冒和喉咙痛的有效药物。

有效药物，能缓解症状，加快康复。

儿童用药 不同寻常的是，一些临床试验集中于治疗儿童呼吸道感染。这些试验的结果表明，南非天竺葵是一种非常安全且耐受性良好的药物，适用于患有咳嗽、感冒、喉咙痛和鼻窦炎的儿童（1岁以上）。

实际应用

呼吸系统感染 南非天竺葵制剂被认为是治疗上呼吸道感染和肺部感染的一线家用药物。它与接骨木提取物联用效果非常好，对儿童很安全，也很容易找到。

非洲传统疗法 它在南非有更广泛的用途，其根不仅用于治疗包括肺结核在内的呼吸系统感染，还治疗痛经、肝炎和胃肠炎等各种疾病。

药用部位

根 具有强烈的抗菌活性。

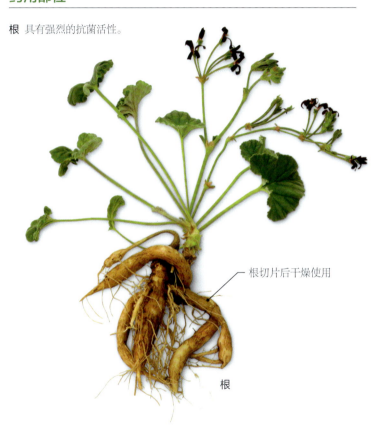

根切片后干燥使用

根

主要剂型和用法

酊剂（第302页）是治疗急慢性支气管炎的有效药物。

片剂 可用于增强免疫力。

流浸膏 用于治疗儿童上呼吸道感染。

注意 1岁以下儿童请在专家指导下用药。

相关链接

■ 感冒、流涕和咳嗽，第328页

Persea americana（樟科）

鳄梨

鳄梨树的许多部位都可以入药。叶片和树皮能够有效治疗消化系统疾病和咳嗽。果实不仅营养丰富，而且有广泛的药用价值。危地马拉的原住民用它的果肉来刺激毛发生长，用果皮来驱逐蠕虫，用种子来治疗腹泻。而在西非，果肉被用作婴儿食品。

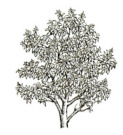

一种常绿乔木，高可达20米，叶革质、深绿色，花白色。

生境与栽培

鳄梨原产于中美洲，现广泛种植于热带和亚热带地区。它由种子繁殖。叶片按需采摘，未成熟的果实充分长成后采摘。

相关物种

其他鳄梨属的物种与鳄梨的果实相似，用途也类似。

主要成分

叶片和树皮：
- 挥发油
- 黄酮类化合物
- 单宁

果肉：
- 不饱和脂肪
- 蛋白质（约25%）
- 倍半萜烯
- 维生素

主要功能

叶片和树皮：
- 收敛
- 祛风
- 止咳
- 增加月经量

果肉：
- 润肤
- 祛风

果皮：
- 驱虫

科学研究

长期以来，鳄梨一直被认为是一种对健康有益的食物。2021年一篇对该成果的研究综述发表，其中包括19项临床试验，使这一认识又向前迈进了一大步。该综述得出结论，鳄梨保护了血

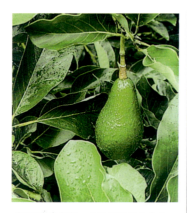

鳄梨营养丰富，是很好的婴儿食品。

脂紊乱、胆固醇水平升高的超重和肥胖人群的心脏，支持超重和肥胖者减肥，降低了他们的超重风险，并且改善了老年人的认知功能。这种水果还与降低代谢综合征的发病风险有关。

解毒 以鳄梨为食的牲畜被发现较少受到毒蛇咬伤及其他有毒物质的毒害。

实际应用

叶片和树皮 鳄梨叶片和幼嫩树皮可刺激月经，甚至诱发流产。叶片可用于治疗腹泻、腹胀和嗳气，并且对缓解咳嗽、疏通肝脏阻塞和清除引起痛风的尿酸都很有效。

果实 它的果皮可用于驱逐蠕虫。果肉被认为具有壮阳作用，外用则可舒缓肌肤。它适用于化脓性伤口，并且能刺激头皮，促进头发生长。

油脂 鳄梨种子所含的油脂能滋润肌肤。它可软化粗糙、干燥或剥落的皮肤，用它按摩头皮则可促进头发生长。

药用部位

叶片 一种治疗腹泻的收敛剂。

树皮 可治疗腹泻和痢疾。

种子 含有高品质油脂。

果实 营养丰富，还可促进伤口愈合。

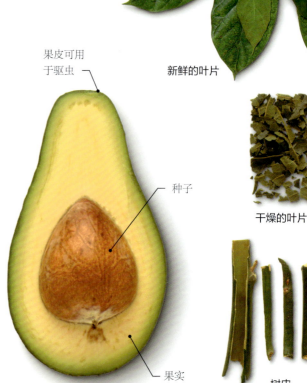

果皮可用于驱虫

种子

果实

新鲜的叶片

干燥的叶片

树皮

主要剂型和用法

煎剂 叶片和树皮制成的浸剂（第301页）可治疗腹泻，每日3次，每次75毫升。

捣碎的果肉 可促进伤口愈合，每日3次涂抹果肉于患处。

油脂 从种子中榨取的油脂可用于祛斑，每日3次，轻擦患处。

注意 孕妇禁用其树叶和树皮。

Piper methysticum（胡椒科）

卡瓦

卡瓦（卡瓦胡椒）对于太平洋岛国的人们来说具有重要的文化意义，它就像咖啡在西方人心中的地位一样，已成为岛国人民日常生活的一部分。在适度的剂量下，卡瓦是镇静剂。如果剂量过大，那么它会导致酒醉感和欣快感，但不会宿醉至第二天。它热辣、微香、微苦，尝起来口腔会感觉有点麻木。

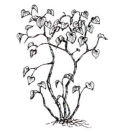

一种常绿灌木，可攀缘至3米高，茎肉质，叶心形。

生境与栽培

卡瓦是一种土生土长的波利尼西亚藤本植物，分布遍及整个太平洋岛屿，并向东延伸至夏威夷。它在美国部分地区和澳大利亚已实现商业化种植。卡瓦在冬末或早春由藤蔓繁殖，通常生长在架子上，喜欢排水良好的石质土壤和阴凉的环境。根在一年中的任何时间都可以收获。

相关物种

相近的物种有墨西哥胡椒叶（*P. sanctum*），原产于墨西哥，它在许多方面与卡瓦相似。比如，它也含有卡瓦内酯，也在传统上被用作兴奋剂。其他的相关物种包括狭叶胡椒、蒌叶、荜澄茄和胡椒（第257~258页）。

主要成分

- 含卡瓦内酯的树脂，包括醉椒素
- 哌啶生物碱

主要功能

- 滋补
- 减少焦虑
- 抗尿路感染
- 镇痛
- 促进睡眠

科学研究

德国禁令 2002年，德国监管机构禁止使用卡瓦产品，原因是担心其提取物对肝脏有毒，因为它已经导致20人死亡。许多国家都效仿德国。该禁令于2015年被德国当局废除。卡瓦的水基提取物本质上是安全的。后来对20例致命病例的严格复查发现，只有2例可以归因于使用了卡瓦。

焦虑 2003年一项针对卡瓦的综述发现，与安慰剂相比，卡瓦提取物对治疗焦虑有效。在试验中很少有不良事件发生，卡瓦并不具有成瘾性。临床证据表明，它是一种治疗焦虑、抑郁、失眠及疼痛的安全有效的良药。

实际应用

传统的催情药 卡瓦在南太平洋诸岛被视为镇静剂和刺激性麻醉剂。

放松药物 卡瓦治疗焦虑，且不会引起困倦或影响操作机器的能力。它对缓解肌肉紧张和情绪紧张都很有价值。

镇痛 卡瓦具有滋补、强身健体和镇痛的特性，是治疗慢性疼痛的良药，它有助于降低身体敏感性，放松因疼痛而紧绷的肌肉。

关节炎 卡瓦的镇痛和利尿作用，使它可以治疗风湿性关节炎和其他关节炎疾病，如痛风。它有助于缓解疼痛，并清除患病关节的废物。

抗菌 南太平洋地区的人们经常使用卡瓦治疗感染，尤其是在以疼痛为主要症状的情况下。在新几内亚，它被用来缓解和治疗咽喉痛和牙痛。它是一种尿路感染抗菌剂，有助于治疗膀胱炎、尿道炎、尿频和膀胱激惹。

药用部位

根 可缓解疼痛，治疗尿路感染。

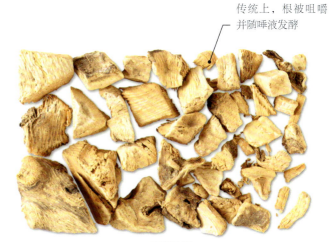

传统上，根被咀嚼并随唾液发酵

干燥的根

主要剂型和用法

浸剂（第301页）可缓解焦虑和肌肉紧张，每天饮用75毫升。

片剂 含有水基提取物的药片可用于治疗焦虑。

注意 每次服用不要超过推荐剂量或不要连续服用超过2个月。仅使用水基提取物。孕期不得服用。若有肝脏疾病病史，请接受专业建议。在许多国家限制使用。

外用 这种草药可制成有效的止痛漱口水，用来治疗牙痛和口腔溃疡。

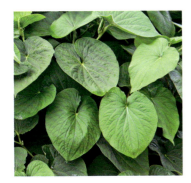

卡瓦有巨大的、尖端逐渐变细的叶子，可达25厘米宽。它的根可入药，用来减轻疼痛。

Plantago spp.（车前科）

车前

车前子是卵叶车前（*P. ovata*）、欧车前（*P. psyllium*）和印车前（*P. indica*）的种子，在南欧、北非和亚洲作为一种安全有效的泻药已有几千年的历史。由于其体积小、颜色呈褐色，常被误以为是跳蚤，因此它在民间的俗称是"跳蚤种子"。它在湿润后会膨胀，口感似果冻一般。

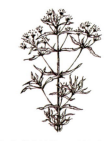

一年生草本植物，可长至40厘米高，有狭窄的叶子和一簇簇细小的白花。

生境与栽培

出产车前子的三种植物广泛分布于南欧、北非和亚洲，特别是印度有大面积的栽培。它们在春天由种子繁殖，喜好充足的阳光。种子在夏末秋初成熟时收获。

相关物种

大车前（第258页）是用来治疗腹泻和肠易激综合征的。车前草（*P. asiatica*）在中国被用作利尿剂，并可治疗腹泻和支气管阻塞。种壳磨成的粉末在孕后期使用，以帮助胎儿呈现正常胎位（头部向下的胎位）。

主要成分

- 黏液（阿糖基木聚糖）
- 不挥发油（2.5%），主要为亚油酸、油酸、棕榈酸
- 淀粉

主要功能

- 润肠剂
- 体积型轻泻剂
- 止泻剂

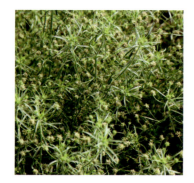

车前因其种子而被广泛种植，用于治疗肠道疾病。

科学研究

调节肠道功能 美国、德国和挪威在20世纪80年代已经证明，车前子既有通便作用，又有止泻作用。

对微生物组的影响 车前子的部分作用发挥是由于它对微生物组（肠道细菌）有积极影响。最近的一项研究发现，在便秘患者中，车前子会增加特定肠道细菌的水平，从而导致结肠内的液体水平升高。

糖尿病 1998年对125名患者进行的一项临床试验得出结论，每天3次服用5克车前子有助于降低2型糖尿病患者的血脂和血糖水平。

实际应用

泻药 车前子传统上用于治疗便秘，特别是在肠道过度紧张或过于放松的情况下。种皮和种子都含有大量的纤维（黏液），在水里浸泡后会膨胀成凝胶状。通过保持较高的含水量，它们增加了粪便的体积，使其更易于排出。

其他肠道疾病 与预期相反，车前子也是治疗腹泻的有效药物。它对于很多肠道疾病，包括肠易激综合征、溃疡性结肠炎、克罗恩病等都有很好的疗效。在印度，车前子通常用于治疗痢疾。

痔疮治疗 车前子对治疗痔疮很有价值，它有助于软化粪便及减少对静脉的刺激。

解毒 车前子在水中浸泡时产生的胶状物能够吸收大肠内的毒素。通常被用来降低人体自身

毒性（毒素会随着粪便中的外壳和种子排出体外）。

消化系统疾病 富含黏液的外壳和种子具有保护作用，对整个消化道都有好处。车前子常用于治疗胃溃疡、十二指肠溃疡和胃酸过多。

尿路感染 车前子的润滑作用也可以治疗泌尿系统疾病。在印度，浸泡的车前子被用于治疗尿道炎（这是车前子治疗泌尿系统疾病的唯一一例子）。

外用 当车前子外皮浸泡在

药用部位

种子 使用前先用水浸泡。

种子

种壳 通常磨成粉末，用于各种制剂。

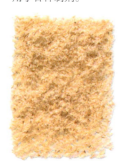

粉末状种壳

主要剂型和用法

冷浸渍 便秘时，将20克种子浸泡于200毫升水中10小时。夜间服用全部药剂。

胶囊（第302页）由外皮制成，可以治疗痔疮。每日3次，每次服用200毫克胶囊。

膏剂 将5克外皮粉末和足量的金盏菊汁混合，制成厚厚的糊状物。每天涂抹3次（第305页），可治疗疗疮。

注意 不要超过规定剂量使用。一定要多喝水。

金盏菊（第77页）浸剂中时，它们会成为一种有效的外用膏剂，用于消除疖、脓肿和甲沟炎（甲沟处充满脓液）之类的感染。

相关链接

- 慢性腹泻和肠易激综合征，第317页
- 便秘，第327页
- 排便困难和痔疮，第312页

Polygonum multiflorum（蓼科）

何首乌

何首乌是一种既苦又甜的中药，人们认为它能将气集中在根部，因此服用其根能给身体带来活力。它一直被认为有返老还童的功效，有助于预防衰老、延年益寿。有许多民间传说都与这种草药有关，它的根被认为具有非凡的力量。

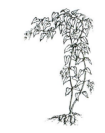

多年生攀缘植物，可长至10米。茎红色，叶淡绿色，花白色或粉红色。

生境与栽培

何首乌原产于中国中部和南部，并在这些地区广泛种植。它在春天由种子萌发或分根繁殖，或在夏天扦插繁殖。这种植物需要肥沃的土壤并在冬季有充分的保护。3～4龄的何首乌根在秋季被挖出来晒干。更老、更大的根茎因其治疗作用而备受瞩目，但通常无法通过一般的商业途径获得。

相关物种

拳参（第261页）是所有草药中最具收敛性的一种，扁蓄（第260页）常见于欧洲草药。它们都不具有与何首乌相仿的滋补特性。此外，在中药中，虎杖（*P. cuspidatum*）被用来治疗闭经。

主要成分

- 蒽醌类糖苷
- 二苯乙烯类糖苷
- 多酚
- 磷脂，包括卵磷脂

主要功能

- 滋补
- 抗氧化
- 温和型镇静剂
- 降低胆固醇水平
- 保护神经

科学研究

胆固醇 在中国的一项动物实验中，何首乌被证明可以显著降低血液中的胆固醇水平。此外，在一项临床试验中，80%以上的高胆固醇患者服用了其根煎

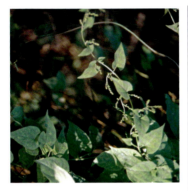

何首乌是中国最古老的滋补品之一。它被用来降低血液中的胆固醇水平。

剂后病情有所改善。

血糖 中国的研究表明，何首乌会提高血液中的血糖水平。

保护神经 前期的临床研究指出，何首乌对大脑功能有稳定作用，而且它可能像传统用法所认为的那样，在减缓中枢神经系统衰老的过程中有很重要的价值。

实际应用

滋补 何首乌已经成为使用最广泛的滋补品之一。在东方，数以百万计的人们经常服用它，用来恢复活力和调理身体，它还可以提高男性和女性的生育率。

滋补肝肾 在中药中，何首乌最重要的作用是滋补肝脏和肾脏。通过加强肝肾功能，它能净化血液，使气在全身自由循环。

滋补神经和血液 何首乌是一种中药，用于治疗头晕、虚弱、麻痹、视力模糊等症状。这些症状均暗示患者有神经衰弱和血虚。

早衰 在中国，何首乌被认

药用部位

根 因其滋补的特性，具有很高的药用价值。它在秋天被发掘收集。

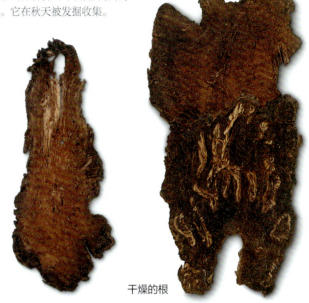

干燥的根

主要剂型和用法

煎剂（第301页）连续服用煎剂2天以上，用于一般性滋补。

片剂 被称为"首乌片"，服用后可恢复活力。

酊剂（第302页）可降低血液中的胆固醇水平，每日2次，每次1茶匙

兑水服用。

粉剂 可以添加到食物中，用于滋补。每天服用5克。

注意 仅使用中药店出售的何首乌根。

为能对抗早衰。它有助于身体健康和功能平衡。有证据表明，何首乌的根可以防止脱发和使白发变黑。

疟疾 在治疗慢性疟疾时，何

首乌经常与人参（第123页）、当归（第67页）及陈皮（*Citrus reticulata*）合用。

Rheum palmatum（蓼科）

大黄

长期以来，大黄一直被认为是草药中最好用的泻药之一。它在中国已经使用了2000多年，可治疗许多消化系统疾病。有趣的是，当大剂量使用时，它是一剂泻药；而当小剂量使用时，它却可以导致便秘。其根茎有一种令人不快的涩味。

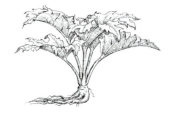

具肉质根，多年生草本植物，可长至3米高，花小，叶掌状。

生境与栽培

大黄原产于中国，那里是最优质的草药产地。目前大黄在西方被广泛种植，在野外也有分布。它在春季由种子繁殖，或在春秋季由根系分裂繁殖，喜好阳光充足的环境和排水良好的土壤。6~10年生的大黄根茎在秋天茎叶变黄时即可挖掘。

相关物种

唐古特大黄（*R. tanguticum*）和药用大黄（*R. officinale*）的用途与大黄相似。这3个种被认为在药效上优于其他大黄。最常见的可食用大黄是食用大黄（*R. rhaponticum*）。

主要成分

■ 蒽醌（3%~5%），含大黄酸、大黄素、芦荟大黄素
■ 黄酮类化合物（儿茶素）

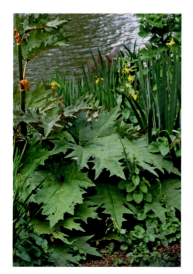

大黄近水生长良好。夏天常开出一簇簇红花。

■ 酚酸
■ 单宁（5%~10%）
■ 草酸钙

主要功能

■ 通便
■ 抗炎
■ 收敛
■ 止血
■ 抗菌

科学研究

蒽醌 大黄的药用价值主要是依靠蒽醌的刺激性、通便性和泻下性，大剂量的大黄根茎具有很强的通便功效。2007年，中国的一项研究表明，大黄中的蒽醌具有良好的抗癌特性，因此药用潜力广阔。

抗菌活性 大黄煎剂已被证明对金黄色葡萄球菌有效。金黄色葡萄球菌是一种可引起口腔溃疡和毛囊炎（胡须区域的痤疮型感染）的感染性细菌。在另一些研究中，大黄被发现对引起胃溃疡的幽门螺杆菌有显著的抑制作用。

实际应用

应用历史 大黄最早出现在中药典籍《神农本草经》中，自1732年起在西方就有种植了。它是少数几种至今仍在使用的传统草药，并于1988年被列入《英国药典》。

便秘 大剂量的大黄与祛风药合用，可作为泻药，帮助清理结肠而不引起过度痉挛。这对治疗大肠肌肉薄弱者的便秘很有用处。

药用部位

根茎 含有蒽醌，可当泻药；含有单宁，可当收敛剂。

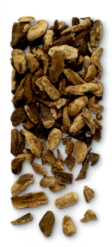

干燥的根茎

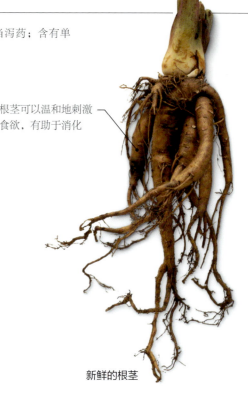

根茎可以温和地刺激食欲，有助于消化

新鲜的根茎

主要剂型和用法

煎剂（第301页）偶尔便秘者，饮用100毫升。

酊剂（第302页）每日2次，每次20滴，可刺激食欲。

片剂 该草药最方便的剂型之一。可治疗偶发便秘。

注意 孕期或哺乳期禁用。经期或易患痛风、肾结石者禁用。不适合儿童。

腹泻 小剂量的大黄具有收敛性，可减轻肠道内壁所受的刺激，从而减少腹泻。

更多用法 大黄可治疗烧伤、疖和痈肿。它既是一种滋补品和温和的食欲刺激剂，又可制成治疗口腔溃疡的漱口水。

相关链接

■ 便秘，第317页

Rhodiola rosea（景天科）

红景天

红景天是极地植物，生长在极端环境中，其玫瑰色的根具有显著的药用活性，能增强人体应对各种压力的能力。红景天是一种类似人参（第123页）的适应原，对中枢神经系统也起作用。它有助于在应激状态下维持记忆力和注意力，缓解神经疲劳和轻中度抑郁。

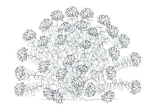

一种肉质多年生植物，可长到40厘米高，叶肥厚、椭圆形，黄色花序簇状。

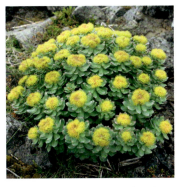

红景天的根常用来改善精神和身体表现。

生境与栽培

红景天原产于北半球的山区和北极地区，如加拿大、苏格兰、挪威和俄罗斯。虽然红景天在加拿大、挪威和芬兰都有种植，但在一些地区，野生红景天的长期生存仍然受到威胁。

相关物种

蒙古人使用中亚四裂红景天（*R. quadrifida*）来增强体力和活力。在中国，各种红景天被用来缓解疲劳和抵御寒冷，但大花红景天（*R. crenulata*）和红景天是最重要的两种。中国对大花红景天的研究表明，它可以提高人的忍耐力和抗辐射能力。

主要成分

■ 苯丙素类化合物（肉桂醇苷仅见于红景天）
■ 红景天苷
■ 黄酮类化合物
■ 单萜类化合物（含有络塞定）
■ 三萜类化合物

主要功能

■ 适应原　　　　■ 抗抑郁
■ 改善精神表现　■ 抗炎

科学研究

适应原 红景天是一种不寻常的药材，它是一种适应原，结合了提高身体及精神活力的能力和抗抑郁、抗炎的活性。虽然缺乏大规模的临床试验，但初步研究表明，红景天的根能增强身体和精神的抗疲劳能力。

临床研究 在2000年亚美尼亚的一项临床试验中，年轻健康的夜班医生被给予红景天提取物。两周后，与服用安慰剂的人相比，服用提取物的人表现出明显较少的精神疲劳迹象，有更好的注意力和短期记忆水平。在2015年的一项美国临床试验中，57名患有中度抑郁的成年人服用了红景天或舍曲林。这两种药物都被证明有效，但服用红景天的人不良反应较少。

实际应用

传统用法 在欧洲和亚洲，红景天的核心应用在于提高活力和工作效率，以及应对高海拔和冬季严寒；还被用来延长寿命、缓解抑郁和治疗感染。红景天现在最常用来改善精神和身体的表现，并防止持续受压造成的有害影响。

俄罗斯医学 1969年，红景天成为俄罗斯的一种官方药物，被广泛推荐治疗各种疾病。它不仅被当作适应原，而且还用于治疗精神疾病，如抑郁和精神分裂症。

药用部位

根茎 有助于支持身体和保持活力，以应对压力。

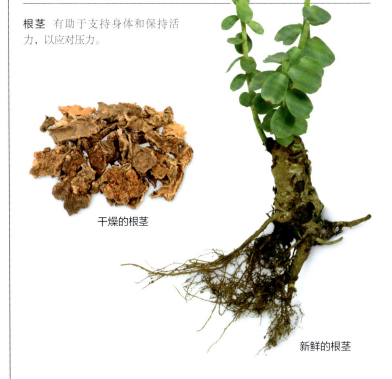

干燥的根茎

新鲜的根茎

主要剂型和用法

煎剂 每日2次、每次50毫升，可提高忍耐力。

片剂 情绪或活力低下时推荐服用。

酊剂（第302页）提高记忆力和注意力。每天2～3次，每次2.5毫升。

注意 易引起易怒和睡眠障碍。躁狂和双相情感障碍患者不可服用。

更多用法 红景天传统上被认为有助于提高男性和女性的生育能力。在西伯利亚地区，人们赠予新婚夫妇红景天的根，以鼓励他们多多生育和祝福未来孩子的健康。在蒙古国，除了被用作滋补品，红景天还被用于治疗支气管炎和肺炎等，也被用作治疗口臭的漱口水。

相关链接

■ 保持生命力，第329页

Rosmarinus officinalis（唇形科）

迷迭香

迷迭香原产于欧洲南部，是一种著名的极具利用价值的草本植物。它自古以来就被用于改善和加强记忆力。直到今天，在考试之前，希腊的学生仍会燃烧迷迭香来祈求好运。迷迭香作为一种滋补、提神的草本植物，长期以来享有盛誉。它能为大众带来生活的热情，在某种程度上是因为它独特的芳香气味。

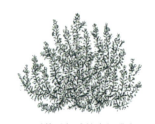

具强烈芳香气味的常绿灌木，高达2米，有狭窄的、深绿色的松针状叶片。

生境与栽培

迷迭香原产于地中海地区，在南欧大部分地区自由生长，在世界各地都有种植。它在春天由种子或插枝繁殖，喜欢温暖、适度干燥的气候和略微荫蔽的地点。小枝在夏天开花后采摘收集，在树下晾干。

主要成分

- 挥发油（1%～2%），含冰片、莰烯、樟脑、桉树脑
- 黄酮类化合物（芹菜素、香叶木苷）
- 单宁
- 迷迭香酸
- 二萜类化合物（鼠尾草酸和鼠尾草酚）

主要功能

- 抗衰老
- 抗抑郁
- 抗炎
- 保护神经
- 苦味补药
- 循环刺激剂

科学研究

保护神经和增强认知 迷迭香的几种活性成分，特别是迷迭香酸和鼠尾草酚，已知对大脑有益。迷迭香现在被认为具有保护神经的作用，可以增强年轻人和老年人的记忆力和认知能力，与传统用法一致。一项双盲临床试验（2017）调查了迷迭香对大学生认知能力和睡眠的影响，得出结论，迷迭香叶可用于提高记忆力，减少焦虑和抑郁，改善睡眠质量。2012年的一项小型研究测试了迷迭香叶粉末对28名平均年龄为75岁的老年人的智力表现的直接影响——他们的认知能力得到了改善，最低剂量（750毫克）被证明是最有效的。定期服用少量迷迭香叶，是使用这种草药最有效的方法。

低血压 2006年，德国的一项小型临床试验得出结论（与传统用法一致），迷迭香可以升高低血压患者的血压。所有服用迷迭香的受试者在试验结束时皆报告感觉更好。

其他研究 2003年，日本的一项研究发现，迷迭香中的二萜类化合物（鼠尾草酸和鼠尾草酚）可强烈刺激神经生长因子，这表明迷迭香可能有助于神经修复。《癌症快报》2015年的一篇综述指出，这些成分在抗癌方面也有很好的效果。

实际应用

循环刺激剂 作为一种温暖、滋补的药物，迷迭香在欧洲草药中占据中心地位。它可以刺激血液在全身流动，特别是低血压患者。它可以促进血液流向头部，从而提升记忆力和注意力。它还可以缓解偏头痛和头痛，促

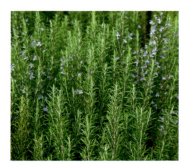

迷迭香是恋人之间忠诚的象征。它有提高记忆力的能力。

药用部位

叶片 在夏天采集，用于制备，或者蒸馏提取精油。

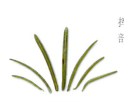

干燥的叶片

挥发油在叶子部位最为集中

新鲜的叶片

主要剂型和用法

酊剂（第302页）极好的振作精神的药物。每天2次，每次40滴兑水服用，可对抗压力。

精油 为了集中精力，可在燃油器中滴上几滴精油（第307页）。

浸剂（第301页）每隔3小时服50毫升可缓解头痛。用浸剂搓揉头皮，可以促进头发生长。

注意 非专业指导下，精油不得内服。

进头发的生长。

血液循环不良 因为可以提升血压，迷迭香对与血液循环功能不足相关的昏厥和虚弱有治疗价值。

恢复 迷迭香有助于患者从长期压力大和慢性疾病中恢复，且被认为可以刺激肾上腺，特别适用于伴随血液循环不良和消化不良的虚弱患者。

令人振奋的草药 迷迭香常被用来治疗处于应激状态或精神萎靡之人。作为一种草药，它可以提振精神，对抗轻中度抑郁。

其他功效 制成洗液或将精油稀释，迷迭香可缓解疼痛，舒缓肌肉。洗浴时加入浸剂或精油，有助于恢复精力。

相关链接

- 偏头痛，第319页
- 经前期综合征，第325页
- 咽痛，第321页
- 肌肉疲劳和酸痛，第322页

Salix alba（杨柳科）
白柳

因水杨酸（阿司匹林的前身）的原始来源而闻名的白柳和与其密切相关的物种，在欧洲、非洲、亚洲和北美洲已经被应用了数千年，用以缓解关节疼痛和控制发热。1世纪的医生狄奥斯科里迪斯建议服用"柳叶，加一点胡椒粉捣碎，再喝点酒"来缓解背痛。

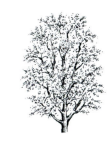

落叶乔木，高可达25米。绿色叶片尖端尖细，春季开花，柔黄花序。

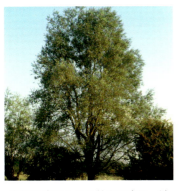

白柳被英国人用于制作板球拍，树皮有抗炎功效。

生境与栽培

白柳原产于欧洲大部分地区，在非洲北部和亚洲也有发现，在河岸等潮湿地区生长旺盛。夏季用新长成的枝条扦插繁殖，冬季用硬枝扦插繁殖。在春天，选取树龄2~5年的植株去梢，剥去树枝上的树皮以供药用。

相关物种

许多柳属植物，如爆竹柳（*S. fragilis*），可替代白柳使用。尾叶柳（*S. acmophylla*）在南亚次大陆被用来治疗发热。在北美洲的草药中，黑柳（*S. nigra*）被用作性抑制剂。

主要成分

- 酚苷（高达11%）
- 水杨酸
- 黄酮类化合物
- 多酚

主要功能

- 抗炎
- 镇痛
- 退热
- 抗风湿
- 收敛

科学研究

水杨酸和阿司匹林 水杨酸是一种具有强力抗炎、镇痛作用的化合物，1838年首次从白柳树皮中分离得到。它是1899年德国开发出来的化学药阿司匹林的前身。水杨酸（和水杨苷）具有阿司匹林的许多特性，但引起的不良反应明显较少。因此，它被广泛研究，作为阿司匹林类抗炎药的替代品，如布洛芬等。与阿司匹林不同的是，水杨酸不会造成薄血，它在消化系统可能引起的问题都是小问题。

临床研究 过去15年的临床试验表明，白柳树皮提取物是主流抗炎药的有效替代品，尤其针对骨关节炎和腰痛等病症。2008年发表在《草药学》杂志上的一项临床试验显示，年龄在50~75岁的髋关节或膝关节关节炎患者，服用6周白柳树皮提取物的，其表现明显好于服用标准阿司匹林类药物的患者，且服用白柳树皮提取物的患者报告的不良反应要少得多。

实际应用

关节治疗 白柳是一种很好的药材，可治疗关节炎和风湿病导致的背部和关节疼痛，如膝盖和臀部的关节，但可能需要大剂量使用才会有很好的效果。与其他草药配伍或与饮食相结合，它可以缓解炎症和肿胀，改善疼痛或咔嚓作响的关节的灵活性。

药用部位

树皮 从嫩枝上剥离下来，鲜用或干燥后使用。

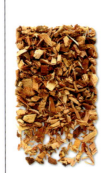

干燥的树皮

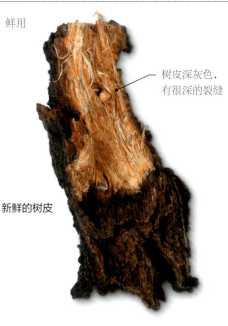

树皮深灰色，有很深的裂缝

新鲜的树皮

主要剂型和用法

酊剂（第302页）治疗风湿病。每日3次，每次2.5毫升。

药方 用白柳树皮、圣约翰草和欧洲荚蒾树皮各10克制成煎剂（第301页），每天饮用150毫升，可治疗肌肉酸痛。

片剂 通常还含有其他草药，用于治疗关节炎。

煎剂（第301页）治疗关节痛和风湿性肌肉疼痛。每日3次，每次75毫升。

注意 阿司匹林过敏者禁用。孕期或哺乳期不要服用。不适合儿童使用。偶尔引起肠胃不适。

发热和疼痛 人们用白柳来治疗发热。它也经常被用于缓解头痛。

更年期 白柳树皮可以减少出汗，能帮助控制潮热和盗汗等症状。

相关链接

- 关节炎，第323页
- 关节炎引起的背痛，第323页
- 潮热和盗汗，第326页

Salvia miltiorrhiza（唇形科）

丹参

　　最近的科学研究证实，丹参对心脏病和心血管疾病有效，如心绞痛和心悸。《神农本草经》是中国最早的中药典籍，它把丹参列为活血药。它至今仍被用于治疗心血管疾病。

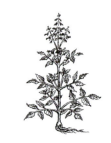

一种耐寒的多年生植物，可长至80厘米，带椭圆形叶子，花序紫色。

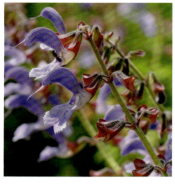

丹参是一种重要的循环系统刺激剂。它在中国各地的草药市场都有出售，常用于制作各种草药方剂。

生境与栽培

　　丹参原产于中国，在中国北部种植。春季以分根方式繁殖，需湿润沙质土壤。根为主要的药用部位，从深秋到早春都可收获。

相关物种

　　药用鼠尾草（第135页）与丹参是很相近的物种，但用于治疗完全不同类型的疾病。在墨西哥，与其相近的物种迷幻鼠尾草（*S. divinorum*）被用作致幻剂。

主要成分

- 二萜类化合物（丹参酮）
- 酚类化合物
- 挥发油
- 维生素E

主要功能

- 补血活血
- 抗凝血
- 扩张血管

- 镇静
- 抗菌

科学研究

　　丹参酮 丹参在中国已被广泛研究，丹参酮类药物对冠心病患者的血液循环有显著的改善作用，可减轻心绞痛症状，改善心功能。

　　心脏病 在中国，丹参全株（而不是分离的成分）被用于心脏病患者的恢复治疗。它被用于支持心脏功能。然而，中国的临床试验表明，丹参用于预防比治疗更加有效。

　　更多研究 最近许多涉及丹参的临床试验都使用了草药组合，而不是单独使用丹参来进行研究，因此很难得出结论。然而，它们确实提供了很多证据，证明丹参在治疗心血管疾病如高血压、心绞痛和心脏病时起作用。特别值得一提的是，中国的两项临床研究（2012）发现，丹参提取物对子痫前期的治疗很有帮助。子痫是一种妊娠期间的危重疾病，症状包括体液潴留和高血压。

实际应用

　　刺激循环 千百年来，丹参一直被中国人视为一种循环系统刺激剂。和山楂（第91页）一样，它也是一种安全有效的治疗药物，尤其有利于冠状动脉循环。它可以扩张动脉、促进血液流向心脏，因此有助于治疗冠心病。虽然它没有降压功效，但能放松血管，促进全身的

药用部位

根 是治疗心血管疾病的中药。

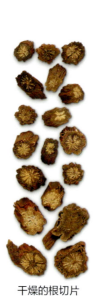

干燥的根切片

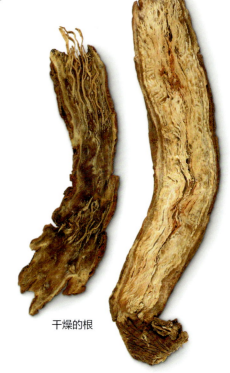

干燥的根

主要剂型和用法

酊剂 用于治疗心绞痛和其他心血管疾病。

煎剂（第301页）每日3次，每次75毫升，可治疗痛经。

血液循环。

　　循环阻滞 丹参传统上被用于治疗因血液阻滞引起的疾病。这些阻滞主要会影响下腹部，如月经紊乱、痛经和子宫肌瘤。

　　镇静剂 丹参的镇静作用有助于安神，可治疗因焦虑和忧虑而加重的心绞痛。心悸、失眠和易怒的治疗也依靠丹参的

镇静作用。

相关链接

- 心悸，第312页

Salvia officinalis（唇形科）

药用鼠尾草

　　药用鼠尾草植物学名称的由来与其药用价值有关："salvia"一词来自"salvare"，拉丁语的意思是治疗。一个中世纪的谚语与此相呼应："为什么一个人会死，当鼠尾草在他的花园里生长？"如今，药用鼠尾草是治疗咽喉肿痛、消化不良和月经不调的极佳药物，它也被当成一种温和的滋补品。它性温，味苦、略有涩味。

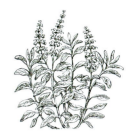

常绿草本植物，高可达80厘米。茎方形，叶片灰绿色或紫色、多毛。

生境与栽培

　　药用鼠尾草原产于地中海地区，现在世界各地种植，在阳光充足的条件下皆可茁壮成长。它在春季由种子繁殖，3~4年后更新苗株。叶片在夏季采摘收集。

相关物种

　　全球共有约500种鼠尾草。西班牙鼠尾草（S. lavandulifolia）是常见的烹饪品种，不含侧柏酮。药用鼠尾草的两个近亲是丹参（第130页）和南欧丹参（第274页）。

主要成分

- 挥发油（1%~2%）
- 二萜类化合物
- 三萜类化合物
- 酚类化合物（包括迷迭香酸）
- 单宁

主要功能

- 抗菌
- 收敛
- 清除黏液
- 滋养神经
- 雌激素效应

科学研究

　　滋养神经 在英国的一项研究（2008）中，平均年龄73岁的健康志愿者在服用一剂药用鼠尾草提取物后，在记忆力和注意力方面有了显著改善。有趣的是，相当于2.5克药用鼠尾草的中等剂量被证明是最有效的，比高剂量更有效。

　　咽喉肿痛 2006年发表的一项随机试验证实，一种药用鼠尾草喉部喷剂可以缓解急性喉炎患者的咽喉肿痛。

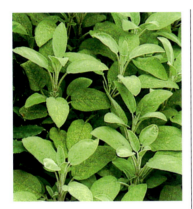

药用鼠尾草通常被认为是一种适于烹饪的植物，但它同时有很高的药用价值。

　　激素样活性 更年期女性长期使用这种草药的效果也得到了充分研究。瑞士进行的研究（2011）显示，潮热症状至少持续了12个月的女性在服用药用鼠尾草制剂8周后，症状平均减轻64%。

　　降血脂 2011年发表在《植物疗法研究》杂志上的一项临床试验得出结论，药用鼠尾草治疗高脂血症可能是有效且安全的。服用药用鼠尾草的实验组成员的所有血脂指标均有改善。

实际应用

　　咽喉肿痛 药用鼠尾草的抗菌和收敛作用使它成为缓解咽喉肿痛和咽喉感染的理想漱口水。它同样适用于口腔溃疡和牙龈疼痛。

　　激素类药物 它是一种治疗月经不调的有效药物，它能促进经期的血液循环。这种草药被认为可以减少或防止出汗，对更年期女性尤其有效。它有助于减

药用部位

叶片 有抗菌和收敛功效。

紫色鼠尾草（S. officinalis purpurascens）是首选的药用品种

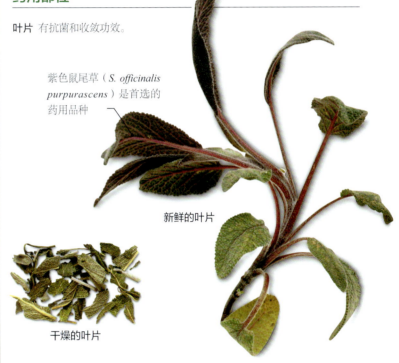

新鲜的叶片

干燥的叶片

主要剂型和用法

浸剂（第301页）治疗咽喉肿痛的漱口水，每日3次。

酊剂（第302页）用于增强消化功能，每日2次、每次2毫升。

新鲜的叶片 用于急救处理。用叶片在蚊虫叮咬处摩擦。

少潮热和盗汗，使情绪平静和放松。它会减少母乳的产量，传统上用来断奶。

　　促进消化 它作为助消化的草药具有悠久的应用历史。它可以维护胃健康，促进消化和吸收。

相关链接

- 蚊虫叮咬、蜇刺和肿胀，第

Sambucus nigra（忍冬科）

西洋接骨木

　　除了毒茄参（第238页），西洋接骨木比几乎任何其他欧洲植物都有更多的民间传说。在英格兰农村，砍伐接骨木被认为是危险的，因为人们相信这棵树里面住着接骨木树妈妈，为了避免她的愤怒，樵夫们会背诵一首抚慰她的诗。西洋接骨木是治疗流感、感冒和呼吸系统疾病的有效药物。

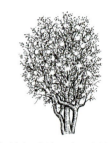

落叶树，高达10米，有椭圆形的叶子、奶油色的花和蓝黑色的浆果。

生境与栽培

　　西洋接骨木原产于欧洲，生长在树林、树篱和开阔地带。目前在大多数温带地区都能找到，通常由人工栽培。西洋接骨木在春季扦插繁殖。花头在晚春收获，浆果在初秋采摘。

主要成分

浆果：
- 黄酮类化合物
- 花青素
- 凝集素
- 维生素

花：
- 黄酮类化合物
- 花青素
- 凝集素
- 三萜类化合物
- 维生素
- 挥发油（0.7%）
- 黏液
- 单宁

主要功能

- 抗病毒
- 清除黏液
- 抗炎
- 利尿
- 发汗

科学研究

　　浆果 1995年，以色列的一项研究发现，90%服用西洋接骨木浆果提取物的人在两三天内康复，而90%服用安慰剂的人需要6天。2014年的一项综述指出，有充分的科学证据表明西洋接骨木提取物是一种有效的治疗流感的物质。尽管安全性尚未完全确定，但有证据表明它治疗成人和儿童流感是十分安全的。

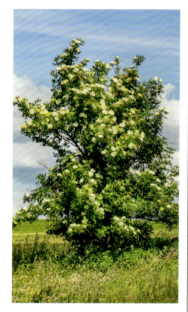

西洋接骨木以前被称为"大自然的药箱"。

实际应用

　　感冒和流感 浆果有明确的抗病毒活性，能够帮助加速感冒和流感患者的恢复。按照传统用法，它的花可以刺激发汗，以此来降低体温。西洋接骨木花的浸剂可以缓解感冒和流感的症状。

　　充血和过敏 花头可以强化鼻腔和喉咙的黏膜（增加对感染的抵抗力），治疗慢性鼻塞、耳部感染和过敏。如果在花粉症季节到来前几个月服用西洋接骨木和其他草药的浸剂，那么可以减轻花粉症的严重程度。

　　关节炎 通过促进排汗和产生尿液，花头可以促进废物的排出，从而有利于关节炎的康复。花和浆果是温和的泻药，而且有助于降低血压。花被认为可控制

药用部位

花头 可以缓解感冒和流感的症状。

浆果 营养丰富，可作为温和的泻药。

花可以减少炎症发生

干燥的花头

新鲜的花头

浆果富含维生素

干燥的浆果

新鲜的浆果

主要剂型和用法

浸剂 由花头制成（第301页），每日3次，每次饮用150毫升，可治疗感冒。

霜剂 由花头制成（第306页），可涂抹在皲裂的皮肤上。

酊剂（第302页）由花头制成，可治疗花粉病，每日3～4次，每次1茶匙兑水服用。

煎剂 由浆果制成（第301页），可治疗风湿性疼痛，每日3次，每次服用100毫升。

糖尿病，浆果可增强免疫力。

相关链接

- 过敏性鼻炎，包括花粉症，第310页
- 感冒、流感和发热，第321页
- 感冒、流涕和咳嗽，第328页
- 慢性卡他症状引起的耳痛，第322页

Schisandra chinensis（五味子科）

五味子

五味子与其他中药一样，是一种很好的滋补品。它可以缓解压力，增加人们对生活的热情。五味子的浆果可以调理肾脏和性器官，保护肝脏，增强神经功能，净化血液。五味子的意思是具有五种味道，据称这种草药有五种主要元素的味道（第44页）。

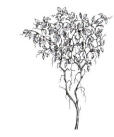

芳香的木本藤蔓植物，高达8米，花为粉红色，红色浆果，果序穗状。

生境与栽培

五味子主要种植于中国东北部，特别是吉林、辽宁、黑龙江和河北等省。它在春天由种子繁殖。果实在秋天成熟时收获。

相关物种

尽管南五味子（*S. sphenanthera*）的药用活性不如五味子，但常被用来治疗急性咳嗽。

主要成分

- 木脂素（五味子素、去氧五味子素、戈米辛）
- 三萜类化合物
- 挥发油
- 维生素

主要功能

- 滋养神经
- 生理调节
- 保肝

科学研究

提升状态 健康的成年人服用五味子提取物后，体力和精神都有明显的提升。服用五味子后，俄罗斯水手的工作能力有所提高，俄罗斯工人的患病概率也有所下降。

保肝 木脂素被证明具有明显的抗肝毒性（护肝）作用。五味子中已被鉴定出多达30种的木脂素，它们都有这种药用效果。一项临床试验报告显示，五味子治疗肝炎的成功率为76%，没有发现任何不良反应。

神经系统 众所周知，五味子可以刺激神经系统，加快神经反射的速度，提高思维清晰度。这种浆果有一种温和的抗抑郁活性，被认为可以改善神经过敏和健忘。在俄罗斯，五味子被用来治疗严重的精神疾病，包括精神分裂症和慢性酒精中毒。1967年的临床研究发现，服用五味子的人更善于交际，精神也不那么紧张。

实际应用

滋补 五味子是一种重要的滋补品，它可作用于全身，增强和调理不同的器官。

刺激性欲 无论对于男人还是对女人来说，五味子可能都是有用的性滋补品。据说它能增加性液体的分泌，对男性来说，它还可以提高性耐力。

肝脏 五味子已被证明对肝脏有好处，可治疗肝炎和肝功能低下。

镇静剂 虽然五味子可以使人兴奋，但中医用它来镇静精神和平静心灵。它可治疗由失眠和多梦引起的睡眠不足。这是一个很好的例子，说明调节性草药能以看似矛盾的方式起作用，帮助恢复正常的身体功能。

精神和情绪障碍 在俄罗斯和中国，五味子历来被用于治疗精神疾病。它还能提高注意力和协调能力，是治疗健忘和易怒的传统药物。

呼吸道感染 这种草药被用于治疗呼吸道感染，如慢性咳嗽、气促和咳喘。

体液平衡 五味子被用来增强肾功能，帮助身体平衡体液水平，有助于治疗盗汗、口渴和尿频。

皮疹 近年来，中国用五味子治疗荨麻疹和其他皮肤病，包括湿疹。它通常被制成药酒来治疗这些疾病。

更多用法 五味子还被广泛用于治疗其他身体疾病，包括腹泻和痢疾，以及改善视力和听力。

相关链接

- 性欲低下，第326页

药用部位

果实 帮助身体应对压力。

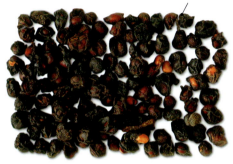

在中国，浆果作为滋补品，人们常连续咀嚼

干燥的果实

主要剂型和用法

煎剂（第301页）用于咳嗽和呼吸急促，取5克浆果捣碎与100毫升水煎煮。分成3份，并在24小时内饮用。

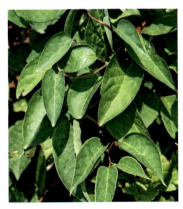

五味子是中国最重要的滋补品之一，被广泛用于滋补性功能。

Scutellaria baicalensis syn. *S. macrantha*（唇形科）

黄芩

　　1973年，考古人员在中国西北部一座2世纪的古墓中发现了92块木牍，其中，在汤剂、酊剂、丸剂和膏剂处方中列出的草药有黄芩。说明至少从2世纪起，这种草药已经在中药中确立了地位。黄芩是治疗痢疾和腹泻等湿热疾病的主要药物之一。

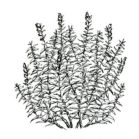

多年生草本植物，高30～120厘米，有披针形的叶片和蓝紫色的花。

生境与栽培

　　黄芩产于中国、日本、韩国、蒙古国和俄罗斯。它生长在阳光充足的草坡和海拔100～1800米的开阔地带。黄芩在春秋由种子播种繁殖。3～4龄黄芩的根在春季或秋季挖掘采集。

相关物种

　　侧花黄芩（第139页）是其近亲。这是北美洲本土的一种治疗焦虑和应激的草药。

主要成分

- 黄酮类化合物（约12%）
- 甾醇
- 苯甲酸

主要功能

- 镇静
- 抗过敏
- 抗菌
- 抗炎

科学研究

　　黄酮类化合物 中国对黄芩的研究比较多，抗炎、抗过敏和抗氧化这三种主要功效都和黄酮类化合物有关。

　　临床研究 研究表明，黄芩对包括支气管炎、痢疾、高血压、慢性肝炎和过敏性鼻炎（花粉症）在内的各种疾病都有很好的治疗前景。它的根具有抗癌活性，研究显示其对肺癌和前列腺癌有一定的积极作用。

　　糖尿病 这种草药可能对糖尿病引起的并发症有一定的疗效，包括白内障。

　　减肥 2011年，韩国的一

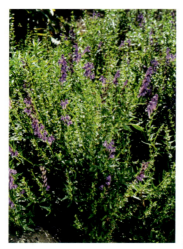

黄芩是中国重要的草药，也是一种观赏植物。

项临床试验研究了黄芩和桔梗（*Platycodon grandiflorum*）联合治疗肥胖的有效性。2个月后，服用草药的那一组比服用安慰剂的那一组明显减掉了更多体重。

实际应用

　　苦寒的草药 在中药中，黄芩是苦寒的草药。在中国，它被用于治疗燥热类病症，如高热、带有黄色浓痰的咳嗽，以及引起腹泻的消化道感染，如痢疾等。它也可以治疗泌尿系统疾病。

　　循环系统 黄芩是一种有价值的、能治疗心血管疾病的草药。与其他草药合用，它可治疗高血压、动脉硬化、静脉曲张和瘀伤。

　　其他功效 黄芩可治疗溃疡、疮疖和红肿等皮肤病。它也用于解决由糖尿病引起的其他问题。

　　过敏 黄芩对治疗过敏性疾

药用部位

根 3～4龄黄芩的根在春季或秋季挖掘采集。

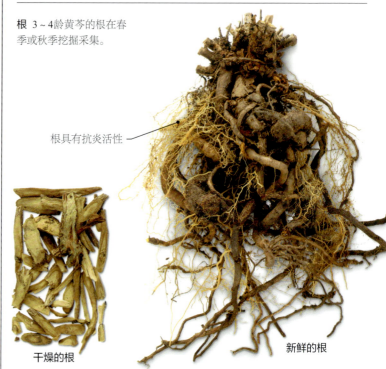

根具有抗炎活性

干燥的根　　　　　　　新鲜的根

主要剂型和用法

煎剂（第301页）每日3次，每次饮用75毫升，可治疗感冒发热。

疗法 15克黄芩根加10克夏枯草（第301页）一起煎煮，每日3次，

每次服用75毫升，可治疗头痛。

酊剂（第302页）每日3次，每次40滴兑水服用，可治疗花粉症。

病，如哮喘、花粉症、湿疹和荨麻疹等十分有用。它的有效成分黄酮类化合物能抑制导致过敏反应的炎症过程。

相关链接

- 过敏性鼻炎，包括花粉症，第310页
- 气喘和呼吸急促，第311页

Scutellaria lateriflora（唇形科）

侧花黄芩

侧花黄芩是一种重要的北美洲草药，长期以来一直被用于治疗月经病。在19世纪的美国，侧花黄芩因治疗狂犬病而广为人知，它得到一个"疯狗"的俗称。今天，它主要作为有压力时使用的神经滋补品和镇静剂。侧花黄芩的味道略微苦涩。

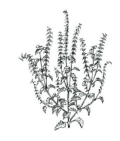

多年生草本植物，高60厘米，茎直立，多分枝，花粉红色至蓝色。

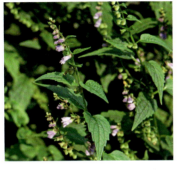

侧花黄芩很容易被识别。它有成对的粉色至蓝色的花和独特的种荚。

生境与栽培

侧花黄芩原产于北美洲，在美国和加拿大的大部分地区仍然野生。它生长在河边等潮湿的环境中，需要充足的阳光。侧花黄芩在春季可由种子繁殖或分根繁殖。3~4年植株的地上部分在夏季开花时收获。

相关物种

黄芩属约有100多个种。在过去，欧洲的盔状黄芩（*S. galericulata*）和小黄芩（*S. minor*）被认为是侧花黄芩的替代品，但现在认为它们的治疗效果不明显。黄芩（第138页）也是与侧花黄芩非常相近的1个种。

主要成分

- 黄酮类化合物（黄芩苷）
- 苦味环烯醚萜（梓酚）
- 挥发油
- 单宁

主要功能

- 镇静
- 滋补神经
- 解痉

科学研究

治疗焦虑 尽管它长期在北美洲和英国被用于缓解焦虑和压力，但对它的研究却很少。2011年公布的一项小型研究测试了侧花黄芩和安慰剂在缓解43名非焦虑型受试者焦虑方面的效果。在为期2周的研究结束时，那些服用侧花黄芩的受试者表现出更好的整体情绪水平。

实际应用

原住民用法 切罗基人用它来刺激月经，缓解乳房疼痛，在分娩时促进胎盘排出。

19世纪疗法 药物理疗专家首次发现了侧花黄芩针对神经的治疗功能。他们认识到它对神经系统的作用比许多其他草药更加"深入"，从而将其用于治疗癫痫、抽搐和狂犬病，以及精神分裂症之类较为严重的精神疾病。

现代用法 今天，侧花黄芩主要用于强化神经和恢复功能。它有助于支持和滋养神经系统，缓解压力和焦虑。它的抗痉挛作用在治疗肌肉紧张时很有价值。侧花黄芩通常是单独开处方，或者与其他镇静草药配伍治疗失眠，也可治疗经期疼痛。

相关链接

- 焦虑、抑郁和紧张，第318页
- 偏头痛，第319页

药用部位

地上部分 在夏天收获，用于制作镇静剂。

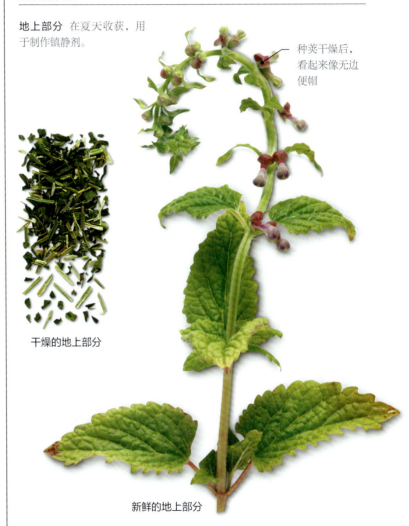

种荚干燥后，看起来像无边便帽

干燥的地上部分

新鲜的地上部分

主要剂型和用法

浸剂（见第301页）可缓解短期压力和焦虑，每日3次，每次服用50毫升。

酊剂（第302页）可缓解精神紧张和头痛，每日2次，每次3毫升兑水服用。

胶囊（第302页）可治疗神经衰弱，每天服用2次200毫克的胶囊。

Serenoa repens syn. *Sabal serrulata*（棕榈科）

锯棕榈

　　北美洲原住民和当地的动物都食用锯棕榈的浆果。传说当欧洲殖民者看到那些长得圆滚滚的动物时，也尝试食用锯棕榈浆果，并认为它们具有药用价值。从19世纪开始，锯棕榈的果实就被用作滋补品。今天它被用来治疗体虚和泌尿系统疾病。

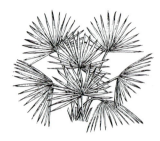

一种小型的棕榈科植物，高可达6米，具黄绿色的扇形叶片和象牙色的花。

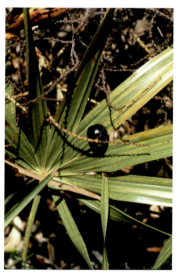

锯棕榈有深紫色到黑色的浆果，生长于扇形叶片的中心。

生境与栽培

　　锯棕榈原产于北美洲，生长在从南卡罗来纳州到得克萨斯州的大西洋和加勒比海沿岸的沙丘上。春天它用种子繁殖，喜好排水良好的土壤和充足的阳光。浆果在秋天成熟后收获，然后晒干，通常去掉里面的种子。

相关物种

　　中美洲的玛雅人用日本棕榈（*S. japa*）的根或叶来治疗痢疾和腹痛。同样生活在中美洲的霍玛人将*S. adamsonii*的根压碎来制作眼霜。

主要成分

- 脂肪，包括植物甾醇
- 黄酮类化合物
- 多糖

重要功能

- 抗炎
- 解痉
- 利尿
- 壮阳

科学研究

　　良性前列腺增生（BPH） 欧洲大量的临床研究表明，锯棕榈的脂肪提取物能有效逆转前列腺肥大。在这个过程中，提取物可减少尿潴留和舒缓尿道。在欧洲的许多国家，锯棕榈提取物是治疗前列腺肥大的常用药物，但目前仍不清楚这种草药的提取物是如何起作用的。

　　与荨麻根合用 20世纪90年代末，两项临床试验都让早期BPH患者试用了锯棕榈和荨麻根的复方。一项试验比较了草药与安慰剂的效果；另一项试验则与非那雄胺，即一种治疗BPH的常规治疗药物进行了比较。两项试验中的草药组合的治疗效果都很好。与安慰剂相比，服用草药的患者症状有明显改善；在另一项试验中，服用草药与服用非那雄胺的结果相似，但草药的不良反应更少。

实际应用

　　泌尿系统 锯棕榈被称为"植物导管"，因为它具有增强膀胱颈的功能，并减少前列腺肥大。它还可以有效地治疗下尿路感染，如尿痛、尿频和尿急等。它对治疗膀胱炎和前列腺炎也十分有用。

　　合成代谢 锯棕榈是一种滋补品，是为数不多的被认为有助于

药用部位

浆果 具有很强的利尿作用和滋补功效，被北美洲原住民用来治疗各种疾病。

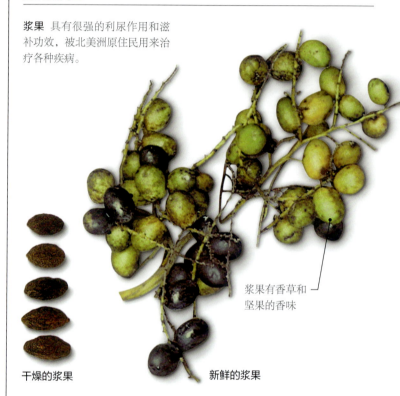

浆果有香草和坚果的香味

干燥的浆果　　　　　　　　　　　新鲜的浆果

主要剂型和用法

浸剂（第301页）有利尿效果，用于治疗前列腺肥大，每天服用150毫升。

酊剂（第302页）可作为一种长期的滋补品使用，治疗体虚。每天取

1茶匙兑水服用。

方剂 由2茶匙锯棕榈、2茶匙问荆、1茶匙甘草加200毫升水制成浸剂（第301页），有滋补功效。每日2次，每次服用100毫升。

合成代谢的西方草药之一。它能加强身体组织的构建，促进体重增加。果实或酊剂可用于有消耗性疾病的患者和体虚、发育不良的人。

相关链接

- 阳痿和早泄，第326页

Silybum marianum syn. *Carduus marianus*（菊科）

水飞蓟

在欧洲，水飞蓟被用来治疗抑郁和肝脏疾病的历史没有几千年也有数百年了。最近的研究证实了传统应用的正确性，这种草药具有保护肝脏免受酒精和其他类型毒物伤害的能力。今天，水飞蓟在西方被用于治疗各种肝脏疾病。

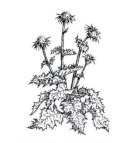

一种多刺的二年生植物，可长到1.5米高，具有白色脉纹的叶子和紫色的头状花序。

生境与栽培

水飞蓟原产于地中海地区，除在英国很少见外，在欧洲其他地区都有生长。它在野外开阔的地方蓬勃生长，常被作为观赏植物来栽培。它喜好阳光，容易结实。花头在夏初采摘，种子在夏末采集。

相关物种

其他与水飞蓟密切相关的植物包括藏掖花（第195页）和洋蓟（第203页），它们可以保护肝脏免受毒害，对恢复肝功能有积极的作用。

主要成分

- 黄酮木脂素（1%~4%，统称为"水飞蓟素"）
- 苦味素
- 聚乙炔

主要功能

- 护肝
- 化疗保护剂

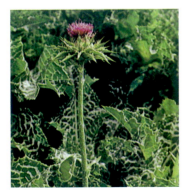

水飞蓟的叶片上有独特的白色斑纹。

- 抗癌
- 抗过敏
- 催乳

科学研究

水飞蓟素 从20世纪70年代开始，德国的研究一直集中在水飞蓟素上。它是水飞蓟种子中含有的物质，对肝脏有很强的保护作用。它可以维持肝功能，防止高毒性化合物损害肝脏。研究表明，如果在48小时内服用水飞蓟素，那么因摄入四氯化碳或剧毒蘑菇而导致的严重肝衰竭是可以预防的。在德国，水飞蓟素已被成功用于治疗肝炎和肝硬化。

其他研究 在几项临床试验中，水飞蓟素对接受化疗的患者的肝功能有保护作用，其中一项试验显示，水飞蓟素保护了白血病儿童的肝功能。迄今为止，研究表明，水飞蓟素在化疗期间支持正常的肝功能，且不会降低化疗药物的效果。实验室研究表明，水飞蓟素特别是水飞蓟宾具有显著的抗癌作用。2011年在伊朗进行的一项临床试验显示，服用水飞蓟素后，过敏性鼻炎患者的症状明显减轻。

实际应用

传统用法 水飞蓟的花头可以像洋蓟一样煮着吃。在冬季，人们缺乏新鲜蔬菜，水飞蓟填补了空白。它也被用来增加母乳的产量，并被认为是治疗抑郁的良方。1597年，杰拉德在他的《本草要义》中写道："它（水飞蓟）是对抗抑郁疾病的最佳药物。"

药用部位

花头 可作为滋补食物食用，也可用于药方。

种子 含有水飞蓟素，可以护肝。它们是水飞蓟主要的药用部位。

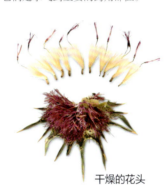

干燥的花头

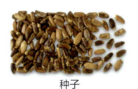

种子

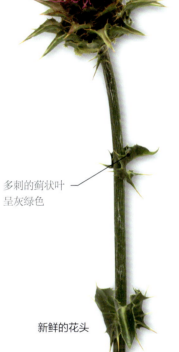

多刺的蓟状叶呈灰绿色

新鲜的花头

主要剂型和用法

煎剂（第301页）由种子制成的煎剂用于护肝，每天服用75毫升。

酊剂 由种子制成的酊剂用来治疗花粉症。

胶囊（第302页）服用500毫克由种子制成的胶囊可解酒。

片剂 长期治疗肝脏疾病。

肝脏疾病 今天，水飞蓟是西方草药的重要药材，用于保护肝脏及其代谢，并帮助更新细胞。该草药治疗肝炎和黄疸，并缓解肝脏的各种受压状况，不论是因为感染或过量的酒精，还是因为化疗而造成的肝脏负担增加。

Symphytum officinale（紫草科）

聚合草

聚合草是一种促进创口愈合的草药。凯欧在《爱尔兰草药志》（1735）一书中指出，聚合草能治愈所有内部的创伤和破损。直到今天，聚合草的愈合性能仍受到高度重视。

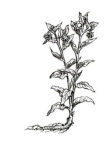

多年生草本植物，可长到1米高，有厚的叶子和白色到粉红色或淡紫色的铃铛状花。

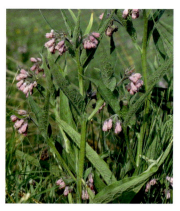

1世纪医生狄奥斯科里迪斯在他的《药物论》中就描述过聚合草。

生境与栽培

聚合草是一种土生土长的欧洲植物，生长在世界上所有的温带地区，包括西亚、北美洲和大洋洲。它生长在潮湿的沼泽里。春天由种子繁殖，或秋天分根繁殖。叶片和花头在夏季收获，根在秋季被挖掘。

主要成分

- 尿囊素（达4.7%）
- 黏液（约29%）
- 三萜类化合物
- 酚酸（迷迭香酸）
- 天冬酰胺
- 吡咯里西啶生物碱（0.02%～0.07%）
- 单宁

主要功能

- 缓和
- 收敛
- 抗炎
- 愈合伤口

科学研究

活性成分 尿囊素是一种刺激受损组织修复的细胞增殖物质。该草药的抗炎活性是由于有迷迭香酸存在。

吡咯里西啶生物碱 研究表明，一些分离出来的吡咯里西啶生物碱对肝脏有极高的毒性。目前还不清楚整个植株是否有毒，因为该成分的含量很低，在干燥的地上部分几乎完全不存在。含量最高的是根，因此不宜内服，可外用于皮肤。植株的地上部分被认为是安全的。

临床研究 在德国和欧洲的其他地方，聚合草被广泛用于扭伤、擦伤和运动损伤。在德国进行的大多数研究都支持聚合草促进伤口愈合的能力。在2007年的一项研究中，医生们对聚合草叶霜剂治疗擦伤的效果进行了评估。医生们认为它的效果非常好，93%使用聚合草的病例4天后完全治愈，使用安慰剂的病例7天后才痊愈。其他研究表明，聚合草有促进组织修复和抗炎的功效，对扭伤脚踝、骨关节炎和下背部疼痛等的治疗很有价值。

实际应用

损伤 聚合草可促进瘀伤、扭伤、骨裂和骨折的痊愈，这在数千年前就已经为人所知了。它能促使韧带和骨骼紧密结合，立即对扭伤的脚踝使用聚合草敷布可以显著减轻损伤。单宁和黏液的联合使用有助于缓解瘀伤和擦伤。

更多用法 聚合草制剂还有很多其他用途，如治疗蚊虫叮咬、瘢痕、皮肤炎症、痤疮和乳腺炎等。

药用部位

根 在秋季收获，此时尿囊素的含量最高。

地上部分 含有丰富的抗炎和收敛性物质。

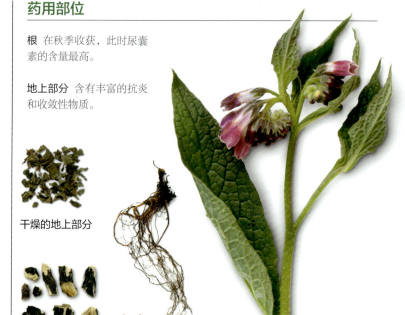

干燥的地上部分

干燥的根

新鲜的根

新鲜的地上部分

主要剂型和用法

油浸剂 由叶片制成（第304页），适用于扭伤。

切碎的叶片 制成膏剂外敷，可治疗疮疖。

膏剂 由叶片制成（第305页），可治疗瘀伤。

酊剂 由根制成（第302页），无须稀释，直接用于痤疮的治疗。

注意 不要用在未经消毒的伤口上，因为快速愈合后污垢会造成脓肿。只有在专业指导下才能服用。孕期或哺乳期禁用。在一些国家禁用。

相关链接

- 痤疮和疖，第314页
- 骨折，第322页
- 真菌性皮肤感染，包括足癣，第314页
- 愈合创伤，第314页
- 炎性皮疹，第313页
- 关节僵硬疼痛，第323页

Tabebuia spp.（紫葳科）

风铃木

数百年来，南美洲传统草药医学一直重视风铃木树皮的保健功效。如今，它被用于治疗炎症和传染病，包括念珠菌病。它也被用于治疗其他病症，但作为治疗癌症（包括白血病）的药物，人们对它的评价毁誉参半。

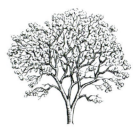

一种常绿乔木（在寒冷地区为落叶树），高达30米，花粉红色。

生境与栽培

它是土生土长的南美洲树种，在多山的地形中生长良好。在秘鲁和阿根廷，它生长在安第斯山脉的高处。在低洼地区（巴拉圭和巴西），人们也发现了它的分布，人们认为它恰恰起源于这里。不同品种的风铃木都能入药，因此树皮的质量控制很困难。褐色钟花树（*T. avellanedae*）被认为是最有效的治疗性物种，而*T. impetignosa*是最常见的可用物种。珍贵的风铃木树皮内皮通常不是培育出来的，而是全年从生长在野外的树木中收集而来的。

主要成分

- 萘醌（拉帕醇）
- 蒽醌
- 香豆素
- 黄酮类化合物
- 环烯醚萜类
- 鼠尾草酚

主要功能

- 抗细菌
- 抗真菌
- 抗寄生虫
- 免疫刺激物
- 抗炎
- 滋补
- 抗肿瘤

科学研究

抗细菌和抗真菌活性 哥伦比亚的一篇综述（2013）对风铃木属物种的研究数据进行了概括，这些研究大部分是在南美洲进行的。该综述强调了风铃木对

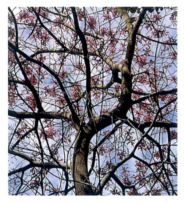

风铃木的价值在于其耐用的木材和具有重要治疗功能的树皮。

几种主要细菌的强有力的、直接的杀伤力，尤其是金黄色葡萄球菌和幽门螺杆菌，后者是导致胃溃疡的主要原因。它对许多真菌也具有广泛的抗真菌活性，包括白色念珠菌。

抗肿瘤活性 风铃木的抗癌功效已经在实验室得到证实，它的许多成分可以抑制癌细胞生长。20世纪60年代在巴西进行的研究使人们对它产生了很大的期望，风铃木很有可能被证明是一种主要的癌症治疗药物，但临床研究未能获得积极的结果。

实际应用

早期的灵丹妙药 南美洲原住民视风铃木为灵丹妙药。他们用它来治疗各种疾病，包括创伤、发热、痢疾、肠道炎症，以及某些癌症和毒蛇咬伤。

传染病 鉴于风铃木中含有大量的活性成分，这种草药得到了世界各地草药医生的广泛使用

药用部位

内皮 因其免疫刺激物的特性而被珍视，被用来治疗多种炎症。

树皮具有重要的抗菌功能

干燥的内皮

主要剂型和用法

煎剂（第301页）是南美洲的传统草药，用于治疗念珠菌感染。每日3次，每次饮用150毫升。

膏剂（第305页）随意涂抹于伤口，促进愈合。

酊剂（第302页）治疗慢性疲劳综合征，适合长期使用。每日3次，每次兑水服用2毫升。

注意 如果服用抗凝药物，那么请在专业指导下服用本药。孕期禁用，备孕期禁用。

也就不足为奇了。它是一种重要的天然抗生素，用于细菌感染，特别是鼻子、口腔和咽喉的感染，被认为对病毒感染和慢性疲劳综合征等慢性疾病也有帮助。风铃木也可用于真菌疾病，包括皮癣和鹅口疮，而且它被认为对慢性念珠菌感染特别有用。

抗炎活性 风铃木可以减轻和缓解炎症，尤其是胃部和肠道炎症。它也被用于治疗其他类型的炎症，包括膀胱炎、宫颈炎和前列腺炎。

癌症 巴西把风铃木作为一种抗癌草药来使用，包括治疗白血病。然而，它的治疗价值还需要更深入的研究和评估。

Tanacetum parthenium（菊科）

小白菊

　　小白菊的传统用途是治疗妇科疾病。尼古拉斯·卡尔佩珀在1652年出版的《英国医生》一书中赞美它是子宫的强化剂。它能使子宫洁净，促进产后的胎盘排出体外，使妇人从花草中得到她所期望的一切好处。现在小白菊主要用于治疗偏头痛，它也一直被认为是治疗关节炎和风湿病的良药。

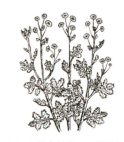

多年生草本植物，可长到60厘米高，有许多类似雏菊的头状花序。

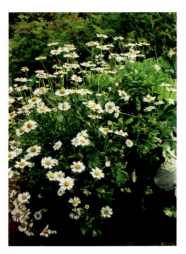

小白菊的花在整个夏天都盛开着。

生境与栽培

　　原产于欧洲东南部，现在遍及欧洲、大洋洲和北美洲。它可以通过种子或扦插繁殖，喜排水良好的土壤和阳光。平时根据需要采摘叶片，在夏季植物开花的时候将地上部分全部收割。

相关物种

　　小白菊是菊蒿（第284页）、菊花和洋甘菊的近亲。

主要成分

- 挥发油（α-蒎烯）
- 倍半萜内酯（小白菊内酯）
- 倍半萜（樟脑）

主要功能

- 抗炎
- 镇痛
- 退热
- 抗风湿
- 促进月经

科学研究

　　偏头痛 1973年，一位威尔士医生的妻子在使用小白菊结束了50年的偏头痛病史后，一项详细的科学调查就此开展。在20世纪80年代英国的临床试验中，小白菊被证明是治疗偏头痛的有效药物。2006年的一项结合小白菊和白柳树皮（第133页）的试验证实了小白菊有治疗偏头痛的能力。试验表明，需要长期服用小白菊（6个月或更长时间）才能充分发挥其药效。

　　类风湿关节炎 当前有实验室正在探究小白菊治疗类风湿关节炎的有效性。

实际应用

　　发热 小白菊可以用来降低体温。

　　妇科应用 该草药从古罗马时代就开始用于调节月经。它也可以促进分娩时的胎盘排出。

　　偏头痛和头痛 少量的小白菊可用来预防偏头痛，但必须定期服用，并在第一次出现症状时就及时服用。它对头痛及与月经相关的偏头痛都有效。

　　关节炎 小白菊有助于缓解关节炎和风湿病的疼痛，与其他草药联用效果更好。

相关链接

- 预防偏头痛，第319页

药用部位

地上部分 在夏季开花时收获。

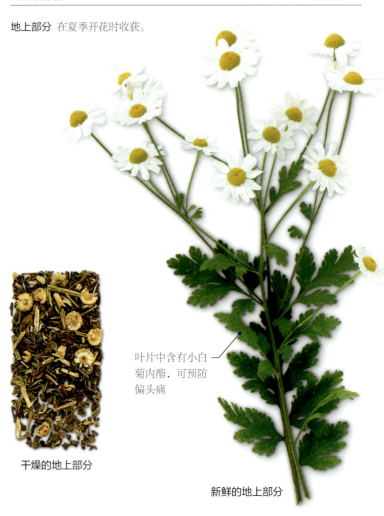

干燥的地上部分

叶片中含有小白菊内酯，可预防偏头痛

新鲜的地上部分

主要剂型和用法

新鲜的叶片 预防偏头痛，每天取2~3片叶片，与面包一起食用。

酊剂（第302页）每天服用10滴，可长期预防偏头痛。

胶囊（第302页）每天服用100毫克胶囊，可减轻头痛症状。

片剂 通常含有其他草药，可治疗头痛。

注意 食用新鲜的叶子可能会引起口腔溃疡。如果服用华法林或其他血液稀释药物，那么不得同时服用小白菊。孕期禁用。在极少数情况下会引起过敏反应。

Taraxacum officinale（菊科）

药用蒲公英

药用蒲公英是一种广为人知的植物，它对健康有一系列惊人的益处。在西方，药用蒲公英的叶片可以做成沙拉食用，具有利尿的效果。它在11世纪阿拉伯医生的著作中被推荐，在13世纪威尔士医生的草药著作中也被提及。它的根药用历史较短，但对肝脏很有益处。

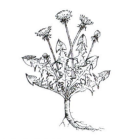

多年生草本植物，可长至50厘米高，基生叶参差不齐，茎中空，花金黄色。

生境与栽培

在世界上的大部分地区，都能找到野生药用蒲公英，在德国和法国有人工栽培。它在春天由种子繁殖。嫩叶在春天被采摘制作沙拉，后来又被用作药材。2年生植株的根在秋天被发掘药用。

相关物种

蒲公英（*T. mongolicum*）是中药，用来清热和减轻毒性，特别是肝脏毒性。

主要成分

■ 倍半萜内酯　■ 三萜类化合物
■ 多糖
叶片：
■ 香豆素　　　■ 类胡萝卜素
■ 矿物质（特别是钾）
根：
■ 蒲公英苷　　■ 酚酸
■ 矿物质（钾、钙）

主要功能

■ 苦味药　■ 保肝　■ 利尿
■ 抗病毒　■ 抗菌

科学研究

叶片 1974年发表在《草药》杂志上的研究证实，蒲公英的叶片是一种强大的利尿剂，尽管它们确切的作用模式还不清楚。其他许多小规模的研究已经证实了药用蒲公英叶片有利尿作用，或者更准确地说，它具有促排水性。促排水性指的是许多草药可以促进水和钾的排出。由于药用蒲公英叶片的含钾量非常

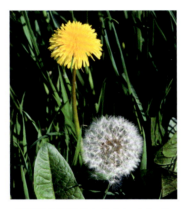

药用蒲公英的英文名"dandelion"意为狮子的牙齿，源于其花的外形。

高，因此人们认为服用药用蒲公英叶片不会造成这种矿物质的净流失。

根 正在进行的研究表明，药用蒲公英的根具有显著的抗癌活性。在实验室研究中，根提取物会增加肿瘤坏死因子的合成并促进细胞凋亡（程序性细胞死亡）。

实际应用

利尿 药用蒲公英的叶片被用作利尿剂，通过减少体内液体的量来治疗高血压。

解毒 药用蒲公英的根是一种重要的解毒草药，可温和地刺激肝脏和胆囊，促进废物清除。这种作用使它在治疗许多慢性中毒疾病时显示价值，并且无论这种毒性与何种因素有关。根常用于治疗便秘及湿疹等疾病。药用蒲公英清除废物的功效可以减轻局部炎症，从而改善关节炎的症状。

更多用法 药用蒲公英的根

药用部位

叶片 可榨汁，可制作沙拉，或干制成草药。

根 2年之后收获，干燥或烤炙。

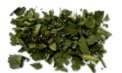

干燥的叶片

新鲜的根

干燥的根

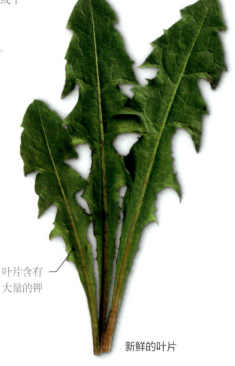

叶片含有大量的钾

新鲜的叶片

主要剂型和用法

滋补沙拉 用药用蒲公英叶制成，经常食用对身体有益。

片剂 有利尿功效，治疗体液潴留。

酊剂 由根制成，可治疗湿疹。每日3次，每次取 ½ 茶匙兑水100毫升稀释饮用。

煎剂 由根制成，可治疗粉刺。每日3次，每次75毫升。

浸剂 由叶片制成，可治疗脚踝肿胀。每天饮用500毫升。

汁液 由叶片制成，可治疗体液潴留。每日3次，每次20毫升。

是一种很好的益生元，可促进肠道菌群的健康生长。传统上，它被用于治疗早期2型糖尿病，刺激胰岛素分泌并稳定血糖水平。

相关链接

■ 痤疮和疖，第314页
■ 持续性便秘，第317页
■ 解酒，第319页
■ 荨麻疹，第313页

Terminalia arjuna（使君子科）
阿江榄仁

　　阿江榄仁的树皮在印度至少应用了3000年，它一直被认为是一种可以治疗心脏病的药物。7世纪的古印度医生瓦格巴塔是第一个将阿江榄仁用来治疗心脏病的人。阿江榄仁是草药的传统用途被现代药理学研究证实的实例。

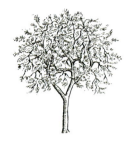

一种常绿乔木，高30米，花淡黄色，叶圆锥形。

生境与栽培
　　阿江榄仁分布在从斯里兰卡到南亚次大陆的大部分地区。它生长在潮湿的沼泽地区和河岸。它由种子长成，在冬末可收获树皮。

相关物种
　　一些其他榄仁属的植物也被用作药材，特别是毗黎勒和诃子（第285页）。两者都是阿江榄仁的近亲，也是印度最常用的草药之一。

主要成分
- 单宁
- 三萜皂苷
- 黄酮类化合物
- 植物甾醇

主要功能
- 强心剂
- 降血压
- 降低胆固醇水平

科学研究
　　强心剂 从20世纪30年代，人们一直对阿江榄仁进行研究，结论是高度矛盾的。一些研究表明它会提升心率和血压，而另一些研究结论正好相反。它似乎是治疗心脏供血不足的最好的草药，如治疗缺血性心脏病和心绞痛。2002年在印度进行的一项临床试验中，58名心绞痛患者服用了阿江榄仁，效果非常明显。他们的心绞痛症状明显减轻，活动能力显著增强。

　　胆固醇 来自印度的研究表明，阿江榄仁可以降低血液中的胆固醇水平。

实际应用
　　传统心脏药物 在印度，阿江榄仁一直被用作强心剂。它在治疗心脏衰竭和水肿（一种因心脏泵血不足而在脚踝和腿部积聚液体的情况）方面有着悠久的历史。

　　阿育吠陀医药 当卡法、皮塔和瓦塔（第41页）中的任何一种过度存在时，阿育吠陀医生会使用阿江榄仁来恢复它们的平衡。由树皮制成的汤剂可用于治疗腹泻和痢疾。树皮粉末用来治疗哮喘。阿江榄仁还被用于治疗胆管疾病、中毒和蝎子蜇伤。

　　现代心脏药物 阿江榄仁对心

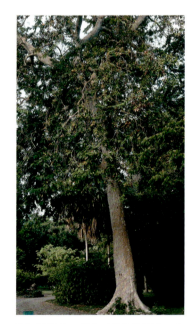

阿江榄仁是一种美丽的常绿树种。它的树皮被用来治疗心脏病。

药用部位
树皮 含有可降低血压和减少胆固醇的有效成分。

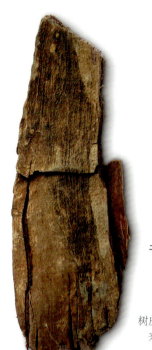
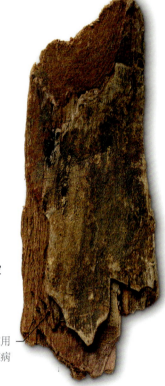

干燥的树皮

树皮在印度被用来治疗心脏病

主要剂型和用法

煎剂 常被草药医生用于治疗心脏供血不足。

酊剂 是一种很有价值的强心剂。草药医生用它来治疗心绞痛。

粉剂 是一种传统的阿育吠陀疗法，用于治疗哮喘。

注意 请在专业指导下服用。

绞痛和冠状动脉循环不良患者有益，对心律失常也有治疗效果。通过降低血液中的胆固醇水平，降低血压，支持正常的心脏功能，阿江榄仁改善了循环系统的状况，降低了严重心脏病发生的风险。

Thymus vulgaris（唇形科）

百里香

百里香被草药学家尼古拉斯·卡尔佩珀赞誉为"最著名的肺强健剂"。对百日咳这种儿童呼吸系统疾病，除了百里香没有更好的治疗药物。百里香是一种极好的抗菌剂和滋补品，直到今天它仍被用来治疗呼吸系统疾病，而且对其他疾病也有治疗效果。

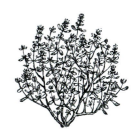

一种芳香的灌木，可长到40厘米高，有木质的茎、小的叶片和粉红色的花。

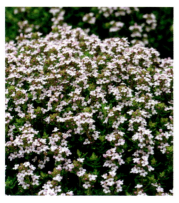

百里香粉红色的花朵吸引了大量的蜜蜂，由此酿成的蜂蜜具有独特的味道。

生境与栽培

百里香是欧洲南部铺地百里香（第286页）的栽培变种，目前在全世界都有种植。它在春季由种子繁殖或分根繁殖，喜好白垩质的轻质土壤。地上部分在夏季收获。

相关物种

百里香有很多种，每一种的挥发油含量都不同。铺地百里香的使用方法与百里香相同。

主要成分

- 挥发油（大部分是百里香酚）
- 黄酮类化合物
- 酚酸

主要功能

- 抗菌
- 滋补
- 缓解肌肉痉挛
- 祛痰
- 驱虫
- 抗氧化剂

科学研究

挥发油 百里香挥发油具有较强的抗菌作用，百里香酚是一种很有效的抗真菌成分。这种油还有祛痰和驱虫的作用。

抗衰老 百里香及其挥发油具有显著的补益作用，可以维持身体的正常功能，对抗衰老。最近的研究表明，百里香具有很强的抗氧化作用，可能有助于维持大脑中较高水平的必需脂肪酸。

胃溃疡 百里香提取物对幽门螺杆菌的作用很强，而幽门螺杆菌通常与胃溃疡有关。

痛经 百里香中的许多化合物可以缓解肌肉痉挛。2014年伊朗的一项临床试验表明，百里香有缓解经期疼痛的能力。

实际应用

感染 百里香的抗菌和滋补特性使它对免疫系统有补益效果，特别是在身体处于慢性感染，尤其是真菌感染的情况下。此外，它对咽喉和肺部感染也有效。

哮喘和花粉症 百里香与其他草药一起用可治疗哮喘，尤其是儿童哮喘。百里香对花粉症也有疗效。

寄生虫 百里香常用于治疗儿童寄生虫病。

外用 百里香外用于皮肤，可缓解蚊虫叮咬引起的刺痛，也用于治疗坐骨神经痛和风湿痛。它有助于治疗真菌感染，以及疖疮和虱子。使用百里香浸剂和稀释的精油按摩头皮，可促进头发生长、逆转脱发。

药用部位

地上部分 夏季采收，含具杀菌效果的挥发油。

新鲜的叶片

叶片有苦味

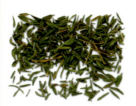

干燥的地上部分

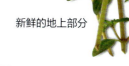

新鲜的地上部分

主要剂型和用法

浸剂（第301页）可治疗感冒，每日3次，每次100毫升。

精油 可治疗痤疮，稀释至5%，轻抹于红肿处。

糖浆（第303页）是一种传统的止咳药。每日3次，每次20毫升。

酊剂（第302页）可治疗鹅口疮。每日2~3次，每次2毫升。

注意 精油不得内服。孕期不可外用本品。

相关链接

- 过敏性鼻炎伴卡他症状，第310页
- 背痛，第323页
- 蚊虫叮咬、蜇刺和肿胀，第313页
- 感冒、流感和发热，第321页
- 咳嗽和支气管炎，第320页
- 慢性卡他症状引起的耳痛，第322页
- 真菌感染，第324页
- 保持生命力，第329页
- 哮喘、气喘和呼吸急促，第311页
- 肌肉疲劳和酸痛，第322页

Turnera diffusa syn. *T. diffusa* var. *aphrodisiaca*（西番莲科）
特纳草

特纳草是中美洲玛雅人的传统催情药。至今它仍然被视为一种有价值的催情药和滋补品，它的兴奋和滋补功效可用来治疗轻度抑郁。特纳草有强烈的香气，味道微苦。它的叶子被用来给利口酒调味，在墨西哥常被作为茶的替代品。

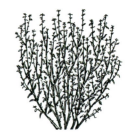

一种芳香灌木，可长到2米高，有光滑的、淡绿色的叶子和单瓣的黄色小花。

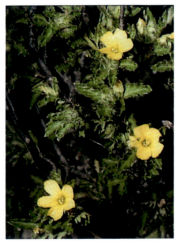

特纳草是身体虚弱患者和神经衰弱患者的极佳滋补品。

生境与栽培

特纳草原产于墨西哥湾、美国加利福尼亚州、加勒比群岛和纳米比亚。除野生外，这些地区也有人工种植。特纳草在春天由种子繁殖，喜欢炎热而又潮湿的气候。当夏天植株开花时，叶子可以适时收割。

相关物种

在巴西和中美洲，*T. opifera*和*T. ulmifolia*分别被用作滋补品。

主要成分
- 挥发油（0.5%～1%），包括石竹烯、百里香酚、杜松烯
- 黄酮类化合物
- 熊果苷
- 单宁

主要功能
- 滋补

- 壮阳
- 温和的兴奋剂
- 温和的抗抑郁剂
- 温和的泻药和利尿剂

科学研究

初步研究 1999年首次对特纳草壮阳活性进行的研究发现，给予特纳草提取物后，性活动较少的雄性大鼠性活动变得活跃。虽然不能完全由动物推及人类，但这确实符合这种草药的传统用法。还有其他研究表明，特纳草有助于控制糖尿病患者的血糖水平。

实际应用

滋补 特纳草对神经系统有滋补和恢复功效，并具有壮阳活性。其补益效果来自具有抗菌和滋补功效的百里香酚。

抗抑郁 严格来说，特纳草是一种抗抑郁药（对身体和精神有激发作用）。它适用于患有轻中度抑郁或神经衰弱的人。当焦虑和抑郁同时发生时，它的激发和恢复功能使它具有治疗价值。

性功能 特纳草一直被视为男性用草药，它有助于治疗早泄和阳痿。然而，它对女性也有好处——它对两性的生殖器官都具有恢复作用。

妇科疾病 特纳草常用于治疗疼痛和经期延迟，特别是与月经有关的头痛。

尿路感染 特纳草是一种利尿剂和尿道抗菌剂，对治疗膀胱炎和尿道炎等尿路感染很有用处。这种作用是由于其含有熊果苷，它可以被转换成对苯二酚。

药用部位

地上部分 夏季采收，含具杀菌效果的挥发油。

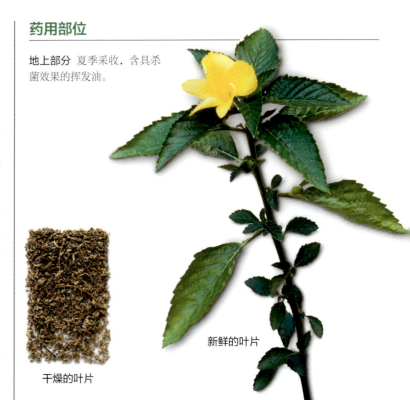

干燥的叶片

新鲜的叶片

主要剂型和用法

片剂 通常还含有其他草药成分，是一种能够使人放松的滋补品。

酊剂（第302页）是一种神经滋补品和抗抑郁剂，可治疗轻度抑郁。

每日4次，每次30滴。

浸剂（第301页）是一种滋补品，对治疗泌尿系统感染有效。作为日常滋补品，每天饮用150毫升。

这是一种强大的尿道抗菌剂。熊果苷也存在于其他的植物中，如熊果（第174页）。

泻药 特纳草是一种温和的泻药，有助于治疗因肠肌张力差引起的便秘。

相关链接
- 焦虑、抑郁和紧张，第318页

Ulmus rubra（榆科）

红榆

这种神奇的植物是一种既温和又有效的药物，可以很好地控制胸膜、尿道、胃和肠等部位的炎症。北美洲原住民将它制成膏剂，治疗创口、疮疖、溃疡和眼睛炎症，内用则可以治疗发热、感冒和肠道疾病。红榆具有明显的黏滑口感和质地。

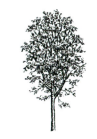

高大乔木，高达18米，树干褐色，枝干上有粗糙的灰白色树皮。

生境与栽培

红榆原产于美国和加拿大，最常见于阿巴拉契亚山脉。它生长于高地的干燥土壤。树干和树枝的内皮在春天被收集。

相关物种

美洲榆（*U. americana*）的用法与红榆相似，被莫希干人用于治疗咳嗽。在欧洲，狄奥斯科里迪斯首次提及，榆树的干燥内皮被用作缓和剂。

主要成分

■ 黏液
■ 淀粉
■ 单宁

主要功能

■ 缓和
■ 润肤
■ 营养
■ 泻药

科学研究

黏液 目前，人们对红榆的研究有限，但其黏液的作用已为人们熟知。将草药直接敷在炎症组织表面，如皮肤或肠黏膜上，它可以缓和炎症，保护组织免受伤害，并排出毒素或刺激物。

反射活动 当服用红榆时，它可能会引起胃肠神经末梢的反射性刺激，从而导致尿道黏膜分泌黏液。

实际应用

营养 红榆是一种富含营养且具有缓和功效的食物。作为益生元，它能够促进肠道内有益细菌的生长和繁殖。对于婴儿和处于康复期的患者来说，它是极好的食品。

消化系统疾病 红榆是一种极具舒缓功效的草药，可以立即缓解胃部反酸、腹泻和胃肠炎症状。它还有助于缓解如肠绞痛、肠道炎症、便秘、痔疮、憩室炎和肠易激综合征等疾病的症状。

泌尿系统疾病 这种草药能有效治疗泌尿系统疾病，如慢性膀胱炎等。

呼吸系统疾病 红榆已被用于治疗各种肺部疾病，并且对咳嗽、支气管炎、胸膜炎和肺结核等病症有很好的舒缓作用。

外用 外用时，这种草药可以软化和保护皮肤。也可以将其制成膏剂，治疗疮疖。

相关链接

■ 胃酸过多和消化不良，第317页
■ 痤疮和疖，第314页
■ 便秘，第328页
■ 排便困难和痔疮，第312页

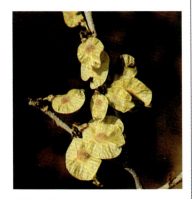

红榆在夏天产生红棕色的果实，每个果实内含有一粒种子。

药用部位

内皮 10年生红榆的内皮在春天被采集，并磨制成粉。

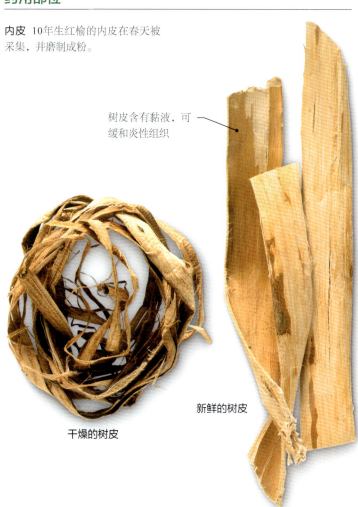

树皮含有黏液，可缓和炎性组织

新鲜的树皮

干燥的树皮

主要剂型和用法

浸剂 将1满茶匙浸剂兑温水750毫升，充分混合5分钟。用于治疗腹泻，每天1～2次。

膏剂 用于伤口治疗。在1茶匙粉剂中加入几滴金盏花酊剂，混合成糊涂抹于伤口（第305页）。

胶囊（第302页）针对支气管炎，每日2～3次，每次200毫克。

粉剂 治疗胃酸性消化不良。每日2～3次，每次1茶匙。

片剂 用于治疗腹泻。

Urtica dioica（榆科）

大荨麻

大荨麻因其刺而闻名，长期以来它也一直因其药用价值而备受赞赏。狄奥斯科里迪斯列出了大荨麻的一系列用法：由切碎的新鲜叶子制成的膏剂治疗化脓性伤口，汁液治疗鼻出血，蒸煮的叶子混合没药用来刺激月经。今天，大荨麻被用于治疗花粉症、关节炎、贫血，令人惊讶的是，它甚至被用于治疗一些皮肤病。

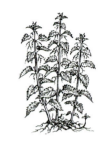

一种多年生植物，可长到1.5米，叶呈矛状，花绿色，雄蕊黄色。

生境与栽培

大荨麻生长在温带地区。嫩枝在春天采摘，用作滋补品和蔬菜。地上部分在夏天开花之时采摘，根在秋天收获。

相关物种

欧荨麻（*U. urens*）的用法和大荨麻相似。罗马荨麻（*U. pilulifera*）则是古罗马人最常用的一种荨麻，他们用荨麻敲打身体以促使血液流到身体表面，这样做是为了保暖。

主要成分

地上部分：
- 黄酮类化合物（槲皮素）
- 胺类
- 葡萄糖醌
- 矿物质（钙、钾、硅酸、铁）

根：
- 植物甾醇类
- 酚类

主要功能

- 利尿
- 滋补
- 收敛
- 止血
- 抗过敏
- 减轻前列腺肥大（根）
- 抗炎

科学研究

根 大荨麻的根被用于治疗前列腺肥大和缓解下尿路感染症状。在好几次试验中，它是和锯棕榈（第140页）联合使用的。

治疗关节炎 2009年法国的一项试验发现，大荨麻与维生素

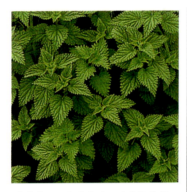

大荨麻可以当蔬菜吃，味道像菠菜。

E、锌和鱼油混合使用时，可以减少关节炎患者每日所需的抗炎药物的摄入量。

种子 大荨麻的种子具有抗氧化和保护肝功能的作用。

实际应用

清洁 大荨麻主要的传统用途是清洁和排毒。它的利尿作用可能是因为它含有黄酮类化合物和高钾，有助于增加尿液产量和排出废物。它还可以改善多种皮肤病和关节炎症状。

收敛 大荨麻可减缓或停止伤口出血和流鼻血，并有助于治疗经血过多。

过敏 大荨麻有抗过敏功效。它是治疗花粉症、哮喘、皮肤瘙痒和蚊虫叮咬的良药。其汁液可以用来治疗荨麻刺伤。

前列腺肥大 经过长期的研究，大荨麻的根现在已成为治疗前列腺肥大的常用药物。

相关链接

- 过敏性鼻炎，包括花粉症，第310页

药用部位

地上部分 作为一种具有滋补效果的蔬菜被食用，且可制成药物制剂。

根 具利尿作用，对治疗前列腺疾病很有帮助。

种子 据称有护肝功效。

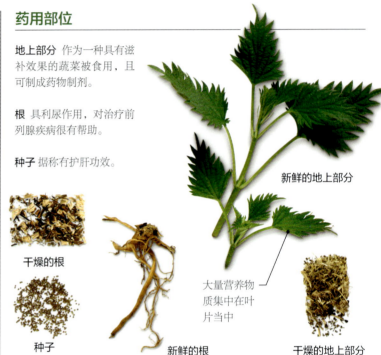

新鲜的地上部分

干燥的根

种子

新鲜的根

大量营养物质集中在叶片当中

干燥的地上部分

主要剂型和用法

煎剂 由根制成（第301页），可治疗前列腺肥大，每天饮用150毫升。

膏剂 由叶片制成（第305页），均匀涂抹，治疗湿疹。

汤剂 由荨麻叶、胡萝卜和洋葱制成，富含铁元素。经常饮用，有益健康。

胶囊 由叶片制成（第302页），前列腺肥大者，每次服用300毫克，每日2~4次。经血过多者，每天3次，每次服用100毫克。

浸剂 由叶片制成（第301页），每天饮用200毫升，作为滋补品。

酊剂 由根制成（第302页），可治过敏和皮肤病。若治疗花粉症，取1茶匙，兑水100毫升，每日2次。

- 月经过多引起的贫血，第311页
- 蚊虫叮咬、蜇刺和肿胀，第313页
- 气喘和呼吸急促，第311页
- 尿布疹和炎性皮疹，第328页
- 荨麻疹，第313页
- 流鼻血，第320页

Vaccinium myrtillus（杜鹃花科）

蓝莓

蓝莓第一次引起人们的注意是在第二次世界大战期间，当时的飞行员发现吃蓝莓果酱可以改善他们的夜视能力。此后有研究表明，蓝莓能刺激视网膜，帮助眼睛适应黑暗，增强视力。还有人认为蓝莓有助于矫正近视。

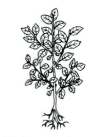

落叶灌木，可长至40厘米，有白色或粉色花和紫黑色浆果。

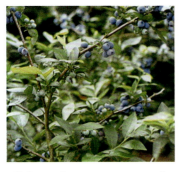

蓝莓的果实可以作为天然的抗氧化剂。

生境与栽培

蓝莓在荒原和山坡的潮湿灌丛中生长茂盛，其分布遍及北半球的温带地区，包括亚洲、欧洲和北美洲。目前在世界各地广泛种植。它在秋天用种子繁殖或扦插繁殖。树叶在夏天采摘收集，果实于夏末或初秋成熟。

相关物种

杜鹃花科的其他成员，如熊果（第174页）、越橘（*V. vitis-idaea*）和蔓越莓（第290页），主要用作泌尿系统的抗菌剂。

主要成分

- 单宁（约7%）
- 原花青素
- 黄酮类化合物
- 果酸
- 酚酸
- 果胶
- 维生素

主要功能

- 滋补
- 抗氧化剂
- 抗炎
- 收敛剂
- 尿路抗菌剂

科学研究

循环系统 1964年以来的临床试验表明，蓝莓的果实可以保护外周循环和毛细血管。已经证实蓝莓提取物可以改善的症状包括体液潴留、疼痛、针刺感（感觉异常）和抽筋，这些都是外周血流量不足引起的。

视力 不同的试验还表明，在服用蓝莓提取物、胡萝卜素和维生素之后，近视患者、因糖尿病或高血压导致视网膜受损的患者的视力有所改善。其他如经期疼痛和痔疮手术后服用蓝莓的话，可以促进身体恢复。

实际应用

消化不良 长期以来，蓝莓一直被用作温和的泻药（因为含有糖），但它也可以缓解腹泻（因为含有单宁）。它还具有一定的抗菌效果，且因为它有很好的味道，对儿童腹泻和消化不良颇有效果。

心血管疾病 许多心血管疾病将受益于蓝莓改善毛细血管功能和治愈炎症的能力，包括间歇性跛行、雷诺病、静脉曲张、痔疮、皮肤易发瘀斑，以及所有影响眼部血液循环的疾病，特别是糖尿病和高血压。

抗氧化剂 蓝莓的果实用于预防组织损伤和促进组织愈合，如消化道损伤、类风湿关节炎和骨关节炎。

抗菌剂 叶片对膀胱和尿道有明显的杀菌作用，可用于治疗膀胱炎等尿路感染。

糖尿病 叶和果实有抗糖尿病的活性，对糖尿病前期的治疗尤其有帮助。越来越多的证据表明，这种水果有助于减肥。

药用部位

叶片 对膀胱炎、膀胱过敏等尿路疾病有很好的抗菌和收敛作用。

浆果 对毛细血管有很强的愈伤作用，特别是眼睛内的微循环。

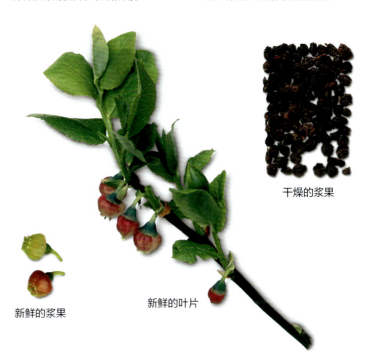

干燥的浆果

新鲜的浆果

新鲜的叶片

主要剂型和用法

胶囊 每天4次，每次服用500毫克，以改善眼部循环。

酊剂（第302页）每天服用½茶匙，改善血液循环。

煎剂（第301页）口感好，用于儿童腹泻的短期治疗。

片剂 像胶囊一样，便于长期使用。

注意 若服用抗凝剂或被诊断为出血障碍，请根据专业建议服用此药物。

Valeriana officinalis（败酱科）

缬草

缬草至少从古罗马时代就被用作镇静剂和松弛药了。1世纪，狄奥斯科里迪斯发现了它，并将它命名为"*phu*"，这个词的发音反映了它难闻的气味。缬草有助于缓解压力，在最近几十年成为越来越受欢迎的药物。它是一种安全的、不会使人上瘾的放松剂，可以缓解神经紧张和焦虑，促进睡眠。

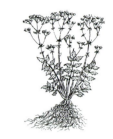

直立的多年生草本植物，可长至1.2米高，羽状复叶，花粉红色。

生境与栽培

缬草原产于欧洲和亚洲北部，喜好潮湿的环境。它在中欧和东欧都有种植。春季由种子萌发，2年生植株的根茎在秋季发掘收获。

相关物种

*V. capensis*在南非被用于治疗癌症和癫痫，在中国和印度尼西亚发现的长序缬草（*V. hardwickii*）被认为是一种抗痉挛药，北美洲的梅诺米尼人用*V. ulginosa*治疗抽筋和更年期综合征。

主要成分

- 挥发油（高达1.4%）
- 环烯醚萜类（戊酸酯）
- 生物碱

主要功能

- 镇静剂
- 松弛药
- 缓解肌肉痉挛
- 缓解焦虑
- 降血压

科学研究

主要疗效 德国和瑞士的大量研究已经证实，缬草有助于睡眠，可降低血压，改善睡眠质量。2002年德国的一项临床研究对缬草和奥沙西泮（一种传统的安眠药）进行了测试，结果发现，83%服用缬草的受试者认为其对睡眠非常有效，而认为奥沙西泮有效的比例为73%。2020年，日本的一份系统综述对60个研究缬草的项目进行了调查，发

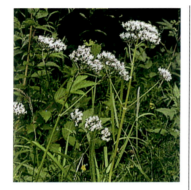

缬草有助于减轻压力。它的名字被认为来自拉丁语"*valere*"，是舒适的意思。

现缬草是一种安全有效的草药，可以促进睡眠和减轻焦虑。

实际应用

历史用法 缬草在中世纪被认为"包治百病"，它具有许多优点，还可以治疗癫痫。

应激相关障碍 缬草可以抑制精神的过度活跃和神经系统的兴奋性，帮助难以入睡的人入眠。缬草对几乎所有与压力有关的疾病都有治疗效果。一般来说，缬草有舒缓和镇静作用，而不是直接对精神产生影响。

焦虑和失眠 许多焦虑的症状，包括颤抖、恐慌、心悸和出汗，都可以通过服用缬草来缓解。

有效的松弛药 缬草能放松过度收缩的肌肉，有助于缓解肩颈紧张、哮喘、肠绞痛、肠易激综合征、痛经和肌肉痉挛。

高血压 缬草与其他草药合用，可治疗因压力大和焦虑引起的高血压。

药用部位

根茎 在活性成分含量最高的秋季收获。

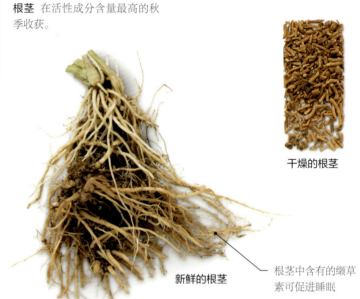

干燥的根茎

新鲜的根茎

根茎中含有的缬草素可促进睡眠

主要剂型和用法

片剂 通常还含有其他草药成分，服用可缓解压力和焦虑。

粉剂 可制成胶囊服用（第302页）。夜间服用1~2个剂量为500毫克的胶囊，可以治疗失眠。

酊剂（第302页）每天服用5次，每次20滴，可缓解焦虑。

煎剂（第301页）晚间服用25~100毫升的煎剂，可起镇静作用。

注意 可能会导致嗜睡。如果已经服用安眠药，那么请不要再服用缬草。

相关链接

- 慢性焦虑和多动症，第318页
- 失眠，第319页
- 神经衰弱和过度活跃，第319页
- 经前期综合征，第325页
- 背痛引起的失眠，第323页

Verbena officinalis（马鞭草科）

马鞭草

马鞭草一直被认为具有神奇的属性，被用于古代的宗教仪式。它是中国和欧洲的传统草药。1世纪，狄奥斯科里迪斯把马鞭草称为"神圣的草药"。在随后的许多个世纪里，它都被视为"万灵药"。它具有滋补、恢复的特性，可以用来缓解压力和焦虑，改善消化功能。

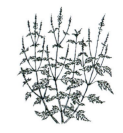

一种细长的多年生植物，可长到1米高，具有坚硬的细茎和紫色的穗状花序。

生境与栽培

马鞭草在欧洲和北非的大部分地区及中国、日本都有野生。在春季或秋季由种子繁殖，在排水良好、阳光充足的土壤中生长良好。地上部分在夏季植物开花时收获。

相关物种

多穗马鞭草（*V. hastata*）原产于北美洲，与马鞭草的药用方式相似。

主要成分

- 苦环烯醚萜苷（马鞭草宁、马鞭草苷）
- 挥发油
- 生物碱
- 三萜类化合物（β-谷甾醇）
- 黄酮类化合物

主要功能

- 神经镇静剂
- 滋补品
- 温和的抗抑郁药

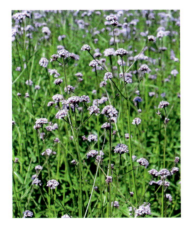

马鞭草在中世纪被认为会带来好运。

科学研究

激素样效果 研究表明，它同时具有雌激素和孕激素活性。它可刺激子宫的肌肉收缩，并促进母乳产生。

缺乏研究 作为一种有着悠久历史的草药，对马鞭草的研究迄今为止却少得惊人。实验室研究表明，马鞭草具有明显的抗炎活性。在2016年发表的巴基斯坦研究中，发现这种草药具有抗惊厥、抗焦虑和镇静的作用。它也可能有抗菌、抗病毒和保护肝脏的特性。

实际应用

促进消化 马鞭草可以改善消化系统功能并促进营养吸收。

神经系统 马鞭草被视为神经系统的恢复剂，对缓解神经紧张特别有帮助。它被认为是一种温和的抗抑郁剂，专门用于治疗长期压力大引起的焦虑和神经疲劳。

恢复 马鞭草助消化，且能促进神经系统的恢复，是慢性病患者的理想滋补品。

头痛和偏头痛 马鞭草能缓解头痛，中医用它治疗与月经周期有关的偏头痛。

更多用法 马鞭草还有其他的药用价值，如治疗黄疸、胆结石、哮喘、失眠、经前期综合征、流感和发热等。

相关链接

- 神经衰弱和过度活跃，第319页
- 经前期综合征，第325页

药用部位

地上部分 对神经系统和消化系统具有滋补作用，在欧洲和中国有几千年的药用历史。

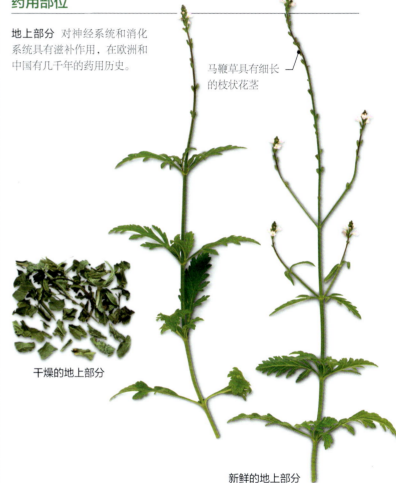

马鞭草具有细长的枝状花茎

干燥的地上部分

新鲜的地上部分

主要剂型和用法

酊剂（第302页）是一种可以使人放松、具有镇静作用的滋补品。取½茶匙稀释在一杯水中，每日3次，可缓解压力和焦虑。

浸剂（第301页）经常饮用150毫升浸剂，可助消化且促进营养成分有效吸收，尤其是在大餐之后。

粉剂 可以作为牙膏使用。经常在牙齿上摩擦，可清洁和保护牙齿。

注意 不得过量服用，过量服用会引起呕吐。孕期禁用。

Viburnum opulus（忍冬科）

欧洲荚蒾

　　欧洲荚蒾原产于北美洲和欧洲，直到1960年才被美国认定为治疗神经紧张的镇静剂和治疗哮喘的抗痉挛药。欧洲荚蒾的主要功效是缓解抽筋和因肌肉过度收缩导致的绞痛或痛经。

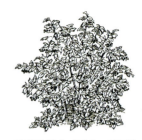

一种落叶灌木或乔木，高可达4米，有带浅裂的叶子、白色的花和红色的椭圆形果实。

生境与栽培

　　欧洲荚蒾分布于欧洲和北美洲东部，在林地、树篱和灌丛中生长。它可在秋天播种繁殖。在春夏开花时从树枝上采集树皮。

相关物种

　　樱叶荚蒾（第291页）常与欧洲荚蒾互换使用，但它被认为对子宫有更特别的作用。

主要成分

- 香豆素（莨菪亭）
- 多酚（包括咖啡酸和绿原酸）
- 原花青素
- 黄酮类化合物

主要功能

- 抗痉挛
- 镇静
- 收敛
- 松弛药

科学研究

　　针对肾结石的解痉作用　土耳其一家医院的泌尿科测试了欧

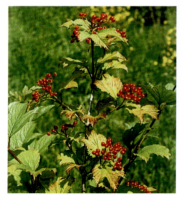

欧洲荚蒾在秋天有独特的鲜红色浆果。

洲荚蒾树皮排解直径达1厘米的肾结石的能力。103名患者单独服用双氯芬酸（一种镇痛药）或与欧洲荚蒾树皮一起服用。树皮组的结石排出率和所需时间明显更短，患者需要的镇痛药和额外的治疗更少。2019年有研究指出，欧洲荚蒾树皮能促进输尿管结石排出，证明了这种草药具有解痉活性。2022年的一项研究进一步得出了类似的结果。

实际应用

　　传统疗法　欧洲荚蒾在北美洲本土草药中有应用的历史。原住民用它的树皮来缓解抽筋和疼痛，佩诺布斯科特族人用它来治疗腺体肿胀和腮腺炎。

　　放松肌肉　欧洲荚蒾能缓解紧张的肌肉，无论肠道、呼吸道、子宫的平滑肌，还是四肢或背部的横纹肌（附着在骨骼上）。它可以内服，也可以外敷。这种草药也可以治疗因肌肉过度紧张引发的病症，包括哮喘造成的呼吸困难，以及子宫过度收缩引起的痛经。欧洲荚蒾常与北美山梗菜（第114页）合用，治疗夜间抽筋和背部疼痛。该草药也能缓解便秘、腹部绞痛，治疗肠易激综合征和因神经紧张引发的生理症状。

　　关节炎　在一些关节炎病例中，关节无力和疼痛导致肌肉收缩甚至僵硬，欧洲荚蒾的树皮可以显著缓解这些症状。随着肌肉放松，流向该区域的血液增加，乳酸等废物被清除，正常功能就可以恢复了。

　　浆果　浆果和果汁已被用于

药用部位

树皮　一条条从树上剥下，但必须留下足够的树皮，以保证这棵树能够继续存活。

浆果　涩、苦，富含维生素C。

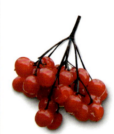

浆果

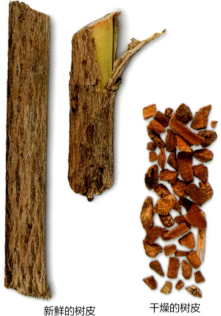

新鲜的树皮　　　　干燥的树皮

主要剂型和用法

煎剂（第301页）每3小时服用75毫升，治疗痛经。

酊剂（第302页）用于肌肉紧张的长期治疗。肠易激综合征患者每日2次，每次 1/2 茶匙，用热水稀释服用。

洗液（第306页）可缓解肌肉疼痛，也可用于按摩紧张的颈部和肩部。

治疗多种疾病，包括心脏病、高血压、咳嗽、感冒、神经症和糖尿病。

相关链接

- 背痛，第323页
- 呼吸困难和胸闷，第311页
- 抽筋和肌肉痉挛，第322页
- 痛经，第325页
- 手脚血液循环不良，第312页
- 痉挛性便秘，第317页
- 胃痉挛，第315页

Vitex agnus-castus（马鞭草科）

穗花牡荆

穗花牡荆在古代很出名，在公元前6世纪的荷马史诗《伊利亚特》中，它被认为是贞节的象征，能够驱除邪恶。正如"贞洁树"这个俗名所暗示的那样，它被认为可以减低性欲。研究证实，穗花牡荆有激素样作用，现在它被用来治疗月经不调和不孕。

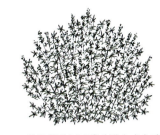

一种具芳香气味落叶灌木或小乔木，高可达7米，有带掌裂的叶片和淡紫色小花。

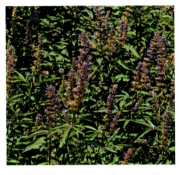

穗花牡荆有香味，淡紫色小花聚成穗状，夏季开花。

生境与栽培

穗花牡荆原产于地中海地区和西亚。它在全球亚热带地区多有栽培，并在多处逸为野生。它在春天或秋天用种子繁殖，在秋天采集成熟的果实。

相关物种

作为马鞭草科的一员，穗花牡荆是马鞭草（第153页）和柠檬过江藤（第168页）的远亲。

主要成分

- 挥发油（桉树醇）
- 黄酮类化合物（紫花牡荆素）
- 环烯醚萜（桃叶珊瑚苷、穗花牡荆苷、小米草糖）
- 二萜类化合物

主要功能

- 激素调节
- 孕激素样活性
- 增加母乳分泌
- 促进睡眠

科学研究

激素样作用 穗花牡荆的果实被认为能在大脑中引起微妙的激素效应，导致多巴胺和褪黑素增加。这些变化被认为可以促进激素对月经周期的调节，特别是提高了孕酮水平。对一些人来说，提高褪黑素水平可能有助于提升睡眠质量。二萜类化合物被认为是发挥这些作用的主要因素。

妇科疾病 临床研究基本上支持使用穗花牡荆解决许多女性的内分泌问题，包括经前期综合征、月经不调、乳房触痛和不孕。2001年的一项临床试验对178名经前期综合征女性进行了穗花牡荆与安慰剂对照试验。3个月后，与安慰剂相比，服用穗花牡荆的患者症状减轻了50%。

辅助睡眠 自从研究人员发现穗花牡荆能提高褪黑素水平后，穗花牡荆一直被认为可能有助于睡眠。一些小型研究表明，它可能有助于那些因褪黑素分泌素乱而失眠的人，如轮班工人或倒时差的人。

实际应用

月经不调 穗花牡荆可能是西方草药中最常见的用于调节月经周期的药。以其促孕功效，穗花牡荆通常可以缓解经前症状，包括烦躁、情绪低落、头痛、痤疮和乳房压痛。它还会大大提升月经的规律性，并对激素类疾病产生积极的作用，包括多囊卵巢综合征、子宫肌瘤和子宫内膜异位症。

经期素乱 这种草药有助于调节不规律的月经周期，倾向于缩短过长周期或延长过短周期。

药用部位

果实 在秋天收获，被用来治疗妇科疾病。

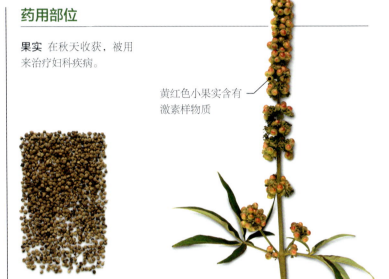

黄红色小果实含有激素样物质

干燥的果实

新鲜的果实

主要剂型和用法

片剂 可用于治疗经前期综合征。

酊剂（第302页）可治疗月经周期素乱。每天服用40滴，连续服用3个月。

注意 过量服用会导致蚁走感（皮肤上有蚂蚁爬行的感觉）。使用避孕药或进行生育治疗时不得服用。孕妇禁用。在极少数情况下可能会引起肠胃不适、头痛或头晕。

不孕 穗花牡荆可以帮助一些试图怀孕的女性，前提是她们的不孕是由低孕酮水平造成的。

母乳喂养 食用它的果实可增加母乳产量。

痤疮 尽管很少单独使用，但穗花牡荆对治疗男性和女性的痤疮非常有用。与紫锥菊（第96页）等草药结合使用，可减少痤疮发作的程度和频率。痤疮发作的主因是激素失调。

相关链接

- 助孕，第326页
- 雌激素和孕酮水平降低，第326页
- 周期不规律，第325页

Withania somnifera（茄科）

睡茄

睡茄被称为"印度人参"，因为它在阿育吠陀医学中的使用方式与人参在中医中的使用方式非常相似，它们都有提高活力的功效，有助于调养慢性病。如今，睡茄似乎成了一种应对现代快节奏生活的草药。它可减轻压力、缓解焦虑、协助睡眠，使疲劳的人精神振奋，所有这些传统用途都得到了现代临床研究的数据支持。

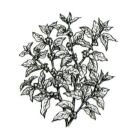

一种结实的灌木，高可达1.5米，有椭圆形的叶片和绿色或黄色的花。

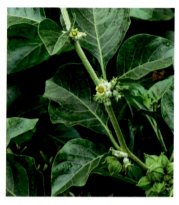

睡茄被证实具有强大的药用效果。

生境与栽培

睡茄分布在印度、地中海地区和中东。它在春天由种子或插枝繁殖。叶片在春季收集，根和果实在秋季收获。

主要成分

- 生物碱
- 甾体内酯（睡茄内酯）
- 铁

主要功能

- 适应原
- 滋补
- 轻度镇静

科学研究

慢性应激 临床对睡茄潜在的药用价值进行了广泛的、多方面的研究，其中许多与睡茄内酯有关，这种化合物与人体自身的类固醇激素类似。2012年印度的一项临床试验显示，服用睡茄的人压力更小、幸福感增加。睡茄还能降低皮质醇水平和血压。

焦虑和紧张 睡茄在至少6个临床试验中被证明具有减轻焦虑和紧张的功效。在2009年加拿大的一项试验中，睡茄结合饮食计划和多种维生素补充剂，在减少焦虑方面比心理疗法和安慰剂更加有效。服用睡茄的人还报告说，他们的注意力得到了改善，疲劳感也相应减少。

助眠 睡茄根促进睡眠的能力在临床试验中一直被认可。2020年印度的一项研究发现，150名健康成年人服用睡茄根提取物6周，改善了睡眠质量，促进了睡眠。

男性生育力 两个临床试验显示，睡茄显著改善了精液质量。另一项临床试验未能发现其在勃起功能障碍方面具有任何作用。

其他功效 有研究显示，睡茄适合儿童，它也可以改善老年人的肌肉力量和认知，还可以治疗关节炎、增强免疫力。睡茄还被认为具有抗癌活性。

实际应用

滋补 睡茄在阿育吠陀医学中一直因其滋补、增强和放松的特性而受到重视。

恢复 今天，这种草药仍然被认为是一种滋补品，并且因其不同寻常的全面功效而受到重视。作为一种滋补品，它支持和加强身心表现，同时可以减轻焦虑。正如睡茄这个名称所暗示的那样，它能促进良好的睡眠。它亦是一种极好的康复草药。

炎症 对风湿性关节炎和银屑病等慢性炎症性疾病来说，睡茄是一种有用的药物。

长期应激 通过减少过度活动和鼓励放松，睡茄可对抗长期压力大带来的身体衰弱。

贫血 睡茄的铁含量很高，对治疗贫血很有益处。

药用部位

叶片 睡茄内酯含量最高，可以抑制癌细胞生长。

根 被磨成粉末或制成煎剂，作为增强体力和安神的滋补品来服用。

浆果 在印度，咀嚼睡茄的浆果有助于恢复精力。

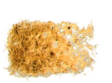

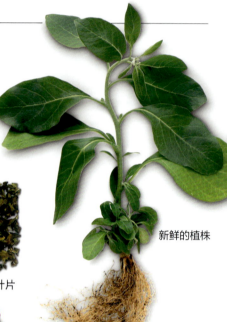

干燥的根　　干燥的叶片

新鲜的浆果　　干燥的浆果

新鲜的植株

新鲜的根

主要剂型和用法

煎剂（第301页）根的煎剂可用于缓解压力。取5克睡茄的根，加水100毫升煎煮，连续服用2天以上。

粉剂 由叶片制成的粉剂，可治疗贫血。取½茶匙兑少量水服用，每日1次。

胶囊（第302页）由根的粉剂制成，可治疗神经衰弱。每日服用1～2克。

相关链接

- 压力大和康复期，第329页
- 男性生殖问题，第326页

Zanthoxylum americanum（芸香科）

美洲花椒

美洲花椒原产于北美洲，是一种能刺激血液循环的草本植物。它的药用价值受到北美洲原住民的高度推崇，咀嚼树皮和浆果可以缓解风湿和牙痛。美洲花椒现在主要用于治疗关节炎和风湿病，它也可以治疗某些消化系统疾病和腿部溃疡。

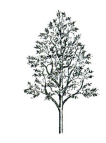

落叶灌木，可长至3米高，有灰色的多刺树枝和羽状复叶。

生境与栽培

美洲花椒原产于加拿大和美国，喜好林地等潮湿、阴凉之地。它在秋天由种子繁殖。树皮在春天收获，浆果在夏天收集。

相关物种

南花椒（*Z. clava-herculis*）生长在美国中部和南部，它和美洲花椒可以互相替代使用。花椒（*Z. bungeanum*）是一种中药，用来治疗因受凉而引起的腹痛。在南非，人们肠绞痛会服用小节木花椒（*Z. capense*）。而在西非，肖花椒（*Z. zanthoxyloides*）是治疗风湿病的传统草药。

主要成分

- 异喹啉类生物碱
- 呋喃香豆素
- 木脂素
- 挥发油
- 单宁

主要功能

- 刺激循环
- 发汗
- 抗风湿
- 抗真菌

科学研究

- 抗真菌 尽管2005年的一项研究发现美洲花椒的果实和叶子提取物具有抗真菌活性，但对它的研究还十分有限。

实际应用

北美洲草药 长期以来，美洲花椒在北美洲一直被用于治疗牙痛和风湿病。19世纪，它在美

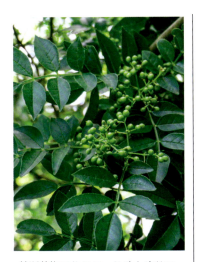

美洲花椒可抗风湿，促进血液循环。

国被用来激发循环系统和治疗关节炎。

关节炎 西方的草药医生认为，美洲花椒是治疗风湿病和关节炎的主要药物。它刺激血液流向疼痛和僵硬的关节，促进该区域的氧气和营养供应，并清除废物。

循环系统 这种草药可以改善间歇性跛行和雷诺病（四肢动脉变窄，导致手部和腿部肌肉供血不足）的血液循环。

更多用法 美洲花椒能解气、止泻和调理消化道，局部应用可治疗腿部溃疡和慢性盆腔炎。

相关链接

- 背痛，第323页
- 手脚血液循环不良，第312页

药用部位

树皮 被认为药效比浆果更强。它被用于制作刺激血液循环的药剂。

浆果 用于治疗血液循环不良。

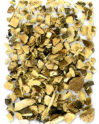

干燥的树皮碎片

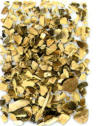

干燥的浆果

新鲜的树皮

新鲜的植株

咀嚼浆果和树皮可治疗牙痛

主要剂型和用法

酊剂（第302页）由树皮制成的酊剂可以治疗关节炎。每日3次，每次20滴。

煎剂 将3茶匙生姜和3茶匙美洲花椒兑水750毫升一起煎煮（第301页）。每日2次，每次饮用150毫升，可刺激血液循环。

片剂 通常含有其他种类的草药，用于治疗关节炎和风湿病。

洗液 用树皮煎煮（第301页）制成洗液，可治疗腿部血液循环不良。

注意 孕期和哺乳期禁用。

Zea mays（禾本科）

玉米

玉米作为主食在中美洲和南美洲至少有4000年的历史了，它也有很多种药用方式。阿兹特克人用玉米粉做成煎剂治疗痢疾和"心热"，并用于增加母乳产量。玉米须一直是玉米最常用于医疗的部分，它在治疗泌尿系统疾病方面具有特殊的价值。

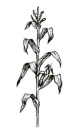

一年生草本植物，高达3米，雄花羽毛状，雌花结出果穗。

生境与栽培

作为一种粮食作物，玉米在全球被普遍种植。它原产于安第斯山脉和中美洲，可能起源于秘鲁。春天由种子繁殖。在夏天玉米成熟的时候可以收获玉米须，然后分开、晒干保存。

相关物种

玉米黑粉菌是一种生长在玉米上的真菌，被祖尼人用来加速分娩和阻止子宫出血。

主要成分

- 黄酮类化合物
- 类胡萝卜素

玉米：
- 花青素（紫玉米）

玉米须：
- 类胡萝卜素
- 挥发油
- 甾醇

主要功能

- 泌尿系统缓和剂
- 利尿剂
- 刺激胆汁分泌
- 降血压

科学研究

紫玉米 紫玉米含有极多的花青素，即一种深红色或蓝色的植物色素，具有很强的抗氧化和保护作用。2007年的一篇论文称，紫玉米比蓝莓多近4倍的花青素，这显示紫玉米可能是花青素的主要饮食来源。

类胡萝卜素 玉米和玉米须含有高含量的类胡萝卜素（包括叶黄素和玉米黄素），这些化合

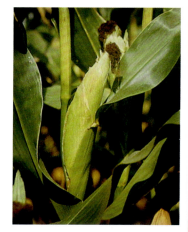

玉米的拉丁名反映了它的价值，"zea"的意思是生命的由来，"mays"的意思是我们的母亲。

物被认为可以保护眼睛免受氧化损伤。特别是玉米黄素可以预防与年龄相关的黄斑变性。

实际应用

传统草药 玉米粉是美洲原住民的食物和药品。它被制成非常有效的膏剂，治疗瘀伤、肿胀、溃疡、疖等病症。契卡索人治疗皮肤瘙痒及抓挠瘙痒处所引起疼痛的方法是燃烧老玉米，并熏烤患处。

泌尿系统疾病 玉米须是一种温和的利尿剂，具有一定的抗菌活性。它可治疗急慢性膀胱炎，也常用于治疗前列腺疾病。它对尿频和膀胱激惹也有效果。

肾结石 玉米须被认为对肾脏有好处，可以减少肾结石形成，缓解已有结石者的症状。

中医疗法 在中国，玉米须常被用于治疗体液潴留和黄疸。

药用部位

玉米须（雌蕊）新鲜或干燥的玉米须可治疗泌尿系统疾病。

玉米粉 治疗瘀伤和其他皮肤病。

苞叶 玉米的苞叶被撕开，露出玉米须和玉米粒。

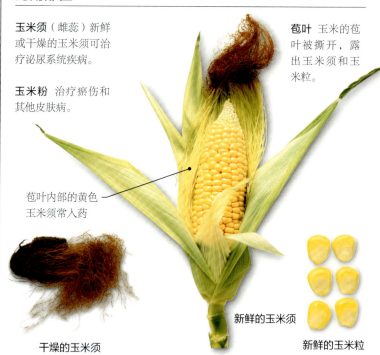

苞叶内部的黄色玉米须常入药

干燥的玉米须

新鲜的玉米须

新鲜的玉米粒

主要剂型和用法

浸剂 由玉米须制成的浸剂（第301页）可以减轻膀胱炎带来的痛苦，每天饮用500毫升。

煎剂（第301页）玉米粉可以做汤。也可制成膏剂（第305页）涂抹于疮疖上。

胶囊（第302页）每天服用2克，可治疗水肿。

酊剂（第302页）由玉米须制成，可治疗膀胱炎。取80毫升玉米须酊剂与20毫升布枯酊剂混合，每日3次，每次1茶匙兑水服用。

相关链接

- 体液潴留，第327页
- 泌尿系统感染，第324页

Zingiber officinale（姜科）

生姜

生姜既是香料和调味料，也是世界上最好的药材之一。自古以来，它在亚洲就备受尊崇。在中世纪的欧洲，人们认为它源自伊甸园。生姜的温热和抗炎特性可以缓解各种疾病症状，如头痛和偏头痛、关节痛、消化不良、晕车和孕吐。新鲜的生姜有一种刺激性的、轻微的柠檬味。

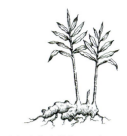

多年生草本植物，可长至60厘米高，有披针形的叶子和白色或黄色的穗状花序。

生境与栽培

生姜原产于亚洲，在整个热带地区生长。它是通过根茎来繁殖传播的。生姜喜好肥沃的土壤，需要大量的雨水。当植株10个月大时，根茎被挖掘收集，随后清洗、浸泡，有时也被蒸煮并去皮。

相关物种

各种各样的姜属植物被药用，但都不及生姜的药效。姜黄（第94页）是生姜的近亲。

主要成分

- 挥发油（1%～3%），含姜烯（20%～30%）
- 油性树脂（4%～7.5%），姜辣素、姜烯酚

主要功能

- 抗炎 ■ 循环系统刺激剂
- 止吐 ■ 抗病毒
- 消化系统刺激剂

科学研究

消化系统健康 生姜能加速胃排空的速度，促进营养吸收。生姜可加强身体对铁的吸收，有助于治疗贫血。临床研究表明，它可以缓解恶心和呕吐。

孕吐 2013年，澳大利亚的一个综述回顾了使用生姜缓解妊娠期恶心和呕吐症状的临床试验，其结论是，生姜对缓解孕吐安全有效。

止痛 几项小规模的研究发现，生姜可以减轻运动后的肌肉疼痛，这是因为它具有很强的抗炎作用。另一项研究发现，在经

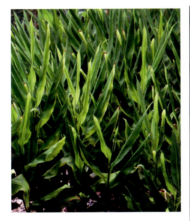

生姜被广泛用作香料，药用可以助消化。

过2个月的治疗之后，生姜在缓解痛经方面与甲芬那酸（一种阿司匹林型止痛药）一样有效。2014年，伊朗的一项临床试验比较了生姜和舒马替坦（一种止痛药）缓解偏头痛的效果，发现这两种药物效果相近。

实际应用

消化系统疾病 生姜被认为对几乎所有的消化系统疾病都有缓解效果，无论消化不良、恶心、嗳气、腹胀，还是胃肠痉挛。它可以被制成浸剂、汁液、酊剂或粉剂，或者直接添加在食物中。它的抗菌活性使它对所有的消化道感染都有治疗效果，包括食物中毒。

循环系统刺激剂 生姜刺激血液循环，促进血液流向身体表面，是治疗冻疮和手足血液循环不良的重要药物。新鲜生姜榨出的汁液可以治疗冻疮和唇疱疹，并迅速缓解疼痛。

呼吸系统疾病 生姜具有抗

药用部位

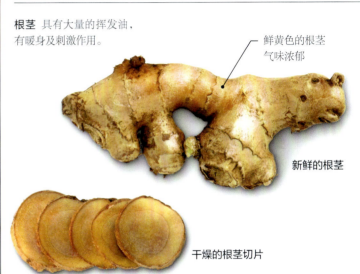

根茎 具有大量的挥发油，有暖身及刺激作用。

鲜黄色的根茎气味浓郁

新鲜的根茎

干燥的根茎切片

主要剂型和用法

浸剂（第301页）每日3次，每次饮用150毫升，可治疗恶心反胃。

精油 治疗关节炎疼痛，取5滴精油稀释于20滴载体油中，涂抹于患处（第307页）。

胶囊（第302页）每小时服用75毫克胶囊，可治疗孕吐。

酊剂（第302页）每日2次，每次30滴，可改善消化功能。

注意 如果患有消化性溃疡，那么不要服用此药物。除非在专业人员的监督下，精油不可内服。孕期和服用抗凝剂时，最大推荐剂量为每天2克干燥的（4克新鲜的）根茎。

病毒活性，是治疗咳嗽、感冒、流感和其他呼吸道疾病的最佳药物。生姜有暖身的功效，可以刺激出汗，协助降温和控制发热。

相关链接

- 冻疮，第312页
- 感冒、流感和发热，第321页

- 唇疱疹、水痘和带状疱疹，第314页
- 持续性便秘，第317页
- 消化不良、胃肠胀气和肠绞痛，第328页
- 高血压和动脉硬化，第311页
- 孕吐和恶心，第327页
- 恶心和晕车、晕船，第316页

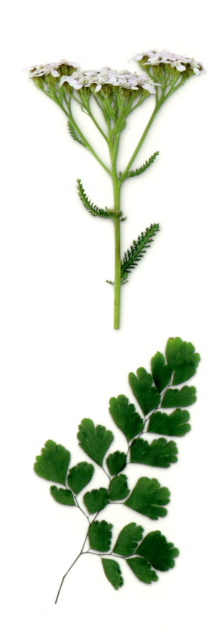

其他草药

本部分收录了超过450种草药，它们在世界范围内发挥了非常重要的作用。它们当中包括一些大众熟悉的植物，如燕麦（第179页）和具有异国情调的依兰（第185页）。有些草药被充分研究，而另一些只是在它们所在的地区应用。许多草药不再被频繁使用，但仍具有重要的历史意义。此外，有一些草药如杜仲（第212页）等，研究显示其具有潜在的、巨大的药用价值。

Abies balsamea（松科）

香脂冷杉

性状描述 圆锥形常绿乔木，高可达27米，有带香味的针形叶和紫色的球果。

生境与栽培 香脂冷杉原产于北美洲，为商业用树种。树脂在春季从60~80年树龄的植株中提取。

药用部位 油性树脂、叶片。

主要成分 香脂冷杉叶含有一种液态的油性树脂。

历史与民俗 香脂冷杉的树脂，通常也被称为"加拿大香脂"，被北美洲原住民用于治疗许多疾病。佩诺布斯科特人将这种树脂涂在烧伤、割伤和溃疡的伤口处，还有一些人将它涂抹在胸部和背部以治疗感冒和肺部疾病。殖民者在桑拿小屋中燃烧针形树叶，并吸入烟雾。伍斯特·比奇博士是折中派的创始人，他认为香脂冷杉内服有刺激和兴奋的作用，外用则可以起到润肤和清凉的作用。香脂冷杉叶、球果和树脂常配在一起制成混合香料。

功效与使用 香脂冷杉的树脂是一种抗菌剂和兴奋剂，在北美洲和欧洲已被用于治疗淤血和肺部感染（如支气管炎），以及尿路系统疾病（如膀胱炎和尿频）。外用时，可将树脂在胸部揉擦或制成膏剂，来治疗呼吸道感染。如今，它的药物应用并不多见。

Abrus precatorius（豆科）

相思豆

性状描述 落叶攀缘植物，可长至4米高。羽状复叶，粉红色花序，种荚内种子鲜红色或（很少）白色。

生境与栽培 相思豆原产于印度，现在广泛分布于所有热带地区的树篱和灌丛中。

药用部位 根、叶片和种子。

主要成分 相思豆含有相思豆毒素、吲哚生物碱、三萜皂苷和花青素。根和叶中含有甘草酸和微量的相思豆毒素。相思豆毒素是含剧毒的。

历史与民俗 在印度，相思豆的种子自古以来就被用来测量珍贵物体的重量，包括著名

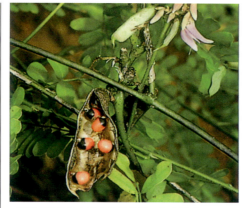

相思豆的种子在过去曾被药用，但有剧毒。

的光之山钻石。它的种子因剧毒而出名。

功效与使用 相思豆的种子在过去一直被用于避孕和流产（引产），也被用于治疗慢性结膜炎。然而，它有剧毒，甚至外用都可能致命。实验证明，其种子提取物对精子产生和生育能力有较强的抑制作用。传统上相思豆根被用来治疗蛲虫病。

注意事项 相思豆的种子不可入药。只有在专业人员的指导下才能使用其树叶和根。相思豆的药用在一些国家受到法律限制。

Abutilon indicum（锦葵科）

磨盘草

性状描述 直立的木本灌木，可长至1.5米高。花单瓣、黄色、表面有茸毛、稍油质、种子肾形。

生境与栽培 广泛分布于东南亚各国与印度大部分地区。

药用部位 根、树皮、叶片和种子。

功效与使用 磨盘草也被称为"印度锦葵"，使用方式与药蜀葵（第169页）非常相似，后者是欧洲主要的镇痛草药之一。磨盘草的根、叶和树皮具有黏液，用于舒缓、保护呼吸系统和泌尿系统的黏膜，治疗诸如支气管炎之类的肺部疾病。黏液对皮肤也有益处。根或树皮的粉制成煎剂、膏剂涂抹于伤口之上，可用于治疗疮疖和溃疡。根的煎剂也可以作为治疗牙痛和牙龈炎的漱口水。种子可以制成泻药用于通便，粉剂还可以杀死儿童直肠里的线虫。

这种植物对尿道细菌也有杀灭作用。

相关物种 *A. trisulcatum*原产于中美洲，用于治疗儿童哮喘，也可制成治疗癌性溃疡的膏剂，特别适用于口腔和宫颈部位。

Acanthus mollis（爵床科）

虾蟆花

性状描述 多年生草本植物，可以生长到1米高。主根黑色、具分枝；花白色、紫色或蓝色；基生叶深绿色，可达1米长。

生境与栽培 虾蟆花原产于欧洲，是最常见的园林植物。它喜欢潮湿和低洼的地面。树叶在初夏采摘，根在秋季挖掘。

药用部位 叶片、根。

主要成分 虾蟆花含有大量的黏液和单宁。

历史与民俗 虾蟆花在古代很有名。卡利马库斯是公元前5世纪的古希腊建筑师，据

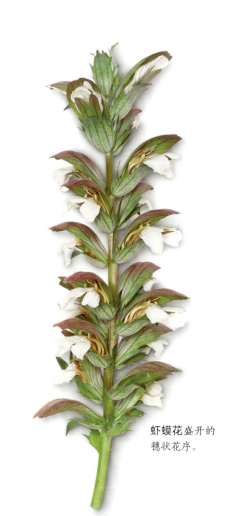

虾蟆花盛开的穗状花序。

说他受到虾蟆花完美对称的叶片的启发，在科林斯圆柱的顶部创造了树叶的装饰图案。1世纪医生狄奥斯科里迪斯在《药物论》中对虾蟆花有着详细的描述。这是从古代留存下来的对虾蟆花最准确的描述之一。狄奥斯科里迪斯建议用它的根制成膏剂，来治疗烧伤和关节脱臼。虾蟆花的浸剂被认为是一种利尿剂。它还被用来缓解胀气和痉挛，促进受损的神经恢复。

功效与使用 这种草药含有大量的黏液和单宁，这证实了它在治疗关节脱臼和烧伤方面的传统用途的有效性。它的润滑特性使它在治疗消化系统和泌尿系统的黏膜炎症时很有用处。虾蟆花的功效类似于药蜀葵（第169页），因为它可以用于缓解外部刺激，并促进内部愈合。

Achyranthes bidentata（苋科）
牛膝

性状描述 直立的多年生草本植物，可生长至1米高。茎纤细、散生，叶椭圆形，穗状花序，花青白色。

生境与栽培 牛膝原产于中国，在森林边缘、溪流和灌丛中都有分布。牛膝在中国东部的一些省份有商业种植，待冬季叶子枯死，挖掘根部备用。

药用部位 根。

主要成分 牛膝属植物含有三萜皂苷和甾类化合物。

历史与民俗 牛膝可强力诱发月经。13世纪的中国医生严禁孕妇使用它，担心造成流产。

功效与使用 中医认为牛膝可以活血。当月经延迟或不足时，它被用来刺激月经，并缓解经期疼痛。牛膝还可以用来缓解下背部的疼痛，特别是由肾结石引起的不适。这种草药也可以用来治疗口腔溃疡、牙痛、牙龈出血和流鼻血。

科学研究 研究表明，牛膝可以通过降低心率和扩张外周动脉降低血压。作为潜在的抗癌药物，牛膝的成分正在被研究。

相关物种 土牛膝（A. aspera）在热带地区均有发现，它在阿育吠陀医学中用于治疗肺部疾病和消化不良。

注意事项 孕期不得服用牛膝。

Aconitum napellus（毛茛科）
舟形乌头

性状描述 多年生草本植物，可长至1.5米。叶深绿色、浅裂，总状花序，花蓝色或紫色、飞燕草状。

生境与栽培 舟形乌头主要生长在欧洲中部和南部。它喜欢潮湿和阴凉的地方，常作为园艺植物种植。根在秋天被挖掘。

药用部位 根。

主要成分 舟形乌头含有0.3%～2%的萜类生物碱，主要是乌头碱。

历史与民俗 乌头碱传统上被用作箭毒。

功效与使用 舟形乌头除最小剂量之外，都对人体有毒，而且很少用于内服。它常外用于未破损皮肤，以缓解瘀伤及神经系统疾病造成的疼痛。在阿育吠陀医学中，舟形乌头被用来治疗神经痛、哮喘和心力衰弱。舟形乌头作为镇痛剂和镇静剂，也广泛应用于顺势疗法。

相关物种 在中国，乌头（A. carmichaelii）在紧急情况下用于治疗休克和支持循环系统。中国的研究表明，乌头有助于治疗充血性心力衰竭。

注意事项 舟形乌头有剧毒，它的使用在一些国家受法律限制，仅在专业指导下使用。

Acorus calamus（天南星科）
菖蒲

性状描述 长期以来，菖蒲被视为一种有精神刺激性的物质。在阿育吠陀医学中，这是一种非常重要的草药。它在欧洲各国和美国同样被广泛使用。它的根茎可以用来调节消化功能，也可以用来兴奋神经系统。它可以刺激食欲、助消化。菖蒲有浓郁的香气和强烈的苦味。

生境与栽培 据说菖蒲原生于印度，现在世界各地都有生长，常生于湖边、河边和沼泽地带的沟边湿地。秋季和早春可用根茎繁殖。根茎可以储存、备用，在适当时候植于浅水中。

药用部位 根茎。

主要成分 挥发油——倍半萜烯（仅美国菖蒲）、细辛醚（美国菖蒲除外），皂苷，苦味素（菖蒲苷）和胶状物质。

历史与民俗 菖蒲在印度和埃及被用作催情药，至少有2500年的历史。在欧洲，它作为一种刺激性的、有苦味的草药被用来增强食欲，或者被用来助消化。在北美洲，菖蒲的汤剂可用于治疗发热、胃痉挛、腹痛，咀嚼根茎可以缓解牙痛，吸入粉剂还可以治疗充血。菖蒲在印度是一种非常重要的草药，它被视为大脑和神经系统的"回春剂"，同时对消化不良也有疗效。在西方草药医学中，菖蒲主要用于治疗腹胀、肠绞痛和消化功能低下等消化系统疾病。菖蒲，尤其美国菖蒲（A. calamus var. americanus），是最有效的肠道解痉药，可以舒缓肠道痉挛。它也可以缓解因胀气而引起的胃部不适，和因消化功能低下引起的头痛。小剂量用药可以减少胃酸，而大剂量用药反而会增加胃酸产生——这是一个剂量不同所以药效不同的很好例证。

功效与使用 科学研究已经注意到菖蒲挥发油中的细辛醚成分有致癌效果，而在欧洲很常见的美国菖蒲不含这个成分。在印度，菖蒲粉有几千年的使用历史，从没有

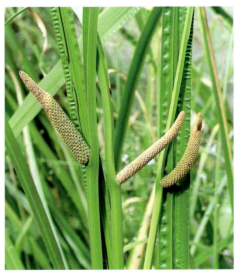

菖蒲在印度和埃及被视为催情药，至少有2500年的历史。

被报道过癌症的发病率因此升高，可见使用全草可能是安全的，但还需要进一步证实。

- **相关物种** 石菖蒲（*A. gramineus*）是一种中药，它是菖蒲的近亲，而且药用价值与菖蒲类似。

Adhatoda vasica syn. *Justicia adhatoda*（爵床科）

鸭嘴花

- **性状描述** 高达3米的常绿灌木，披针形叶片，花白色或紫色，果实内含4颗种子。
- **生境与栽培** 鸭嘴花原产于印度，生长在低洼地区。
- **药用部位** 叶片、根、花和果实。
- **主要成分** 鸭嘴花含有吡咯喹啉类生物碱和一种未被确定的挥发油。
- **历史与民俗** 味道极苦的鸭嘴花在传统的阿育吠陀医学中被用来治疗呼吸系统疾病。
- **功效与使用** 由于其祛痰的性质，鸭嘴花被用来治疗支气管炎和其他呼吸系统疾病。一种包含鸭嘴花的阿育吠陀制剂被用来治疗肺结核。该植物的所有部分都可用于驱虫。由新鲜叶子制成的膏剂可敷于伤口和关节炎部位。
- **注意事项** 孕妇禁用。

Adiantum capillus-veneris（水龙骨科）

铁线蕨

- **性状描述** 蕨类植物，叶片长30厘米。
- **生境与栽培** 铁线蕨原产于欧洲、亚洲、美洲大部分地区和大洋洲。
- **药用部位** 地上部分。
- **主要成分** 铁线蕨含有黄酮类化合物（包括芦丁和异槲皮素）、萜类化合物（包括铁线蕨酮）、单宁、原花青素和黏液。
- **历史与民俗** 铁线蕨从古代就被药用。老普林尼曾提出，这种草药在破碎和排出膀胱结石方面具有独特的功效。
- **功效与使用** 铁线蕨通常在拉丁美洲被药用，欧洲偶尔也用。它的煎剂和酊剂被用作祛痰药来治疗咳嗽、支气管炎、咽喉肿

痛和慢性鼻塞。这种植物长期以来也被认为可以处理头发和头皮相关问题。

- **相关物种** 鞭叶铁线蕨（*A. caudatum*）已被证明具有抗痉挛作用，并可治疗哮喘。
- **科学研究** 伊朗的一篇研究文章（2018）发现，铁线蕨的治疗作用广泛，包括抗糖尿病、抗惊厥、平喘和止痛。

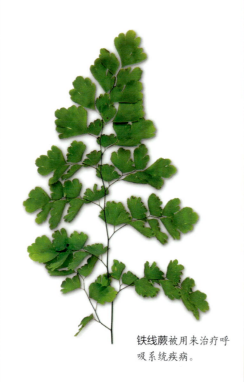

铁线蕨被用来治疗呼吸系统疾病。

Adonis vernalis（毛茛科）

侧金盏花

- **性状描述** 多年生草本植物，可长至20厘米高，有鳞状茎和羽毛状复叶。茎顶生有大而亮黄的花朵，直径可达8厘米。
- **生境与栽培** 这种草本植物发源于俄罗斯干草原和黑海地区，分布于欧洲大部分地区，但不包括英国。它喜好生长在山地牧

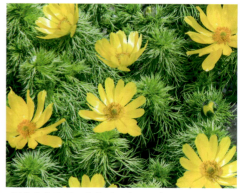

侧金盏花的强心苷有助于降低心率。

场的矮树丛中，因在西欧很少见而受到法律保护。

- **药用部位** 地上部分。
- **主要成分** 侧金盏花含有强心苷，包括侧金盏花毒苷。
- **历史与民俗** 侧金盏花的植物学名称是"*adonis*"，与一个在古希腊神话中与植物生命季节性更替有关的人物同名。
- **功效与使用** 侧金盏花含有与毛地黄（第207页）相似的强心苷。这类物质能提高心脏的工作效率，增加其输出量，同时降低心率。然而，与毛地黄不同的是，侧金盏花对心脏还有轻微的镇静作用，一般可以治疗心动过速或心律不齐。侧金盏花也被推荐治疗某些类型的低血压。与其他含有强心苷的植物一样，侧金盏花有很强的利尿作用，可以缓解水分潴留，特别是在身体循环功能较差的情况下。在顺势疗法中，侧金盏花用于治疗心绞痛。
- **注意事项** 仅在专业的监督下使用。野生植物的采集和药用在一些国家受到法律限制。

Aegle marmelos（芸香科）

木橘

- **性状描述** 木本落叶植物，茎多刺，可长至8米高。叶卵圆形至披针形，具芳香气味。花绿白色，果实黄色、梨形。
- **生境与栽培** 木橘原产于印度，生长于东南亚大部分地区的干燥森林中。在这些地区也都有人工种植。

药用部位 果实、叶片、根、细枝。

主要成分 木橘含有香豆素、黄酮类化合物、生物碱、单宁、类胡萝卜素及挥发油。

历史与民俗 木橘是印度教神灵拉克希米（财富和好运女神）和湿婆（健康之神）的圣物，通常种植在寺庙附近。它的药用价值在约公元前400年所写的草药书《遮罗迦本集》中就有描述。

功效与使用 收敛性很强的半熟木橘果实对消化道的刺激小，是治疗腹泻和痢疾的极好的草药。成熟的果实含有丰富的维生素C，有镇痛和通便的作用；它可以减轻胃痛，并使胃处于健康状态。苦涩的叶片被用来治疗消化性溃疡。这种植物最不寻常的用途是治疗耳痛：将一块干燥的根浸在印度苦楝（第74页）油里，随后点燃，油从燃烧的一端滴入耳朵（不推荐此种治疗方法）。

相关链接 腹泻，第317页。

Agastache rugosa（唇形科）

藿香

性状描述 多年生或二年生芳香草本植物，可长至1.2米高。茎方形，叶三角形，紫色穗状花序。

生境与栽培 藿香原产于中国，在日本、韩国、老挝和俄罗斯也有发现。它长于山坡和路边，在中国各地皆有种植，植株在夏天采集入药。

药用部位 地上部分。

主要成分 藿香含有挥发油，包括甲基胡椒酚、茴香脑、茴香醛和柠檬烯。

历史与民俗 藿香最早出现在公元500年左右由陶弘景所著的《本草经集注》中。

功效与使用 气味很重的藿香在东方草药中被认为是温性草本植物（第44～47页），用于祛除消化系统湿气。在韩国，人们把它的叶子当作调味品食用，以帮助消化。它可以刺激和温暖消化道，缓解如腹胀、消化不良、恶心、呕吐等症状。它也可用于缓解孕吐。藿香还可治疗病毒性感染早期引起的胃痛和恶心。含有藿香的洗液可以治疗诸如皮癣之类的真菌性疾病。

科学研究 实验室的研究表明，藿香具有明

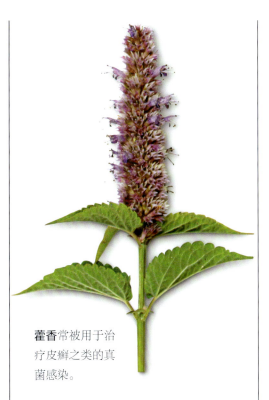

藿香常被用于治疗皮癣之类的真菌感染。

显的抗真菌感染活性。

相关物种 在中国南部，广藿香（*Pogostemon cablin*）和藿香可以互换使用。印度广藿香（*P. cablin*）是广藿香的近亲，广藿香精油就是从印度广藿香中提取的。

Agave americana（龙舌兰科）

龙舌兰

性状描述 多年生莲座状多肉植物，具30～60枚大型肉质带尖齿的叶片，植株高达2米。10年后开花，黄色花朵簇生，宽7厘米，盛开于8～9米高的花茎之上。

生境与栽培 龙舌兰原产于中美洲的沙漠。它现在作为一种观赏植物生长在世界各地的热带和亚热带地区。

药用部位 汁液。

主要成分 龙舌兰汁含有雌激素样异黄酮、生物碱、香豆素和多种维生素。

历史与民俗 阿兹特克人和玛雅人擅长让创伤愈合。他们用龙舌兰汁（通常与蛋清一起）混合树胶，制成膏剂涂抹在伤口上。*Badianus Manuscript*（1552）是第一

本列举了美洲植物的草药书籍，里面描述了阿兹特克人用龙舌兰汁加上新鲜玉米粒（第158页）治疗腹泻和痢疾，以及使用狸藻属植物提取物作为灌肠剂的事例。注射器由小动物的膀胱和中空的骨头或芦苇制成。墨西哥流行的各种类型的龙舌兰酒都是从发酵或没发酵的龙舌兰汁液里蒸馏出来的。

功效与使用 龙舌兰汁具有镇痛、通便和杀菌的功效，可用于许多消化系统疾病的缓解和恢复。它可以缓解胃肠溃疡和炎症，保护这些器官免受感染和刺激，并促进愈合。龙舌兰还被用来治疗包括便秘、黄疸、肝脏疾病和结核病在内的许多其他类型的疾病。

相关物种 龙舌兰是芦荟（第64页）的近亲，这两种植物有相似的药用价值。剑麻（*A. sisalana*）作为番麻皂苷的来源，在美洲亚热带地区和肯尼亚被广泛栽培。这种物质是生产皮质类固醇的起始物质。

注意事项 孕期禁用。不要超剂量使用，可能会引起消化刺激和肝脏损伤。外用可能会引起皮肤刺激。

Agrimonia eupatoria（蔷薇科）

龙牙草

性状描述 直立、有茸毛、略带芳香气味的多年生草本植物，可长至1米高。叶对生，上表面绿色，下表面银绿色，顶端的穗状花序由5瓣小黄花组成。

生境与栽培 龙牙草是一种欧洲本土的草本植物，常见于沼泽、湿草甸和开阔地带。夏天开花时采摘收获。

药用部位 地上部分。

主要成分 龙牙草含有单宁、香豆素、黄酮类化合物（包括木犀草素，一种挥发油）和多糖。

历史与民俗 龙牙草的种名"*eupatoria*"和帝王有关联。Mithridates Eupator是本都王国的国王，据说有丰厚的植物学知识且对解毒药有深刻的了解。

功效与使用 龙牙草一直被草药医生用来治疗伤口，因为它能止血并促进血栓形成。龙牙草微涩而又微苦，可用于治疗腹泻并

有助于消化。与玉米须（第158页）等其他草药联用，它对治疗膀胱炎和尿失禁也很有价值。它也被用于治疗肾结石、咽喉肿痛、声音嘶哑、风湿病和骨关节炎等。

科学研究 正在进行的研究支持了龙牙草的许多传统用途。这种草药已经确定有愈合伤口、抗炎和抗氧化的作用，还有研究表明它能维持健康的肝功能和缓解浅表疼痛。

相关物种 在中国，人们使用仙鹤草（*A. pilosa*）治疗类似的疾病。

相关链接 腹泻，第317、328页。

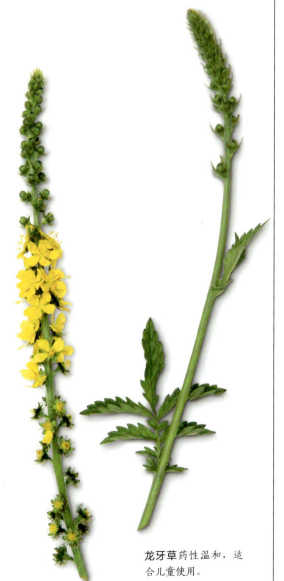

龙牙草药性温和，适合儿童使用。

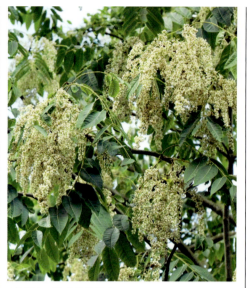

臭椿有一股难闻的苦味。

Ailanthus altissima syn. *A. glandulosa*（苦木科）

臭椿（椿皮）

性状描述 落叶乔木，可长至20米高。大型羽状复叶，小叶披针形，多达12枚。花小、黄绿色。植株有一种难闻的气味。

生境与栽培 臭椿原产于中国和印度，在欧洲、大洋洲和北美洲部分地区都有移植。它是作为园林树种被栽培的。树皮和根皮可在春天收获。

药用部位 树皮、根皮。

主要成分 树皮中含有苦木素类物质（如臭椿酮和苦木素）、生物碱、黄酮醇和单宁。苦木素类物质具有强烈的苦味、有抗疟和抗癌功效。

功效与使用 在中药中，臭椿被用来治疗腹泻和痢疾，特别是便中带血的病例。它的树皮在亚洲和大洋洲常被用于治疗寄生虫病、阴道分泌物过多、淋病和疟疾等疾病，还被用于治疗哮喘。臭椿具有抗痉挛的特性，可作为心脏镇静剂使用。

科学研究 中国研究人员用臭椿治疗了82例急性痢疾患者，治愈了其中的81例。腹痛一般在2天内缓解。苦木素类物质的抗癌特性正在被广泛研究中。有研究表明，臭椿的整个植株都具有明显的抗疟活性。

相关物种 臭椿属的*A. malabrica*在东南亚也被用作草药，它有滋补和退热的功效。

注意事项 请在专业指导下使用。

Ajuga reptans（唇形科）

匍匐筋骨草

性状描述 匍匐生长的多年生草本植物，高达30厘米，有根茎，直立茎多毛，叶长圆形到椭圆形，花紫蓝色。

生境与栽培 匍匐筋骨草原产于欧洲、北非和亚洲部分地区，现已引入北美洲。它喜欢生长于潮湿的树林、草地和山区，适宜在初夏开花的时候采集。

药用部位 地上部分。

主要成分 匍匐筋骨草含有环烯醚萜苷类、二萜苦味素、植物蜕皮激素和咖啡酸。

历史与民俗 在欧洲，匍匐筋骨草被视为一种治疗创口的草药。尼古拉斯·卡尔佩珀

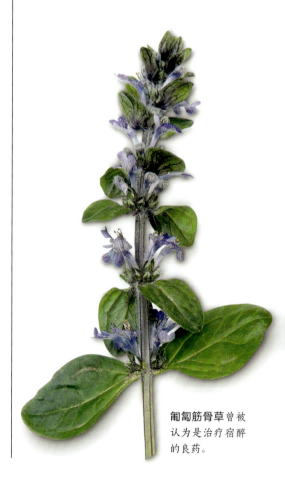

匍匐筋骨草曾被认为是治疗宿醉的良药。

在1652年对其大加赞赏："用葡萄酒与匍匐筋骨草的叶片和花制作的汤剂，可以溶解那些因跌打损伤造成的体内瘀伤，对任何刺入身体或内脏的内向伤口都非常有效。"草药师格里夫夫人在1931年写道，它可以减慢脉搏，使血液循环更加均衡。

功效与使用 匍匐筋骨草味苦涩，具芳香气味，但是人们对它的药用价值看法不一。它有温和的镇痛作用，偶尔也被用作伤口愈合剂。它是温和的泻药，传统上被认为有助于清洁肝脏。

相关物种 地松（*A. chamaepitys*）被用来治疗痛风和风湿病，它被认为有利尿、促发月经和兴奋的特性。金疮小草（*A. decumbens*）在中药中被用作镇痛药。

科学研究 2019年，罗马尼亚的实验室研究发现，匍匐筋骨草具有强大的抗炎活性，其作用与常用的抗炎药双氯芬酸相当。

Albizia lebbeck（豆科）
阔荚合欢

性状描述 落叶乔木，可长至20米高。羽状复叶，花芳香、白色，果荚淡黄色、长而有光泽。

生境与栽培 阔荚合欢原产于南亚次大陆，生长在潮湿的柚木森林中。当地也有人工栽培。

药用部位 茎皮、花和种子。

主要成分 阔荚合欢含有皂苷、强心苷、单宁和黄酮类化合物。

历史与民俗 阔荚合欢在阿育吠陀医学中已经使用了几千年，用于治疗过敏、皮疹、腺体疾病和食物中毒。

功效与使用 阔荚合欢皮具有抗过敏特性，口服（或局部使用）可缓解湿疹、荨麻疹、花粉症和哮喘等疾病的症状。这种草药有助于降低胆固醇水平，可能也能降血脂，通常制成煎剂或酊剂服用。在阿育吠陀医学中，茎皮可用于治疗皮塔（火）和卡法（水）疾病，花用于治疗咳嗽和支气管炎，种子用于治疗皮肤病。

科学研究 实验室研究表明，这种植物有助于减少过敏。一项临床研究表明，它在治疗哮喘方面具有潜在的价值。而在另一项临床研究中，局部应用阔荚合欢可明显改善渗出性湿疹。阔荚合欢的提取物还具有抗真菌和抗细菌活性。果荚含有的皂苷具有杀精和抗原寄生虫的作用。

Alchemilla mollis, syn. *Alchemilla vulgaris*（蔷薇科）
羽衣草

性状描述 多年生草本植物，可长至30厘米高。浅裂基生叶，3～5毫米的莲座状绿色松散花序。

生境与栽培 羽衣草原产于英国和欧洲大陆。药用部分在夏天采集。

药用部位 地上部分、根。

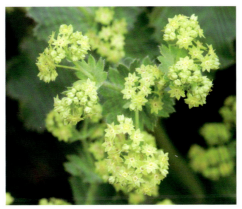

羽衣草主要用于减少经期大量出血。

主要成分 羽衣草富含酚类化合物，如儿茶素、槲皮素和咖啡酸。

历史与民俗 在1570年，安德烈斯·德·拉古纳翻译了狄奥斯科里迪斯的著作《药物论》，书中推荐了两种羽衣草根的制剂。根的粉末与红酒混合，可用于治疗内伤和外伤。植物地上部分的浸剂，可用于治疗婴幼儿的青枝骨折。据称如果连续服用15天，那么羽衣草可以逆转由于子宫滑脱而导致的不育。这种植物的收敛效果非常明显，它被用来收缩女性生殖器。

功效与使用 羽衣草一直被视为愈合伤口的良药。它的收敛性能确保血液的流动得到抑制，愈合的第一阶段由此开始。它是一种妇科良药，并被认为具有孕激素活性。它通常被用来减少经期大量出血、缓解痛经，并使月经规律化，对于子宫肌瘤和子宫内膜异位症也有治疗作用。它已被用来促进分娩，并且被认为可作为肝脏的解充血药。它的收敛性使它对腹泻和胃肠炎也非常有效。

科学研究 最近的研究结果指出，羽衣草具有强大的抗氧化和抗炎活性。在实验室研究中，其提取物已被证明可以抑制胆碱酯酶，使这种草药"在预防神经系统变性疾病方面具有潜在用途"。

注意事项 孕期禁用。

Aletris farinosa（百合科）
北美肺筋草

性状描述 多年生草本植物，高达1米，具花茎，叶光滑、披针形。白色钟状花，似被霜覆盖。

生境与栽培 北美肺筋草原产于北美洲东部，主要生长在沼泽和潮湿的沙地林地，特别是在靠近海岸的地方。在美国弗吉尼亚州、田纳西州和北卡罗来纳州都有商业种植。

药用部位 根茎、叶片。

主要成分 北美肺筋草中含有以薯蓣皂苷元为主的甾体皂苷元，以及苦味素、挥发油和树脂。

历史与民俗 北美洲原住民卡托巴人用北美肺筋草叶的冷水浸剂治疗胃痛。它也被用来治疗蛇咬伤。

功效与使用 北美肺筋草的药用价值一直未能得到清晰的认识。由于它的雌激素样作用，它主要被用于治疗妇科疾病，特别是更年期不适。它也被用于治疗经期疼痛和月经不规律。一些权威人士认为它可以防止流产。它是一种很好的助消化草本植物，对食欲不振、消化不良、胃胀气和腹胀都有好处。

注意事项 仅在专业监督下使用。干燥或新鲜的根茎，尤其是新鲜的根茎，如果过量服用，可能会造成中毒，引起绞痛、腹泻和呕吐。

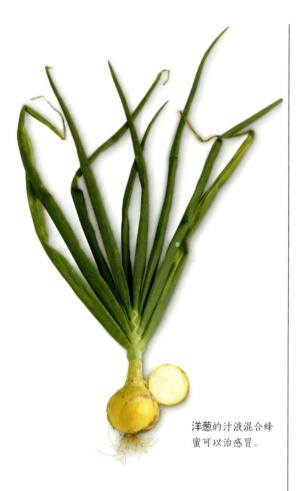

洋葱的汁液混合蜂蜜可以治感冒。

Allium cepa（百合科）

洋葱

性状描述 多年生球茎植物，可生长到1米高，有中空的茎和叶，花紫色或白色。

生境与栽培 洋葱原产于北半球，在中东地区种植已逾千年。现在它作为一种蔬菜在世界各地种植。

药用部位 鳞茎。

主要成分 洋葱的挥发油中含有蒜素（一种抗生素）和蒜氨酸等含硫化合物，以及黄酮类化合物、酚酸和甾醇。

历史与民俗 古代各国的权威人士都推荐使用洋葱来处理各种健康问题。在中世纪的欧洲，人们在门上挂起长串的洋葱来抵御瘟疫。北葱（*A. sibiricum*）被北美洲原住民广泛用于治疗蚊虫叮咬和缓解感冒症状。

功效与使用 洋葱有一系列的药用功效：利

尿、抗菌、抗炎、镇痛、祛痰、抗风湿，它也有利于血液循环。洋葱像大蒜（第63页）一样，被全世界人民用来治疗感冒、流感和咳嗽。洋葱还可以缓解心绞痛、动脉硬化和心脏病发作。它也有助于预防口腔感染和蛀牙。加热后的汁液滴入耳中可治疗耳痛，而烤洋葱制成的膏剂能帮助排出溃疡处的脓液。洋葱素有"壮阳药"的美誉，它也被用于刺激头发生长。

相关物种 在中药中，人们用大葱（*A. fistulosum*）来帮助排汗、疏通鼻塞、缓解腹胀。它也被用来引流疖和脓肿。

相关链接 低热，第321页。

Allium ursinum（百合科）

熊葱

性状描述 多年生球茎植物，有强烈的大蒜味，可长至28厘米高，具三棱形的茎和阔椭圆形的叶片。星状白色小花簇生于茎顶。

生境与栽培 熊葱原产于欧洲和亚洲。它们在潮湿的树林和溪边阴凉处铺地而生。植株采集于初夏。

药用部位 球茎、地上部分。

主要成分 熊葱含有甾体葡萄糖苷、卵磷脂、脂肪酸、氨基酸和一种精油。

历史与民俗 熊葱及其他许多类似洋葱的植物被强烈推荐为预防类药物，正如一句古老的英文韵文所描述的那样："5月吃韭菜和熊葱，医生整年休假中！"杰拉德于1597年用通俗的语言写道，4月、5月和黄油一起吃熊葱叶是极好的，可以强身健体。

功效与使用 作为偏方或食物，熊葱与大蒜相似，但作用较弱。它们能降低血压，并有助于预防动脉硬化。由于熊葱能缓解胃痛，对消化器官有滋补功效，因此被用于治疗腹泻、绞痛、胀气、消化不良和食欲不振等消化系统疾病。熊葱的浸剂可以驱除蛲虫，无论口服还是灌肠。熊葱也被认为有益于哮喘、支气管炎和肺气肿等疾病的治疗。它的汁液还可以帮助减肥。

Alnus glutinosa syn. A. rotundifolia（桦木科）

欧洲桤木

性状描述 小乔木，树皮开裂，可长到20米高，有椭圆形的叶片和雌雄柔荑花序。

生境与栽培 欧洲桤木原产于欧洲、亚洲和北非。它生长在潮湿的地方和河岸附近。树皮和树叶可在春天收集。

药用部位 树皮、叶片。

主要成分 欧洲桤木含有二芳基庚烷、多酚、黄酮类化合物、萜类化合物和甾体化合物。据报道，它还含有莽草酸，一种强效的抗病毒药物。

历史与民俗 在威尼斯的建筑中使用了防水的欧洲桤木。伍斯特·比奇是折中派的创始人，他曾用欧洲桤木树皮制成的煎剂来"净化血液"。

功效与使用 欧洲桤木常被用作漱口水，解决牙齿、牙龈和咽喉问题。树皮煎剂的干燥作用有助于收缩黏膜和减少炎症。煎剂也可以用来止血，使伤口痊愈；也可以用来擦洗疥癣。在西班牙，抚平的欧洲桤木叶子被置于脚底以缓解疼痛。哺乳期的母亲用叶子来减轻乳房肿胀。

Aloysia citriodora syn. Lippia citriodora（马鞭草科）

柠檬过江藤

性状描述 落叶灌木，可长到2米高。披针形叶片具强烈芳香气味，浅绿色到淡紫色的管状花簇生。

生境与栽培 柠檬过江藤原产于南美洲。它作为一种芳香和观叶植物在温带地区被广泛栽培。叶片用于制作药茶。叶片在夏末被采摘收集。

药用部位 叶片。

主要成分 柠檬过江藤含有挥发油（主要由柠檬醛、桉树脑、柠檬烯和香叶醇组成）、黏液、单宁和黄酮类化合物。

历史与民俗 柠檬过江藤在1784年传入欧洲。在西班牙、法国和欧洲其他地方，它的浸剂是一种很受欢迎的饮料。

功效与使用 柠檬过江藤是一种被低估的草

药，它与香蜂草（第117页）具有类似的品质。这两种草药都含有一种具强烈柠檬香味的挥发油，有镇静和助消化的特性。柠檬过江藤有温和的镇静作用，可舒缓腹部不适。它对神经系统的滋补作用并不如香蜂草那么有效，但仍然有助于提振精神和对抗抑郁。

科学研究 2018年的一项临床试验发现，柠檬马鞭草提取物可以提高剧烈运动后的恢复率。研究人员指出，柠檬马鞭草组的肌肉损伤更少，恢复更快、更完全，肌肉力量损失更低。

相关物种 近缘种甜过江藤（*L. dulcis*）原产于墨西哥，作为镇痛剂和祛痰剂使用。在墨西哥，过江藤属的许多其他物种被用来抗痉挛、诱导月经或舒缓胃部。在西非，阿登过江藤（*L. adoensis*）被制成茶饮。另参见白过江藤（第234页）。

相关链接 胃肠胀气，第316页。

Alpinia officinarum（姜科）

高良姜

性状描述 就像其他姜科植物一样，高良姜温补散寒，有助于消化。它有令人愉悦的芳香气味，味微辛，适用于众多类型的脾胃虚寒。大约在9世纪高良姜被引入欧洲。德国神学家希尔德加德曾赞誉它为"生活的调味品"，是上帝赐予人们远离疾病的良药。

生境与栽培 原产于中国南部和东南亚地区，在大部分地区作为香料种植，在亚洲热带地区作为草药栽培。每年春季可取分离出来的根茎繁殖，喜阴，宜种植于排水良好的沙壤土中。待生长季结束，4～6年龄植株可收获根茎，晒干或直接鲜用。

药用部位 根茎。

主要成分 挥发油（大约1%，含有α-蒎烯、桉树脑、芳樟醇）、倍半萜内酯（高良姜酚、高良姜黄素）、二苯基庚烷类化合物、黄酮类化合物。

历史与民俗 高良姜作为一种温性药被用于治疗胃痛、呕吐、呃逆及内寒引起的腹泻。治疗呃逆的时候，高良姜常和党参（第87页）、茯苓（*Poria cocos*）配合使用。在印度和亚洲的西南部地区，高良姜被用于开胃、抗炎、祛痰和镇静。它同样用于治疗呃逆、消化不良、胃痛、类风湿关节炎和间歇热。高良姜被阿拉伯医生引入欧洲大约1000年了。它主要用于治疗胀气、消化不良、呕吐和胃痛，也可缓解口腔溃疡和牙龈肿痛。长期以来，高良姜还被用于治疗晕船。毫无意外，它的亲缘植物生姜对晕车、晕船有同样的疗效。高良姜和其他抗真菌草药一起用于治疗肠道念珠菌感染。中等剂量下，高良姜性温而具刺激性，可以提升消化功能；而高剂量的高良姜刺激性较大。

科学研究 研究显示高良姜有良好的抗菌效果，尤其是针对金黄葡萄球菌，可用于治疗耳、鼻、喉感染。研究表明高良姜有强烈的抗真菌作用，尤其抗白色念珠菌。骨性关节炎 2001年的一个临床试验证明，生姜（第159页）和高良姜都可以有效地缓解膝盖的关节炎症状。

相关链接 恶心和晕车、晕船，第316页。

Alstonia spp.（夹竹桃科）

鸡骨常山

性状描述 常绿乔木，高可达15米。叶光滑、长圆形，星状花乳白色。

生境与栽培 澳洲鸡骨常山（*A. constricta*）原产于澳大利亚，而糖胶树（*A. scholaris*）则原产于澳大利亚和东南亚。这两种植物目前在全球热带地区都有发现。

药用部位 茎皮、根皮。

主要成分 两种植物的皮都含有吲哚类生物碱。澳洲鸡骨常山含有利血平——一种强效的降血压药。

功效与使用 鸡骨常山曾被用于治疗疟疾（被称为"澳大利亚奎宁"），但其对疟疾的疗效尚不清晰。它有抗痉挛作用并能降低血压，目前主要被用作降压药。因为其苦味强烈，也被用来治疗消化道疾病、黄疸和腹泻。

注意事项 仅在专业指导下使用。大剂量的鸡骨常山对身体有毒。这类草药的使用在一些国家受到法律限制。

Althaea officinalis（锦葵科）

药蜀葵

性状描述 具茸毛的多年生植物，可长至2.2米高，有粗壮的白根、心形叶及粉红色的花。

生境与栽培 药蜀葵原产于欧洲，现已引入美国。它喜欢生长于沼泽和潮汐地带，作为药材被广泛栽培。在夏季植物开花时，可收集地上部分，根则在秋天挖掘备用。

药用部位 根、叶和花。

主要成分 药蜀葵的根含有约37%的淀粉、11%的黏液和11%的果胶，以及黄酮类化合物、酚酸、蔗糖和天冬酰胺。

历史与民俗 哲学家泰奥弗拉斯托斯（公元前372—公元前286年）曾提到，药蜀葵的根置于红酒中可治疗咳嗽。药蜀葵曾经是同名糖果的关键成分。

功效与使用 药蜀葵可以保护和舒缓黏膜。它的根可以治疗胃酸过多、消化性溃疡和胃炎。药蜀葵还具有温和的通便作用，对

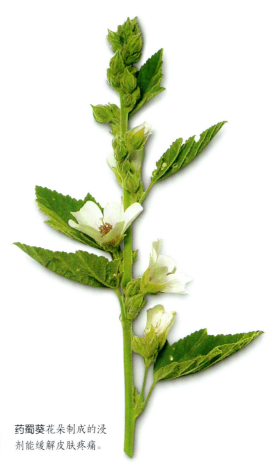

药蜀葵花朵制成的浸剂能缓解皮肤疼痛。

许多肠道疾病，包括克罗恩病、结肠炎、憩室炎和肠易激综合征都有效。它的叶片可以治疗膀胱炎和尿频，其镇痛作用可缓解干咳、支气管哮喘、慢性支气管炎和胸膜炎的症状。花被用来治疗皮肤炎症。根被制成治疗脓肿的膏剂，也被制成抗炎漱口水。去皮的根可以给正在长牙的婴儿充当咀嚼棒。

相关物种 蜀葵（*A. rosea*）和欧锦葵（第238页）也以类似的方式被使用。

相关链接 过敏性鼻炎伴卡他症状，第310页；慢性卡他症状引起的耳痛，第322页；泌尿系统感染，第324页。

Amaranthus hypochondriacus（苋科）

千穗谷

性状描述 直立健壮的一年生草本植物，可长到约1米高。披针形叶片绿中带红，具深叶脉，可长到15厘米。小簇的深红色小花构成长穗状花序。

生境与栽培 千穗谷原产于印度，在包括美国

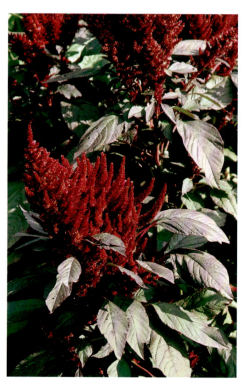

千穗谷因超长花期而得名，其英文名"amaranth"在希腊语中是不死的意思。

在内的许多国家逸为野生。它是一种常见的园艺植物，在夏末秋初开花时收获药用。

药用部位 地上部分。

主要成分 千穗谷富含蛋白质、碳水化合物和膳食纤维，以及镁和钙等矿物质。它还含有多酚、黄酮类化合物（包括花青素）和类胡萝卜素。

历史与民俗 它是女神阿尔忒弥斯的圣物，在以弗所受到膜拜，被认为具有特殊的治疗能力。它作为不朽的象征，被用来装饰陵墓和神像。

功效与使用 千穗谷是一种收敛性草本植物，主要用于止血和治疗腹泻。千穗谷的煎剂可治疗经血过多、阴道分泌物过多、腹泻和痢疾。它也被用作漱口水，以减轻咽部炎症和加速口腔溃疡愈合。

相关物种 藜麦（第192页）是另一种营养丰富的种子食物，是千穗谷的近亲。*A. grandiflorus*的种子被澳大利亚原住民当作食物。

Ammi majus（伞形科）

大阿米芹

性状描述 直立的一年生草本，可生长到80厘米高，具复杂的小叶和由小白花构成的伞形花序。

生境与栽培 大阿米芹原生于地中海地区，甚至远及伊朗。人们种植它是为了在夏末获取种子。

药用部位 种子。

主要成分 种子含有呋喃香豆素（包括佛手柑内酯）、黄酮类化合物和单宁。

历史与民俗 自中世纪以来，大阿米芹一直被用作药物，但没有阿米芹（第62页）常用。

功效与使用 大阿米芹的种子具强烈芳香气味。它的浸剂或酊剂可以平静消化系统，也有利尿功效；同时，像阿米芹那样，它被用于治疗哮喘和心绞痛。据说大阿米芹还有助于治疗有斑片状皮肤色素沉着的白癜风。它也被用于治疗银屑病。

注意事项 大阿米芹会增加光敏性，可以引发晒伤和与阳光相关的过敏反应。不良反应包括恶心、呕吐和头痛。它的使用在一些国家受到法律限制。

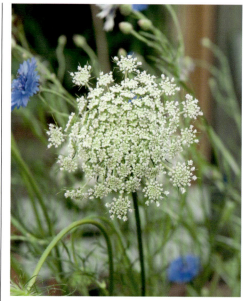

大阿米芹就像伞形科大多数成员一样，种子具芳香气味。

Anacardium occidentale（漆树科）

腰果

性状描述 一种常绿乔木，高15米。叶片大、椭圆形，长穗状花序上开有具粉红色条纹的黄色小花。它青灰色的"果实"实际上是一个加厚的茎。真正的果实悬吊于这个加厚茎的下面，里面有坚果，果肉红色或黄色。

生境与栽培 腰果原产于美洲热带地区的森林和草原。现在在全球热带地区，特别是印度和非洲东部，人们都在种植这种价格昂贵的坚果。

药用部位 坚果、叶片、树皮、根、树胶。

主要成分 树胶含有抗细菌和抗真菌的漆树酸，可以杀灭螨虫和原生动物。

历史与民俗 加厚茎可被制成果酱，在巴西，加厚茎还被制成一种叫"cajuado"的酒。树干分泌的树胶可以驱赶蚂蚁和其他昆虫。

功效与使用 虽然腰果的许多部位都可药用，但腰果去除其有毒的衬里之后，主要是作为食物存在的。这种坚果营养丰富，含有45%的脂肪和20%的蛋白质。叶片在印度被用来治疗牙痛和牙龈疾病，在非洲被用来治疗疟疾。它的树皮在阿育吠陀医学中被用来处理毒蛇咬伤，在巴西被用来

治疗风湿性疾病、痔疮和腹泻。根有通便的功效。树胶外用可以治疗皮肤病，如鸡眼和真菌感染。坚果外壳和内壳之间的油具腐蚀性，即使很小剂量也会引起炎症反应。在热带地区，这种油被非常谨慎地用于治疗疣、鸡眼、癣和溃疡。

科学研究 加州大学伯克利分校的研究表明，漆树酸对幽门螺杆菌有显著的杀灭作用，这种细菌被认为是造成胃溃疡的主要原因。

注意事项 壳油及其蒸汽具有强烈的刺激性，不得以任何形式使用。

Anacyclus pyrethrum（菊科）

派利吞草

性状描述 多年生草本植物，可长至30厘米高。光滑的叶片互生，花大、白色、中心为黄色。

生境与栽培 派利吞草原产于地中海地区，远至中东，在阿尔及利亚有商业种植。根在秋季被挖掘。

药用部位 根、精油。

主要成分 派利吞草含有回环豆碱、菊粉和挥发油。

历史与民俗 草药学家尼古拉斯·卡尔佩珀在1652年提到，派利吞草可以净化黏液质大脑，缓解头痛和牙痛。这一观点已被《英国药典》收录。该植物以含片的形式出现，可缓解口干。它还有助于缓解神经痛和舌头或嘴唇麻痹。

功效与使用 直接咀嚼派利吞草根或喝煎剂或可以缓解牙痛和增加唾液分泌。煎剂也可用作漱口水，缓解咽喉肿痛。在阿育吠陀医学中，派利吞草被认为具有滋补功效，用于治疗麻痹和癫痫。稀释的精油作为漱口水可以治疗牙痛。

注意事项 精油不可内服。

Anagallis arvensis（报春花科）

琉璃繁缕

性状描述 一年生匍匐草本植物，可长至5厘米高。叶卵圆形至披针形，茎上开有橙红色小花。

生境与栽培 深红色的琉璃繁缕一般生长在

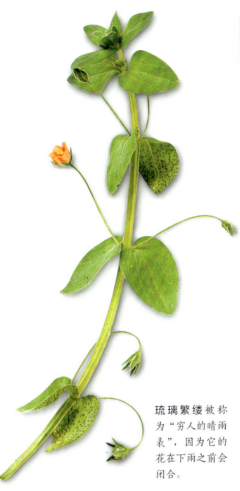

琉璃繁缕被称为"穷人的晴雨表"，因为它的花在下雨之前会闭合。

欧洲和温带地区。它喜欢生长于开阔地带和无人的沙地。夏天花期结束时采集。

药用部位 地上部分。

主要成分 该草本植物含有皂苷（包括海绿灵）、单宁和葫芦素。后者是细胞毒性物质（破坏细胞）。

历史与民俗 古希腊作家相信琉璃繁缕有助于缓解抑郁。在格里夫人的《现代草药志》（1931）一书中，她引用了一句古老的谚语："不可言说的，琉璃繁缕的优点。"在欧洲民间医学中，它被用于治疗胆结石、肝硬化、肺病、肾结石、尿路感染、痛风和风湿病。

功效与使用 如今，琉璃繁缕的利尿、发汗和祛痰等功效很少被现代医学所应用。作为一种祛痰药，它被用来刺激痰液咳出，协助感冒和流感的康复。近2000年来，它一直被用于治疗癫痫和精神疾病，但几乎没有证据支持它的疗效。

注意事项 建议本药物持续使用不超过2～3周。

Ananas comosus（凤梨科）

菠萝

性状描述 多年生草本植物，可长至1米高，具多刺的披针形叶片和多汁的姜黄色果实。

生境与栽培 菠萝原产于南美洲。目前它在整个热带地区都有种植，主要是为了获得它的果实，另外是为了它的叶纤维。

药用部位 果实、叶片。

主要成分 它含有菠萝蛋白酶，这是一种助消化的蛋白水解酶。它还含有大量的维生素。

功效与使用 未成熟的、酸涩的菠萝有助于消化。它可以增加食欲，缓解消化不良。在印度，它被认为是一种有益于子宫的药物。成熟的菠萝性凉且具有舒缓效果，可减少胀气和胃酸过多；高含量的纤维有助于缓解便秘。成熟菠萝的汁液既可以助消化，又可以利尿。叶子可激发月经并缓解痛经。

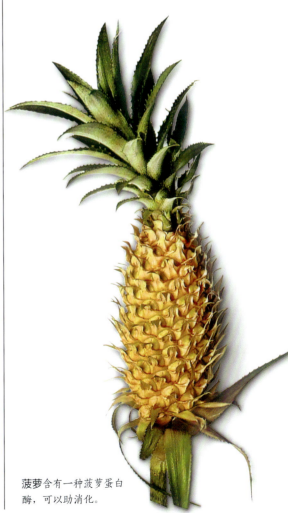

菠萝含有一种菠萝蛋白酶，可以助消化。

Anemarrhena asphodeloides（百合科）

知母

性状描述 多年生草本植物，可达70厘米高。根茎粗壮，叶细长，白色或淡紫色的小花簇生。

生境与栽培 知母原产于中国北方，野生于裸露的山坡和丘陵。在中国北部省份都有栽培。

药用部位 根茎。

主要成分 含甾体皂苷、木脂素、酚类和氧杂蒽酮。

历史与民俗 知母最早出现在《神农本草经》一书中。

功效与使用 知母味苦、性寒，在中药中用于治疗发热、盗汗和咳嗽等热疾。它已被证明具有显著的抗菌活性，通常用于治疗疮、口腔溃疡和咳嗽，以及糖尿病。

Anemone pulsatilla syn. *Pulsatilla vulgaris*（毛茛科）

欧白头翁

性状描述 多毛的多年生草本植物，可长至15厘米高，叶片羽状。花大、钟状、紫蓝色，具明亮的黄色花药。

生境与栽培 欧白头翁原产于欧洲，生长在欧洲大陆中部和北部的干燥草原上，偏好白垩质土壤。春天开花时，可收集地上部分。

药用部位 干燥的地上部分。

主要成分 欧白头翁含有内酯原白头翁素（干燥后形成白头翁素）、三萜皂苷、单宁和挥发油。

历史与民俗 在古希腊神话中，女神弗洛拉恼恨丈夫关注仙女Anemone，因此把仙女变成了一朵花，任由北风欺凌。"*Anemone*"这个名字在希腊语中就是风之女的意思。欧白头翁的另一个名字"pasque flower"来源于法语的复活节的意思，因为复活节前后正是这种植物的开花时节。

功效与使用 虽然欧白头翁仍被认为是治疗腹痛、月经不调和情绪抑郁等病症的一种有价值的药物，但它如今较少用。它

被认为可以缓解男性和女性生殖系统的痉挛性疼痛，但多用于治疗经前期综合征和痛经，特别是同时伴有神经衰弱时。在法国，它被用来治疗咳嗽和作为镇静剂来帮助入眠。欧白头翁还可以治疗白内障等眼疾。因为具有很强的刺激性，新鲜的植株并不常用。它也是顺势疗法中最常用的药材之一。

相关物种 草地银莲花（*A. pratensis*）作为药材可与欧白头翁互换使用；栎木银莲花（*A. nemorosa*）现在很少作为药用。

注意事项 需在专业指导下使用。孕期不得服用。不得服用具毒性的新鲜植株。

Anethum graveolens syn. *Peucedanum graveolens*（伞形科）

莳萝

性状描述 具芳香一年生草本植物，能长到75厘米高。茎直立、中空，叶片羽毛状，许多黄色小花构成伞形花序。果实细小，具刺激性气味。

生境与栽培 莳萝原产于南欧、中亚及南亚，野生于开阔地带。它在全球被广泛种植，特别是在英国、德国和北美洲。叶片采摘下来用作调料，种子则在夏末收获。

药用部位 种子、精油、叶片。

主要成分 莳萝种子含有高达5%的挥发油（大约一半是α-水芹烯）、黄酮类化合物、香豆素、氧杂蒽酮和三萜类化合物。

历史与民俗《埃伯斯纸草书》中记录的一种药方将莳萝作为止痛药的成分之一。据说，古希腊人曾用这种草药的叶片蒙住眼睛来帮助入眠。莳萝在中世纪普遍被用作一种对抗巫术的符咒。

功效与使用 莳萝一直被认为是养胃的良药，可以舒缓胃胀气和促进消化。莳萝精油可以缓解肠道和腹部痉挛，平息绞痛，因此它常被用作祛风药的成分之一。咀嚼莳萝种子可以消除口臭。它是一种温和的利尿剂，对咳嗽、感冒和流感的治疗也很有帮助。与葛缕子（第187页）一样，它可以与抗痉挛药欧洲莨菪（第154页）一起使用，以缓解痛经。莳萝能增加乳汁分

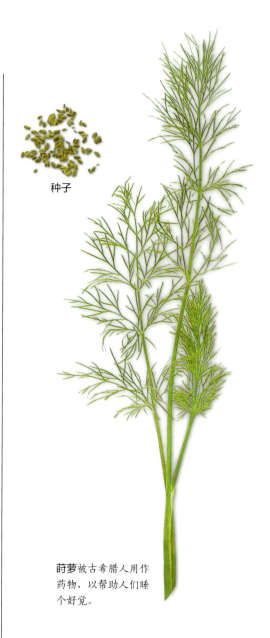

种子

莳萝被古希腊人用作药物，以帮助人们睡个好觉。

泌，而且如果哺乳期的女性定期服用它，还有助于预防婴儿肠绞痛。

注意事项 仅在专业人员的指导下内服精油。

Angelica archangelica（伞形科）

欧白芷

性状描述 二年生芳香草本植物，可长至2米高。茎直立中空，叶大而具光泽，小花蓝白色，构成伞形花序。

生境与栽培 欧白芷生长在西欧、西伯利亚和喜马拉雅山脉的温带地区。它喜欢生长于潮湿之地，常在流水附近发现它的踪迹。叶和茎在初夏收获，种子在夏末成熟时收集，一年生的根在深秋采掘。

药用部位 根、叶片、茎、种子。

主要成分 欧白芷根中含有挥发油（主要成分是 β-水芹烯）、内酯和香豆素。根的提取物已被证明具有抗炎作用。

历史与民俗 《英国草药》（1877）记载："拉普兰人认为欧白芷是大地赐予人们的最重要的礼物之一……他们曾遭受严重的肠绞痛，欧白芷的根是他们的主要治疗药物之一。"它的茎含糖量高，可用于烹饪。

功效与使用 欧白芷是一种温补良药，对多种疾病都有疗效。该植物的各个部分都有助于缓解消化不良、胀气和绞痛。它可改善血液循环，促进血液流向身体的外周。它也是治疗的特殊药物。血栓闭塞性脉管炎是一种使手脚动脉变窄的疾病。通过改善血液流动和刺激咳痰，欧白芷可缓解支气管炎和因衰弱引起的肺部疾病。对于呼吸系统疾病，根是最常用的部位，但茎和种子也经常被用到。欧白芷的独有提取物可治疗尿频，尤其是夜间尿频。

注意事项 孕期不得服用。不要和当归混淆。

相关链接 胃痉挛，第315页。

Angelica dahurica（伞形科）

白芷

性状描述 多年生芳香草本植物，可生长到2.5米高。茎中空，大型叶羽状分裂，白色复伞形花序。

生境与栽培 在中国、日本、韩国和俄罗斯等地的灌丛中野生。主要种植于中国中部和东部地区。

药用部位 根。

主要成分 白芷含有挥发油和香豆素、欧前胡素、异紫花前胡内酯、珊瑚菜素。

历史与民俗 白芷最早出现在《神农本草经》中。著名医学家张从正（1156—1228年）将白芷归为一种能排汗的草本植物，它能对抗寒、热、湿、燥等外界因素对皮肤造成的有害影响。

功效与使用 辛辣味苦的白芷可以治疗头痛、眼疼、鼻塞和牙痛。就像它的近亲欧白芷（见上一条目）和当归（第67页）一样，它是温补的良药，对"湿冷"的

疾病，如皮肤的疮疖和溃疡有一定的疗效。白芷治疗三叉神经痛也具有一定的价值。

注意事项 孕妇禁用。

Annona squamosa（番荔枝科）

番荔枝

性状描述 树高可达10米。叶片长圆形至披针形，花绿色，绿色聚合浆果。

生境与栽培 原产于美洲热带地区和加勒比地区，目前整个热带地区都有栽培。

药用部位 叶片、树皮、果实、种子。

主要成分 番荔枝含有番荔枝内酯、二萜类化合物和生物碱。

功效与使用 在加勒比地区，番荔枝的嫩枝与胡椒薄荷（第118页）一起被用来缓解感冒和寒战。在古巴医学中，叶片被用来降低血中尿酸水平。叶子、树皮和未成熟的果实都有很强的收敛性，可治疗腹泻和痢疾。碾碎的种子与一种惰性粉末混合，被用作杀虫剂。

科学研究 番荔枝已被证明具有抗原生动物和驱虫的活性。

Anthemis cotula（菊科）

臭甘菊

性状描述 一年生或多年生草本植物，类似洋甘菊（第82页）。茎多毛，花单生，雏菊状头状花序。顾名思义，这种植物有一股难闻的气味。

生境与栽培 这种植物生长在欧洲、美洲、澳大利亚和新西兰。花和叶在夏天收集。

药用部位 花、叶片。

主要成分 含有倍半萜内酯（包括臭甘菊内酯和聚乙炔）。

历史与民俗 1735年草药医生凯欧在他的《爱尔兰草药志》一书中提到，用臭甘菊的煎剂洗脚，对有子宫脱垂的女性有益。

功效与使用 虽然它看起来很像洋甘菊，但其药用效果要差得多。它被用作一种抗痉挛药，还用于诱导月经，传统上它被用来治疗与子宫有关的所谓的癔症。

注意事项 如果将新鲜植物应用于皮肤，那

么会引起水疱。孕期或哺乳期禁用。

Anthriscus cerefolium（伞形科）

茴香芹

性状描述 一年生草本植物，可长至60厘米高。茎细长，具沟槽，叶对生。许多白色小花排列构成复伞形花序。

生境与栽培 茴香芹原产于欧洲和亚洲西部，在开阔地带自由生长。世界各地都有种植。夏天开花时采集地上部分。

药用部位 地上部分。

主要成分 茴香芹含有挥发油、香豆素和黄酮类化合物。

历史与民俗 在图坦卡蒙的墓穴中发现的物品之一就是一篮茴香芹的种子。在中欧，这种草药被用作滋补品。茴香芹具浓郁芳香气味，广泛用于烹饪。

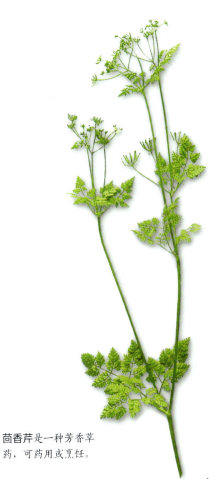

茴香芹是一种芳香草药，可药用或烹饪。

功效与使用 茴香芹为助消化的良药。它也被用于净化血液，降低血压，以及用作利尿剂。新鲜的茴香芹汁液适用于各种皮肤病，包括创伤、湿疹和脓肿。

Aphanes arvensis（蔷薇科）

野斗篷草

性状描述 一年生草本植物，匍匐，全株具毛，可生长至10厘米高。叶片小、楔形，绿色小花簇生。

生境与栽培 野斗篷草原产于欧洲、北非和北美洲。它生长在海拔500米的干燥之地，亦包括墙顶。野斗篷草在夏季开花时收获。

药用部位 地上部分。

主要成分 含单宁。

功效与使用 野斗篷草具有收敛、利尿和镇痛的作用，用于治疗肾脏和膀胱疾病，尤其是肾结石。它也经常被用于治疗引起疼痛和刺激并阻碍排尿的膀胱结石（碎石）。该草药的浸剂是治疗膀胱炎和复发性尿路感染的有效药方。

Aralia racemosa（五加科）

美洲楤木

性状描述 芳香的多年生灌木，可长至2米高。肉质根肥厚，大型羽状复叶，绿白色小花，浆果红色或紫色。

生境与栽培 美洲楤木原产于北美洲。根在夏秋两季挖掘出土。

药用部位 根。

主要成分 含有单宁、黄酮类化合物、挥发油、皂苷和三萜类化合物。

历史与民俗 彻罗基族人用美洲楤木制出了一种治疗背痛的茶。肖尼人用它来治疗胃肠胀气、咳嗽、哮喘和乳房疼痛。梅诺米尼人用它来治疗血液中毒。从1916—1965年，该植物被列入《美国药典》。

功效与使用 目前美洲楤木的许多用法都直接传承于美洲当地人。它具发汗、兴奋和排毒的功效，用于治疗风湿、哮喘和咳嗽。作为膏剂外用，它可治疗多种不同的皮肤病，包括湿疹。

相关物种 裸茎楤木（*A. nudicaulis*）是美洲楤木的亲戚，药用方式也大致相同。东亚的两种楤木属植物：楤木（*A. chinensis*）和食用土当归（*A. cordata*）的茎叶被当作蔬菜食用。

注意事项 孕妇禁用。

Arbutus unedo（杜鹃花科）

草莓树

性状描述 常绿灌木，可长至6米高。茎直立，树皮微红；叶革质，有锯齿；花钟状，白色或粉红色；果实圆形，多疣，状如草莓。

生境与栽培 草莓树原产于地中海沿岸，也生长在爱尔兰西部、澳大利亚和非洲。树叶在夏末采摘，果实在秋天收获。

药用部位 叶片、果实。

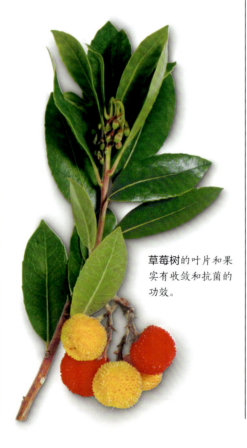

草莓树的叶片和果实有收敛和抗菌的功效。

主要成分 草莓树含有高达2.7%的熊果苷、甲基熊果苷和其他种类的对苯二酚（一种苦味素），以及单宁。熊果苷对泌尿系统有很强的杀菌作用。

历史与民俗 草莓树的果实常用于制作蜜饯，但味道不佳。拉丁名"*unedo*"来自"*un ede*"，意思是我只吃一个。

功效与使用 草莓树被认为具有收敛和抗菌的功效。它对泌尿系统的杀菌作用使其成为治疗膀胱炎和尿道炎的有效药物。草莓树的收敛性质已被用于治疗腹泻和痢疾。

注意事项 孕妇和肾病患者不得服用。

Arctostaphylos uva-ursi（杜鹃花科）

熊果

性状描述 低矮的常绿灌木，可长至50厘米高，有长而蔓生的茎、深绿色具光泽的叶片、粉红色钟状花朵和具光泽的红色小浆果。

生境与栽培 熊果原生于欧洲，逸生于整个北半球直至北极。它喜好生长在潮湿的灌丛、欧石南丛和草地中。叶片在秋天收集。

药用部位 叶片、浆果。

主要成分 熊果的叶子含有对苯二酚（主要是熊果苷，高达17%）、单宁（高达15%）、酚苷和黄酮类化合物。熊果苷和其他类型的对苯二酚对泌尿系统有杀菌作用。

历史与民俗 熊果这个名字的意思是熊的葡萄。这种植物最早被记录在13世纪威尔士的草药书中。

功效与使用 熊果是最好的泌尿系统天然抗菌剂之一。它已被广泛用于治疗急慢性膀胱炎和尿道炎。然而，如果同时伴随肾脏感染，那么它就不是一个合适的治疗药物。

科学研究 实验证明，熊果提取物具有抗菌作用，这种作用被认为会在碱性尿液中得到增强。与以蔬菜为基础的饮食相结合，熊果的功效会增加。

注意事项 孕妇或患有肾病者不得服用。12岁以下儿童不宜服用。每个疗程服用熊果以不超过7~10天为宜。

Arenaria rubra（石竹科）

田野拟漆姑

性状描述 一年生草本植物，贴地而生，多毛而具黏性。叶片小而薄，花淡粉色，6毫米大小。

生境与栽培 在整个欧洲、亚洲和大洋洲的野生环境中都能找到田野拟漆姑的踪迹。它生长在多沙和多碎石的地方，尤其是靠近大海的区域。

药用部位 地上部分。

功效与使用 田野拟漆姑是一种利尿剂，被认为可以放松泌尿小管和膀胱壁的肌肉。它的浸剂可用于治疗肾结石、急慢性膀胱炎和其他类型的膀胱疾病。

相关物种 冰漆姑（*A. pelploides*）是一种北方植物，因纽特人把它作为蔬菜食用。在冰岛，这种植物的发酵和食用方式与德国泡菜相同。治疝草（第224页）是一种欧洲植物，具有与田野拟漆姑相似的药用特性。

Argemone mexicana（罂粟科）

蓟罂粟

性状描述 多刺的一年生草本植物，可长到1米高。叶片多刺，具白色纹理。花黄色，花瓣娇嫩。

生境与栽培 蓟罂粟分布于美国最南端至南美洲的热带地区。它喜欢干燥的土壤，经常生于烟草地。

药用部位 地上部分、乳胶、种子。

主要成分 含有多种生物碱，以及萜类化合物、类固醇和黄酮类化合物。

历史与民俗 和大多数罂粟一样，这种植物能分泌一种乳状胶体，是厄瓜多尔治疗白内障的传统药物。

功效与使用 蓟罂粟在拉丁美洲的大部分地区被广泛使用，它如同一种温和的止痛药和镇静剂，人们服用它来缓解肌肉疼痛、牙痛和神经痛。它还用于解决一系列更严重的健康问题，如细菌感染、疟疾、黄疸和哮喘。新鲜的乳胶具有溶解蛋白质的特性，传统上用于治疗疣和唇疱疹。花和种子有温和的祛痰作用，可治疗过敏性咳嗽和哮喘。

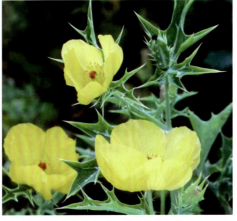

蓟罂粟的花有祛痰作用，对咳嗽很有效。

相关物种 在夏威夷，夏威夷蓟罂粟（*A. glauca*）的乳胶也被用来治疗疣。

注意事项 过量使用会导致青光眼。仅在专业监督下使用。

Aristolochia spp.（马兜铃科）

欧洲马兜铃

性状描述 多年生藤本植物，气味不佳。叶心形，管状花黄色，管口扩展为扁平的唇状。

生境与栽培 欧洲马兜铃原产于中欧和南欧，在亚洲西南部也有分布。根在春天或秋天挖掘收集。

药用部位 根、地上部分。

主要成分 欧洲马兜铃含有马兜铃酸、挥发油和单宁。马兜铃酸在刺激白细胞活性的同时，对肾脏有致癌性和肾毒性。

历史与民俗 "aristolochia"意为优生，指的是传统用法中马兜铃的新鲜汁液用于助产。据泰奥弗拉斯托斯记录，这种植物被用来治疗子宫疾病、爬行动物咬伤和头部溃疡。

功效与使用 现如今，欧洲马兜铃在欧洲和北美洲已被禁止药用。它曾用于治疗创口、溃疡和毒蛇咬伤，也是一种有效的诱导月经的草药和非常危险的堕胎药。欧洲马兜铃的煎剂可促进溃疡愈合，它还被用于治疗哮喘和支气管炎。

科学研究 马兜铃说明了这样一个事实：虽然植物是天然的，但照样存在使用安全问题。马兜铃酸（存在于马兜铃属植物中）是一种肾脏毒素，可在肾脏诱发肾衰竭和癌症。然而，其缓慢发展的症状导致过去没有将二者联系起来。欧洲马兜铃和所有含有马兜铃酸的马兜铃属植物都具有这种毒性。2013年在中国台湾发表的一项研究显示，肾衰和马兜铃酸致死的病例在西方相对少见，但在东方却比较普遍。在中国和日本，许多马兜铃属植物仍被作为草药来使用。最近的很多研究表明马兜铃酸也可能诱发肝癌。

注意事项 所有种类的马兜铃在大多数国家都是被禁止药用的。

Armoracia rusticana syn. *Colchlearia armoracia*（十字花科）

辣根

性状描述 多年生草本植物，主根粗大，叶长达50厘米，4瓣白色小花构成花序。

生境与栽培 该草本植物原产于欧洲和西亚，为获取其根而被广泛种植。根在秋季挖掘。

药用部位 根、叶片。

主要成分 辣根含有黑芥子硫苷（主要是黑芥子苷）、黄酮类化合物、天冬酰胺、树脂和维生素C。辣根被碾碎后，黑芥子苷会转化生成异硫氰酸烯丙酯，这是一种抗菌物质。黄酮类化合物则具有抗氧化活性。

历史与民俗 老普林尼在描述可以避开蝎子的植物时，他想到了辣根，但在漫长的历史当中，辣根主要被用来利尿。它是一种极受欢迎的调味品，尤其是在中欧。

功效与使用 作为一种草药，辣根的价值被大大低估。它具有许多功效，如可强烈刺激消化、增加胃液分泌和食欲。它是一种很好的利尿剂，并促进排汗，因此对发热、感冒和流感十分有用。它也是祛痰药和温和的抗生素，可用于呼吸系统和尿路感染。新鲜辣根磨碎制成三明治是治疗花粉症的家用疗法。辣根的膏剂外用还可以治疗冻疮。

注意事项 过量食用辣根可能会刺激肠胃。甲状腺功能低下者不宜食用。辣根的膏剂外用有可能导致水疱。

Arnica montana（菊科）

山金车

性状描述 多年生芳香草本植物，可长至30厘米高，有具柔毛的卵圆形叶片和亮黄色雏菊状花朵。

生境与栽培 山金车产于欧洲中部、比利牛斯山脉、西伯利亚地区、加拿大和美国西北部山区的森林和牧场。根茎在秋天植株枯萎后收获。

药用部位 花、根茎。

主要成分 山金车含有倍半萜内酯、黄酮类化合物和挥发油（包括百里香酚、黏液、多糖）。

历史与民俗 山金车已被广泛用于欧洲民间。德国哲学家、诗人歌德（1749—1832年）在老年时期常饮山金车茶，以缓解心绞痛。

功效与使用 众所周知，山金车是治疗擦伤、扭伤和肌肉疼痛的有效膏剂和敷剂，它能改善局部血液供应，加速愈合。它有抗炎功效，并能增加内出血的再吸收率。一般来说，这种植物的内服疗法仅在顺势疗法中使用，主要用于治疗休克、损伤和疼痛。如果作为煎剂或酊剂服用，那么它会刺激血液循环，对心绞痛和心力衰竭很有治疗价值，但即使低剂量使用也可能引起中毒，因此这种方案现在很少使用。

相关物种 在北美洲，光亮山金车（*A. fulgens*）也被药用。

注意事项 不得内服。不得外用于破损的皮肤。外用可能引起皮炎。山金车在一些国家的使用受到法律限制。

相关链接 瘀伤，第314页；扭伤，第322页；肌肉疲劳和酸痛，第322页。

Artemisia abrotanum（菊科）

南木蒿

性状描述 多年生小灌木，具强烈芳香气味，可长至1米高，有木质的茎、羽状银绿色的叶片和黄色的花。

生境与栽培 该植物原产于欧洲南部，在野外很少见，常用于香水工业，小部分作为药用。地上部分在夏末收获。

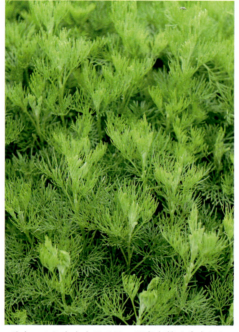

过去，人们会在衣服里放一些**南木蒿**叶片来驱赶飞蛾。

药用部位 地上部分。

主要成分 含有一种精油，主要由冰片和樟脑组成，还含有香豆素、酚酸和黄酮类化合物。

历史与民俗 在中世纪和文艺复兴时期备受推崇的南木蒿，现在却很少用。它的近亲苦艾（第66页）被认为效果更好。像艾叶一样，南木蒿含有气味强烈的挥发油，把叶子放在衣服里可以驱赶飞蛾。格里夫夫人在《现代草药志》（1931）一书中提到，在英国，甚至在20世纪初，人们会将南木蒿和芸香（第273页）放置在囚徒的身边，以预防斑疹伤寒蔓延。

功效与使用 南木蒿味苦。它通过增加消化道的消化液分泌来支持和增强消化功能。南木蒿的浸剂可以治疗儿童蛲虫病，但在没有专业指导的情况下，不推荐这种疗法。与其他蒿属植物一样，南木蒿会激发月经，通常被用来治疗月经不规律或闭经。

科学研究 最近的科学调查表明，南木蒿具有广泛的药用价值。据报道，该植物及其精油具有抗菌、抗真菌、抗氧化、抗癌和抗过敏特性。

注意事项 孕期不得服用。除非有专业指导，否则不适合12岁以下儿童。

Artemisia capillaris（菊科）

茵陈蒿

性状描述 中等大小的多年生草本植物，茎直立，叶羽毛状，头状小花序簇生。

生境与栽培 茵陈蒿原产于东南亚，在中国等国家有种植。春天采集幼嫩的地上部分。

药用部位 地上部分。

主要成分 茵陈蒿含有挥发油（主要是茵陈炔和萜烯）和香豆素。

历史与民俗 茵陈蒿作为中药已经使用了2000多年。它的药用价值最早被记载于中药典籍《神农本草经》中。

功效与使用 茵陈蒿是治疗肝脏疾病的有效药物，特别是治疗黄疸型肝炎。中医（第44～47页）认为，它的苦性和凉性可清除肝脏和胆管的湿热并缓解发热。茵陈蒿也有抗炎和利尿的作用。它的膏剂制品曾用于治疗头痛。

科学研究 尽管针对茵陈蒿的研究较少，但实验室研究表明，茵陈蒿在治疗包括乙型肝炎在内的肝脏疾病方面具有潜在价值。

注意事项 孕期不得服用。除非有专业指导，否则不适合12岁以下儿童。

Artemisia cina（菊科）

山道年蒿

性状描述 多年生灌木，叶长而薄，头状小花序簇生。

生境与栽培 该植物原产于从地中海东部到西伯利亚地区。从野生和栽培的植株上采集未开放的花头作为药用。

药用部位 花头。

主要成分 山道年蒿含有山道年（一种倍半萜内酯）、蒿素和挥发油（桉树脑含量高达80%）。山道年对蛔虫有直接的毒性，对线虫也具毒性。

历史与民俗 山道年蒿在古希腊时期被认为是治疗肠道寄生虫病的草药，从那之后它一直被如此使用。它的活性成分山道年在1830年第一次被分离出来，现在比植物本身更常用于驱虫。

功效与使用 山道年蒿具有强烈的苦味和芳

香气味，几乎只用于驱虫，但它对消化也有促进作用。干燥的花头中偶尔会加入蜂蜜，以此来掩盖它的苦味。

注意事项 孕期不得服用。仅在专业人员的监督下使用，特别是12岁以下儿童慎用。

Artemisia dracunculus（菊科）
龙蒿

性状描述 芳香的多年生植物，可长到1米高，有狭窄的披针形叶子和绿色的头状花序，花序簇状、小而下垂。

生境与栽培 龙蒿原产于俄罗斯、西亚和喜马拉雅山脉，如今在世界各地的花园里作为烹饪类食材被种植。地上部分在夏天采摘。

药用部位 地上部分、根。

主要成分 龙蒿含有单宁、香豆素和黄酮类化合物，以及大约0.8%的挥发油（含有高达70%的龙蒿脑——它有毒且具有潜在的致癌性）。

历史与民俗 龙蒿是一种被广泛用于烹饪的草本植物。在法语中，它有时被称为"龙草"，因为它有治愈蛇咬伤的能力。

功效与使用 龙蒿能促进消化，它也被认为是一种温和的镇静剂，有助于睡眠。由于它对月经有轻微诱导作用，如果月经延迟，就可以食用它。它的根传统上被用于治疗牙痛。

注意事项 孕期不得服用。不得超过标准剂量使用，服用时间不要超过4周。

Artemisia vulgaris（菊科）
北艾

性状描述 灌木状多年生植物，高约1米，具深绿色的深锯齿状叶片和簇状的红色或黄色头状花序。

生境与栽培 北艾分布于北半球的温带地区，生长于开阔的地带和道路两旁。夏末开花前采集药用。

药用部位 叶片、根。

主要成分 北艾含有挥发油（主要是石竹烯）、倍半萜内酯、黄酮类化合物、香豆素衍生物和三萜类化合物。

历史与民俗 北艾被称为"草药之母"，最早在欧洲和亚洲使用。据说古罗马时期的百夫长把它放在拖鞋里，以保持脚部的良好状态。狄奥斯科里迪斯详细描述了女神阿尔忒弥斯（Artemis）对分娩女性的帮助。13世纪的一本威尔士草药书建议："如果孕妇分娩困难，就把北艾绑在她的左大腿上来促进分娩。胎儿娩出后，要立即取走艾草，以免造成出血。"18世纪的西班牙草药医生迭戈·德·托雷斯建议在肚脐下涂抹艾蒿膏，他认为这是一种有效的引产方法。在马恩岛（英国）一年一度的议会上，人们佩戴着北艾的小枝条。在中国，北艾已经有上千年的应用历史。它被用于艾灸。

功效与使用 北艾是一种促进消化和有滋补作用的草药。它具有多种传统用途，其作用比其他艾属植物要温和，可以长时间低剂量使用，以增强食欲、改善消化功能和促进营养吸收。此外，北艾可以用来驱除蠕虫、增加胆汁流量、温和地激发月经。欧洲人普遍认为北艾能刺激子宫，但中国人的用法与此相反，他们用北艾来预防流产，减少或停止月经出血。北艾也是一种杀菌剂，曾用于治疗疟疾。

注意事项 孕期不得服用。

Asclepias tuberosa（萝藦科）
柳叶马利筋

性状描述 多年生直立草本植物，高1米。叶片狭披针形，花橙色、5枚花瓣、聚伞花序。

生境与栽培 柳叶马利筋原产于美国南部，其根在春季挖掘收集。

药用部位 根。

主要成分 柳叶马利筋根中含有强心苷和黄酮类化合物。

历史与民俗 在北美洲草药中，柳叶马利筋的根被视为"万灵药"。它被用于治疗如胸膜炎、伤寒、肺炎、充血、痢疾、绞痛、湿疹和癌症等各种病症。奥马哈人生食它的根来治疗气管炎和其他呼吸系统疾病。许多部落认为它是治疗发热的好药材。

功效与使用 虽然它最常见的用途是缓解胸膜炎疼痛，但它还有其他功效。它可以治疗呼吸系统疾病，促进痰液的咳出，减少炎症。此外，它可以刺激排汗，协助退热。它的根也能治疗慢性腹泻和痢疾。

相关物种 沼泽马利筋（*A. incarnata*）和叙利亚马利筋（*A. syriaca*）都曾被美洲原住民用于治疗哮喘。

注意事项 孕期禁用。过量服用可能引起呕吐。

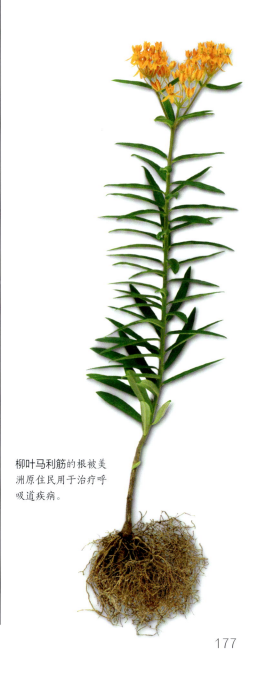

柳叶马利筋的根被美洲原住民用于治疗呼吸道疾病。

Aspalathus linearis（豆科）

博士茶

性状描述 小灌木，可生长到2米高。叶绿色、针形，花黄色、豌豆状，果荚很小。

生境与栽培 博士茶原产于南非南部，现在作为一种商业作物被广泛种植。种子很难发芽，必须经过研磨。嫩叶每年可收获一次，切碎，干燥之前先"发汗"（发酵）。

药用部位 幼叶。

主要成分 博士茶含有多酚，包括黄酮类化合物，单宁含量很低。

历史与民俗 博士茶最初是一种开胃茶，供科伊桑人饮用。博士茶可以用来促进睡眠和治疗头痛。

功效与使用 作为一种口感愉悦、不含咖啡因的饮料，博士茶和绿茶一样具有显著的抗氧化活性。有证据表明，发酵的叶片对心脏和血管都有保护作用。考虑到它的传统用途，它可能是有助于睡眠的夜间饮料。

Asparagus officinalis（百合科）

芦笋

性状描述 多年生草本植物，茎细长，可长至2米高。针形叶细长，花钟形、黄绿色，小浆果鲜红色。

生境与栽培 芦笋原产于欧洲、北非和亚洲的温带地区，在世界各地作为蔬菜种植。春天的时候，嫩芽会变成嫩绿色（如果避开阳光，就会变成白色）。剪掉嫩枝后，把根收集起来药用。

药用部位 根、嫩枝。

主要成分 芦笋含有甾体皂苷（芦荟皂苷）、苦苷、天冬酰胺和黄酮类化合物。天冬酰胺是一种强利尿剂。

历史与民俗 从古埃及的墓葬图来看，芦笋早在公元前4000年就开始被种植了。1世纪，狄奥斯科里迪斯推荐了一种芦笋的煎剂，可以促进尿液排出，并可治疗肾病、黄疸和坐骨神经痛。

功效与使用 芦笋是一种强利尿剂，对包括膀胱炎在内的各种泌尿系统疾病都有效果。它促进积聚在关节处的废物通过尿液

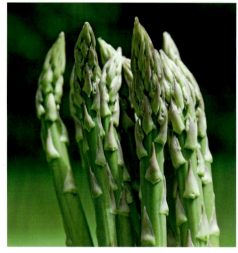

芦笋被用来治疗一系列的泌尿系统疾病。

排出体外，从而协助治疗风湿病。芦笋味苦，具轻度通便和镇静作用。

注意事项 肾病患者禁用。

Asparagus racemosus（百合科）

总序天冬

性状描述 一种细长的多年生草本植物，可长到7米高，有针形的叶片、白色的小花和紫黑色的浆果。

生境与栽培 总序天冬原产于喜马拉雅山脉和南亚次大陆，生长在海拔1200米以上的沙砾土壤中。

药用部位 根。

主要成分 总序天冬含有甾体皂苷、生物碱和黏液。

历史与民俗 总序天冬在阿育吠陀医学中被称为"草药女王"，具有壮阳和促进生育的能力。

功效与使用 总序天冬首先是一种与妇科相关的草药，可帮助生育和促进受孕，也可作为促进生殖和性欲的滋补品。事实证明，总序天冬有助于缓解更年期症状，如潮热和耐力差。它可以提高男性和女性的生育能力，也可以治疗阳痿。作为一种滋补品，它可以提高免疫功能，并在免疫抑制的治疗中占有一席之地。

相关物种 芦笋（见上一条目）和总序天冬是近亲。

Asperula odorata syn. Galium odoratum（茜草科）

香猪殃殃

性状描述 多年生草本植物，可长至45厘米高。茎方形，叶窄椭圆形，开白色小花。

生境与栽培 香猪殃殃原产于欧洲，在亚洲和北非也有。它生长在林地和树阴下。地上部分在晚春开花时采摘。

药用部位 地上部分。

主要成分 香猪殃殃含有环烯醚萜、香豆素（0.6%）、单宁、蒽醌和黄酮类化合物。黄酮类化合物作用于循环系统，同时是一种利尿剂。

历史与民俗 干燥后的香猪殃殃带有一股青草的新鲜气味，它经常被放置在衣物里。在1735年出版的《爱尔兰草药志》一书中，凯欧记录道："可以用香猪殃殃治疗瘀伤，还可以用它治疗疖和炎症。"在德国，人们把香猪殃殃浸泡在白葡萄酒中，制成五月酒来庆祝五朔节。

功效与使用 香猪殃殃被认为有滋补功效，且具有显著的利尿和抗炎作用。其内含的香豆素和黄酮类化合物成分有助于治疗静脉曲张和静脉炎。它是一种抗痉挛药，还可以治疗失眠。

注意事项 过量的香猪殃殃会引起内出血。若正在服用治疗心血管疾病的药物或在孕期，请不要使用这种草药。

香猪殃殃的地上部分被干燥，以供药用。

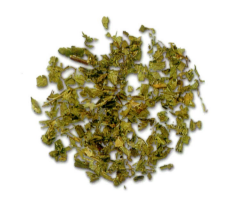

4444244442555555555666666666667777

Aspidosperma quebracho-blanco
（夹竹桃科）

白坚木

性状描述 高大乔木，可生长至30米高。树皮栓质，叶革质，管状花白色。

生境与栽培 白坚木生长在南美洲南部。树皮和木材皆用于商业用途。

药用部位 树皮。

主要成分 白坚木含有吲哚类生物碱和单宁。

历史与民俗 "quebracho"这个名字来自西班牙语"quebrar"（折断）和"hacha"（斧头），暗指这种树的材质很坚硬。

功效与使用 由于其有抗痉挛作用，白坚木被用于治疗哮喘和肺气肿。它也是一种滋补品，可以退热。提取物用于治疗勃起功能障碍。它还具有滋补特性。

相关物种 在南美洲，白坚木属的许多种被用于制革和当作木材，其中一些可用于退热。而高耸白坚木（*A. excelsum*）可治疗胀气、胃病和消化不良。

注意事项 只在专业指导下使用，过量使用白坚木会导致中毒。它在一些国家的使用受到法律限制。

Atractylodes macrocephala
（菊科）

白术

性状描述 直立多年生草本植物，可长至60厘米高。叶片卵圆形到披针形、互生，花紫色。

生境与栽培 野生白术十分少见。它在中国、日本和韩国都有栽培。根茎在深秋或冬季挖掘收集。

药用部位 根茎。

主要成分 白术含有挥发油（0.35%~1.35%），包括苍术醇、白术内酯Ⅱ、白术内酯Ⅲ。苍术醇具护肝作用。它还含有多糖和聚乙炔。

历史与民俗 关于白术的最早记录出现在659年的《新修本草》中。它是中药方剂"四君子汤"中的材料之一，明朝医学家汪机（1463—1539年）用此方来治疗梅毒。

功效与使用 白术传统上被用于补气（第44页）和健脾。其根茎具甜、辛味，可用来治疗体液潴留、多汗，以及腹泻、呕吐等消化系统疾病。与黄芩（第138页）联用，可预防流产。

Avena sativa（禾本科）

燕麦

性状描述 一年生草本植物，高1米，有直立中空的茎，叶片长条形，果实穗状（谷物）。

生境与栽培 燕麦原产于北欧，现在作为一种重要作物种植于全球温带地区。果实在夏末收获。

药用部位 种子、麦秆（干燥的茎）。

主要成分 燕麦含有皂苷、生物碱、甾醇、黄酮类化合物、硅酸、淀粉、蛋白质（包括面筋）、维生素（尤其是B族维生素）和矿物质（尤其是钙）。

历史与民俗 从前，麦秆被用来填充床垫，因为它被发现对患有风湿病的人有益。在《英国医生》（1652）一书中，尼古拉斯·卡尔佩珀指出，用燕麦粉和一些月桂油制成的膏剂有助于止痒和治疗麻风病。在1597年，约翰·杰拉德略带调侃地写道："燕麦片擅长把一位漂亮的姑娘变得肥胖。"

功效与使用 众所周知，燕麦是一种营养丰富的谷物，它在许多方面体现出对健康有益。燕麦麸可以降低胆固醇水平，以燕麦为基础的饮食可以提高耐力。燕麦，尤其是麦秆，其药性滋补。麦秆被草药医生用来治疗身体虚弱和各类神经系统疾病。果实和麦秆有轻度的抗抑郁作用，能温和地提高身体能量，支持过度紧张的神经系统。燕麦被用来治疗抑郁和神经衰弱，以及由神经衰弱引起的失眠。它是帮助久病初愈的患者恢复健康的重要植物之一。若外用，它的果实具有润肤和清洁的功效，把煎剂加入浴缸中泡澡，有助于缓解瘙痒和湿疹。

科学研究 在澳大利亚进行的一项研究中，连续3周以燕麦为基础饮食的运动员，他们的耐力增加了4%。燕麦被认为有助于在训练和锻炼中保持肌肉功能。

相关链接 抑郁和生命力下降，第326页；湿疹伴皮肤渗液，第310页；神经衰弱和压力大，第329页；睡眠质量差和神经衰弱，第319页。

Bacopa monnieri（玄参科）

假马齿苋

性状描述 多年生肉质匍匐植物，可长至50厘米高。匙形叶片肉质，茎纤细，花淡蓝色或白色。

生境与栽培 假马齿苋分布于温暖的温带和热带地区，特别是南亚。它喜欢沼泽这样的湿地生境，在泥滩和红树林沼泽边缘常生长成密集的垫子。

药用部位 地上部分。

主要成分 假马齿苋含有三萜皂苷（包括假马齿苋皂苷）。

功效与使用 在印度，假马齿苋主要用于治疗神经系统疾病，如神经痛、癫痫等，但它也被广泛用于治疗其他疾病，包括消化不良、溃疡、胀气、便秘、哮喘、支气管炎和不育等。在中国，它被视为"壮阳药"，对阳痿、早泄、不育等疾病有益处。在印度尼西亚，这种植物可以治疗丝虫病（由寄生虫引起的一种热带疾病）。在古巴，它被作为泻药使用，制成的煎剂被用于利尿和通便。将榨出的汁液与油混合后，可按摩关节，缓解疼痛。

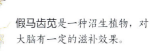

假马齿苋是一种沼生植物，对大脑有一定的滋补效果。

科学研究 正在进行的研究表明，假马齿苋可以维持认知功能，包括记忆和回忆，并在癫痫和痴呆症等神经系统疾病中发挥保护作用。

Ballota nigra（唇形科）

黑夏至草

性状描述 蔓生的多年生草本植物，可长至50厘米高。叶椭圆形、有锯齿，紫色小花轮生于上部叶片的基部。

生境与栽培 这种植物在欧洲大部分地区、北美洲和亚洲都有发现。它生于空旷之地、人行道、路边等，大多离人类居住地很近。地上部分夏天开花时收获。

药用部位 地上部分。

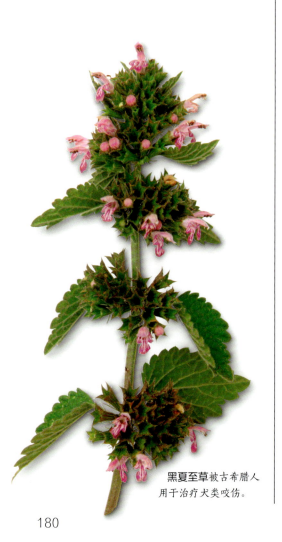

黑夏至草被古希腊人用于治疗犬类咬伤。

主要成分 黑夏至草含有二萜类化合物（包括夏至草素）、黄酮类化合物、单宁、皂苷和挥发油。

历史与民俗 狄奥斯科里迪斯提出，用黑夏至草的叶子和盐制作膏剂，治疗犬类咬伤。他还提倡用由干燥的叶片和蜂蜜制成的膏剂来净化感染的伤口和溃疡。

功效与使用 黑夏至草曾被用于治疗惊厥、精神不振和更年期不适，但现在很少使用。大众对其早期应用是否有实质性的效果存在分歧。这种草药目前被美国草药医生用作止吐药，预防或减轻恶心和呕吐。相对于消化系统疾病，它对内耳疾病（如梅尼埃病）引起的恶心治疗效果最好。黑夏至草被认为是温和的镇静剂和解痉药，偶尔也被用于治疗关节炎和痛风。

Bambusa arundinaceae（禾本科）

印度簕竹

性状描述 多年生高大植物，可达30米高，基部有多个茎。叶片窄而尖，黄绿色小花簇生为长而松散的花序。

生境与栽培 在亚洲的热带地区，尤其是印度和中国，都能找到这种多刺的竹子，它们的分布高度可达海拔2100米。

药用部位 根、叶片、笋。

主要成分 印度簕竹的汁液中含有大量的二氧化硅。

历史与民俗 印度簕竹可以说是地球上最有用的植物之一，它可以用来制作脚手架、木筏、家具、纸张和其他几十种不同类型的物品，也有很重要的药用价值。

功效与使用 印度簕竹常用于阿育吠陀医学。其根性凉，具有收敛的功效，用来治疗关节疼痛和身体虚弱。它的叶子可激发月经，且作为解痉药可缓解痛经。它还可以调节和增强胃的功能，并有驱虫功效。它也被视为一种催情药。食用其嫩笋可以缓解恶心、消化不良和胀气，由笋制成的膏剂可以促进感染伤口的引流。印度簕竹的汁液中富含二氧化硅，有助于增强骨关节炎和骨质疏松症患者的软骨。

相关物种 在中药中，水竹（*B. breviflora*）

的汁液和切片被用来治疗高热、咳嗽和胸闷。它的根有利尿功效并可以缓解发热。

Banisteriopsis caapi（金虎尾科）

卡皮木

性状描述 木质藤本，可长至30米高。树皮光滑，叶椭圆形，红色或黄色的花构成聚伞花序。

生境与栽培 卡皮木原产于亚马孙盆地的丛林。原住民多有种植。

药用部位 树皮。

主要成分 卡皮木含有β-咔啉生物碱（包括去氢骆驼蓬碱、骆驼蓬碱和δ-四氢骆驼蓬碱），能导致幻觉。

历史与民俗 在秘鲁和邻近国家广泛使用的盖丘亚语中，其名称"ayahuasca"意为死者的灵魂，这表示他们认为这种植物具有令人敬畏的力量。另一个盖丘亚名字"nixi honi xuma"意为制造幻觉的藤蔓植物。卡皮木树皮常与曼陀罗属植物结合使用，这是许多亚马孙部落经常使用的致幻剂，是他们复杂的宗教仪式的一部分。

功效与使用 卡皮木被认为是一种强力的致幻剂，但它也能用来治疗各种病症。然而，卡皮木通常是由治疗师自己服用的，而不是由患者来服用的。在亚马孙，当地人认为卡皮木可以"促成"治疗师与导致疾病发生的神灵之间的沟通，治疗师代表患者与神灵进行调解。除了能影响情绪，卡皮木的树皮还能催吐和通便。低剂量时，它是一种解毒剂。

注意事项 在传统上，卡皮木属于丰富而又复杂的宗教仪式的一部分，不建议把它作为药用。

Baptisia tinctoria（豆科）

野靛草

性状描述 多年生草本植物，可长至1米高。茎光滑，叶子三叶草状，蓝紫色的小花顶部簇生为花序。

生境与栽培 野靛草原产于北美洲东部，从美国北卡罗来纳州直到加拿大南部，生长在干燥的山地森林中。

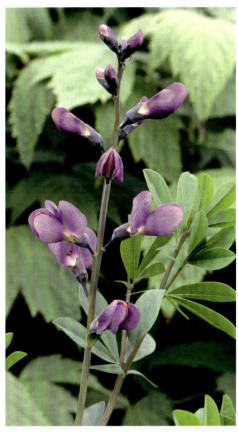

野靛草是一种北美洲植物，被佩诺布斯科特人用来治疗伤口。

药用部位 根、叶片。

主要成分 野靛草含有异黄酮、黄酮类化合物、生物碱、香豆素和多糖。异黄酮属于雌激素类物质，而多糖为免疫刺激剂。

历史与民俗 野靛草常被用作治疗蛇咬伤的药物。莫希干人用根的煎剂来清洗伤口。

功效与使用 野靛草是一种强力的抗菌剂和免疫刺激剂，高剂量使用会产生恶心和呕吐的症状。它被认为对扁桃体炎和咽炎等呼吸系统感染特别有效，对肺部、消化道和皮肤的感染也很有价值。它的抗菌和免疫刺激特性可用于治疗淋巴疾病——当它与牛蒡（第69页）等解毒草药一起使用时，有助于减少淋巴结肿大。野靛草常与紫锥菊（第96页）合用，治疗慢性病毒性疾病或慢性疲劳综合征。根的煎剂可以缓解乳头炎症和皮肤感染疼痛。当作为漱口水使用时，它可以治疗口腔溃疡、牙龈感染和咽喉肿痛。

注意事项 在专业指导下使用。

Benincasa hispida syn. *B. cerifa*（葫芦科）

冬瓜

性状描述 多毛一年生攀缘藤本植物。叶3裂，具卷须；花大，黄色；长圆形的果实（瓠果），约40厘米。

生境与栽培 冬瓜原产于亚洲和非洲热带地区，在印度和中国作为蔬菜种植。果实在夏末收获。

药用部位 果皮、果实、种子。

主要成分 冬瓜含有皂苷和胍。

历史与民俗 冬瓜作为食物和药物已经有几千年的应用历史了。它最早被记录于659年的《唐本草》中。

功效与使用 中医用冬瓜种子汤排湿热，治疗呼吸系统疾病和阴道分泌物过多。与大黄（第130页）联用可治疗肠道脓肿。在阿育吠陀医学中，它的种子被用来治疗咳嗽、发热和烦渴，并可以驱逐绦虫。在一个古印度食谱中，冬瓜的汁液与青柠汁混合，有止血的功效。

科学研究 2021年孟加拉国的一篇研究论文发现，冬瓜与瓜家族的其他成员一样，具有显著的抗癌活性。

Berberis vulgaris（小檗科）

刺檗

性状描述 多刺的落叶灌木，可长至3米高。叶革质，花黄色，秋季浆果变红色。

生境与栽培 刺檗原产于欧洲，在北美洲逸为野生。它被作为园林植物和草药栽培。树皮在春天或秋天采集，浆果在秋天采集。

药用部位 茎皮、根皮、浆果。

主要成分 刺檗含有异喹啉类生物碱，包括小檗碱和小檗胺。小檗碱具有很强的抗菌和抗阿米巴功效，并能刺激胆汁分泌。小檗胺有很强的抗菌作用。刺檗含有的很多生物碱被认为有抗癌功效。

历史与民俗 在古埃及，人们把小檗的浆果与茴香种子（第217页）一同浸泡，制成治疗发热的饮料。这种浆果味道很酸，过去曾被用来制作蜜饯。

功效与使用 刺檗作用于胆囊，可以促进胆汁流动、缓解胆囊疼痛。它的强杀菌性能有助于治疗阿米巴痢疾、霍乱和其他类似的消化道感染。树皮具有收敛和止泻的功效，对肠壁有治疗作用。总之，刺檗对整个消化系统非常有益。就像冬青叶小檗和北美黄连（第109页）一样，刺檗有助于治疗湿疹和银屑病等慢性皮肤病。它的煎剂被充分稀释后，可以对眼睛进行温和、有效的冲洗。

科学研究 小檗碱已被证明对霍乱菌、蓝氏贾第鞭毛虫、志贺菌、沙门氏菌和大肠杆菌有抑制活性。

注意事项 仅在专业指导下使用。孕期不得服用。

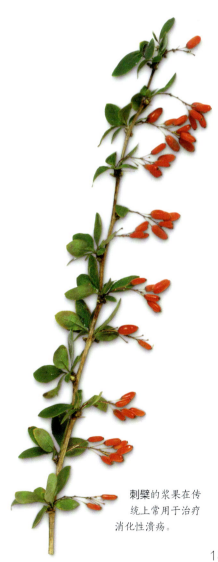

刺檗的浆果在传统上常用于治疗消化性溃疡。

Beta vulgaris（藜科）

甜菜

性状描述 多年生草本植物，根膨大、红色或白色，可食用。茎直立，叶大、深绿色、略带红色，绿色小花构成穗状花序。

生境与栽培 海甜菜（野生亚种）原产于欧洲沿海、北非及亚洲的广大区域。红甜菜作为蔬菜而被广泛种植，白甜菜既是蔬菜也是一种糖源植物。

药用部位 根。

主要成分 白甜菜含有甜菜碱，可以促进肝脏再生和脂肪代谢。红甜菜含有甜菜苷（也存在于红酒中），在一定程度上可增强免疫功能；它含有的硝酸盐能增加体内的一氧化氮水平，从而降低血压。

历史与民俗 1世纪，狄奥斯科里迪斯在他的《药物论》中推荐了清脑和缓解耳痛的处方：将甜菜汁和蜂蜜混合，用鼻子闻一闻。

功效与使用 白甜菜有支持肝脏、胆管和胆囊的功效。它影响脂肪代谢，可降低血脂水平。几项临床试验表明，红甜菜汁（由于其高硝酸盐含量）可以舒缓动脉，降低血压。红甜菜汁也被认为可以增强免疫力，草药医生将其作为癌症治疗方案的一部分，但必须大量饮用（每天1升）才有效果。

Betula pendula syn. *B. verrucosa*（桦木科）

垂枝桦

性状描述 美丽纤细的落叶乔木，可长到30米高。在春季，它有浅灰色的纸质树皮、带有锯齿的叶子和飘扬的飞絮。

生境与栽培 垂枝桦常见于欧洲、亚洲温带地区和北美洲。它在树林和灌丛中生长很茂盛，也可作为园林观赏植物种植。叶片在晚春时节采摘收集。

药用部位 叶片、树皮、汁液。

主要成分 垂枝桦含有皂苷、黄酮类化合物、单宁和内含水杨酸甲酯的挥发油。

历史与民俗 很早以前，垂枝桦在北欧和亚洲就被作为药材使用。它的属名来源于梵

文单词"bhurga"，意为可以用来写字的树皮。在苏格兰高地，人们在春季饮用它的树汁，以此治疗膀胱和肾脏疾病。

功效与使用 由叶片制成的浸剂可以加速尿液中的废物排出，对肾结石和膀胱结石

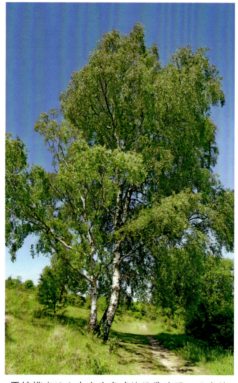

垂枝桦广泛分布在北半球的温带地区。从它的叶片中提取出的挥发油可用来改善湿疹和银屑病。

（碎石）、风湿病和痛风的治疗都有益处。叶片也可以和利尿剂一起使用，用来减少体液潴留和肿胀。垂枝桦的树汁是一种温和的利尿剂。从叶片中蒸馏出来的油具有杀菌效果，通常被用于治疗湿疹和银屑病。树皮的煎剂可治疗慢性皮肤病；树皮也可以浸在油中，然后涂抹在关节上以缓解风湿病。

相关物种 糙皮桦（*B. utilis*）是它的近亲，可治疗惊厥、痢疾、出血和皮肤病。

Bidens tripartita（菊科）

狼杷草

性状描述 一年生草本植物，可长到60厘米高。叶披针形，有锯齿；花黄色，头状花序纽扣状；果实具尖刺。

生境与栽培 狼杷草生长在欧洲和其他温带地区，包括澳大利亚和新西兰。它喜好生长于水源附近的潮湿地带。

药用部位 地上部分。

主要成分 狼杷草含有黄酮类化合物、聚乙炔、查耳酮、香豆素、少量维生素C、类胡萝卜素和一种挥发油。

历史与民俗 1652年，草药学家尼古拉斯·卡尔佩珀这样赞颂狼杷草："它有助于身体恶病质、水肿和黄疸的改善。其外用可疏通肝脏阻滞，软化硬质的脾脏。"

功效与使用 如今狼杷草已经很少被用作收敛剂和利尿剂来治疗膀胱和肾脏疾病了。它的止血功能声誉斐然——可以治疗子宫出血和引起血尿的疾病。在乌兹别克斯坦，它的洗剂被用于治疗儿童过敏性瘙痒。

Bixa orellana（红木科）

红木

性状描述 常绿木本植物，可长至8米高。叶大；花粉红色或白色；蒴果红色，内含红色种子。

生境与栽培 红木原产于美洲的热带森林，广泛种植于气候相似的地区，特别是印度。种子在果实裂开时收集。

药用部位 种子、叶片、根。

主要成分 红木种子的果肉（而不是外壳）含有非常高水平的类胡萝卜素。它们是负责种子着色作用的亮黄色色素。类胡萝卜素通常对视力有益。

历史与民俗 传统上，南美洲热带地区的人们喜欢用假种皮亮红的色素来涂抹身体。红木染料作为食用色素，被添加到人造奶油和奶酪中。

功效与使用 在加勒比地区，红木的叶片和根被制成收敛性的浸剂，用于治疗发热、癫痫和痢疾。浸剂也常用作催情药。由叶片单独制成的浸剂可用于漱口。将假种皮

立即涂抹在烧伤处，可降低水疱的严重程度。假种皮也可以作为解毒剂内服。

Borago officinalis（紫草科）

琉璃苣

性状描述 一年生草本植物，密被粗毛，株高60厘米。茎多汁，基生叶较大，花蓝色。

生境与栽培 琉璃苣是地中海地区常见的杂草，一般认为起源于西班牙南部和摩洛哥。它通常作为花园植物，为获取种子油也被广泛地商业种植。

药用部位 地上部分、花、种子油。

主要成分 琉璃苣含有黏液、单宁和吡咯里西啶生物碱，这些物质具有肝毒性。种子含有高达24%的γ-亚麻酸。

历史与民俗 草药学家约翰·杰拉德在1597年曾赞美琉璃苣："它的花制成的糖浆可

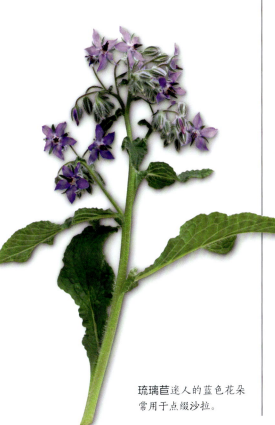

琉璃苣迷人的蓝色花朵常用于点缀沙拉。

以抚慰心灵，消除忧郁，使焦虑的人趋于平静。"杰拉德还引用了一句古语："琉璃苣，总是带来勇气。"

功效与使用 琉璃苣的黏液含量很高。作为一种舒缓剂，传统上用它来缓解呼吸道疾病。它的润肤特性又对疼痛和皮肤炎症有效，无论用鲜榨的汁液，还是制成膏剂或浸剂。花可以发汗，而叶片具有利尿的功效。种子油富含多不饱和脂肪酸，明显优于月见草油（第248页）。种子油用于治疗经前不适、风湿病、湿疹和其他慢性皮肤病。

注意事项 由于存在有毒的吡咯里西啶生物碱，琉璃苣作为药物的安全性不确定。它的使用在一些国家受到法律限制。不得内服。这些限制和警示并不包括琉璃苣的种子油。

Boswellia serrata（橄榄科）

齿叶乳香树

性状描述 落叶木本植物，高约15米。树皮纸质、灰白色，复叶，花小、白色，排列成总状花序。树脂从树皮中渗出，呈透明的金黄色。

生境与栽培 齿叶乳香树生长在印度中部和北部的干旱山地。

药用部位 树脂、树皮。

主要成分 齿叶乳香树含有三萜酸（包括β-乳香脂酸）、精油、萜烯醇、单糖、糖醛酸、甾醇和单宁。

历史与民俗 齿叶乳香是乳香（B. sacra）的近亲，数千年来一直被用作收敛剂和抗炎药。

功效与使用 齿叶乳香树可以制作漱口水，它的抗菌和收敛特性有助于治疗黏膜感染。它对咽喉肿痛、喉炎、口腔溃疡和牙龈疾病都有效。齿叶乳香树还具有明显的抗炎、抗风湿功效，这使得它在慢性炎性疾病（如类风湿关节炎、溃疡性结肠炎和银屑病等）的治疗中有潜在的应用价值。它对痛风、哮喘、花粉症和荨麻疹之类的疾病也可能有益。

科学研究 对齿叶乳香树的研究一直在进行

中，近年来还有所扩展。临床试验（主要在印度和德国）表明，齿叶乳香树可以消除关节炎和炎性肠病的炎症，大多数病例都显示疼痛、僵硬和握力差等症状改善。越来越多的证据表明，齿叶乳香树具有明显的镇痛作用，并能稳定2型糖尿病患者的血糖水平。

Brassica oleracea var. capitata（十字花科）

甘蓝

性状描述 二年生或多年生草本植物，可长至2.5米高。茎粗，叶灰色，花4瓣、黄色。在生长的第一年，它生成一个扩展的顶芽，并在夏末长成我们熟悉的卷心菜。

生境与栽培 野生甘蓝原产于英吉利海峡和地中海沿岸。栽培品种作为一种蔬菜在世界各地都有种植。

药用部位 叶片。

主要成分 甘蓝含有硫代葡萄糖苷、多酚和多种维生素。它具有抗癌、抗氧化、抗炎和保护心脏的作用。

历史与民俗 有益健康的甘蓝是最古老的蔬菜之一。据古希腊神话，这种植物是用宙斯的汗水培育而成的。在古希腊的一项仪式中，人们在胎儿出生前不久将甘蓝喂给孕妇，以保证哺乳顺利。古罗马人将甘蓝作为解毒剂，尤其是对酒精解毒，认为它可以防止醉酒，预防或减少宿醉。他们还用甘蓝的叶片清洗感染的伤口。由甘蓝制成的膏剂药方直至今天还在使用。具体操作是除去一片叶子的粗厚中脉，然后熨平，趁热敷于患处。

功效与使用 甘蓝的药用价值在于制成膏剂。野生或栽培植物的甘蓝叶片经过漂白、碾碎或切碎，用于治疗肿胀、肿瘤和关节疼痛。野生甘蓝的叶片生食或熟食皆有助于分解肝脏毒素，所以古罗马人食用它来缓解宿醉实际上是很有道理的。甘蓝可以解毒，对关节炎的长期治疗很有帮助。它富含维生素C，还有助于预防坏血病。

注意事项 甘蓝膏剂敷在患处太久，可能会引起水疱。

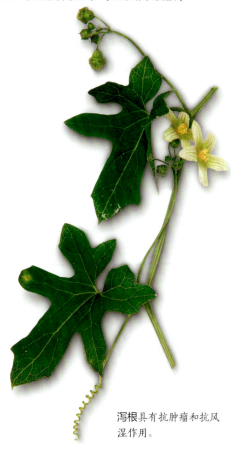

泻根具有抗肿瘤和抗风湿作用。

Bryonia dioica syn. B. cretica subsp. dioica（葫芦科）

泻根

性状描述 多年生攀缘藤蔓植物，主根肉质，可达15厘米厚。蔓生茎，有卷须；花绿色，浆果红色。

生境与栽培 泻根原生于英格兰南部和欧洲部分地区。根于秋季挖掘收集。

药用部位 根。

主要成分 泻根含有葫芦素、糖苷、挥发油和单宁。葫芦素可以杀死细胞，对肿瘤有抑制作用。

历史与民俗 从史前到中世纪，泻根的粗根被切成人形，作为毒茄参（第238页）的替代品（或仿制品）。狄奥斯科里迪斯曾指出，泻根的叶片、果实和根可用于处理坏疽的伤口。在中世纪的英国，它还被用来治疗麻风病。

功效与使用 泻根是一种强力的泻药，但需

要谨慎使用。它也是治疗风湿病疼痛的常用药材。本品可内服，作为抗刺激剂可诱发肿胀，并引导血液向该区域流动。其他疾病如十二指肠溃疡、过敏性休克、支气管炎和胸膜炎甚至高血压，都可使用泻根来治疗。全株都有抗病毒活性，有研究表明，它可以作为一种适应原，帮助身体更有效地缓解压力和紧张。

相关物种 白泻根（A. alba）常用于顺势疗法。浆果薯蓣（Tamus communis）是一种和泻根并不相关的植物，但具有类似的用途。

注意事项 泻根是一种有毒植物，仅在专业监督下使用。孕期不得服用。

Butea monosperma（豆科）

紫矿

性状描述 落叶乔木，高达15米。叶片3裂，大朵的橘红色花组成花序。

生境与栽培 紫矿原产于印度和东南亚。它生长在海拔1200米的森林或开阔地带。

药用部位 树皮、花、叶片、树胶、种子。

主要成分 除了种子，其他部分都含有单宁。

功效与使用 从紫矿树皮的切口渗出的树胶被称为"孟加拉树胶"，是一种温和的收敛剂。它可以作为花桐木（Pterocarpus marsupium）树胶的替代品。树胶的煎剂或酊剂可治疗胃酸过多、腹泻和痢疾，也可作为漱口水治疗咽喉肿痛，或用作治疗阴道炎的洗液。早期的研究表明，其树叶和树皮可用于治疗糖尿病，树叶对治疗痢疾也有一定的功效。

注意事项 孕期禁用。

Caesalpinia bonduc（苏木科）

刺果苏木

性状描述 多刺灌木，可长至9米高。羽状复叶，多刺；花黄色，密集簇生为花序；豆荚带刺，内含黄色种子。

生境与栽培 刺果苏木遍布热带地区，在亚洲和非洲都很常见。种子成熟后被收集。

药用部位 种子。

主要成分 种子含有异黄酮、二萜类化合物、苦味素和一种富含亚油酸（68%）的不挥发油。

功效与使用 刺果苏木的种子可用于退热，也常作为催情药和滋补品。在印度，人们经常把它和黑胡椒（第258页）混合在一起药用。种子常被用来治疗关节炎等炎症。炙烤过的种子可以治疗糖尿病。

相关物种 加勒比地区有一种巴哈马云实（C. bahamensis），它的树皮煎剂可用于治疗肝脏和肾脏感染，其木质的煎剂用于治疗糖尿病。原产于亚洲和非洲的洋金凤（C. pulcherrima），它的叶片浸剂可用于治疗肝脏疾病和口腔溃疡。

Calluna vulgaris（杜鹃花科）

帚石楠

性状描述 多分枝小灌木，可长到60厘米高。有细小的叶片，白色或粉红色至浅紫色的小花构成穗状花序。

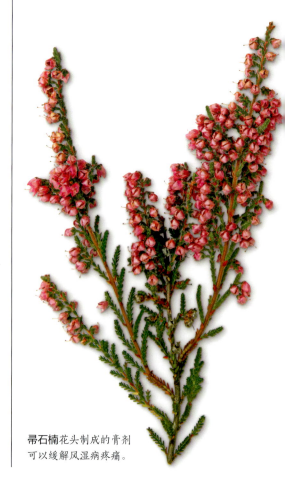

帚石楠花头制成的膏剂可以缓解风湿病疼痛。

生境与栽培 帚石楠原生于北半球的温带地区，生长在荒野、沼泽和开阔的树林中。夏末开花时采集。

药用部位 花头。

主要成分 帚石楠含有酚类化合物，包括绿原酸、对苯二酚、熊果苷、黄酮类化合物（如芦丁）和单宁。

历史与民俗 1世纪，狄奥斯科里迪斯在他的《药物论》中提到了疑似帚石楠的植物，它的花头可以治疗毒蛇咬伤。盖伦曾提到，这种植物可以发汗。帚石楠的根茎被制成管乐器，叶子可作为床垫的填充物，花能酿出美味的蜂蜜。白色的帚石楠被认为代表幸运，尤其是在苏格兰。

功效与使用 帚石楠是一种良好的杀菌剂和利尿剂，可清洁尿道并轻度增加尿量。除了治疗膀胱炎，帚石楠还被用来治疗肾结石和膀胱结石。它的清洁和排毒功效，对风湿病、关节炎和痛风等疾病都很有帮助。热敷由帚石楠制成的膏剂，可以治疗冻疮和风湿病。

科学研究 2020年一篇关于帚石楠的科学论文得出结论，这种草药具有抗炎、抗菌、抗焦虑和抗抑郁的作用。

Camellia sinensis syn. *Thea sinensis*（山茶科）

茶

性状描述 常绿灌木，栽培茶树可修剪至1.5米高。叶革质、深绿色，花白色，具香味。

生境与栽培 茶叶主要种植在印度、斯里兰卡和中国，从很久以前就开始人工种植。

药用部位 叶片、芽。

主要成分 茶中含有黄嘌呤、咖啡因（1%~5%）、可可碱、单宁、多酚、黄酮类化合物、脂肪和维生素C。红茶经过发酵，这些成分的含量较低。

历史与民俗 在中国和日本，许多仪式都和饮茶有关。以这种方式饮用的茶大多数是绿茶。

功效与使用 由于它的收敛性，茶可治疗消化系统感染，帮助收紧肠黏膜。浓茶可用于缓解眼睑炎、蚊虫叮咬、肿胀和晒伤。

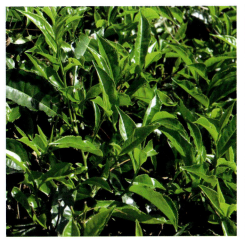

茶叶全年可采摘，当饮料和药用。

在紧急情况下，如果手边没有更好的药物，那么可以用茶来治疗轻微烧伤。在阿育吠陀医学中，茶被认为是收敛剂和神经滋补品。茶中的咖啡因有助于缓解头痛，但效果不如咖啡（第196页）。根据研究，相对于红茶，绿茶是更健康的饮料。

科学研究 因为含有多酚，绿茶具有很强的抗氧化活性，这些物质也使茶叶具有预防癌症的潜力。在中国和日本，绿茶的高摄入量被认为是这些国家癌症发病率低的部分原因。临床试验表明，绿茶可能有助于减肥和治疗肝炎。还有人认为它有助于防止蛀牙。最近的一项临床试验显示，绿茶具有基因保护作用，有助于防止身体的退行性改变，并可能延缓衰老过程。2013年的一项临床试验发现，女性连续服用4个月的绿茶提取物，可以成功减小子宫肌瘤。

Cananga odorata syn. *Canangium odoratum*（番荔枝科）

依兰

性状描述 常绿乔木，高达25米。叶片披针形，花黄绿色，香气浓郁。

生境与栽培 依兰原产于印度尼西亚和菲律宾，在亚洲和非洲的热带地区多有种植。

药用部位 花、精油。

主要成分 精油中含有芳樟醇（11%~

30%）、黄樟素、丁香酚、香叶醇和倍半萜烯（15%~25%大根香叶烯）。

历史与民俗 依兰的花在东方是一种传统装饰品。它的香味被认为有壮阳效果。

功效与使用 依兰的花和精油具有镇静、抗菌和抗氧化作用。精油还有舒缓的功效，可减缓心动过速和降低血压。它也被用作壮阳药，对阳痿的治疗很有帮助。

注意事项 未经专业人员指导，请勿擅自内服精油。

Canella winterana syn. *C. alba*（白桂皮科）

白桂皮

性状描述 乔木，高达15米。树皮白色，叶椭圆形，花红色，浆果紫黑色。

生境与栽培 原产于加勒比地区和美国佛罗里达州，生长在沿海的沼泽和灌丛中。可通过敲打树枝来收集树皮。

药用部位 树皮。

主要成分 白桂皮含有约1%的挥发油（包括丁香酚、α-蒎烯和石竹烯）、α-醛类（包括白桂皮醛）、树脂和甘露醇。

历史与民俗 白桂皮在很长一段时间内都被用作烟草（第247页）的调味剂。

功效与使用 白桂皮具有细胞毒性（杀死细胞），以及抗真菌和驱虫功效。它也是芳香剂、刺激剂和抗细菌剂。在拉丁美洲，白桂皮常被当作肉桂（第85页）的替代品。它的浸剂具有令人愉悦的味道和滋补的效果（被认为是性刺激剂），也常用于治疗胃病和消化不良。

Capparis spinosa（山柑科）

刺山柑

性状描述 小灌木，可生长至1米高。茎蔓生、多刺，叶肉质、椭圆形，芽绿色，花大、白色，浆果在秋天变成红色。

生境与栽培 刺山柑原产于地中海地区，生长于多石的开阔地带。花蕾在开花之前收集，经腌制后可供食用。

药用部位 根皮、树皮、花蕾。

主要成分 刺山柑含有多种活性化合物，包括黑芥子苷、酚类、黄酮类化合物、三萜类甾体和一种挥发油（主要是二十二烷）。

历史与民俗 作为一种辛辣的食物，刺山柑在古希腊时期很受欢迎，但它似乎并不适合肠胃。直至今天，它仍然是一种常见的调味品。

功效与使用 刺山柑的花蕾与醋合用，可以作为一种舒缓剂，用于缓解胃痛。树皮味苦而利尿，饭前食用可增加食欲。根皮可净化血液并抑制体内出血，常用于治疗皮肤病、毛细血管不丰富，以及瘀伤和擦伤，也用于制作化妆品。它的煎剂用于治疗阴道感染。

相关物种 产于北美洲的牙买加山柑（*C. cynophallophora*）制成的煎剂，可激发月经，并可作为漱口水来治疗咽喉感染。

注意事项 不要在怀孕期间服用。如果有肾结石也不要服用。

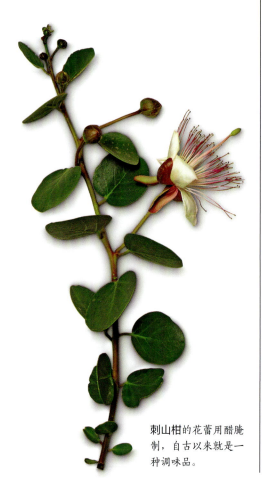

刺山柑的花蕾用醋腌制，自古以来就是一种调味品。

Capsella bursa-pastoris syn. *Thlaspi bursa-pastoris*
（十字花科）

荠菜

性状描述 一年生或二年生小草本植物，茎直立，基生叶莲座状，小白花4瓣，果荚心形。

生境与栽培 荠菜被认为原产于欧洲和亚洲，以野草的形式到处繁殖，在大多数温带地区都能发现它的踪迹。一年四季皆可收获。

药用部位 地上部分。

主要成分 含有黄酮类化合物、多肽、胆碱、乙酰胆碱、组胺、酪胺。

历史与民俗 英文名"shepherd's purse"来源于果荚的外形——类似于心形的钱包。在第一次世界大战期间，它常被用来止血——北美黄连（第109页）和麦角（*Claviceps purpurea*）在当时的英国很难买到，荠菜被用作替代品。

功效与使用 荠菜是预防或停止出血的最佳草药之一，一直被用来治疗重度子宫出血。虽然它在这方面的作用弱于麦角，但它没有麦角的毒性，身体对它的耐受性更好。它可以用于治疗各种出血，从鼻出血到尿血。它具有收敛性，可治疗膀胱炎和腹泻。中医用它治疗痢疾和眼疾。

科学研究 有报道称这种植物具有抗炎和退热的功效。

注意事项 孕期禁用。

相关链接 月经量大，第325页。

Cardiospermum sp.（无患子科）

倒地铃

性状描述 多年生落叶藤本植物，可长至3米高。复叶，小花白色，种子黑色。

生境与栽培 倒地铃生长在全球热带地区。

药用部位 根、叶片、种子。

主要成分 大多数倒地铃属植物都含有氰苷。

历史与民俗 亚马孙原住民把倒地铃的种子穿在臂章里，用来驱赶蛇。

功效与使用 在印度草药中，倒地铃的根被用来延迟月经、缓解背痛和关节痛。它的

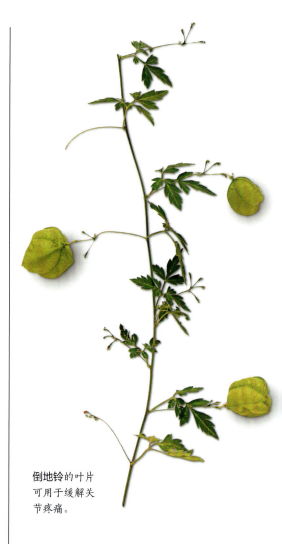

倒地铃的叶片可用于缓解关节疼痛。

叶子能刺激局部循环，治疗疼痛的关节，加速毒素的清除。种子也被认为有助于关节炎康复。植物全株有镇静功效。

注意事项 孕期禁用。

Carica papaya（番木瓜科）

番木瓜

性状描述 软木质小乔木，生长迅速，可达8米高。掌状叶，花黄色，果实黄色至橙色，重可达5千克，内有黑色种子。

生境与栽培 番木瓜原产于美洲热带地区，目前在全球热带地区都有种植。

药用部位 果实、乳液、叶片、花、种子。

主要成分 果实中含有蛋白水解酶（木瓜蛋

白酶和木瓜凝乳蛋白酶），并含有微量生物碱和番木瓜碱。木瓜蛋白酶是一种有助于消化的蛋白水解酶，它存在于未成熟果实切口流出的白色乳液中。

历史与民俗 木瓜汁、嫩枝和乳液都被用于玛雅草药。在拉丁美洲热带地区，叶片被用作肉的嫩化剂。

功效与使用 番木瓜的主要药用价值是促消化，叶片和果实都有此功效（未成熟的果实尤其有效）。来自树干的乳液外用，可加速伤口、溃疡、疮疖、疣和肿瘤的愈合。种子是温和的驱虫剂，乳液也有类似的药效，但效果更加强烈。花的浸剂可以诱导月经，成熟果实的煎剂可治疗小儿顽固性腹泻和痢疾，也可作为温和的泻药。叶片可用于包扎伤口。

Carthamus tinctorius（菊科）
红花

性状描述 一年生草本植物，可长至90厘米高。叶具刺，长椭圆形至卵圆形，头状花序，小花黄色。

生境与栽培 红花原产于伊朗和印度西北部，在北美洲和亚洲也有发现。它生长于开阔地带，夏天采集收获。

药用部位 花、种子、种子油。

主要成分 红花含有木脂素、多糖和挥发油。种子含有不挥发油，其中包含高达80%的亚油酸。

历史与民俗 在19世纪的北美洲草药中，红花被用来发汗、激发月经，也被用来治疗麻疹。红花常被当成藏红花（第93页）出售。

功效与使用 在中国，红花被用来刺激月经和缓解腹痛，也被用来治疗创口、溃疡及麻疹。在欧美，红花是治疗发热和皮疹的药物。未提纯的种子油有通便作用。

科学研究 中国的研究表明，红花可以降低罹患冠状动脉疾病的风险，还可以降低胆固醇水平。红花含有一种多糖，已被证明可以激发小鼠的免疫功能。红花油也能降低胆固醇水平。

注意事项 孕期禁用红花或其种子（种子油是安全的）。

Carum carvi（伞形科）
葛缕子

性状描述 具芳香一年生草本植物，可生长至60厘米高。茎有棱，羽状复叶，夏季开花，白色小花构成伞形花序，小果荚内含2枚窄小种子。

生境与栽培 葛缕子野生于欧洲、北非和亚洲。它喜欢生长在海拔2000米以上的阳光充足之地。在欧洲国家、俄罗斯和美国都有种植。种子在夏末成熟。

药用部位 种子、精油。

主要成分 葛缕子含有大量的香芹酮（约50%）和柠檬烯。它还含有不挥发油、黄酮类化合物、多糖、蛋白质、呋喃香豆素等物质。

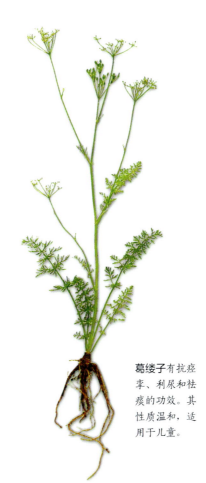

葛缕子有抗痉挛、利尿和祛痰的功效。其性质温和，适用于儿童。

历史与民俗 尼古拉斯·卡尔佩珀曾提过："葛缕子有助于缓解因寒冷导致的头痛和胃痛。它性质温和，有祛风功效，并促进排尿。"种子常用于烹饪。

功效与使用 葛缕子的作用与茴芹（第256页）和茴香（第217页）相似。作为一种抗痉挛药，葛缕子的种子能直接作用于肠道肌肉，可缓和消化道，缓解腹胀、绞痛与痉挛。它能清新口气，增强食欲，改善由胀气诱发的心律不齐，并可缓解痛经。此外，它的种子有祛痰、滋补的作用，经常用于治疗支气管炎和咳嗽，尤其是针对儿童。葛缕子以增加母乳而闻名，稀释后的精油对疥疮也有治疗作用。

科学研究 在德国的一项临床试验（1999）中，消化不良患者同时服用了薄荷和葛缕子的精油。总的来说，患者的症状得到了明显改善。

注意事项 若非有专业指导，精油不可内服。

Castanea sativa（壳斗科）
欧洲栗

性状描述 落叶乔木，高达30米。树皮光滑，银灰色；叶深绿色，披针形；雌花和雄花分别构成柔荑花序；黄绿色壳斗多刺，内有2~3个具光泽棕色坚果。

生境与栽培 欧洲栗原产于地中海地区、小亚细亚和高加索地区，在欧洲各地自由生长，包括英国。人们种植它是为了获取木材和坚果，坚果在秋天收集。

药用部位 叶片、树皮。

主要成分 欧洲栗含有单宁、质体醌和黏液。

历史与民俗 据传说，欧洲栗从土耳其传到撒丁岛，然后从那里传遍欧洲。它的坚果是一种营养丰富的食物，可以烘烤或制成糖果、面粉。有时花被添加到芳香烟草的混合物中。

功效与使用 欧洲栗叶片的浸剂可用于治疗百日咳、支气管炎和支气管充血。该浸剂能收紧黏膜，抑制剧烈咳嗽。叶片或树皮煎剂对咽喉肿痛很有治疗价值，也可用于治疗腹泻。叶片还被用来治疗风湿病，缓解腰痛和松弛僵硬的关节或肌肉。

科学研究 最近研究树皮提取物的实验室结

果表明，树皮具有显著的抗炎和保护心脏的作用。

相关物种 北美洲的莫希干人用美洲栗（*C. dentata*）的叶片浸剂治疗百日咳。在1737年出版的《北卡罗来纳州自然历史》一书中，约翰·布里克尔描写道："在葡萄酒中煮过的叶片或树皮可以很好地止血（失血过多）。"

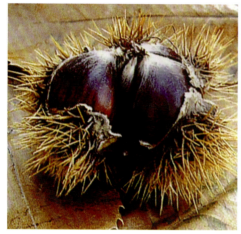

欧洲栗是一种营养丰富的食物，它的叶片可用于治疗咳嗽。

Catalpa bignonioides（紫葳科）

紫叶美国梓树

性状描述 落叶乔木，可长至20米高。叶大、椭圆形，轮生；花白色，圆锥花序；果实细长（豆荚状）。

生境与栽培 原产于美国东南部，常出现在西欧和南欧的花园里。

药用部位 树皮、果实。

主要成分 树皮中含有山萘苷酸、氧化苯甲酸和原儿茶酸。

历史与民俗 树皮曾代替奎宁，被用来治疗疟疾。

功效与使用 作为温和的镇静剂和麻醉剂，树皮可用于治疗儿童哮喘、百日咳和其他痉挛性咳嗽。果实的蒸馏液加上常用于治疗眼病的草药，如小米草（第214页）和芸香（第273页）等，制成眼药水，可治

疗结膜炎和其他眼部感染。

注意事项 根有剧毒，不得使用。

Catha edulis（卫矛科）

阿拉伯茶*

性状描述 乔木，可长至15米高。小枝淡红色，叶革质，椭圆形，小花黄色或白色。

生境与栽培 阿拉伯茶原产于中东和非洲之角，喜草原和干旱条件。它广泛种植于埃塞俄比亚、索马里、东非和阿拉伯半岛。

药用部位 叶片、树枝。

主要成分 阿拉伯茶所含的生物碱和麻黄相似——包括去甲伪麻黄碱（高达1%）、麻黄碱、单宁和挥发油。麻黄碱类生物碱对中枢神经系统有强烈的刺激作用，具有抗过敏、抑制食欲的效果。

历史与民俗 阿拉伯茶在一些非洲和中东国家被用作兴奋剂、滋补品和食欲抑制剂。注射、抽吸或咀嚼阿拉伯茶产生的效果与古柯叶（第211页）类似。

功效与使用 阿拉伯茶主要用于社交，咀嚼新鲜的叶片或将它制成浸剂可治疗疟疾。在非洲，老年人服用它，可以改善精神状态。阿拉伯茶在德国被用来治疗肥胖。

注意事项 若持续使用阿拉伯茶超过几周，可能会引起头痛、血压升高和过度兴奋。孕期、哺乳期不得服用。

Caulophyllum thalictroides（小檗科）

蓝升麻

性状描述 直立多年生草本植物，可长至1米高。叶大，3浅裂；花黄色至紫色，有醒目的蓝色浆果。

生境与栽培 蓝升麻野生于北美洲东部，从加拿大曼尼托巴省到美国亚拉巴马州的大部分地区，喜欢林地山谷和潮湿的朝北山坡。它主要来自野外收获，但也有商业种植。

---

* 译注：中国将阿拉伯茶列入毒品的严打范围内。拒绝毒品，人人有责。

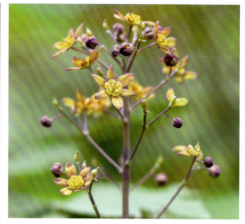

蓝升麻主要自野外收获，但也有商业种植。

药用部位 根和根茎在秋天收获。

主要成分 蓝升麻含有生物碱、甾体皂苷和甾醇。

历史与民俗 蓝升麻在许多的美洲原住民部落都十分受欢迎。虽然它被用来治疗两性的泌尿生殖系统疾病，但它主要是一种用于女性的草药。

功效与使用 蓝升麻的药用价值与过去并没有太大的不同，它的根仍然被认为是一种适合女性的药材。它通常作为子宫的滋补品，用于缓解子宫和卵巢的疼痛，同时调节和改善经血流量。该草药还具有抗炎活性，可用于治疗关节炎和风湿病。

注意事项 请在专业指导下使用。孕期、哺乳期禁用。这种植物可能会引起接触性皮炎。

Cedrus sp.（松科）

雪松属

性状描述 黎巴嫩雪松（*C. libani*）为高大乔木，高可达40米。它有着深绿色的针形叶和卵圆形的松果。大西洋雪松（*C. atlantica*）高达35米。

生境与栽培 黎巴嫩雪松原产于黎巴嫩、以色列和土耳其西南部的山林中。大西洋雪松原产于摩洛哥阿特拉斯山脉，生长于海拔1400～2200米处。

药用部位 叶片、木材、精油。

主要成分 大西洋雪松的精油主要含有 α-蒎烯（高达79%）。

历史与民俗 黎巴嫩雪松据说曾被用来建造所罗门神殿和空中花园。数千年来，它的精油一直被用来制造熏香、香水和尸体防腐。

功效与使用 黎巴嫩雪松有杀菌和祛痰功效，可对呼吸道进行消毒。数千年来，雪松的精油一直用于制作香水和防腐，它们常蒸馏自大西洋雪松和铅笔柏（*Juniperus virginicus*）。精油具有较强的防腐、收敛、利尿、祛痰和镇静作用，将其稀释并按摩于皮肤，可以治疗充血、肺部感染和膀胱炎。它也被用来治疗皮肤伤口和溃疡。

注意事项 若非专业指导，精油不可内服。

Celtis australis（榆科）

南欧朴

性状描述 落叶乔木，高可达25米。有披针形叶片、绿色的小花和紫黑色的球形小果。

生境与栽培 南欧朴原产于地中海地区和亚洲西南部，在意大利和法国被当作行道树种植。

药用部位 叶片、果实。

主要成分 南欧朴含有单宁和黏液。

功效与使用 南欧朴的叶片和果实具有收敛性，制成的煎剂可用于治疗经血过多和非经期子宫出血。果实和叶片有收缩肠黏膜之功效，有益于治疗消化性溃疡、腹泻和痢疾等。

Centaurea cyanus（菊科）

矢车菊

性状描述 一年生或二年生草本植物，可长至90厘米高。茎多分岔，基生叶莲座状，天蓝色的花夏季开放。

生境与栽培 矢车菊原产于东方，分布于所有温带地区，常生长于玉米地附近。开花后采摘收集。

药用部位 花、种子、叶片。

主要成分 矢车菊含有黄酮类化合物（包括花青素）、倍半萜内酯（包括蓟苦素）、乙炔和香豆素。蓟苦素是一种抗生素。

历史与民俗 矢车菊的药用价值在12世纪希尔德加德的著作中首次被提到。后来，草药学家马蒂奥利（1501—1577年）依据形象学说推荐过它。形象学说认为植物的外观暗示了它可以治愈的疾病。矢车菊的深蓝色象征着健康的眼睛，因此它对治疗眼睛的疾病有效。（在法国，这种植物被称为"破碎的玻璃"。）

功效与使用 矢车菊在法国仍被用来治疗眼睛（滤过的药液被用作洗眼液，花瓣被制成膏剂），但人们对它的疗效褒贬不一。它的花瓣也是滋补品和兴奋剂，有助于消化和提高肝脏的抗感染能力。它的种子可制成儿童用温和泻药。叶片的浸剂可用于治疗风湿病。

科学研究 罗马尼亚的一篇研究论文（2021）比较了蓝色和红色花朵中花青素的水平——花青素是矢车菊愈合作用的主要活性成分。令人惊讶的是，红色花朵的花青素含量是蓝色花朵的4~5倍。与传统用法相反，该论文得出的结论是红色花朵具有更强的治疗活性。

相关物种 大矢车菊（*C. scabiosa*）是中世纪制作膏剂的配方之一，可治疗皮肤感染。

相关链接 结膜炎，第320页。

Cephaelis ipecacuanha（茜草科）

吐根

性状描述 小灌木，茎细长，可长至30厘米高。叶长圆形，小花白色，浆果紫黑色。

生境与栽培 吐根主要生长在巴西。在东南亚尝试过种植，但效果不佳。3年植株的根在开花时被采掘收集。

药用部位 根、根茎。

主要成分 吐根含有异喹啉类生物碱、单宁和糖苷。这种生物碱有祛痰作用，大量使用会引起呕吐与腹泻。它也具有很强的杀螨功效。

历史与民俗 吐根于1672年进入欧洲，因治疗痢疾而出名，但颇有争议。它在某些情况下似乎很有效，但在另一些情况下却完全没有效果。现在我们可以了解其中的原因。痢疾分为两种类型：阿米巴痢疾和杆菌痢疾。吐根具有较强的杀阿米巴作用，但对杆菌没有效果。

功效与使用 虽然它是一种高效的催吐剂（即使是中等剂量的吐根也会刺激呕吐，直到胃里的东西被清除干净），但它现在很少用，因为人们已经开发出了更安全的替代品。因为它强大的祛痰作用有助于清痰和缓解过敏性咳嗽，吐根仍然是非处方咳嗽药的常见成分。它可治疗支气管炎和百日咳，还可治疗胃肠炎和阿米巴痢疾。

注意事项 不要直接使用根或根茎。小心使用含有吐根的配方，严格遵照说明书使用。一些人死于服药过量。

Ceratonia siliqua（豆科）

角豆树

性状描述 常绿乔木，高10米，具羽状复叶、绿色的花和棕紫色的果实（豆荚）。

生境与栽培 角豆树原产于欧洲东南部、西亚和北非，生长在暖温带贫瘠的土壤中。传说这种树"想要看到大海"。种植角豆树主要是为了其果实，豆荚在夏末秋初收获。

药用部位 果实、树皮。

主要成分 果实含有高达70%的糖，以及脂肪、淀粉、蛋白质、维生素和单宁。

历史与民俗 在古埃及，豆荚与粥、蜂蜜和蜡混合，作为治疗腹泻的药物。它们还被加入食物中来驱除蠕虫，治疗视力低下和眼部感染。在古代的地中海地区，角豆树种子被用来称量金、银和珠宝。

功效与使用 豆荚营养丰富、含糖量高、口感香甜，有轻微的通便作用。果肉制成的煎剂可以用作止泻剂，温和地清除和缓解肠道刺激。

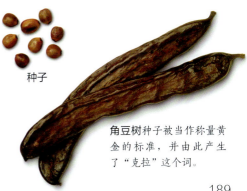

种子

角豆树种子被当作称量黄金的标准，并由此产生了"克拉"这个词。

189

Cetraria islandica（梅衣科）

冰岛地衣

性状描述 黄绿色地衣丛生在一起，呈波浪状革质结构，直径可达8厘米。

生境与栽培 冰岛地衣原产于欧洲北部和高寒地区。它生长在亚北极区和高山的岩石或树皮上，尤其是针叶树的树皮。一年四季皆可收获。

药用部位 全株。

主要成分 冰岛地衣含有地衣酸（包括松萝酸）和大约50%的多糖。松萝酸和其他地衣酸是强有力的抗生素。多糖有抗病毒功效。

历史与民俗 冰岛地衣自古以来就被用来治疗咳嗽，在欧洲民间医学中也被用来治疗癌症。

功效与使用 冰岛地衣具有很强的镇痛作用，能舒缓呼吸道黏膜，缓解充血、干咳和阵发性咳嗽，尤其对老年人有益。冰岛地衣味苦，对肠道兼有镇痛和苦味滋补的效果，这在草药中几乎是独一无二的。因

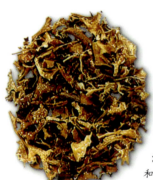

冰岛地衣被用来缓解咳嗽和治疗鼻腔充血。它对消化道也有舒缓和滋补的作用。

此，它对各种慢性消化道病症，如肠易激综合征等疾病的治疗显得十分有价值。

Chamaelirium luteum（百合科）

黄地百合

性状描述 多年生草本植物，长1米。基生叶，大、莲座状，从中生出一支高大的穗状花序，小花青绿色。

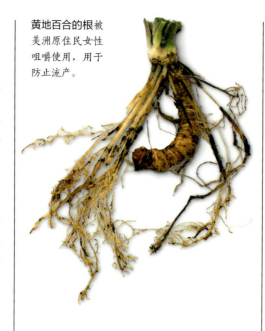

黄地百合的根被美洲原住民女性咀嚼使用，用于防止流产。

生境与栽培 黄地百合原产于北美洲，生长在美国密西西比河以东低矮、潮湿、排水良好的土地上。鉴于其野生种的稀有程度，建议使用其他草药替代，如黑升麻（第61页）和长柔毛薯蓣（第95页）。

药用部位 根茎（秋天发掘）。

主要成分 根含有甾体皂苷（高达9%），包括地百合毒苷和薯蓣皂苷元。

历史与民俗 作为一种传统的美洲本土草药，黄地百合一直被视为造福女性的草药，它被用来治疗一系列妇科疾病。

功效与使用 在西方草药中，黄地百合被认为是治疗子宫和卵巢疾病的关键药物。它被认为有利于恢复女性生殖系统功能、调节卵巢激素释放及调节月经周期。它被用来治疗子宫内膜异位症、卵巢囊肿，改善更年期症状。它濒临灭绝，常用其他草药（特别是黑升麻）替代。

注意事项 孕期禁用。

Chamaemelum nobile syn. Anthemis nobilis（菊科）

罗马洋甘菊

性状描述 多年生芳香草本植物，可长至50厘米高，有羽状全裂的叶子和头状花序。

生境与栽培 罗马洋甘菊原产于西欧，现在在欧洲各地和其他温带地区都有种植。花头在夏天开放时收获。

药用部位 花、精油。

主要成分 罗马洋甘菊含有精油、黄酮类化合物、香豆素和酚酸。

历史与民俗 虽然被称为"罗马洋甘菊"，但这种植物直到16世纪才在罗马种植，可能是由英国传入罗马的。

功效与使用 罗马洋甘菊是一种针对消化系统的良药，常与洋甘菊（第82页）互相替代使用。然而，罗马洋甘菊的浸剂比洋甘菊具有更强的苦味。这是一味很好的治疗恶心、呕吐、消化不良和食欲不振等不适的药剂。罗马洋甘菊也具有镇静、解痉和镇痛的效果，可缓解腹部绞痛、痉挛和其他类型的绞痛。通过刺激消化液分泌和放松肠道肌肉，它帮助消化功能实现正常化。罗马洋甘菊也可能被用来治疗头痛和偏头痛，甚至儿童也能用。其显著的抗炎和抗过敏特性使它有助于治疗皮肤过敏。

注意事项 除非专业指导，精油不可内服。精油在一些国家的使用受到法律限制。

Chamaenerion angustifolium syn. Epilobium angustifolium（柳叶菜科）

柳兰

性状描述 多年生草本植物，高2米，有直立的茎、狭窄的叶片和长穗状紫红色花序。

生境与栽培 这种植物分布于欧洲和西亚，生长在道路两旁和开阔的地方。夏末开花时采摘收集。

药用部位 地上部分。

主要成分 含有黄酮类化合物和单宁。

历史与民俗 在西伯利亚地区，柳兰和毒蝇伞（Amanita muscaria）一起被制成酒精饮料。

功效与使用 柳兰可以治疗腹泻、黏液性结肠炎和肠易激综合征。它还被制成一种膏剂，用于治疗儿童的皮肤病。它还可用于治疗前列腺炎。尽管其近亲小花柳叶菜（Epilobium parviflorum）通常被认为对前列腺健康更有益。

Cheiranthus cheiri（十字花科）

桂竹香

性状描述 多年生常绿植物，可长至45厘米高。叶披针形，花黄色，春季开花。

生境与栽培 桂竹香原产于南欧，现在遍布整个欧洲大陆。它生长在悬崖或土墙上，是一种常见的园林植物。

药用部位 叶片、花。

主要成分 该草本植物含有桂竹香苷和其他类型的强心苷。

历史与民俗 1735年，爱尔兰草药医生凯欧是这样描述桂竹香的："它能促进排尿和激发月经。取干花和种子的煎剂兑葡萄酒饮用，则有助于娩出死胎和胎盘。"

功效与使用 人们对桂竹香的强心作用还不怎么了解。在小剂量时，它是强心剂，以类似毛地黄（第207页）的方式来支持衰竭的心脏。超过一定剂量时，它是有毒的，因此很少作为草药来使用。

注意事项 仅在专业监督下使用。孕期不得服用。

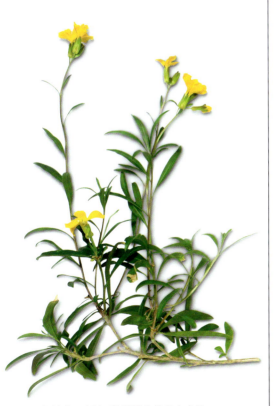

狄奥斯科里迪斯用**桂竹香**的根治疗痛风。

Chelidonium majus（罂粟科）

白屈菜

性状描述 细弱多年生草本植物，可长至90厘米高。叶黄绿色，小裂片边缘圆齿状。花黄色，花瓣4枚，晚春开花。

生境与栽培 白屈菜原产于欧洲、西亚和北非，生长在人类居住地附近，尤其喜欢开阔地带、堤岸和潮湿之地。地上部分在晚春或初夏采集。

药用部位 地上部分、乳液。

主要成分 白屈菜含有异喹啉类生物碱，包括别隐品碱、小檗碱、白屈菜碱和鹰爪豆碱。这些生物碱当中有几种是镇痛剂。白屈菜碱是抗痉挛药，还能降低血压。与其相反，鹰爪豆碱可以升血压。

历史与民俗 在民间医学中，白屈菜常被视为"包治百病"的灵丹妙药。几千年来，它也被用来提升视力，尤其是针对白内障患者。根据老普林尼和狄奥斯科里迪斯的描述，燕子利用白屈菜茎叶的乳液来提高视力。1597年，杰拉德推荐它作为治疗眼疾的草药，因为这种草药能收紧眼球，并清除周围的脏物。

功效与使用 白屈菜是一种温和的镇静剂，能放松支气管、肠道和其他器官的肌肉。在西方和中国的传统医学中，它被用来治疗支气管炎、百日咳和哮喘。这种草药的抗痉挛功效作用于胆囊，有助于改善胆汁的流动。这在一定程度上解释了它治疗黄疸、胆结石和胆囊疼痛等疾病的作用机制，以及它作为一种解毒草药的内在原理。然而，白屈菜的镇静作用并不延伸到子宫，它能促进子宫肌肉收缩。这种草药外用，可以加速湿疹等皮肤病的痊愈。白屈菜的黄色乳液可应用于疣、癣和恶性皮肤肿瘤，这些肿瘤在乳液中的蛋白水解酶的作用下被慢慢分解。

注意事项 只能在专业监督下使用。极少数情况下会导致肝损伤。它的使用在一些国家受到法律限制。

Chelone glabra（玄参科）

窄叶蛇头草

性状描述 多年生草本植物，可长至60厘米高，有狭窄的叶子和较短的穗状花序，唇形花乳白色至紫色。

生境与栽培 它原产于北美洲东部，在沼泽、湿地和河岸等处生长旺盛。夏季或秋季开花时收获。

药用部位 地上部分。

主要成分 含有树脂和苦味素。

历史与民俗 窄叶蛇头草的属名"*chelone*"，在希腊语中是乌龟的意思，指的是它的花和乌龟头很相似。

功效与使用 窄叶蛇头草苦味十足，主要用于治疗胆结石和其他胆囊疾病。它能刺激胆汁流出，并有轻微的通便作用；还可以缓解恶心、呕吐和肠绞痛，并促进排虫。它也可能具有抗抑郁功效。窄叶蛇头草是适合儿童的草药。

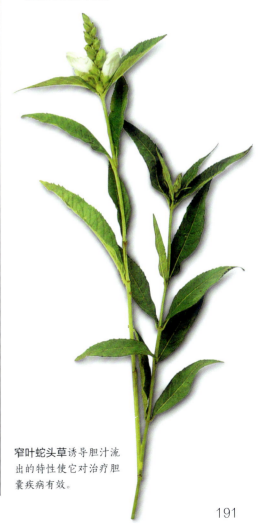

窄叶蛇头草诱导胆汁流出的特性使它对治疗胆囊疾病有效。

Chenopodium ambrosioides
（藜科）

土荆芥

性状描述 一年生草本植物，可长到1米高，有带齿的披针形叶片，花黄绿色，团集于叶腋。夏季开花，秋季果实成熟，种子黑色。

生境与栽培 土荆芥原产于中美洲和南美洲。它在美国和中国被广泛种植。

药用部位 地上部分、花头。

主要成分 土荆芥含有挥发油（高达90%的驱蛔萜，还有香叶醇和水杨酸甲酯）和三萜皂苷。驱蛔萜是一种强大的驱虫剂。

历史与民俗 作为一种已经使用了几个世纪的草药，土荆芥被中美洲的玛雅人用来驱虫。在美国东部，这种草药也被用于驱除蠕虫，可给儿童使用。卡托巴人把这种植物制成膏剂，治疗毒蛇咬伤和其他类型的中毒。

功效与使用 土荆芥主要以其驱虫能力而闻名，尤其是蛔虫和钩虫。在美洲，它也被用作消化药，叶片被用来缓解肠绞痛和胃痛。土荆芥可放松肌肉，常用于治疗痉挛性咳嗽和哮喘。外用时，全草的汁液被用作痔疮洗液。

相关物种 许多藜科植物被当作食物，有些还可药用。澳大利亚中部的原住民使用绿屑草（*C. rhadinostachyum*）的种子当食物。亨利藜（*C. bonus-henricus*）是一种原产于欧洲的植物，既可作为蔬菜食用，又可治疗贫血。

注意事项 仅在专业指导下使用。土荆芥过量服用时有毒。孕期不得服用。该草药的使用在一些国家受到法律限制。

Chenopodium quinoa
（苋科）

藜麦

性状描述 一年生草本植物，可长到3米高，有粗壮的直立茎和披针形到三角形叶片。主茎上开出多朵绿色小花（通常无花瓣）、结出种子。

生境与栽培 藜麦原产于安第斯山脉，生长在海拔4000米以上的地方，被认为起源于玻利维亚和秘鲁边境的的的喀喀湖附近。藜麦是一种非常耐寒的植物，喜欢沙质土壤，耐盐、耐旱。由于它具有高食用价值，现在在全球50多个国家种植，包括英国、法国、意大利、荷兰、印度和美国。种子在叶片落下时收获。种子含有苦味的皂苷，在销售或食用前需要清洗或抛光。

药用部位 种子。

主要成分 藜麦干燥后含有15%的蛋白质。它富含蛋白质，其营养价值被认为与乳制品相当，可以获得"完整"的蛋白质来源——含有所有9种必需氨基酸。种子还含有必需脂肪酸、多酚、甾醇、黄酮类化合物和纤维。种子的颜色从白色到红色、绿色和黑色不等。

历史与民俗 藜麦在安第斯山脉种植了至少4000年，是印加人的主食。其种植范围沿着安第斯山脉传播到智利、厄瓜多尔和哥伦比亚。1802年，自然科学家亚历山大·冯·洪堡在哥伦比亚旅行时指出，藜麦对古代安第斯社会的意义就像"葡萄酒对希腊人、小麦对罗马人、棉花对阿拉伯人"的那样。

功效与使用 藜麦首先是一种营养丰富的粮食作物，不含麸质，可以代替大米和小麦等谷物。它是黏性的，具有类似于益生菌的作用，有助于缓解酸性消化症状，并可辅助治疗胃溃疡。种子可以减缓脂肪吸收，从而有助于维持血液中的胆固醇水平平衡。

相关物种 藜属的许多种类都是可食用的。*C. bonushenricus*是一种欧洲本土植物，可以像藜麦一样食用。另见千穗谷（第170页）。

注意事项 商业销售的藜麦要经过加工，以去除种子周围可能存在的有毒皂苷壳。

Chimaphila umbellata
（鹿蹄草科）

伞形喜冬草

性状描述 常绿半灌木，地上茎直立有分岔，可长至20厘米高。叶革质，倒披针形；伞形花序，花白色，偶带红色。

生境与栽培 伞形喜冬草原产于北美洲、欧洲和亚洲，生长在森林和阴凉之地的沙质土壤中。叶片于夏季收集。

药用部位 叶片。

主要成分 伞形喜冬草含有对苯二酚（包括熊果苷）、黄酮类化合物、三萜类化合物、水杨酸甲酯和单宁。对苯二酚对尿道有明显的消毒作用。

历史与民俗 伞形喜冬草常被北美洲原住民用来发汗和治疗发热，包括斑疹和伤寒。这种草药亦可治疗风湿病、泌尿系统疾病和肾脏疾病。1820—1916年，它被列入《美国药典》。

功效与使用 伞形喜冬草制成的浸剂主要用于治疗泌尿系统疾病，如膀胱炎和尿道炎等。它也被用来治疗更严重的疾病，如淋病和肾结石。它可以增加尿流量，促进体内废物的排出，因此对治疗风湿病和痛风也有好处。它的新鲜叶片可外敷于患有风湿病的关节或肌肉处，以及水疱、溃疡和肿胀部位。

科学研究 早期的实验室研究表明，伞形喜冬草可能在治疗癌症方面有潜在的用途。

Chionanthus virginicus
（木犀科）

流苏树

性状描述 落叶灌木或乔木，可长至10米高。叶椭圆形，深绿色；花白色，圆锥花序；果实椭圆形，蓝黑色。

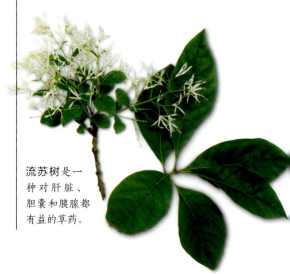

流苏树是一种对肝脏、胆囊和胰腺都有益的草药。

生境与栽培 原产于美国，从宾夕法尼亚州向南一直延伸到佛罗里达州和得克萨斯州。目前东亚也有发现。喜生长于河岸和潮湿的灌丛地带。根在春季或秋季发掘出土，主要产地位于美国弗吉尼亚州和北卡罗来纳州。

药用部位 传统上使用根皮，但现在更喜欢使用茎皮。

主要成分 流苏树含有裂环烯醚萜类化合物（包括橄榄苦苷）及木脂素（包括连翘苷）。

历史与民俗 流苏树常被用来治疗眼部炎症、口腔溃疡和牙龈肿胀。乔克托人把树皮捣碎，治疗割伤和擦伤。美国亚拉巴马州的原住民用树皮来治疗牙痛。在19世纪，流苏树被认为是一种苦味的滋补品，它的树皮常被用来帮助患者从慢性疾病中康复。

功效与使用 根皮可以激发肝功能，刺激胆汁流动，并可作为一种温和的泻药，主要用于治疗胆囊疼痛、胆结石、黄疸和虚弱。虽然它对肝胆功能有好处，但至今还没有研究结果证实。根皮似乎也可增强胰腺和脾脏的功能。传说有证据表明，它可大幅度降低尿糖。流苏树还能促进食欲和消化，是治疗慢性疾病的极佳药物，特别是对肝脏有影响的慢性疾病。外用时，压碎的树皮可以制成膏剂，用于治疗溃疡和创口。

Chondrodendron tomentosum（防己科）

南美防己

性状描述 热带雨林的攀缘藤蔓植物，可攀至30米高，具30厘米长的叶片和拖曳的花序。

生境与栽培 南美防己生长在亚马孙河上游地区和巴拿马的热带雨林中。它需要从野外收集。

药用部位 根、茎。

主要成分 南美防己含有生物碱，包括筒箭毒碱和箭毒素。筒箭毒碱是一种强力的肌肉松弛药。

历史与民俗 亚马孙河流域和其他南美洲原住民用来捕捉猎物的麻痹性箭毒就是用南美防己和相近物种制成的。带有箭毒的标枪或长矛会在刺入动物血液时立即造成动物瘫痪。传统的毒素配方通常包括10种或以上不同的植物，但南美防己或与其相近的物种总是会被添加在混合物当中。

功效与使用 南美防己毒性的关键取决于它的有毒衍生物直接进入血液后造成的影响。如果口腔内没有任何伤口或溃疡，那么这种植物作为药物口服还是安全的。根和茎都有轻微的通便、滋补和利尿作用，并能激发月经。该植物的主要功效在于缓解泌尿小管的慢性炎症。在巴西，它也被用来治疗毒蛇咬伤。

科学研究 南美防己强大的麻痹能力导致其被广泛研究。筒箭毒碱是该植物含有的许多生物碱中的一种，现在被用作手术时麻痹肌肉的麻醉剂（氯化筒箭毒碱）。

相关物种 至少还有4种与南美防己亲缘关系很近的南美防己属植物被用来制造一种被称为"箭毒"的传统毒物。

注意事项 仅在专业指导下使用。在一些国家，南美防己和（或）箭毒的使用受法律限制。

Chondrus crispus（杉藻科）

角叉菜

性状描述 棕色海藻，长可达25厘米。扇形植株扁平具分岔。

生境与栽培 角叉菜分布于欧洲和北美洲的大西洋海岸。它生长在水线以下，附着在岩石上。在北美洲的夏季和爱尔兰的秋季，人们会在退潮时徒手或使用耙子收集角叉菜，随后晒干。

药用部位 全株。

主要成分 角叉菜含有大量的多糖、蛋白质（高达10%）、碘、溴，以及许多其他的矿物质。当植株浸泡在水中时，多糖会变成果冻状并具有镇痛作用。

历史与民俗 角叉菜在食品和制药工业中被广泛用作乳化剂和黏合剂，如用在牙膏中。

功效与使用 角叉菜是一种有效的镇痛剂和缓和剂，主要用于治疗咳嗽和支气管炎。它能促进痰的咳出，并能缓和干燥的黏膜。对胃酸过多、胃炎及膀胱炎等都有治疗作用。在治疗这些疾病时，它通常与其他草药联合使用。角叉菜质地黏稠，味道稍咸，在疾病恢复期能给患者提供很好的营养。本品外用能舒缓红肿的皮肤。它也有稀释血液的功效。

注意事项 由于它的薄血特性，服用抗凝药物的患者不得使用。

Cichorium intybus（菊科）

菊苣

性状描述 多年生草本植物，可长至1.5米高，具肉质根，茎多毛，叶长圆形，花蓝色。

生境与栽培 菊苣原产于欧洲，也生长在北非和西亚。它在路边、河岸和干燥的田野里

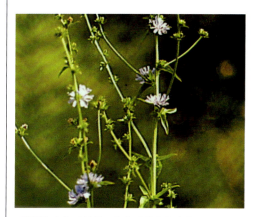

菊苣的叶片可制成一种有助消化的茶饮。

蓬勃生长。根在春天或秋天挖掘和收集。

药用部位 根、叶片、花。

主要成分 根中含有高达58%的菊粉、咖啡酸、香豆素、黄酮类化合物、聚炔烃及精油。目前有证据表明，菊苣根对肝脏有保护作用。

历史与民俗 根据老普林尼的说法，菊苣汁与玫瑰油和醋混合，可治疗头痛。炙烤过的根通常被当成咖啡的替代品。鲜嫩的根可以像欧洲萝卜一样煮着吃。

功效与使用 菊苣是一种对肝脏和消化系统都有益处的温和的苦味滋补品。根具有类似药用蒲公英（第145页）的药效，可促进胃和肝脏的活性并洁净尿道。与药用蒲公英一样，菊苣根是预防和控制糖尿病

的有效药物。菊苣根还被用于治疗风湿病和痛风。它作为一种温和的泻药，特别适合儿童使用。叶片和花的浸剂则有助于消化。

相关物种 野菊苣（*C. endiva*）也有类似的药效，但更加温和。

Cinnamomum camphora syn. *Laurus camphora*（樟科）

樟树

性状描述 常绿乔木，可长到30米高。嫩叶红色，成熟后深绿色，花小而香、黄色，浆果呈椭圆形。

生境与栽培 樟树原产于中国和日本，在热带和亚热带地区都有种植。它的木材中含有樟脑油。

药用部位 茎、根、木材、叶片、小枝、挥发油。

主要成分 樟树含有挥发油，由樟脑、黄樟素、丁香酚和松油醇组成。它还含有木脂素。黄樟素被认为是一种致癌物质。樟树的茎、根和其他部位都可以产生一种被称为"樟脑"的白色结晶物质。该物质具有很强的抗菌、兴奋和抗痉挛特性。

历史与民俗 在13世纪，马可·波罗注意到樟脑油很受中国人的重视，它被用作药物、香料和防腐液。

功效与使用 樟脑常作为镇痛搽剂外用，以缓解风湿痛、神经痛和背部疼痛等症状。它可用于治疗唇疱疹和冻疮等皮肤病，也可作为胸部搽剂治疗支气管炎和其他呼吸道感染。尽管它的挥发油被用来治疗各种疾病，但仍不建议内服。

相关物种 参见肉桂（第85页）。

注意事项 不得内服。樟脑的药用在一些国家受到法律限制。

Citrullus vulgaris（葫芦科）

西瓜

性状描述 一年生藤蔓植物，茎上有毛，叶片3～5裂，花黄色，果实绿色，通常可长到25厘米大小。

生境与栽培 西瓜原产于非洲，现生长于全球暖温带到热带地区。果实成熟后采摘。

药用部位 果实、种子。

主要成分 西瓜含有多酚，特别是瓜氨酸、精氨酸和番茄红素。这三种物质都有助于心血管健康，而番茄红素以其对前列腺健康的积极作用而闻名。

历史与民俗 西瓜在埃及的历史已经有4000多年了，早在古王国时期（公元前2686—公元前2181年）的壁画中就有西瓜的身影。人们相信它可以治疗手指颤动、便秘和驱除恶魔带来的疾病。在古埃及神话中，西瓜与神灵赛特有关。

功效与使用 西瓜是一种解渴的水果，通常在气温很高的时候上市。在中医中，它被用来对抗暑热，其特征是过度出汗、口渴、体温升高、尿量少、腹泻、易怒。西瓜和西瓜汁可以缓解这些症状，增加尿量，并清洁肾脏。西瓜的消暑特性也可作用于消化系统，清除胃肠胀气。它还可以治疗肝炎，并有助于减肥。在闷热的天气里，它对患有支气管炎或哮喘的人也有帮助。冰镇的瓜肉可用于治疗皮肤发热和炎症，并可缓解晒伤。西瓜的种子被捣碎后，可用于驱除寄生虫。

相关物种 药西瓜（*C. colocynthus*）原产于非洲和亚洲的干旱地区，味道非常苦，含有一种具有抗肿瘤作用的葫芦素糖苷。

Citrus aurantium（芸香科）

酸橙

性状描述 常绿乔木，可长至10米高。叶革质，深绿色；花白色，具芳香味；果实橙黄色。

生境与栽培 原产于亚洲，现在生长在全球热带和亚热带地区。在地中海沿岸，特别是在西班牙，随处可见酸橙果园。

药用部位 果实、果皮、叶片、花、种子、精油。

主要成分 酸橙皮含有富含柠檬烯（约90%）的挥发油、黄酮类化合物、香豆素、三萜类化合物、维生素C、胡萝卜素和果胶。黄酮类化合物具有抗炎、抗细菌和抗真菌作用。叶片、花和果皮中的挥发油成分变化很大。乙酸芳樟酯（50%）是橙叶油的主要成分，而芳樟酯是橙花油中的主要成分。酸橙的未成熟果实中含有橙皮苷，据说它有避孕功效。

历史与民俗 几千年来，酸橙既是食物，又是药物。从花中提取橙花油，从叶片和嫩枝中提取橙叶油。这两种蒸馏提取物都广泛应用于香水制作中。橙花水是蒸馏的副产品，用于香水、糖果和饼干的调味，也可用于医药。

功效与使用 强酸性的酸橙刺激消化并缓解胃肠胀气。它也可以治疗头痛、心悸和低热。酸橙的汁液能帮助身体排出废物，其富含维生素C，有助于抵御感染。但如果摄入过量，它的酸性就会加重关节炎症。在中药中，酸橙的未成熟果实被称为"枳实"，被认为可以调节体内之气，缓解胃肠胀气和腹胀。酸橙精油，尤其是橙花精油，具有镇静作用。在西方草药中，这些精油被用来降低心率、缓解心悸、促进睡眠，以及舒缓消化道。稀释的橙花油可用作按摩油。蒸馏的橙花水具有抗痉挛和镇静的作用。

相关物种 青柠和柠檬（第86页）的营养特性与酸橙相似。另参见下一条目佛手柑。

注意事项 除非有专业指导，否则精油不可内服。

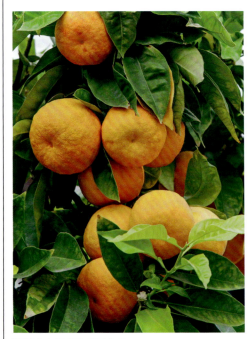

酸橙具有极高的药用价值。

Citrus bergamia syn. *C. aurantium* var. *bergamia*（芸香科）

佛手柑

性状描述 常绿乔木，可长至10米高。叶椭圆形，花白色，果皮芳香。

生境与栽培 佛手柑原产于亚洲热带地区，在亚热带地区也有种植，特别是意大利南部。

药用部位 精油。

主要成分 佛手柑含有挥发油，其包含乙酸芳樟酯（30%~60%）、柠檬烯（26%~42%）、芳樟醇（11%~22%）、佛手柑内酯和一种二萜。

历史与民俗 从果皮中提取的佛手柑油具有格雷伯爵茶的独特风味。这种油（或其成分）有时会被添加到防晒油中。

功效与使用 佛手柑很少药用，但它可以缓解紧张、放松肌肉及促进消化。

注意事项 精油不可内服。

Clerodendrum trichotomum（马鞭草科）

臭梧桐

性状描述 落叶灌木，可长到3米高。叶片较大，聚伞花序白色，浆果蓝色。

生境与栽培 臭梧桐生长在中国中部和南部。叶子在开花之前收集。

药用部位 叶片。

主要成分 臭梧桐含有海常黄苷、刺槐素和内消旋肌醇。

历史与民俗 臭梧桐最早记载于《本草图经》（1061）中。

功效与使用 臭梧桐可治疗关节疼痛、麻木和麻痹，有时也用于治疗湿疹。传统上，它被认为是一种可以祛除风湿的植物，现在也被用来降低血压。这种植物具有温和的镇痛作用，与腺梗豨莶（*Siegesbeckia pubescens*）合用时，还具有抗炎作用。

科学研究 在中国的一项试验中，171名高血压患者服用了臭梧桐，其中81%的受试者的血压水平明显下降。当治疗停止时，这

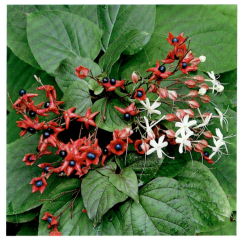

研究表明，**臭梧桐**可以降血压。

种降压效果就消失了。

相关物种 三对节（*C. serratum*）在阿育吠陀医学中常用，治疗呼吸系统疾病。

Clinopodium menthifolium syn. *Calamintha ascendens*（唇形科）

直茎风轮菜

性状描述 薄荷味的多年生草本植物，高达60厘米。具多毛的椭圆形叶子，在夏末开出紫色的小花。

生境与栽培 直茎风轮菜原生于欧洲和亚洲，从不列颠群岛向东到伊朗，地中海地区较多。它在道路两旁和干燥的地方蓬勃生长。

药用部位 地上部分。

主要成分 直茎风轮菜含有一种挥发油（约0.35%），主要成分为胡薄荷酮。

历史与民俗 在古典传说中，直茎风轮菜有驱赶蛇怪的能力，蛇怪是一条可以用眼神或呼吸杀死敌人的蛇。

功效与使用 直茎风轮菜可刺激出汗，因此有助于退热。它还能解决胀气和消化不良问题，同时是治咳嗽和感冒的祛痰药。这些应用使它成为治疗轻微呼吸道感染的好药材。它与其他草药合用效果更好，如与蓍草（第60页）和百里香（第147页）合用。

注意事项 孕期不得服用。

Cnicus benedictus syn. *Carbenia benedicta, Carduus benedictus*（菊科）

藏掖花

性状描述 一年生直立草本植物，茎红色，可长至65厘米高。茎叶多刺，叶片坚韧，头状花序黄色。

生境与栽培 这种地中海植物生长在干燥的石质地面和开阔之地。在夏季采集叶片和花头。

药用部位 叶片、花头。

主要成分 藏掖花含有木脂素、倍半萜内酯（包括苦蓟素）、挥发油、聚乙炔、黄酮类化合物、三萜类化合物、植物甾醇和单宁。苦蓟素味苦、抗炎，挥发油被认为具有抗菌效果。

历史与民俗 在中世纪，人们认为藏掖花可以治疗鼠疫。尼古拉斯·特纳在1568年的草药书中写道："对于治疗溃疡和脓疮来说，没有什么比藏掖花的汁液、汤剂、粉剂和水浸剂更好的了。"

功效与使用 藏掖花是一种很好的苦味滋补品，会刺激口腔、胃、胆囊和肠道内的腺体分泌，从而促进消化。它的酊剂通常用于治疗轻微的消化不良。它也能治疗间歇性发热。藏掖花具有温和的祛痰和抗菌功效。它的膏剂用于治疗伤口。

注意事项 服用过量可能会引起呕吐。它的使用在一些国家受到法律限制。

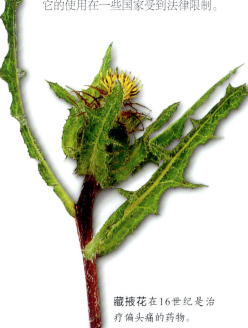

藏掖花在16世纪是治疗偏头痛的药物。

Cochlearia officinalis（十字花科）

岩荠

性状描述 低矮的多年生草本植物，叶肉质，心形；小花白色，4瓣，密集成簇；角果圆形，膨大。

生境与栽培 原产于欧洲、亚洲和北美洲的温带地区，但现在很稀少。常生长于沿海地区和盐碱地中，偶有栽培。

药用部位 叶片、地上部分。

主要成分 岩荠含有葡萄糖酸盐、挥发油、苦味素、单宁、维生素C和矿物质。

历史与民俗 正如它的别名"坏血病草"所提示的那样，这种植物因高维生素C含量而一直被利用。它被水手和其他人用于预防坏血病，即一种可能致命的维生素C缺乏症，常表现为牙龈出血。

功效与使用 除了含有丰富的维生素C，岩荠还是温和的泻药。幼嫩的岩荠含有多种矿物质，并具有解毒功效，因此它被视为春季的滋补品。与豆瓣菜（第246页）一样，它具有利尿特性，有益于任何情况的营养不良。它的汁液可作为治疗口腔溃疡的漱口水，也可以外用于丘疹和粉刺处。

Cocos nucifera（棕榈科）

椰树

性状描述 椰树是一种常见的棕榈科植物，高可达30米。树干光滑，羽状叶片长达6米。

生境与栽培 椰树被认为起源于东南亚，是地球上自然分布最广泛的果树，在热带地区随处可见。它生长在沙地和盐碱地（通常在沿海地区），喜好充足的阳光和雨水。椰子通过种子繁殖，1个果实中仅含有1粒种子。种子通过其基部3个发芽孔中的1个萌发出来。2020年，椰子在95个国家有商业化种植，总产量为6150万吨。一棵椰树在它的"一生"中可以产出多达10000个果实。

药用部位 果仁（新鲜的或干制的）、椰汁。椰子的每一部分都是有用的。

主要成分 椰油含有90%的饱和脂肪酸，主要是中链脂肪酸（月桂酸、肉豆蔻酸、辛

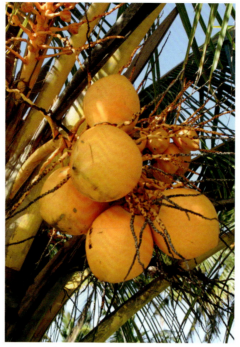
椰树已遍布全球热带地区。椰油具有抗菌功效。

酸和癸酸）。椰汁含有大量的矿物质，尤其是钾。天然椰油是完全无毒的。

历史与民俗 椰树在古印度文献中被称为"kalpavriksha"，意为给予一切的树。

功效与使用 椰油和椰浆具有抗菌和免疫刺激的功效，它们可以用于对抗许多常见的感染，如流感、唇疱疹、带状疱疹和真菌感染。椰子对肠道菌群有益，在清除肠道寄生虫方面被证明有效（与其他治疗手段一起）。椰油和椰浆可促进消化与吸收（特别是钙和镁），可以预防或治疗骨质疏松症。据报道，椰汁可以降低血压，部分原因是椰汁中的钾含量高。椰油有助于防止动脉硬化。它还被认为可以降低胆固醇水平，帮助减肥，降低血糖。椰油有助于保持皮肤和头发的健康，是护肤霜和洗发水的常见成分。椰树被称为"给予一切的树"，真可谓实至名归。

Coffea arabica（茜草科）

咖啡

性状描述 常绿灌木或小乔木，可长至9米高。叶椭圆形，深绿色，有光泽；花白

色，星形；果实红色，内含2粒种子（咖啡豆）。

生境与栽培 咖啡原产于东非，全球热带地区多有种植。最优质的咖啡豆是由种子发酵、晒干和烘焙而成的。

药用部位 种子。

主要成分 咖啡含有绿原酸、单宁、咖啡因（0.6%~0.32%）、可可碱和茶碱。咖啡因是一种强兴奋剂。茶碱是一种兴奋剂和平滑肌松弛药。绿原酸具有抗炎作用。

历史与民俗 咖啡原产于埃塞俄比亚的中部高原，人们认为咖啡起源于那里。6世纪，咖啡传到也门，然后传到阿拉伯半岛。阿拉伯医生拉齐斯在10世纪首次记录了咖啡的使用。喝咖啡曾是祈祷仪式的一部分，目的是在夜间进行更长久的祈祷，后来咖啡逐渐变成我们今天所了解的广受欢迎的兴奋性饮料。自17世纪传到欧洲，到2020年，咖啡的年贸易额超过了200亿美元。

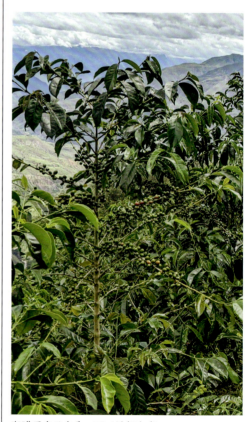
咖啡原产于东非，可以缓解头痛。

功效与使用 咖啡是一种有效且深受大众喜爱的中枢神经系统兴奋剂，它有助于维持大脑的警觉性和感知力。咖啡（及提取物）能增加身体能量和心脏输出，刺激消化液分泌，并且有极强的利尿功效。它可用于对抗嗜睡，缓解头痛和偏头痛，而且不会上瘾，尽管过量摄入或突然戒除咖啡可能会导致头痛。许多自然医学从业者认为过度饮用咖啡是不健康的，因为它与神经和内分泌耗竭相关。去咖啡因的绿色咖啡豆提取物有助于减肥。

科学研究 经常饮用咖啡可以显著降低患结肠癌的风险。咖啡可能有预防阿尔茨海默病和帕金森病的作用。

注意事项 经过过滤或煮沸的咖啡被认为对循环系统有着潜在的不良影响，并会提高胆固醇水平。咖啡因也会加重经前症状和经期疼痛。

Cola acuminata（梧桐科）

可乐果

性状描述 常绿乔木，高20米，叶深绿色，花黄白色。木质的果荚包含5～10个白色或红色的种子（坚果）。

生境与栽培 可乐果原产于西非，在热带地区广泛种植，特别是在尼日利亚、巴西和加勒比地区。种子成熟后即可收获，随后晒干。

药用部位 种子。

主要成分 可乐果含有2.5%的咖啡因（一般比咖啡高）、可可碱、单宁、鞣红和花青素。

历史与民俗 千百年来，可乐果因其助消化、滋补和壮阳的特性而成为西非和中非人民生活中不可或缺的植物。今天，可乐果被广泛用于给软饮料调味。

功效与使用 可乐果刺激中枢神经系统及整个身体。它能提高神经警觉性和肌肉力量，对抗嗜睡。在西非和英美草药中，它被广泛用作抗抑郁药，特别针对慢性疾病患者。与咖啡一样，可乐果也被用来治疗头痛和偏头痛。它是利尿剂和收敛剂，可用于治疗腹泻和痢疾。

相关物种 生长在非洲、巴西和加勒比地区

的光亮可乐果（*C. nitida*）也以同样的方式被利用。

注意事项 高血压、消化性溃疡或心悸患者不得咀嚼或服用可乐果。

Colchicum autumnale（百合科）

秋水仙

性状描述 美丽的多年生球茎植物，可长到10厘米高。球茎秋季萌发，叶片披针形，花6瓣，粉红色。

生境与栽培 秋水仙在欧洲和北非很常见，野生的秋水仙生长在森林和潮湿的草地上。它也有人工栽培。球茎在初夏采集，种子在夏末采集。

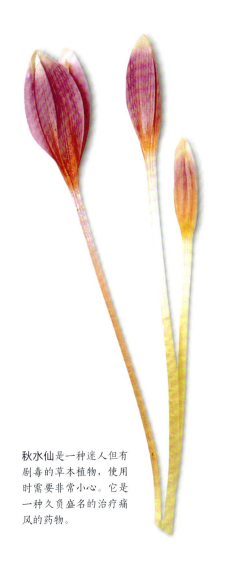

秋水仙是一种迷人但有剧毒的草本植物，使用时需要非常小心。它是一种久负盛名的治疗痛风的药物。

药用部位 球茎、种子。

主要成分 秋水仙含有生物碱（包括秋水仙碱）和黄酮类化合物。秋水仙碱具有抗炎作用，是治疗痛风急性发作的传统药物。由于它影响细胞分裂，因此它也可能导致胎儿畸形。这个特性在实验室被用来创造新的基因品系。

历史与民俗 因为有毒，秋水仙在古代并没有被多加利用。在中世纪，阿拉伯医生曾用它来治疗关节疼痛和痛风，但其他草药医生直到19世纪才注意到这种植物的药用价值。

功效与使用 尽管具有毒性，但秋水仙仍被认为是治疗急性痛风的最佳药物之一。这种植物还被成功地用来治疗白血病和白塞综合征（这是一种以反复出现的溃疡为特征的慢性疾病）。该药内服时，即使是小剂量也有明显的毒副反应。外用时，可缓解神经痛和瘙痒。

注意事项 该草药有剧毒，仅在专业监督下使用。孕期不得使用。它的使用在一些国家受到法律限制。

Collinsonia canadensis（唇形科）

二蕊紫苏

性状描述 多年生草本植物，可长至1米高。茎方形，叶椭圆形，黄绿色小花簇生为穗状花序。

生境与栽培 二蕊紫苏原产于北美洲东部潮湿林地。根在秋天挖掘收集。

药用部位 根、叶片。

主要成分 二蕊紫苏的根含有挥发油、单宁和皂苷。

历史与民俗 1887年的《英国医学期刊》将二蕊紫苏描述为"备受推崇的治疗结石和泌尿系统疾病的国内疗法"。

功效与使用 它的根具有利尿、滋补特性，主要用于治疗肾结石；也被用来消除体液潴留，减小静脉的回流阻力，从而预防痔疮和静脉曲张。作为一种收敛剂，二蕊紫苏可以收缩肠道内壁，协助治疗如肠易激综合征和黏液性结肠炎等消化系统疾病。由新鲜的叶片或根制成的膏剂被用来治疗瘀伤和疮疖。

Commiphora mukul（橄榄科）

印度没药

性状描述 多刺的灌木或小乔木，可长至2米高。叶椭圆形、有锯齿，花棕红色，果实红色。印度没药是树皮分泌的树脂，在树干上形成了淡黄色到棕色的"泪滴"。

生境与栽培 印度没药分布在南亚次大陆和中东大部分地区，在干旱、半干旱和沙漠环境中茁壮成长。

药用部位 树脂。

主要成分 印度没药是一种油性胶质树脂，其主要活性成分为脂溶性甾类（没药脂），特别是没药甾酮E和没药甾酮Z。

历史与民俗 早期的阿育吠陀文献将印度没药描述为治疗肥胖的有效药物。这引发了一项研究，即这种树脂是否真的有助于治疗与脂肪代谢相关的疾病，如高胆固醇血症。

功效与使用 印度没药具有抗炎、稀释血液和降低胆固醇水平的作用，古代还认为印度没药有助于治疗肥胖。在阿育吠陀医学中，印度没药主要用于治疗关节炎，如骨关节炎，尽管它也被认为具有滋补和返老还童的药效。根据20世纪80—90年代的研究结果，印度没药被广泛用来降低血液中的胆固醇水平和改善血脂状况。它可以降低血小板的黏性，稀释血液，因此可能对心脏有保护作用。印度没药也可用于治疗痤疮。没药脂提取物的正常剂量为每天1～1.5克（相当于50～75毫克的没药甾酮）。

科学研究 大量研究表明，没药脂具有抗炎和抗关节炎的活性，可以预防或逆转血液中的胆固醇增加。在几项临床试验中，患者的胆固醇水平平均下降约12%，甘油三酯水平平均下降约14%，整体血脂状况也有所改善。一些临床试验证明服用没药脂的患者可减轻体重。

相关物种 没药（*C. molmol*）与印度没药有很多相似之处。

注意事项 哺乳期不得服用。

Conium maculatum（伞形科）

欧毒芹

性状描述 美丽优雅的二年生植物，可长至

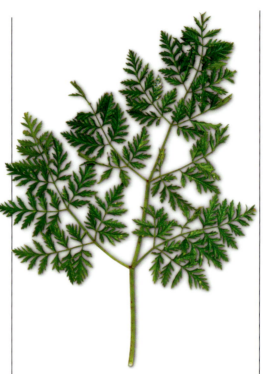

欧毒芹有剧毒，曾被用来执行死刑。

2.5米高。茎细长、有红色斑点，叶细裂，小白花簇生为伞形花序，种子有串珠状突起。

生境与栽培 欧毒芹常见于欧洲，也生长在亚洲和北美洲的温带地区。它在潮湿的草地、河岸和开阔地带生长繁茂。种子在夏天快成熟之时被采集。

药用部位 叶片、种子。

主要成分 欧毒芹含有生物碱，主要是毒芹碱和一种挥发油。毒芹碱毒性极高，可导致先天畸形。

历史与民俗 欧毒芹在古希腊时期被用于执行死刑。古希腊哲学家苏格拉底在饮用欧毒芹汁后去世。在19世纪，欧毒芹被用作止痛药。

功效与使用 极少量的欧毒芹具有镇静和镇痛作用，大量服用会导致瘫痪和死亡。虽然现在很少使用，但在过去它是治疗癫痫、帕金森病和小舞蹈症的草药。它也被用来治疗急性膀胱炎。

注意事项 欧毒芹不得内服，仅在专业指导下外用。它的使用在许多国家受到法律限制。

Convallaria majalis（百合科）

铃兰

性状描述 极具魅力的多年生草本植物，可长至23厘米高，有一对椭圆形的叶子。钟状白花排列成总状花序，偏向一侧，浆果红色。

生境与栽培 铃兰原产于欧洲，也分布在北美洲和亚洲北部。它作为园林植物被广泛种植。当晚春铃兰开花时，叶片和花朵被采摘收集。

药用部位 叶片、花。

主要成分 铃兰含有强心苷，包括强心甾铃兰毒苷、铃兰毒原苷、铃兰毒醇苷及黄酮苷。

历史与民俗 2世纪，草药学家阿普列乌斯写过，阿波罗把铃兰作为礼物送给了治愈之神阿斯克勒庇俄斯。16世纪，草药医生约翰·杰拉德对其治疗价值是这样描述的："用酒来萃取铃兰的花，饮用一匙之

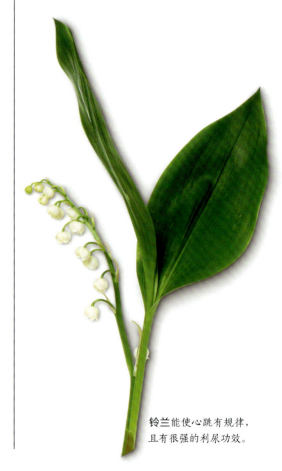

铃兰能使心跳有规律，且有很强的利尿功效。

量，可以使因脑卒中造成失语的人康复。同时可以抚慰心脏，对痛风也有益处。"

功效与使用 欧洲草药医生用铃兰来代替毛地黄（第207页）。这两种草药对治疗心力衰竭都有效果——无论心力衰竭是由长期的心血管疾病引起的，还是由肺气肿等慢性肺部疾病引起的。铃兰能使心脏跳动变慢且更有规律，并能更有效地泵血，从而改善冠状动脉血流。它同时是利尿剂，可有效降低血容量。人们对这种草药的耐受性比毛地黄要好，因为它在体内积累的量比较少。对于铃兰来说，相对较低的剂量就可以有效地支持心率及增加尿量。

注意事项 仅在专业指导下使用。铃兰的使用在一些国家受到法律限制。

Conyza canadensis syn. *Erigeron canadensis*（菊科）
小蓬草

性状描述 直立的一年生草本植物，可生长到1米高。叶片窄、深绿色、披针形，头状花序白色，果实成熟时具白色冠毛。

生境与栽培 小蓬草原产于北美洲，现在常见于南美洲和欧洲。它生长在未开垦和新近开垦的土地上，经常大面积入侵。待开花时可从野外采集。

药用部位 地上部分。

主要成分 小蓬草含有挥发油（包括柠檬烯、松油醇和芳樟醇）、黄酮类化合物、萜烯、植物酸和单宁。

历史与民俗 在北美洲，在汗蒸小屋内用小蓬草煮水形成蒸汽，可刺激打喷嚏——治疗感冒；也可以点燃该植物产生烟雾，以驱逐昆虫。

功效与使用 小蓬草是一种收敛性草本植物，用于治疗腹泻和痢疾等消化道疾病。据报道，它的煎剂是一种非常有效的治疗痔疮出血的方法。这种草药有时也作为利尿剂用于治疗膀胱疾病、风湿病，或者治疗淋病和其他泌尿系统疾病。

相关物种 费城飞蓬（*E. philadelphia*）被霍玛人用来治疗月经不调。而*E. affinis*是小蓬草的墨西哥"亲戚"，被用来制作牙粉和治疗牙痛。

Copaifera spp.（豆科）
香脂树

性状描述 常绿乔木，高18米。羽状复叶，小花黄色。

生境与栽培 香脂树原产于南美洲的热带地区，在非洲南部也有发现。油树脂是一种挥发油和树脂的混合物，通常也被称为"苦配巴香脂"，可通过在树干上钻孔得到。

药用部位 油树脂。

主要成分 这种油树脂含有挥发油（30%~90%），包括α-石竹烯、β-石竹烯、倍半萜、树脂和萜酸。

历史与民俗 早在欧洲人到来之前，巴西本地人就已经利用香脂树了。1625年，葡萄牙修道士马诺埃尔·特里斯坦注意到，它被巴西当地人用来治疗伤口和祛除瘢痕。

功效与使用 苦配巴香脂是一种抗菌剂、利尿剂和兴奋剂，在巴西仍被广泛使用。它主要用于清理呼吸道黏液和对抗泌尿系统炎症。它刺激黏膜并促进咳出黏液。香脂树的溶液或酊剂可用于治疗支气管炎、慢性膀胱炎、腹泻和痔疮。据报道，湿疹和其他皮肤病也能受益。

相关物种 40种香脂树类植物，仅有几种产药用油树脂。

注意事项 苦配巴香脂过量服用有毒，仅在专业指导下使用。

Coptis chinensis（毛茛科）
黄连

性状描述 多年生草本植物，可长至50厘米高，有基生叶和灰绿色的小花。

生境与栽培 这种草本植物原产于中国山区，在四川省常有种植。根在秋天采掘收集。

药用部位 根。

主要成分 黄连含有奎尼丁类生物碱，包括小檗碱、黄连碱和甲基黄连碱。小檗碱具有抗菌、杀阿米巴和止泻作用。

功效与使用 黄连是一种苦味的草药，按照中国的传统用法，它的汤剂可以清热燥湿、治疗发热、眼睛红肿和咽喉肿痛。这种草药对腹泻和痢疾特别有帮助，还被用来止吐。痤疮、疖、脓肿、烧伤等也可以用黄连来治疗。就像三叶黄连（下一条目）一样，黄连的根被制成治疗口腔溃疡、牙龈肿胀和牙痛的漱口水。

科学研究 在中国的一项临床试验中，30名肺结核患者使用了黄连，他们的症状都有了明显的改善。

注意事项 仅在专业指导下使用。孕期不得服用。

Coptis trifolia（毛茛科）
三叶黄连

性状描述 多年生草本植物，可长至15厘米高，有纤细的金黄色根，小叶3枚，小花白色。

生境与栽培 原产于北美洲东部，从加拿大拉布拉多半岛到美国田纳西州。该草本喜生于潮湿之地。根茎在秋天挖掘采集。

药用部位 根茎。

主要成分 三叶黄连含有奎尼丁类生物碱，包括小檗碱和黄连碱。

历史与民俗 虽然现在很少使用，但三叶黄连曾经被高度重视。在1779年出版的一本北美洲旅行书中，乔纳森·卡弗写道："这种植物深受原住民和殖民者的喜爱，它被认为是治疗口腔疼痛的良药。"蒙塔

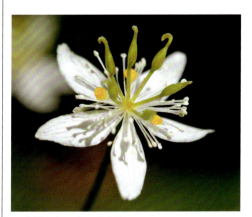

三叶黄连是一种很苦的补品。

格奈人把它的根制成煎剂，用于治疗口腔和眼睛部位的疾病。梅诺米尼人用这种植物制作儿童漱口水，治疗儿童咽喉肿痛和口腔溃疡。

功效与使用 三叶黄连是一种苦味的滋补品，在北美洲主要用于治疗消化不良和胃弱，它也被考虑用于治疗消化性溃疡和阴道酵母菌感染。该植物被制成漱口水或洗液，用于治疗口腔溃疡和咽喉肿痛。它的药用成分与北美黄连（第109页）的成分很相似，所以常作为这种草药的替代品。

相关物种 黄连是其有类似药用活性的近亲。

注意事项 仅在专业指导下使用。孕期不得服用。

Coriandrum sativum（伞形科）

芫荽

性状描述 具强烈芳香的一年生草本植物，高可达50厘米。茎上部叶片细裂，伞形花序白色或淡紫色，果实圆球形，种子被米色果皮包裹。

生境与栽培 原产于南欧和西亚，在世界各地都有种植。种子在夏末成熟后收集。

药用部位 种子、精油、叶片。

主要成分 芫荽中含有高达1.5%的挥发油，主要成分为δ-芳樟醇（约70%）、α-蒎烯和萜烯醇。它还含有黄酮类化合物、香豆素、苯酞和酚酸。

历史与民俗 芫荽在亚洲、北非和欧洲已经有2000多年的使用历史了。它曾被记录在《埃伯斯纸草书》（可追溯到公元前1500年）中，证实它在古埃及被大量使用。老普林尼描述了它的用途："芫荽可以治疗疮疖、睾丸病变、烧伤、痢、耳痛和眼疾。"

功效与使用 虽然芫荽常被作为香料而不是药物来使用，但它本身可用于治疗胃胀气、腹胀和痉挛。它可以缓解肠道痉挛，消除神经紧张。咀嚼它可以使口气更加清新，特别是在食用大蒜（第63页）之后。芫荽籽曾被当作祛痰剂，用于治疗咳嗽和支气管炎。在中东，它被用来缓解焦虑，

促进睡眠。其种子磨碎后，可涂抹在患处治疗风湿痛。在欧洲，人们还认为它具有壮阳的功效。

注意事项 芫荽精油不得内服。

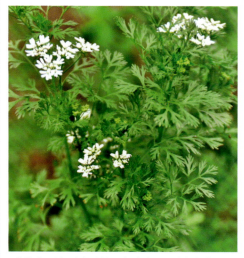

芫荽在6世纪的中国被用来助消化和治疗麻疹。

Cornus officinalis（山茱萸科）

山茱萸

性状描述 落叶小乔木，高4米，有光滑的椭圆形叶子和鲜红色的椭圆形浆果。

生境与栽培 原产于中国、日本和韩国，在中国中部和东部有种植。果实在秋天成熟时收获。

药用部位 果实。

主要成分 山茱萸含有环烯醚萜苷（马鞭草苷）、皂苷和单宁。马鞭草苷对自主神经系统，尤其是支配消化系统的那部分有温和的滋补作用。

历史与民俗 最早载于1世纪前后的《神农本草经》中。山茱萸是"八味丸"的成分之一，该方用于暖身和提升阳气。

功效与使用 作为一种"稳定"的草药，山茱萸主要用于抑制经血过多和减少腺体分泌，包括过量的汗液、尿液、遗精（精液不自主排出）和早泄。

相关物种 世界上好几种山茱萸属的植物都有药用价值。在欧洲，欧洲山茱萸（C. mas）的果实和树皮，以及欧洲红瑞木的

树皮（C. sanguinea）都被用作收敛剂和退热药。在美洲，大花四照花（C. florida）被原住民用来治疗发热。

Crithmum maritimum（伞形科）

海茴香

性状描述 滨海草本植物，可长至60厘米高，有长而多肉的绿色叶片和一簇簇黄绿色的小花。

生境与栽培 海茴香分布在欧洲和小亚细亚半岛的大西洋、地中海和黑海沿岸。它生长在靠近大海的岩石和悬崖上。地上部分在夏初采集。

药用部位 地上部分。

主要成分 海茴香含有挥发油、果胶、维生素（尤其是维生素C）和矿物质。

历史与民俗 在过去，作为一种很有价值的草药，海茴香并不十分受欢迎；但作为一种蔬菜，它却慢慢地流行起来——可以腌制，也可以生食。1597年，英国草药学家约翰·杰拉德将其描述为"最美味、最适合人体的调味品，既可以辅助消化肉食，又可以碎石和排石。"

功效与使用 虽然目前很少作为草药来使用，但海茴香是一种很好的利尿剂，它也有治疗肥胖的潜质。海茴香含有丰富的维生素C和矿物质，可以缓解胃肠胀气和消化不良。在这方面，它与内陆生长

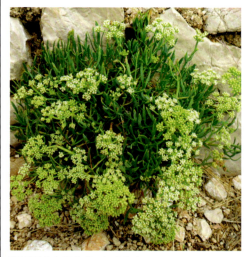

海茴香富含维生素C和矿物质。

的同名植物茴香（第217页）很相似。盐角草（*Salicornia europeae*）也被称为"海蓬子"，是一种与海茴香不相关的滨海植物，它同样富含矿物质，通常被当作蔬菜食用。

Croton spp.（大戟科）

血竭

性状描述 速生树种，高可达15米。叶大、心形，花蓝白色。

生境与栽培 血竭是一种热带雨林树种，原产于亚马孙河西北部（从玻利维亚到哥伦比亚），喜欢生长在河岸和土壤松动的地方。它是原住民种植的一种环保可持续的作物。

药用部位 树胶、树汁、树脂（新鲜的或干燥的）、树皮。

主要成分 血竭的主要成分包括原花青素、单萜类化合物、二萜类化合物、生物碱（塔斯品碱）和木脂素。它的许多成分，特别是塔斯品碱和木脂素，有很强的抗炎和愈合伤口的效果。塔斯品碱还具有抗癌和抗病毒活性。

历史与民俗 血竭得名于其树皮被切开时从切口处渗出的深红色汁液或树胶。作为一种珍贵的药材，这种乳胶可用于治疗伤口、骨折、皮肤感染和昆虫叮咬，内服可用于治疗腹泻、痢疾、胃溃疡和病毒感染，还可以在分娩前后用它来冲洗产道。有关它的应用，最早的书面记录是1653年贝尔纳贝·科博写的《新世界史》。

功效与使用 血竭是极佳的愈合伤口的良药，它甚至被称为"液体绷带"。它能强烈地促进组织的愈合和修复。由于明显的抗菌作用，以及隔绝伤口与空气接触的能力，它大大降低了伤口和溃疡处感染的概率。树胶（新鲜的或干燥的）是治疗疱疹的关键药物，包括带状疱疹和生殖器疱疹，以及皮肤的真菌感染。内服此药有助于预防和治疗消化道感染和消化性溃疡，并控制和减轻溃疡性结肠炎患者的腹泻。一种有关血竭的美国专利药物Crofelemer已被批准用于治疗慢性腹泻，特别是针对艾滋病患者。

相关物种 尽管很多相似的巴豆属植物也生长在中美洲，但秘鲁巴豆（*C. lecheri*）最常被用来制造血竭。淡黄巴豆（*C. flavens*）是玛雅人和阿兹特克人的传统药材，用于治疗发热和感染，也用于涂抹伤口。龙血树，如索科特拉龙树（*Dracaena cinnabari*），是沙漠植物，却与血竭毫不相关，虽然有些也能产生红色树胶。

注意事项 会永久污染衣物。

Cucurbita pepo（葫芦科）

南瓜

性状描述 一年生藤本植物，茎缠绕，叶浅裂，花黄色，果实橙黄色。

生境与栽培 南瓜可能原产于北美洲，现在世界各地都有种植。果实在秋天收获。

药用部位 种子、果肉。

主要成分 南瓜子富含不挥发油（30%~50%），主要成分为亚油酸（43%~56%）和油酸（24%~38%）。这种油还含有蛋白质、甾醇、南瓜子氨酸、维生素E、β-胡萝卜素和矿物质，矿物质中包括大量的铁、锌和硒。

历史与民俗 在中美洲和北美洲，南瓜被广泛用作药材。玛雅人用这种植物的汁液治疗烧伤，梅诺米尼人用它的种子当利尿剂，欧洲人把种子磨碎并与水、牛奶或蜂蜜混合来治疗蛲虫病。这些做法在北美洲的家庭中非常普遍，以至于医学界最终将其作为标准疗法。

功效与使用 南瓜主要是一种安全有效的驱虫剂，特别是对儿童和孕妇而言。南瓜被认为是最有效的绦虫清理剂。种子对膀胱有利尿和补益功效，对早期前列腺肥大有独特的治疗价值。果肉制成煎剂，可减轻肠道炎症；制成膏剂，能医治烧伤。

科学研究 南瓜子的种子含有丰富的营养成分且具有很高的药用价值，是一种极好的天然食品补充剂。它是优良的锌元素来源。种子里还含有大量的硒。硒是一种矿物质，在人体内具有重要的抗氧化和抗癌活性。南瓜子氨酸可以驱除肠道蛲虫，而甾醇有抗炎功效。有研究表明，南瓜子有助于减少良性的前列腺增生（BPH），

这得益于甾醇的激素功效和抗炎性。在一项临床试验中，南瓜子与锯棕榈（第140页）联用治疗BPH，那些服用了草药提取物的人尿流量改善，排尿频率也降低了。

Cuminum cyminum（伞形科）

孜然

性状描述 一年生小草本植物，可长至30厘米高。叶片羽状全裂，小裂片线形；复伞形花序，花瓣粉色或白色；果实长圆形，有脊。

生境与栽培 孜然原产于埃及，广泛种植于南欧和亚洲。种子在夏末成熟时收集。

药用部位 种子。

主要成分 孜然种子含有2%~5%的挥发油，其中包含醛类、蒎烯和α-松油醇。种子中也含有黄酮类化合物。

历史与民俗 在古埃及，孜然是非常流行的香料和草药，常用于治疗消化系统疾病和呼吸系统疾病，还可以止痛，以及治疗龋齿。它在中世纪被广泛使用。直至今日，它在埃及仍被当作草药使用，但重要性已经明显下降。孜然是一种烹饪用配料，在中国、印度和中东的各种食谱中都能发现。

功效与使用 孜然和它的近亲葛缕子（第187页）和茴芹（第256页）一样，可以缓解胃肠胀气，并刺激消化。它可以减少腹部胀气并放松肠道。在印度草药中，孜然被用来治疗失眠、感冒和发热。孜然与洋葱汁混合成糊状，可治疗蝎子蜇伤。孜然可以提高母乳的产量，在这一点上，它与茴香的作用是一样的。研究表明，定期摄入孜然种子，可以降低胆固醇水平。

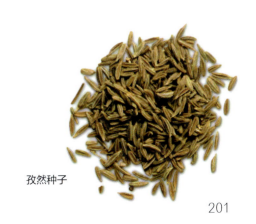

孜然种子

Cupressus sempervirens
（柏科）

地中海柏木

性状描述 常绿乔木，可长到30米高，有深绿色、细小的叶片和雌雄球花。

生境与栽培 地中海柏木原产于土耳其，在地中海地区广泛种植。药用部分在春天采集。

药用部位 球花、细枝、精油。

主要成分 地中海柏木含有挥发油（含蒎烯、莰烯、雪松醇）和单宁。

历史与民俗 古希腊人把球花捣碎，浸泡在酒中，以治疗痢疾、咯血、哮喘和咳嗽。

功效与使用 它被制成洗液或精油外用，可收紧血管，治疗静脉曲张和痔疮。球花洗足可消除汗脚。内服时，它有解痉和滋补功效，用于治疗百日咳、咯血和痉挛性咳

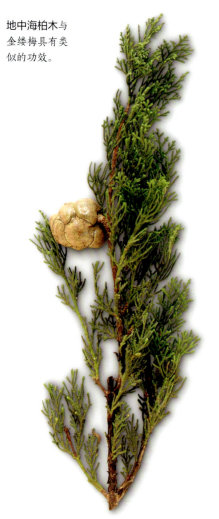

地中海柏木与金缕梅具有类似的功效。

嗽。有感冒、流感、咽喉肿痛、风湿痛的人也可以从中受益。

注意事项 未经专业指导，精油不可内服。

Curcuma zedoaria（姜科）

莪术

性状描述 多年生草本植物，叶大、长椭圆形、末端渐尖，花粉色或黄色，根淡黄色，具芳香气味。

生境与栽培 莪术常见于印度和东亚。在印度、孟加拉国、印度尼西亚、中国和马达加斯加都有种植。

药用部位 根茎。

主要成分 莪术中含有挥发油、倍半萜、姜黄酮、莪术醇和莪二酮。莪术醇和莪二酮具有抗癌功效。

功效与使用 莪术是一种芳香、味苦的消化促进剂，与生姜（第159页）一样用于缓解消化不良、恶心和腹胀，从而改善消化功能。根茎在中国还被用来治疗某些类型的肿瘤。

科学研究 在中国进行的试验发现，莪术可以减小宫颈癌的瘤体，增加放疗和化疗的抗癌效果。

相关物种 在中药中，莪术常被用来替代姜黄（第94页）。

Cuscuta epithymum（旋花科）

百里香菟丝子

性状描述 无叶的寄生植物。茎细长，通常呈黄红色，淡粉色的小花具香味。

生境与栽培 百里香菟丝子遍布欧洲、亚洲和非洲南部。它喜欢生长在沿海地带和山区，地上部分在夏天采集。

药用部位 地上部分。

主要成分 百里香菟丝子含有黄酮类化合物（包括山柰酚和槲皮素）和羟基肉桂酸。

历史与民俗 它一直是不受欢迎的乡村植物，也被称为"地狱草"和"魔鬼的内脏"，因为它有蔓延和扼杀寄主的倾向。它的寄主可以是百里香（第147页）、荆豆（*Ulex europeaus*）或其他豆类作物。然而，它确实有药用价值。在《药物论》

中，狄奥斯科里迪斯提到，它与蜂蜜结合使用可以净化黑色胆汁和消除抑郁情绪。1652年，草药医生尼古拉斯·卡尔佩珀同样推荐用它清除黑色或焦黑的胆汁。卡尔佩珀进一步指出，从百里香上收集的菟丝子的药用成分是最有效的。这非常有趣，因为这种寄生植物的药用价值一部分是由它的宿主决定的。

功效与使用 百里香菟丝子的传统用途是清除黑胆汁，但它很少用于治疗肝脏和胆囊的疾病。它有支持肝功能和去除黄疸的功效，还有轻微的通便作用，也可以治疗泌尿系统疾病。

相关物种 欧洲菟丝子（*C. europaea*）和亚麻菟丝子（*C. epilinum*）的使用方法与百里香菟丝子相同。在阿育吠陀医学中，大花菟丝子（*C. reflexa*）被用来治疗排尿困难、黄疸、肌肉疼痛和咳嗽。

Cyamopsis tetragonoloba
（豆科）

瓜尔豆

性状描述 一年生直立小草本植物，可生长到60厘米高，有多毛的3小叶复叶，紫色小花和肉质种荚。

生境与栽培 瓜尔豆产于南亚次大陆，在印度和巴基斯坦广泛种植。种荚在夏天成熟时收获。

药用部位 种荚、种子。

主要成分 瓜尔豆含有86%的水溶性黏液，主要由半乳甘露聚糖组成。

历史与民俗 瓜尔豆胶是一种黏性物质，由磨碎的瓜尔豆种子与水混合制成。它在采矿、造纸和化妆品工业中都有应用。

功效与使用 瓜尔豆胶是一种有效的通便剂，作用类似于车前（第128页）。它可以延缓胃的排空，从而减缓碳水化合物的吸收。这有助于稳定血糖水平，瓜尔胶因此被证明在2型糖尿病的早期阶段有一定的效果。研究还表明瓜尔豆胶可以降低胆固醇水平。在印度医学中，瓜尔豆胶是一种通便剂和助消化剂。

注意事项 服用时不得超过剂量。瓜尔豆胶可能引起胃胀气、腹胀和肠梗阻。

Cydonia oblonga（蔷薇科）

榅桲

性状描述 落叶乔木，可长至8米高。叶绿灰色、椭圆形，花粉红色或白色，果实黄色、梨形，具芳香气味。

生境与栽培 榅桲原产于亚洲西南部和中部，在欧洲多有归化，特别是在地中海地区。它喜好生长于树篱和灌丛地带潮湿肥沃的土壤中。果实在秋天成熟时收获。

药用部位 果实、种子。

主要成分 这种水果含有大量的抗氧化酚类（包括咖啡酸）和黄酮类化合物。种子含有不挥发油、20%的黏液、0.4%的苦杏仁苷、甾醇、三萜类化合物、单宁和氰苷。

历史与民俗 在希腊和地中海东部，榅桲一直被视为一种珍贵的水果和药材。在希波克拉底时代，它被用作收敛剂。狄奥斯科里迪斯记载了一种榅桲油的配方，用于治疗瘙痒、伤口感染和溃疡。榅桲常被制成果酱。英语单词"marmalade"意为柑橘类果酱，其来源于葡萄牙语中表示榅桲的单词"marmelo"。

功效与使用 未成熟的水果有很强的涩味和收敛性，可以治疗腹泻，对儿童尤其安全。榅桲及其汁液可被用作漱口水，治疗口腔溃疡、牙龈肿痛和喉咙疼痛。煮熟后，水果原有的涩味就会消失。榅桲的果汁是一种令人愉快的温和性收敛剂和有助消化的饮料。它的种子含有大量的黏液，可治疗支气管炎和通便。

注意事项 除非在专业人士的指导下，否则种子不得药用。

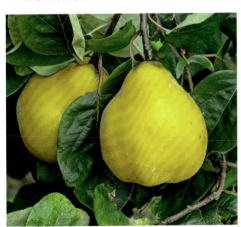

榅桲被用于治疗伤口和疮面感染。

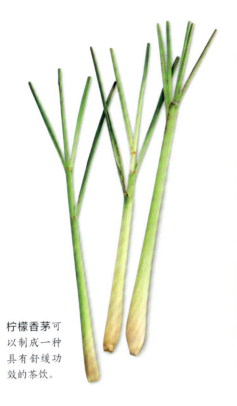

柠檬香茅可以制成一种具有舒缓功效的茶饮。

Cymbopogon citratus（禾本科）

柠檬香茅

性状描述 具芳香气味的草本植物，高可达1.5米，有狭窄的线形叶片和具分枝的花茎。

生境与栽培 柠檬香茅原产于印度南部和斯里兰卡，现在世界各地的热带地区都有种植。

药用部位 叶片、精油。

主要成分 柠檬香茅含有一种以柠檬醛（约70%）和香茅醛为主要成分的挥发油。两者都有明显的镇静作用。

历史与民俗 种植柠檬香茅是为了获取它的挥发油，它也因此被用作调味品、香料和药材。

功效与使用 柠檬香茅主要有益于消化。它能放松肠胃肌肉，缓解腹痛和胀气，特别适合儿童。在加勒比地区，柠檬香茅是一种退热药（特别是在严重充血的情况下）。它的膏剂或稀释的精油外用，可缓解疼痛和治疗关节炎。在印度，人们把由其叶片制成的膏剂涂抹在患处以治疗皮癣。

相关物种 鲁沙香茅（*C. martinii*）和亚香茅（*C. nardus*）所产的精油被用于制造肥皂和清洁剂。在坦桑尼亚，传统治疗师用烟熏密花香茅（*C. densiflorus*）的花来产生能预示未来的梦。

注意事项 若非专业人士指导，精油不可内服。

Cynara cardunculus var. *scolymus*（菊科）

洋蓟

性状描述 多年生草本植物，可长至1.5米高。羽状裂叶片大而肥厚，上表面灰绿色，下表面灰白色，头状花序硕大，呈紫绿色。

生境与栽培 洋蓟原产于地中海地区，生长在暖温带肥沃的土壤中。商业种植的洋蓟每4年需要更新。叶片和未开放的花头在初夏采摘。

药用部位 花头、叶片、根。

主要成分 该植物的所有部分都含有倍半萜内酯（菜蓟苦素，有强烈的苦味）和大量的菊粉。叶片中还含有洋蓟素，具有保护肝脏的功能。

历史与民俗 洋蓟在古希腊和古罗马时期非常受重视。狄奥斯科里迪斯建议将捣碎的洋蓟根涂在腋窝或身体其他部位，以去除令人不愉快的体味。

功效与使用 洋蓟是一种珍贵的草药。像水飞蓟（第141页）一样，它保护肝脏免受毒素的侵袭和感染。虽然叶片最有效，但洋蓟所有的部分都具有苦味，可以刺激消化液分泌，尤其是胆汁分泌。这使得洋蓟

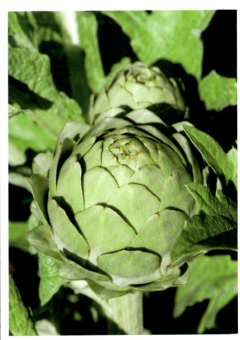

洋蓟的花头营养丰富，对肝脏和消化功能都有益处。

对胆囊疾病、恶心、消化不良和腹胀很有用处，它还能降低血液中的胆固醇水平。地中海地区的一个食谱使用新鲜洋蓟叶片汁液与酒或水混合，可滋补肝脏。在2型糖尿病的早期阶段，吃洋蓟很有效果，因为它可以显著降低血糖。它是糖尿病患者很好的食物选择。它也是一种有效的利尿剂。在法国，它被用来治疗风湿病。

科学研究 8项临床试验的结果表明，洋蓟的叶提取物对肝脏具有修复作用。它的叶片可以降低脂肪肝和肥胖中的肝酶，是治疗代谢综合征的有效药物。叶片可能对减肥也很有用。

Cyperus esculentus（莎草科）
油莎豆

性状描述 直立小草本植物，状如禾草，可生长到50厘米高。有圆柱形的棕色块茎、披针形的叶片和一束束小的穗状花序，花呈棕绿色。

生境与栽培 油莎豆原产于地中海地区，最初是由阿拉伯人引入西班牙和北非的。目前在全球范围内广泛生长。块茎在冬季和夏季出土。

药用部位 块茎。

主要成分 油莎豆含有20%～36%的不挥发油，被称为"油莎豆油"。

历史与民俗 在尼罗河谷最早的定居点遗址，人们发现了油莎豆的块茎。自古以来，它一直是该地区最受欢迎的食物之一。狄奥斯科里迪斯在1世纪的著作中提到它们有舒缓胃部的能力。

功效与使用 油莎豆被认为是一种助消化的药材，对消化系统有温暖和干燥的作用，可缓解胃肠胀气。它还能促进排尿、激发月经。它的汁液被用来治疗口腔和牙龈的溃疡。

相关物种 许多其他种类的莎草属植物被用作食物或药物。例如，在中药当中，香附子（*C. rotundus*）被用作肝脏的滋补品，以应对消化不良和促进月经。粗根茎莎草（*C. stolonifera*）原产于亚洲和澳大利亚的热带地区，被认为可以缓解胃痛，并起到兴奋心脏的作用。也许最著名的莎草属

植物是纸莎草（*C. papyrus*）。这种植物为古埃及人用的纸张提供了纤维。纸莎草可以像甘蔗一样被咀嚼，并可作为眼科的敷布，或者用于包扎伤口。

Cypripedium pubescens（兰科）
欧洲杓兰

性状描述 多年生兰科草本植物，茎多，被宽披针形叶片覆盖。金黄色或紫色的花在夏末开放。

生境与栽培 欧洲杓兰原产于北美洲东部。它的自然生境是森林和牧场，但由于过度采集，它在野外已经非常少见了。人工栽培的规模也十分有限。

药用部位 根茎。

主要成分 人们对欧洲杓兰的研究甚少，但众所周知，它含有挥发油、树脂、糖苷和单宁。

历史与民俗 美洲原住民对欧洲杓兰推崇有加，将其作为镇痉剂和解痉药。它通常被用来缓解月经和分娩的疼痛，以及缓解失眠和紧张的状况。切罗基人用它来驱除儿童身上的寄生虫。在英美医学传统中，它有很多用途。斯文伯恩·克莱默在《自然治愈剂》一书中提到，欧洲杓兰被认为是一种对反射性功能障碍或舞蹈症、癔症、神经性头痛、失眠、低热、神经性不安和伴随胃病的神经性抑郁都有特殊治疗价值的植物。

功效与使用 它是一种可以使神经镇静和放松的草药，通常用于治疗焦虑及与压力相关的疾病，如心悸、头痛、肌肉紧张、惊恐和神经质。与缬草（第152页）一样，欧洲杓兰也是一种有效的镇静剂。它能缓解情绪紧张，使大脑趋于平静，并能促进睡眠。实际上，它的恢复功效似乎比缬草更强大。

注意事项 鉴于它的稀有性，欧洲杓兰不再药用。

Cytisus scoparius syn. *Sarothamnus scoparius*（豆科）
金雀花

性状描述 落叶灌木，可长至2米高。茎有窄棱，3小叶复叶，亮黄色小花构成总状花序。

生境与栽培 金雀花原产于欧洲，常见于荒野、路边和开阔的林地。目前在许多温带地区都有分布，包括美国。花头从春天到秋天都可以采集。

药用部位 花头。

主要成分 金雀花含有喹嗪类生物碱（特别是金雀花碱和羽扇豆碱）、苯乙胺类（包括酪胺）、异黄酮（如染料木素）、黄酮类化合物、挥发油、咖啡酸、对香豆酸、单宁和色素。金雀花碱可降低心率，而异黄酮有类雌激素样活性。

历史与民俗 无论英文常用名还是种名，都表明金雀花很适合当清洁工具（"scopa"在拉丁语中的意思是扫帚）。金雀花的药用价值在古典著作中没有被提及，但它在中世纪的草药书中出现过。13世纪威尔士的草药书推荐用金雀花治疗尿液潴留：把金雀花的种子研磨成细粉，混在饮料中一起饮用，直到完全康复。腌制金雀花的花头，可以制作一种类似于刺山柑（第185页）的调味品。

功效与使用 金雀花主要用于治疗不规律的、快速的心跳。它作用于心脏导电，可减缓和调节脉冲的传输。金雀花还有很强的利尿作用，可以刺激尿液产生，从而抑制体液潴留。由于金雀花能使子宫肌肉收缩，它也被用来防止产后失血。

注意事项 请在专业监督下内服。孕妇或高血压患者请勿服用。金雀花的使用在一些国家受到法律限制。

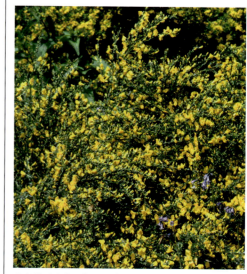

金雀花需在专业指导下药用，它有助于调节心动过速。

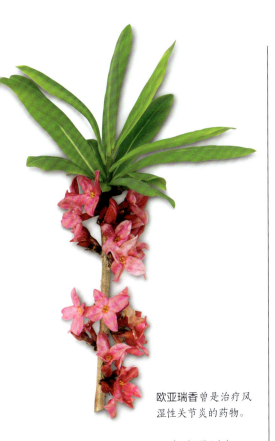

欧亚瑞香曾是治疗风湿性关节炎的药物。

Daphne mezereum（瑞香科）
欧亚瑞香

性状描述 耐寒的落叶灌木，可长到1.2米高，有椭圆形到披针形的叶子、簇生的粉色或红色小花和红色小浆果。

生境与栽培 欧亚瑞香生活在欧洲、西非和北非潮湿的山地、林地。它作为园林植物被广泛栽培。秋天采集树根和树皮。

药用部位 根、根皮和树皮。

主要成分 欧亚瑞香含有二萜类化合物（包括瑞香毒素和欧亚瑞香素）、黏液和单宁。虽然毒性很大，但瑞香毒素和欧亚瑞香素具有抗白血病特性，并已被用来治疗癌症。

历史与民俗 欧亚瑞香在北欧常作为药使用，膏剂外用时可治疗癌变溃疡和皮肤溃疡。瑞典植物学家卡尔·林奈（1707—1778年）曾称，它的树皮可用于治疗有毒爬行动物和狂犬病犬咬伤。据报道，一些人仅仅因为食用了曾食用其剧毒浆果的鸟类而死亡。

功效与使用 如今，人们认为欧亚瑞香的毒性太强，不宜食用。它偶尔被当作抗刺激剂外用，对风湿病患者有效，可增加受影响关节的血流量。

注意事项 在任何情况下欧亚瑞香都不得内服。它只能在专业人员的监督下外用，且不能用于开放性伤口。

Datura stramonium（茄科）
曼陀罗

性状描述 强壮的一年生草本植物，可长到1米高。叶椭圆形，多裂；花喇叭状，白色或紫色；果实蒴果，多刺。

生境与栽培 曼陀罗生长在美洲、欧洲、亚洲和北非。在匈牙利、法国和德国，它被当作草药栽培。叶片和花头在夏季收获，种子于初秋蒴果破裂时收获。

药用部位 叶片、花头、种子。

主要成分 曼陀罗含有0.2%～0.45%的莨菪烷类生物碱（特别是莨菪碱和东莨菪碱）、黄酮类化合物、甾体内酯、睡茄内酯、香豆素和单宁。莨菪烷类生物碱与颠茄（第73页）中的生物碱很相似，都有减少腺体分泌、放松平滑肌的功效。

历史与民俗 曼陀罗具有悠久的药用历史。如果服用超过一定的剂量，就会引起幻觉。南美洲的印加人可能用它来帮助预言和占卜。食用曼陀罗会产生幻觉，但在过去它被用来治疗精神错乱。

功效与使用 小剂量的曼陀罗是治疗哮喘、百日咳、肌肉痉挛和帕金森病的常用药物。它能放松消化道、支气管和尿道的肌肉，减少消化液和黏液的分泌。和颠茄一样，曼陀罗外用可以缓解风湿痛和神经痛。

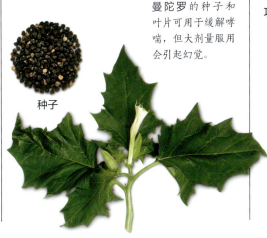

曼陀罗的种子和叶片可用于缓解哮喘，但大剂量服用会引起幻觉。

种子

相关物种 白花曼陀罗（*D. metel*）和毛叶曼陀罗（*D. innoxia*）都是印度本土植物。这些植物被用来治疗哮喘、咳嗽、发热和皮肤病。

注意事项 仅在专业指导下使用。由于其小剂量就呈现毒性，因此曼陀罗在大多数国家的使用都受到法律限制。

Daucus carota（伞形科）
胡萝卜

性状描述 一年生（栽培品种）或二年生（野生）草本植物。茎直立，可长至1米高；叶片羽状全裂；花白色，构成伞形花序；种子扁平，绿色。栽培的亚种胡萝卜具有肉质的橙色主根。

生境与栽培 胡萝卜原产于欧洲，其栽培的亚种在世界各地都有种植。根在夏末采掘收集，种子在夏末或初秋收获。

药用部位 种子、根、叶片。

主要成分 胡萝卜种子含有黄酮类化合物和挥发油（包括细辛脑、胡萝卜醇、蒎烯和柠檬烯）。栽培的胡萝卜含有糖、果胶、胡萝卜素、维生素、矿物质和天冬酰胺。胡萝卜叶中含有大量的卟啉，它能刺激垂体，提高性激素水平。

历史与民俗 人们熟悉的胡萝卜的起源是个谜。早在古希腊和古罗马时期，人们就把胡萝卜作为一种有营养的食物来种植。在1世纪，医生狄奥斯科里迪斯推荐用它的种子来激发月经，缓解尿潴留，提高性功能。直到16世纪，这种栽培的胡萝卜品种才被传到英国，当时女性用它的叶片来装饰头发。

功效与使用 这种常见的蔬菜也是一种神奇的清洁类草药。它可保肝，促进尿液生成和废物排出。胡萝卜汁是一种美味的饮料和有效的解毒剂。它的根富含胡萝卜素，并可由肝脏转化为维生素A。生的胡萝卜捣碎之后，可治疗蛲虫病，尤其适用于儿童。胡萝卜叶片是很好的利尿剂，用于治疗膀胱炎和预防肾结石，它还可以减小已经形成的结石。胡萝卜种子也有利尿的功效。除此之外，胡萝卜能激发月经，并在民间医学中用来治疗宿醉。其叶片和种子均可缓解胃肠胀气，促进消化。

科学研究 1995年发表的一项研究成果称，一种胡萝卜提取物被证明可以保护肝脏免受毒害。

注意事项 孕期不得食用胡萝卜种子。仅食用有机胡萝卜，因为胡萝卜根会富集人造肥料和杀虫剂。

Desmodium adscendens（豆科）

攀缘山蚂蝗

性状描述 多年生多分岔草本植物，高50厘米。花淡紫色，小叶椭圆形，3小叶复叶。

生境与栽培 原产于西非，包括塞拉利昂、利比里亚北部和加纳。地上部分可根据需要或开花后采摘收集。

药用部位 叶片和茎。

主要成分 含有吲哚生物碱、黄酮类化合物、多酚、单宁和皂苷。

历史与民俗 攀缘山蚂蝗长期以来被非洲草药师用来治疗哮喘和黄疸。

功效与使用 攀缘山蚂蝗是一种治疗哮喘的药物，在加纳的医院作为平喘药使用。在法国，这种草药被用来治疗肝脏疾病，包括甲型和乙型病毒性肝炎，而且它在痰病的早期阶段治疗效果最好。攀缘山蚂蝗也可用于缓解头痛、背痛、和肌肉关节痛，可煎煮内服或作为洗液使用。

科学研究 加纳的研究表明，这种草药具有抗痉挛和平喘的功效。它还能增加肝细胞对炎症的抵抗力，无论炎症是感染引起的还是中毒导致的。在疾病早期服用，可有效恢复肝功能。

注意事项 在极少数情况下，攀缘山蚂蝗会引起恶心或腹泻。

Dianthus superbus（石竹科）

瞿麦

性状描述 直立的多年生草本植物，可长到80厘米或更高，有窄披针形叶片、大而芳香的粉红色或紫色的花。

生境与栽培 瞿麦原产于欧洲和亚洲北部（包括中国和日本），生长在海拔2400米的地方。它在山坡和岩石间的空隙处生长，在中国东部有人工种植。地上部分在开花时采摘收集。

药用部位 地上部分。

主要成分 含皂苷、石竹素、单宁和黄酮类化合物。

历史与民俗 瞿麦最早记载于《神农本草经》中。

功效与使用 尽管瞿麦在欧洲很常见，但除了把它当作一种蔬菜（嫩叶蒸煮食用为宜），几乎没有迹象表明它还有别的用途。在蒙古国，它被用来促进肌肉收缩和分娩，还被用来利尿、止血和抗炎。在中国，它被用来祛除湿热，以及治疗肾结石和尿路感染。

科学研究 主要在韩国和中国进行的研究表明，瞿麦具有明显的抗炎活性和可能的抗癌特性。

相关物种 康乃馨（*D. caryophyloulus*）原产于地中海地区，主要成分和瞿麦相似，在欧洲常用于治疗冠状动脉疾病和神经系统疾病。

Dictamnus albus（芸香科）

白鲜

性状描述 多年生植物，香气浓郁。植株丛生，多毛，可长至80厘米高。羽状复叶，总状花序，花瓣5枚，白色或粉红色带紫色条纹花朵。

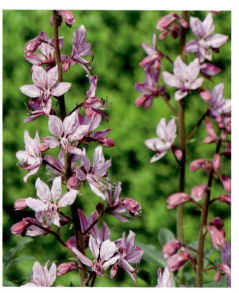

白鲜的花在过去被用来制作一种能治疗感冒的鼻嗅剂。

生境与栽培 该草本植物生长在欧洲南部、中部和亚洲北部，喜欢温暖、树木繁茂的地区。花头在夏末采集，根一般在秋季挖掘收集。

药用部位 根、花头。

主要成分 白鲜的强效挥发油中含有草蒿脑和茴香脑，以及一种有毒的生物碱，即白鲜碱。

历史与民俗 白鲜可散发大量的挥发油，在炎热、干燥的条件下很容易起火。这种植物被用来给利口酒提味，在西伯利亚部分地区也被用来泡茶。在欧洲民间，白鲜根被认为是毒物、瘟疫及各种有毒动物咬伤的解药。

功效与使用 现在的草药医生很少使用白鲜，它的作用类似于芸香（第273页）。它会强烈地刺激子宫肌肉，激发月经，有时还会导致流产。它对消化道的作用却是相反的，它可以抗痉挛，放松肠胃肌肉，对胃有温和的滋补作用。这种植物也被用来治疗神经系统疾病。

注意事项 本草药有毒，仅在专业指导下使用。孕期不得服用。

Digitalis lutea（玄参科）

黄花毛地黄

性状描述 直立的多年生草本植物，可生长到1米高，有窄披针形叶子和由黄色钟状花组成的总状花序。

生境与栽培 原产于西欧和中欧，这种草本植物生长在林地、路边和山区。在俄罗斯，它作为草药被栽培。叶片在来年夏天收获。

药用部位 叶片。

主要成分 黄花毛地黄含有强心苷（包括α-乙酰洋地黄毒苷、乙酰洋地黄毒苷和毛花洋地黄苷）。所有这些都能促进虚弱心脏的搏动。

历史与民俗 与相近种毛地黄不同，黄花毛地黄在欧洲草药中似乎并没有扮演什么重要的角色。

功效与使用 黄花毛地黄很少药用，但事实上它是一种毒性较低的替代品，可以替代毛地黄和狭叶毛地黄（*D. lanata*）。它有类似的药用功效，但它的生物碱更容易被人体代谢和排出。和其他毛地黄一样，这种植物能激发虚弱或衰竭的心脏，增加其收缩强度，减缓和稳定心率，并通过强烈刺激产尿和排尿来降低整体血容量，从而降低血压。

相关物种 毛地黄（见下一条目）。

注意事项 过量服用黄花毛地黄可能致命。仅在专业指导下使用。该植物的使用在一些国家受到法律限制。

Digitalis purpurea（玄参科）

毛地黄

性状描述 多年生草本植物，可长至1.5米高。茎直立，叶宽披针形，花钟形、紫红色或白色，构成总状花序。

生境与栽培 这种植物原产于西欧。虽然也有人工栽培，但野生的植株被认为是入药的佳选。叶片在夏天采摘收集。

药用部位 叶片。

主要成分 毛地黄含有强心苷（包括地高辛、洋地黄毒苷和毛花洋地

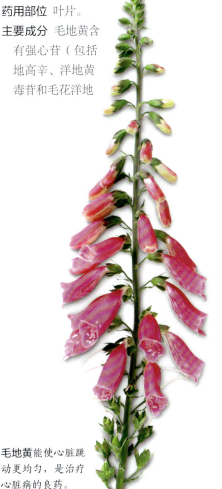

毛地黄能使心脏跳动更均匀，是治疗心脏病的良药。

黄苷）、蒽醌、黄酮类化合物和皂苷。洋地黄毒苷可迅速稳定心率，但将其排泄出体外却非常耗时。因此，它是推荐的长期药物。

历史与民俗 在医学史上，毛地黄为人熟知是因为18世纪的英国乡村医生威廉·威瑟林。由于对当地一位草药医生的处方感到好奇，他探索了这种植物的潜在药用价值。他的工作最终促使了一种救命药出现。

功效与使用 毛地黄对虚弱的心脏有极好的滋补作用。当心脏的状态恶化时，它维持正常血液循环的能力就会下降。毛地黄含有的强心苷能使心脏跳动更强、更慢、更具有规律，而不需要更多的氧气。同时它会刺激尿液的产生，从而降低血容量，减轻心脏的负荷。

相关物种 狭叶毛地黄（*D. lanata*）是强心苷的主要来源。

注意事项 过量服用可能致命。仅在专业指导下使用。该植物的使用在一些国家受到法律限制。

Dipsacus fullonum（川续断科）

起绒草

性状描述 多年生植物，茎多刺，可长至2米高。叶披针形，花淡紫色，盛开于头状花序之上。

生境与栽培 起绒草常见于欧洲和西亚，在河岸、路边和开阔的地带生长繁茂。它的人工种植规模很小。根是在夏末挖掘收集的。

药用部位 根。

主要成分 起绒草含有菊粉、苦味素和黄花败酱苷。

历史与民俗 起绒草的根传统上被用来治疗疣、瘘管（穿过皮肤的不正常通道）和癌痛。从叶片里收集的水分被早期的草药医生称为"维纳斯浴"，他们认为它对眼睛非常有益。

功效与使用 今天，起绒草很少用于医学，它的治疗效果存在争议。它有利尿、发汗和舒缓胃部平滑肌的功效，并可以清洁身体内部和改善消化功能。由于其明显的涩味，起绒草被认为有助于治疗腹泻。它

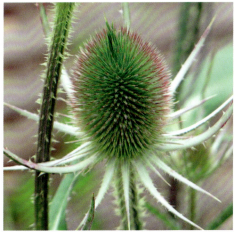

起绒草在传统上用于治疗疣和瘘管。

可以增强食欲、调理肠胃，并能作用于肝脏，协助治疗黄疸和胆囊疾病。它还有一种尚未证实的应用，就是治疗莱姆病。研究表明，起绒草的根可抑制胆碱酯酶分解，使其在理论上可用于预防痴呆症。

Dorema ammoniacum（伞形科）

阿摩尼草

性状描述 非常高大的多年生草本植物，可长到3米高，有粗壮的茎、大型的复叶和白色的伞形花序。

生境与栽培 阿摩尼草原产于亚洲中部。其茎部被割破时，会分泌出一种乳白色的树胶。它先被压成块，然后再被磨成粉末。

药用部位 油胶树脂。

主要成分 阿摩尼草含有树脂（60%~70%）、树胶、挥发油（含阿魏烯和乙酸芳樟酯）、游离水杨酸和香豆素。

历史与民俗 阿摩尼草的药用价值自古就受到重视，希波克拉底曾提到过它。这种草药的名字据说来自利比亚的朱庇特阿蒙神庙，在那个地区它被广泛采集。

功效与使用 阿摩尼草在西方和印度医学中都有使用，目前在《英国药典》中仍作为解痉药和刺激咳痰的祛痰药被列出。它是治疗慢性支气管炎、哮喘和持续性咳嗽的特效药。它偶尔也被用来发汗或激发月经。

相关物种 阿摩尼草在药用效果上与阿魏（第215页）和白松香（第216页）相似。

Dorstenia contrajerva（荨麻科）

厚叶盘花木

性状描述 多年生无茎草本植物，可长至30厘米高，有掌状叶片和具长柄的绿花。

生境与栽培 厚叶盘花木原产于中美洲和南美洲，通常从野外采集。

药用部位 根茎。

历史与民俗 其英文名在西班牙语中是解毒剂的意思，显示了它在治疗中毒和蚊虫叮咬方面的传统用途。在玛雅和阿兹特克医学中它有各种应用，包括制成膏剂敷于患处排脓。

功效与使用 厚叶盘花木的根茎具芳香味，有刺激性，可诱导发汗。它偶尔用于治疗早期发热，如伤寒；也用于治疗腹泻和痢疾等消化道疾病。没有科学证据证明它是一种解毒药。

相关物种 *D. convexa*被用来治疗伤口，*D. klainei*在非洲热带地区被用作漱口水。

Drosera rotundifolia（茅膏菜科）

茅膏菜

性状描述 多年生常绿食虫植物，可长至15厘米高。小花白色；匙形叶子边缘具腺毛，可分泌一种黏性液体，用于捕捉昆虫。当叶子闭合时，昆虫在里面被消化。

生境与栽培 茅膏菜生长在欧洲、亚洲和北美洲海拔1800米的沼泽地带。以前它是在夏季开花时采摘。现在它越来越稀少，不建议从野外采集。

药用部位 地上部分。

主要成分 茅膏菜含有萘醌、酶、黄酮类化合物和挥发油。萘醌具有抗菌、解痉、镇咳的作用。

历史与民俗 在16～17世纪，茅膏菜被认为是治疗抑郁的良药。在《爱尔兰草药志》（1735）一书中，凯欧建议用茅膏菜来消除烂疮。

功效与使用 茅膏菜在治疗百日咳、支气管哮喘、哮喘等痉挛性呼吸系统疾病方面具有重要价值。这种植物通过放松呼吸道肌肉来舒缓呼吸、消除气喘、减轻百日咳的痉挛。通常将它与百里香混合于糖浆中，

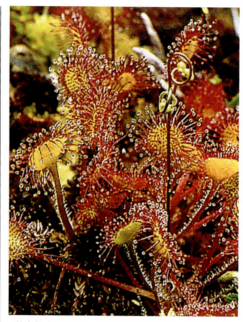

茅膏菜曾被认为是一种清新的草本植物，因为它即使在阳光充足的时候也能保持叶缘有"露水"。

治疗儿童咳嗽。这种草药也被用来治疗胃病。

Echium vulgare（紫草科）

蓝蓟

性状描述 多毛的多年生草本植物，可长至1米高。叶片狭窄多刺，花粉红色到紫色，簇生成圆锥花序。

生境与栽培 蓝蓟原产于欧洲，常见于未开垦的土地、洼地、沿海或路边。花头在夏末采摘。

药用部位 花头。

主要成分 蓝蓟含有吡咯里西啶生物碱、尿囊素、紫草素和黏液。吡咯里西啶生物碱对肝脏有毒，紫草素具有抗菌作用，尿囊素有助于伤口愈合。

历史与民俗 蓝蓟曾经被认为可以预防和治疗毒蛇咬伤。在《简化的艺术》（1656）一书中，草药医生威廉·科尔斯是这样描述蓝蓟的："它的茎上全是斑点，就像毒蛇一样。这是一种非常特别的治疗中毒和蝎子蜇伤的草药。"在此之前的4年，英国草药医生尼古拉斯·卡尔佩珀就曾赞美过蓝蓟治疗毒蛇咬伤的功效。

功效与使用 在许多方面，蓝蓟的功效都类似于琉璃苣（第183页），因为这两种草药内服都有诱导发汗和利尿的作用。它也被用来治疗呼吸系统疾病，因为它的黏液可以缓解干咳并促进咳痰。蓝蓟的黏液被证明对治疗皮肤病很有帮助。制成药糊或者膏剂，可治疗疮疖和痈。近年来，这种草药已经不再使用，一部分原因是人们对它的药用潜力缺乏兴趣，更重要的是它的吡咯里西啶生物碱具有肝毒性。一般来说，蓝蓟可以安全地外用于未破损的皮肤表面。

注意事项 不可内服。

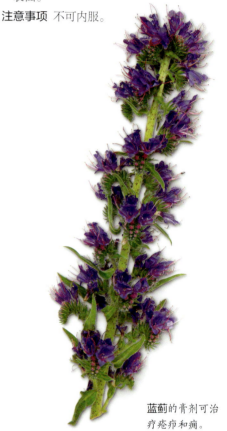

蓝蓟的膏剂可治疗疮疖和痈。

Eclipta prostrata syn. *E. alba*（菊科）

鳢肠（墨旱莲）

性状描述 丛生的一年生草本植物，可长到60厘米高，有披针形的叶片和白色的花。

生境与栽培 鳢肠原产于非洲、亚洲和大洋洲。现在全球热带地区都能发现它的踪迹，特别是在印度、中国，以及澳大利亚的昆士兰州和新南威尔士州。地上部分在

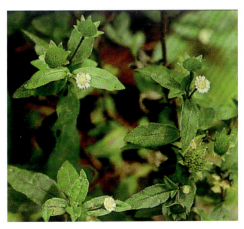

在印度和中国，人们利用鳢肠的色素来防止头发过早变白。

初秋采集收获。

药用部位 地上部分。

主要成分 鳢肠含有三萜皂苷，包括鳢肠素和α-三噻嗯甲醇，以及异黄酮和植物甾醇。

历史与民俗 659年，中国的《新修本草》首次提到了鳢肠。这种草药含有一种黑色色素，这种色素在印度被用来给头发上色。母亲们用它的叶片制成汤剂来给婴儿洗头，以促进头发生长。它也被用作文身的墨水。叶片还可以作为蔬菜食用。

功效与使用 鳢肠在阿育吠陀医学和中医学中有非常相似的用途。在这两种医学体系中，鳢肠的煎剂都用于补益肝脏，防止头发过早变白；还可以用于止血，尤其是子宫出血。中医认为这种草药滋阴。在阿育吠陀医学中，它被认为可以预防衰老；而在加勒比地区，它的汁液有时被用来治疗哮喘和支气管炎。鳢肠也可以治疗腺体肿大，以及头昏、眩晕和视力模糊。

科学研究 多个实验室的研究表明，鳢肠可以调节肝脏的酶水平，并对其发挥保护作用。

Elymus repens syn. *Agropyron repens*（禾本科）

匍匐冰草

性状描述 多年生草本植物，可长至80厘米高，有长而匍匐的根茎，叶细长。穗状花序直立，上有两行绿色的花。

生境与栽培 在欧洲、美洲、亚洲北部和大洋洲等地区，匍匐冰草是一种入侵杂草。全年都可收获。

药用部位 根茎、种子、根。

主要成分 匍匐冰草含有多糖（如小麦果聚糖）、挥发油（主要是冰草烯）、黏液和营养物质。冰草烯具有抗菌特性。

历史与民俗 在古代，狄奥斯科里迪斯和老普林尼都推荐用匍匐冰草根治疗尿流不畅和肾结石。1597年，草药医生约翰·杰拉德写道，匍匐冰草是田地和花园的不速之客，但它的药效在一定程度上弥补了这些伤害。在身体不发热的情况下，它可疏通肝肾（输尿管）的淤积。在饥荒时期，人们会用这种植物的根替代咖啡和面粉。

功效与使用 它是一种温和、有效的利尿剂和缓和剂，常治疗尿道感染，如膀胱炎和尿道炎。它既能保护尿小管免受感染和刺激，又能增加尿液体积，从而稀释尿液。它可以和其他草药一起服用，帮助治疗肾结石，减少结石引起的刺激和划伤。匍匐冰草也被认为可以溶解肾结石（在一定范围内），防止肾结石进一步增大。连续服用几个月匍匐冰草煎剂，前列腺肥大和前列腺炎患者可以从中受益。在德国草药医学中，用加热的匍匐冰草籽敷于腹部可治疗消化性溃疡。从草根提取的汁液可用于治疗黄疸和其他肝脏疾病。

Embelia ribes（紫金牛科）

白花酸藤子

性状描述 攀缘植物，叶椭圆形，花白色或绿色，果实圆形，红色或黑色。

生境与栽培 白花酸藤子原产于印度和东南亚，生长于丘陵地区。果实在成熟时收获。

药用部位 果实。

主要成分 白花酸藤子含有萘醌，其中包括酸藤子酚。酸藤子酚能刺激雌激素和孕酮产生，具有避孕作用。

功效与使用 在亚洲，白花酸藤子被用来驱除寄生虫。它同时有利尿和缓解胀气的功效，可治疗消化不良、肠绞痛、便秘和体虚。

注意事项 仅在专业指导下使用。孕期不得服用。

Emblica officinalis（大戟科）

余甘子

性状描述 落叶乔木，羽状复叶，花淡绿色，果实圆形，淡绿色或黄色。

生境与栽培 余甘子生长在中国、印度和东南亚，因其果实而被广泛种植。

药用部位 果实。

主要成分 余甘子含有单宁、多酚、黄酮类化合物、不挥发油和挥发油。

历史与民俗 它的别称"印度醋栗"被记载于7世纪的阿育吠陀医学文献中。据说，圣人用这种果实恢复了活力。

功效与使用 涩味的余甘子被用来减缓衰老和恢复活力。在阿育吠陀医学中，它的果汁被用来增强糖尿病患者的胰腺功能。它是印度"三果宝"配方之一。

科学研究 最近的研究表明，余甘子可能具有非常广泛的药用价值。印度喀拉拉邦的一项研究表明，它可能具有预防肝癌的作用。其他研究表明，余甘子具有抗炎、抑制发热和降低胆固醇水平的作用。在印度孟买进行的一项研究指出，这种水果可能对急性胰腺炎有用。

Entada phaseoloides（豆科）

榼藤

性状描述 木质藤本植物，有复叶和豌豆形花。巨大而又扁平的棕色豆荚，内含黑色种子，可长到1.5米。

生境与栽培 榼藤原产于澳大利亚及亚洲和非洲的热带地区。种子在果荚成熟时收集。

药用部位 种子。

主要成分 榼藤含有丰富的蛋白质、不饱和脂肪酸、黄酮类化合物和有毒的三萜皂苷。

历史与民俗 榼藤的幼叶和烤熟的种子被当作蔬菜食用，茎上的纤维被制成渔网、绳索和帆布。由于皂苷含量非常高，它还可以制作洗发水。

功效与使用 澳大利亚原住民用它的种子治疗女性不育和消化不良，并把它作为止痛药。在菲律宾，树皮的汁液被用来治疗结膜炎。

Equisetum arvense（木贼科）

问荆

性状描述 多年生植物，枝有两型。能育枝黄棕色，可长到35厘米；不育枝分节带齿，可长到60厘米，上面有轮生的针形叶。

生境与栽培 问荆原产于欧洲、北非、亚洲北部和美洲，是一种常见的蕨类植物，喜欢潮湿的土壤。不育枝在夏天收获并仔细晒干，丢弃褪色部分。

药用部位 地上部分。

主要成分 问荆含有大量的硅酸和硅酸盐（约15%）、黄酮类化合物、酚酸、生物碱（包括尼古丁）和甾醇。这种草药的治疗效果很大程度上得益于它的高硅含量，而且其中很大一部分硅是可溶性的，容易被吸收。硅支持结缔组织再生。

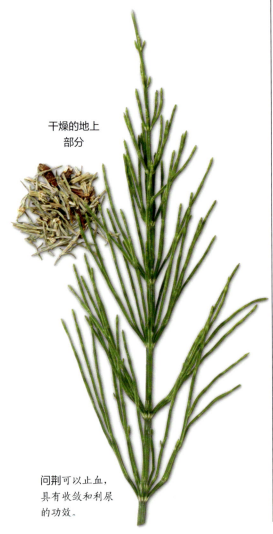

干燥的地上部分

问荆可以止血，具有收敛和利尿的功效。

历史与民俗 问荆是一种原始植物，是古生代巨型树木的后代。这种植物的高硅含量使它具有研磨性。在过去，它被用来打磨金属和木材。它的俗名叫"瓶刷"，这体现了它的另一种用途。问荆也常被拴在牲畜的尾巴上，帮助它们驱赶苍蝇。它被认为是一种能促进伤口愈合的草药。英国草药学家约翰·杰拉德在1597年写过，将问荆敷在伤口上，伤口就可以完全治愈，即使伤情很严重。

功效与使用 传统用法表明，问荆是一种很好的凝血剂。它能止住伤口出血，止住鼻血，减少咯血。此外，问荆对泌尿系统具有收敛作用，在治疗尿路出血、膀胱炎、尿道炎和前列腺疾病方面尤其有价值。它有助于加速修复受损的结缔组织，提高其强度和弹性。这种草药还用于治疗与风湿病和关节炎相关的疾病、呼吸系统疾病（如肺气肿）、腿的慢性肿胀，以及其他类型的疾病。服用其地上部分的煎剂，可以缓解扭伤和促进骨折愈合，也可以减轻某些皮肤过敏症状，如湿疹。

科学研究 问荆的几种传统用途得到了临床研究的支持，特别是它作为利尿剂和治疗前列腺肥大的价值。

注意事项 问荆能分解维生素B_1（硫胺素），当长期服用时，需要同时补充B族维生素。

Eriodictyon californicum（田基麻科）

北美圣草

性状描述 一种具黏性的常绿灌木，可长至2.5米高。窄披针形叶片背面亮绿色，腹面具白色的毛。花喇叭状，白色或蓝色，成簇开放。

生境与栽培 原产于美国加利福尼亚州和俄勒冈州，以及墨西哥北部。北美圣草可在海拔1200米的干燥山坡上茁壮成长。

药用部位 叶片。

主要成分 北美圣草含有挥发油、黄酮类化合物（包括圣草酚）和树脂。

历史与民俗 这种植物之所以被称为"圣草"，是因为西班牙殖民者从北美洲原住民那里了解到它的药用价值。其叶片的浸剂被用来治疗咳嗽、感冒、咽喉肿痛、痰

液过多和哮喘。这种浸剂也被用来退热。捣碎的叶片可制成治疗溃疡的膏剂。

功效与使用 北美圣草是一种味道甜美的芳香草药，也是一种有价值的祛痰药，可用于治疗气管炎、支气管炎和哮喘，以及类似的呼吸系统疾病。

Eryngium maritimum（伞形科）

滨海刺芹

性状描述 多年生常绿草本植物，可长至60厘米高。叶银色，多刺；花小，夏季开花。

生境与栽培 滨海刺芹生长在欧洲沿海地区，喜欢沙质土壤。根在秋天挖掘收集。

药用部位 根。

主要成分 滨海刺芹含有皂苷、香豆素、黄酮类化合物和植物酸。

历史与民俗 在17世纪的英格兰，滨海刺芹

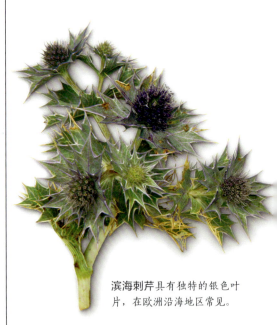

滨海刺芹具有独特的银色叶片，在欧洲沿海地区常见。

的根被制成糖果食用。它也可以预防坏血病。凯欧在《爱尔兰草药志》（1735）一书中提到，这种草药可以促进排尿和激发月经，并能清除肝脏、肾脏和膀胱阻塞。在凯欧时代，滨海刺芹是一种很受欢迎的草药，它被认为有助于治疗多种神经系统疾病，包括麻痹和抽搐。

功效与使用 在当代欧洲草药中，滨海刺芹被当作利尿剂。它可以治疗膀胱炎和尿道

炎，也可以缓解肾结石的症状，但它不太可能真正溶解已形成的结石，而是有助于延缓结石形成。滨海刺芹也用于治疗前列腺肥大或炎症，并可能有利于治疗呼吸系统疾病。

Erythraea centaurium（龙胆科）
德苦草

性状描述 二年生草本植物，可长至24厘米高，基生叶莲座状。花为粉红色，5瓣，簇生。

生境与栽培 原产于欧洲和亚洲西南部，现在全球温带地区都能找到。夏天即将开花时采集地上部分。

药用部位 地上部分。

主要成分 德苦草含有许多苦味成分，包括裂环环烯醚萜，这种物质在黄龙胆（第103页）中也有发现。

历史与民俗 在古典神话中，半人马喀戎用这种草药治疗毒箭伤。

功效与使用 德苦草是最有应用价值的苦味药之一，它的苦味相对温和，能刺激食欲，还能促进唾液腺、胃、肠和胆囊等分泌消化液。随着消化液的增加，食物被更有效地消化和分解，从而更容易被吸收。为了取得更好的效果，德苦草应该连续服用几个星期。服用时应缓慢啜饮，以便苦味成分（稀释至1∶3500都可以检测到）刺激上消化道的反射活动。

相关链接 消化功能虚弱，第316页；胃肠胀气，第316页。

Erythrina variegata（豆科）
刺桐

性状描述 落叶乔木，高可达18米。茎多刺；3小叶复叶，小叶三角形；花红色，豌豆状。

生境与栽培 刺桐生长在南亚次大陆的落叶林中。

药用部位 树皮、叶片。

主要成分 刺桐含有生物碱、异黄酮、三萜类化合物和凝集素。生物碱具有抗炎镇痛作用，异黄酮具有抗菌活性。

功效与使用 在阿育吠陀医学中，刺桐被用来治疗炎症、痛经，以及与饮食和消化相关的疾病，包括厌食、胀气、绞痛和肠道寄生虫病。其树皮被用来治疗皮肤病和发热。用叶片制成的贴剂可用于愈合伤口。

Erythronium americanum（百合科）
美洲猪牙花

性状描述 多年生球茎植物，可由小球茎长到25厘米大小，有两片带紫斑的长圆形叶片和一朵亮黄色的大花。

生境与栽培 美洲猪牙花原产于北美洲，主要分布在东部，从加拿大新不伦瑞克省到美国佛罗里达州。它喜欢生长在潮湿的林地和开阔地带。叶片在夏季被收集。

药用部位 叶片。

主要成分 人们对这种植物所含的成分知之甚少。它包含 α-亚甲基丁内酯。

历史与民俗 北美洲原住民很少把美洲猪牙花作为药用。欧洲殖民者认为它的药效与秋水仙（第197页）相似。美洲猪牙花于1820—1863年被收录在《美国药典》中，用于治疗痛风。

功效与使用 叶片的浸剂被用来治疗皮肤病（如溃疡）和肿瘤，以及腺体肿大。叶片（或整个植物）也可以制成治疗皮肤病的膏剂。新鲜的叶片有强烈的催吐作用。

注意事项 仅在专业指导下使用。

Erythroxylum coca（古柯科）
古柯*

性状描述 常绿灌木，可长至3米高。卵形叶互生，小花白色，小浆果红色，内含一粒种子。

生境与栽培 古柯原产于秘鲁和玻利维亚，生长在安第斯山脉东部的高降雨量地区，海拔1500米左右。人工栽培主要用于非法买卖。叶片开始卷曲时采摘收集。

药用部位 叶片。

主要成分 古柯含有可卡因和其他多种生物

---

* 译注：拒绝毒品，人人有责。

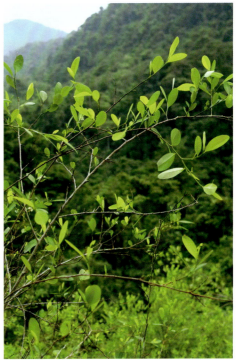

古柯种植于安第斯山脉，它可用于提神，还可帮助身体对抗寒冷。

碱、挥发油、黄酮类化合物、维生素A及矿物质。其兴奋和麻醉作用主要是由可卡因带来的。

历史与民俗 安第斯山脉的原住民随身携带装有古柯叶和青柠的袋子，他们整天咀嚼这些东西。早期的欧洲旅行者注意到，嚼古柯的人从来没有任何牙齿或牙龈问题。当地的民间医学也认为这种植物可以治疗牙痛。古柯叶提取物仍被用作可乐饮料的调味剂，但可卡因早已被禁止用于任何配方。

功效与使用 在玻利维亚和秘鲁，古柯叶在艾马拉人和盖丘亚人的草药文化中扮演着重要的角色。高海拔、寒冷和缺乏营养的饮食对人们的身体要求很高。咀嚼古柯叶与青柠，释放出它们的活性成分，提振效果很强。这有助于消除寒冷、疲惫和营养不良对身体的影响。在南美洲草药中，古柯叶也被用来治疗恶心、呕吐和哮喘，以及加速身体康复。从古柯叶中提取的可卡因在医学中可合法地作为局部麻醉剂使用。它也是一种非法的致幻剂和兴奋剂，非常容易让人上瘾。

注意事项 仅在专业指导下使用。古柯的使用在大多数国家都受到法律限制。

Eschscholzia californica（罂粟科）

花菱草

性状描述 一年生或多年草本植物，可长到60厘米高。花菱草的叶片有羽状细裂，花色多样，有橙色、黄色、粉红色或红色。

生境与栽培 花菱草原产于北美洲西部。作为园林植物被广泛种植。它喜欢沙质土壤。

药用部位 地上部分。

主要成分 花菱草含有异喹啉类生物碱（包括原阿片碱、隐品碱和白屈菜碱）和黄酮苷。

历史与民俗 北美洲原住民使用花菱草的汁液来止痛，尤其针对牙痛。它的叶片也被当作蔬菜食用。早期的殖民者利用花菱草来促进睡眠，尤其适用于儿童。它也可以治疗百日咳。花菱草是美国加利福尼亚州的州花。

功效与使用 虽然花菱草是罂粟（第251页）的近亲，但它对中枢神经系统的作用非常

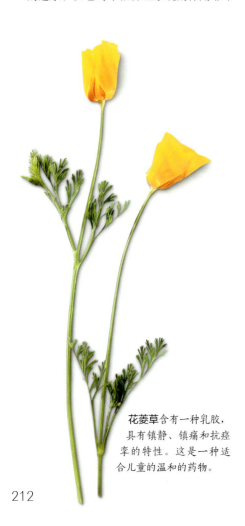

花菱草含有一种乳胶，具有镇静、镇痛和抗痉挛的特性。这是一种适合儿童的温和的药物。

不同。花菱草并不是麻醉剂。事实上，它并不会迷惑使用者，反而能使其心理功能趋于正常化。花菱草具有温和的抗痉挛、镇静和镇痛作用，是治疗儿童身心疾病的有价值的草药。它可能对克服神经紧张、焦虑、尿床及睡眠困难都有好处。

科学研究 法国的一项研究证实花菱草的传统用法具备有效性。实验结果表明，它的提取物具有镇静作用，可降低焦虑水平，而且无毒。

Eucalyptus smithii（桃金娘科）

谷桉

性状描述 具芳香味的常绿乔木，高可达50米。

生境与栽培 谷桉原产于澳大利亚，现在全球的温带和亚热带地区多有分布。它喜欢潮湿的土壤，所以在沼泽、沟渠和斜坡处都容易找到。

药用部位 精油。

主要成分 挥发油中含有约70%的桉油精（1,8-桉树脑），以及蒎烯、柠檬烯、α-松油醇和芳樟醇。虽然这种挥发油和其他相关物种的挥发油相似，但它对皮肤的耐受性更好。

功效与使用 谷桉的挥发油是一种抗菌剂和解充血剂，使用方法为吸入和芳香按摩。更多细节详见蓝桉（第100页）。

注意事项 虽然精油的毒性比其他桉树属植物精油的要小，但还是要小心使用。请遵循标签说明，或接受专业指导。

Eucommia ulmoides（杜仲科）

杜仲

性状描述 落叶乔木，可长至20米高。叶椭圆形，雄花疏松簇生，雌花单生于叶腋。

生境与栽培 杜仲生长在中国温带地区。有栽培，但数量很少。

药用部位 树皮。

主要成分 杜仲含有杜仲胶、生物碱、黄酮类化合物、环烯醚萜，以及其他苷类和酚类化合物。

历史与民俗 这种草药在《神农本草经》中

被提及。

功效与使用 杜仲皮被认为是补肝肾的佳品。据称杜仲可以补阳，改善血液循环，缓解背痛，还可以预防体虚的孕妇流产。

科学研究 杜仲可以通过增加动脉内一氧化氮的水平来降低血压，这引起了人们极大的兴趣。在中国的一项临床试验中，有119人接受了这种草药的治疗，其中46%的人出现了明显的血压下降。然而，杜仲树皮似乎对严重高血压不起作用。最近的研究表明，杜仲是一种抗氧化剂，可能有助于预防2型糖尿病。1996年在日本发表的一项小型临床试验结果显示，杜仲树皮的浸剂可减少人体对天然存在于饮食中的致突变化合物的反应。

Euonymus atropurpureus（卫矛科）

美紫卫矛

性状描述 落叶小乔木，可生长到8米高。树枝光滑，叶椭圆形、具锯齿，花紫色、簇生，果实深红色、四深裂。

生境与栽培 美紫卫矛原产于北美洲东部，生长在靠近水源的潮湿树林里。树皮在秋天采集。

药用部位 茎皮、根皮。

主要成分 美紫卫矛的树皮含有强心苷（类似于洋地黄毒苷），以及天冬酰胺、甾醇和单宁。

历史与民俗 苏族人、克里人和其他北美洲原住民以各种方式利用美紫卫矛，如用作眼药水和制成膏剂治疗面部溃疡、妇科疾病。他们将这种草药介绍给早期的欧洲殖民者，以至于在19世纪，美紫卫矛在北美洲和英国都变得十分受欢迎。

功效与使用 美紫卫矛被认为是一种利胆的草药，具有通便和利尿的特性。它被用来治疗胆囊和肝脏疾病，以及湿疹（由肝脏和胆囊功能差导致）和便秘。过去，它常与黄龙胆（第103页）等草药一起使用，治疗发热，尤其是在肝脏承受压力比较大的情况下。在发现它含有强心苷后，美紫卫矛的树皮被用来治疗心脏病。

注意事项 美紫卫矛有毒，仅在专业指导下使用。孕期或哺乳期不得服用。

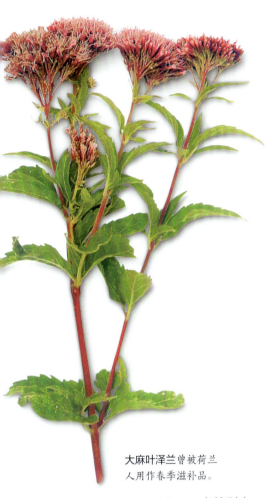

大麻叶泽兰曾被荷兰
人用作春季滋补品。

Eupatorium cannabinum（菊科）

大麻叶泽兰

性状描述 多年生草本植物，高1.5米。茎红色，叶片柔软，粉红色到淡紫色的小花序密集生长。

生境与栽培 原产于欧洲，目前在西亚和北非也有发现。它生长在潮湿的树林、沟渠、沼泽和开阔地带。夏季开花时采集。

药用部位 地上部分、根。

主要成分 大麻叶泽兰中含有挥发油（包括 α-萜烯、p-伞花烃、百里酚和甘菊环烃）、倍半萜内酯（特别是泽兰苦素）、黄酮类化合物、吡咯里西啶生物碱和多糖。p-伞花烃是抗病毒的，泽兰苦素具有抗癌和抑制细胞生长的特性，多糖能刺激免疫系统，但吡咯里西啶生物碱具有肝毒性。

历史与民俗 在中世纪早期，阿维森纳和其他阿拉伯医学家已经了解了大麻叶泽兰。

功效与使用 大麻叶泽兰主要用于发热、感冒、流感和其他急性病毒疾病的解毒治疗。根是通便剂和利尿剂，全草被认为有滋补效果。最近，大麻叶泽兰被发现可以作为免疫刺激剂，协助身体保持应对急性病毒和其他感染的抵抗力。

相关物种 参见下面的条目贯叶泽兰和紫苞泽兰。

注意事项 鉴于大麻叶泽兰含有吡咯里西啶生物碱，请在专业指导下服用。

Eupatorium perfoliatum（菊科）

贯叶泽兰

性状描述 多年生直立草本植物，可生长到1.5米高。尖端渐尖的披针形叶片和白色或紫色的小头状花序。

生境与栽培 原产于北美洲东部，在草地和沼泽中常见。夏季开花时采摘收集。

药用部位 地上部分。

主要成分 贯叶泽兰含有倍半萜内酯（包括泽兰黄酮）、多糖、黄酮类化合物、二萜类化合物、甾醇和挥发油。倍半萜内酯和多糖是重要的免疫刺激物。贯叶泽兰还含有吡咯里西啶生物碱。

历史与民俗 北美洲原住民用贯叶泽兰制成浸剂，治疗感冒、发热、关节炎和风湿痛。在18—19世纪，欧洲殖民者了解到它的好处，把它视为一种万灵药。贯叶泽兰的英文名源于它治疗登革热的能力。它的抗原生动物的功效常用于治疗疟疾。

功效与使用 贯叶泽兰的热浸剂可以缓解普通感冒的症状。贯叶泽兰可以增强人体对病毒和细菌感染的抵抗力，通过发汗来退热。它还具有止咳化痰和祛痰的功效，以及滋补、通便的作用。它也被用来治疗风湿病、皮肤病和寄生虫病。

注意事项 这种植物中存在的吡咯里西啶生物碱可能具有肝毒性。仅在专业监督下使用。

相关链接 过敏性鼻炎伴卡他症状，第310页；感冒、流感和发热，第321页。

Euphorbia hirta syn. *E. pilulifera*（大戟科）

飞扬草

性状描述 直立的一年生或多年生草本植物，可生长到50厘米高，有尖椭圆形叶片和成簇的小花。

生境与栽培 原产于印度和澳大利亚，现在遍布整个热带地区。当植物开花时，采集地上部分。

药用部位 地上部分。

主要成分 飞扬草含有挥发油，包括黄酮类化合物、萜类化合物、烷类、酚酸、莽草酸和胆碱。后两种成分可能对这种植物的抗痉挛功效起到一部分作用。

历史与民俗 飞扬草的俗名是"哮喘草"（asthma plant），源于这种植物在传统上被用来治疗哮喘。

功效与使用 飞扬草是治疗支气管哮喘的特效草药，它可以舒缓支气管，放松呼吸。它也是温和的镇静剂和祛痰剂，可用于治疗支气管炎和其他呼吸系统疾病。飞扬草常与其他抗哮喘草药一起使用，特别是弯曲胶草（第222页）和北美山梗菜（第114页）。在英美的医药传统中，飞扬草被用来治疗阿米巴肠病。

相关物种 切罗基人用斑地锦（*E. maculata*）治疗乳头疼痛和皮肤病。北美洲的许多其他大戟属植物被用来治疗便秘。一种由原产于加勒比地区的危地马拉奶茶（*E. lancifolia*）制成的煎剂被用来刺激产生母乳。海滨大戟（*E. atoto*）在马来西亚和中南半岛被用来延迟月经或流产。还有许多大戟属植物被用来制作箭毒。

注意事项 仅在专业指导下使用。

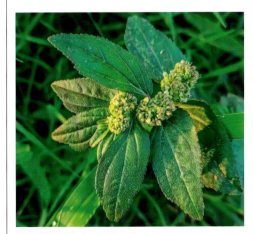

飞扬草被推荐用于治疗哮喘。

Euphrasia spp.（玄参科）

小米草

性状描述 匍匐生长的半寄生一年生草本植物，可长到50厘米高，有小且呈椭圆形的叶片和具扇贝花边的白色小花。花中心的暗色区域有个黄色斑点，看起来像一只眼睛。

生境与栽培 小米草在欧洲较常见，在草地和开阔的草原地带生长旺盛。夏季开花时采摘收集地上部分。

药用部位 地上部分。

主要成分 小米草含有环烯醚萜苷（包括桃叶珊瑚苷）、黄酮类化合物、单宁、木脂素和酚酸。桃叶珊瑚苷具有抗菌、抗炎、抗痉挛的作用。

历史与民俗 小米草在治疗眼疾方面的作用部分源于形象学说。这是一种古老的理论，认为植物的形状和特征预示着它作为药物所能治疗的疾病。

功效与使用 小米草可缓解炎症，收紧黏膜，特别适合治疗结膜炎和睑缘炎。它收紧黏膜的能力意味着它可用于治疗眼睛、中耳、鼻窦和鼻腔等部位的感染与过敏症状。小米草可以对抗黏液，但在干燥和充血的情况下应谨慎使用，因为它的收敛功效会使充血变得更严重。

相关链接 过敏性鼻炎伴卡他症状，第310页；结膜炎，第320页；预防鼻血，第320页。

Euterpe oleracea（棕榈科）

巴西莓

性状描述 高大的热带棕榈植物，高25米。大型羽状复叶，长达3米，浆果（大约一颗葡萄大小）成串下垂。

生境与栽培 分布于中美洲和南美洲北部的大部分地区，巴西莓因其浆果和嫩芽而被广泛种植。

药用部位 果实、种子、根、嫩叶。

主要成分 浆果富含多酚，特别是花青素和原花青素（在其他深紫色浆果，如蓝莓中也有发现）。它们具有强抗氧化性和抗炎作用。

历史与民俗 巴西莓及其有营养的汁液是许多巴西人饮食中重要的部分。在巴西和秘鲁，巴西莓碾碎的种子（占浆果的80%）被用来治疗发热。传统上，根的精华物质被提取出来，用于治疗肝炎和前列腺肥大。

功效与使用 与其说巴西莓是一种药物，不如说它是一种滋补食物。它能增强活力，保护心脏健康和保护血液循环。巴西莓汁与蓝莓汁、石榴汁有很多共同之处，它们都有助于维持身体健康。巴西莓的嫩叶是棕榈嫩芽的主要来源，世界各地都把棕榈嫩芽当作蔬菜食用。

Eutrochium purpureum（菊科）

紫苞泽兰

性状描述 直立的多年生草本植物，可生长到1.5米高。有轮生的尖椭圆形叶片和簇生的紫色至粉色的小花序。

生境与栽培 紫苞泽兰原产于北美洲东部。

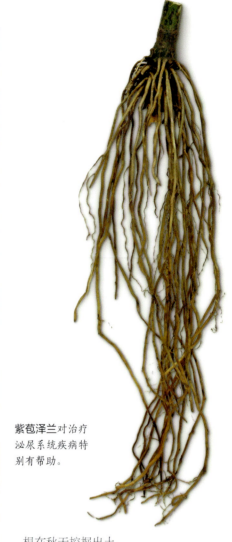

紫苞泽兰对治疗泌尿系统疾病特别有帮助。

根在秋天挖掘出土。

药用部位 根。

主要成分 紫苞泽兰的根含有挥发油、黄酮类化合物和树脂。

历史与民俗 这种植物的另一个名称"Joe Pye weed"是为了纪念北美洲原住民，据说他们用它来治疗斑疹伤寒。原住民将这种草药作为利尿剂，并用它治疗泌尿系统疾病。1820—1842年，它被列入《美国药典》。

功效与使用 紫苞泽兰是治疗泌尿系统疾病的有效药物。它有助于防止肾结石和膀胱结石形成，并可能减少已有的结石。它对膀胱炎、尿道炎、前列腺肥大（及其他形式的阻塞）、风湿病和痛风也有治疗作用。它被认为是通过促进肾脏排出废物来缓解后两种疾病的症状。

注意事项 这种植物中存在的吡咯里西啶生物碱可能具有肝毒性。仅在专业监督下使用。

"明亮草"是小米草的别称，顾名思义，它可治疗眼部疾病。

Evodia rutaecarpa（芸香科）

吴茱萸

性状描述 落叶乔木，高达10米。羽状复叶，白花成簇，果实暗紫红色。

生境与栽培 原产于中国，在中国有人工栽培。夏末果实半熟时采摘收集。

药用部位 果实。

主要成分 吴茱萸含有吴茱萸内酯、吴茱萸碱和吴茱萸次碱。

历史与民俗 吴茱萸在《神农本草经》中有记载。

功效与使用 吴茱萸对身体有显著的温补效果，有助于缓解头痛和治疗各种消化性疾病。在中药中，吴茱萸主要用于治疗腹痛、呕吐、腹泻、头痛和脉弱。

科学研究 中国的研究表明，吴茱萸具有镇痛和降血压的作用。

注意事项 仅在专业指导下使用。

Fagopyrum esculentum（蓼科）

荞麦

性状描述 多年生草本植物，高约50厘米。叶片箭形，小花白色或粉红色、5瓣、簇生。

生境与栽培 荞麦原产于中亚和北亚，在温带地区广泛种植，尤其是在美国。夏季收获。

药用部位 叶片、花。

主要成分 荞麦含有黄酮类化合物，特别是芦丁，它是强抗氧化剂。芦丁能使血管内壁变得更加结实。

历史与民俗 荞麦的法语名称"blé sarrasin"暗示其古老的中东起源。这种谷物要么在11世纪和12世纪被引入欧洲，要么在几个世纪前由阿拉伯人带到西班牙。

功效与使用 荞麦制成茶饮或片剂，与维生素C或柠檬汁（第86页）合用，可以帮助吸收，有益于各种心血管疾病。它特别适合修复脆弱的毛细血管（没有明显原因的淤青），也有助于治疗静脉曲张和冻疮。荞麦常与椴树花（第286页）联用来治疗视网膜出血。它也常与其他草药一起，共同治疗高血压。

相关物种 最近的研究表明，中国的金荞麦（*F. dibotrys* 和 *F. cymosum*）属于免疫刺激剂。它们被用来治疗慢性支气管炎、胆囊炎和肺部脓肿。

注意事项 与血液稀释药物有相互作用，不得与抗凝剂同时服用。

相关链接 血液循环不良和高血压，第329页。

Feronia limonia（芸香科）

木苹果

性状描述 乔木，小茎多刺，可长到9米高。羽状复叶，花红色，果实圆球形，大小如橙子。

生境与栽培 木苹果原产于印度南部，在亚洲热带地区多有种植。

药用部位 果实、叶片。

主要成分 木苹果果实含有果酸、维生素和矿物质。叶片含有单宁和挥发油。

功效与使用 木苹果主要用于刺激消化系

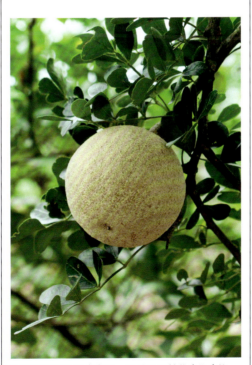

木苹果原产于印度南部，主要用于刺激消化系统。

统。在印度，它的果实被捣成糊状，可用于丰胸。具有收敛性的叶片可用于治疗消化不良、胀气、腹泻、痢疾（特别是儿童）和痔疮。传统医学认为它是一种男性避孕药，尽管支持这一观点的研究有限。

Ferula assa-foetida（伞形科）

阿魏

性状描述 多年生草本植物，高约2米。主根肉质，茎中空，叶三回羽状全裂；复伞形花序，小花白色。

生境与栽培 阿魏原产于伊朗、阿富汗和巴基斯坦。在夏天可从4龄的植株中提取树胶。切断它的茎，从茎部向根部连续切割，随后收集渗出的乳状树胶，树胶变硬后收藏。

药用部位 挥发油、树胶、树脂。

主要成分 阿魏渗出液含有6%～17%的挥发油，以及树脂和树胶。挥发油含有具祛痰功效的二硫化物（约58%）。挥发油对消化系统疾病有益。阿魏树脂含有倍半萜香豆素，其中包括阿魏种素。

历史与民俗 公元前400年，古印度医学专著《遮罗迦本集》宣称阿魏是治疗腹胀的最佳药物。尽管被称为"魔鬼的粪便"，这种植物依然是古罗马最受欢迎的香料之一。阿魏的气味和大蒜（第63页）一样持久，至今仍作为调味品使用。

功效与使用 在中东和印度，阿魏被用来治疗简单的消化系统疾病，如胀气、消化不良和便秘。阿魏挥发油和大蒜挥发油一样，可以协助黏液咳出。阿魏常用于治疗支气管炎、支气管哮喘、百日咳和其他呼吸系统疾病。它还能降低血压、稀释血液，且对过敏十分有益。

相关物种 *F. silphion* 在古罗马被用来避孕，由于过度采集，在300年左右彻底灭绝。在中东，波斯阿魏（*F. persica*）被用来治疗风湿病和背痛。中亚的麝香阿魏（*F. sumbul*）有滋补神经的功效。最近的研究表明，中亚阿魏（*F. jaeschkeana*）具有潜在的避孕效果。另参见下一条目白松香。

注意事项 阿魏对成人是安全的，但对婴儿可能有害。

Ferula gummosa syn. *F. galbaniflua*（伞形科）

白松香

性状描述 多年生草本植物，茎光滑，中空；大型羽状复叶，具细齿；复伞形花序，小花白色。

生境与栽培 白松香原产于中亚，可出产树胶。将茎切断，从茎部向根部连续切割，随后收集渗出的乳状树胶，树胶变硬后收藏。

药用部位 挥发油、树胶、树脂。

主要成分 这种植物的渗出物含有挥发油、树脂、树胶及香豆素（伞形酮）。

历史与民俗 白松香药用已经有几个世纪了。

功效与使用 白松香是一种消化刺激剂和解痉药，可以减少胃肠胀气、痉挛和绞痛。它同时是祛痰剂。当被制成膏剂使用时，白松香可以促进伤口的愈合。

相关物种 见上一条目阿魏。

相关链接 胃酸过多和消化不良，第317页。

Ficus benghalensis（桑科）

孟加拉榕

性状描述 树高20米，叶椭圆形，果实榕果，有气生根从树枝生长到地面。

生境与栽培 孟加拉榕生长在印度和巴基斯坦，整个南亚次大陆都有栽培。

药用部位 果实、树皮、叶片、乳胶、气生根。

主要成分 孟加拉榕含有酮、甾醇、补骨脂香豆素和香柠檬素。

历史与民俗 孟加拉榕对印度教徒来说是神圣的，它经常在印度寺庙附近被发现。湿婆神常常安静地坐在孟加拉榕的树荫下。

功效与使用 具有收敛性的树叶和树皮被用来治疗腹泻和痢疾，并用于止血。与其他种类的榕树一样，其乳胶被用来治疗痔疮、疣和关节疼痛。它的果实具有通便作用，咀嚼气生根则可以预防牙龈疾病。在阿育吠陀医学中，孟加拉榕的树皮被用来治疗糖尿病。

科学研究 在实验室研究中，其叶片提取物被证明可以治疗腹泻，而无花果含有的糖

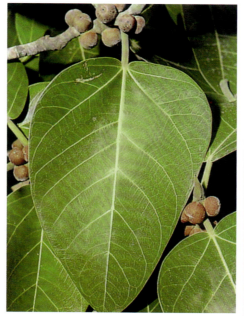

孟加拉榕的叶片具有收敛性，用于收紧黏膜。

苷已被证明具有抗糖尿病活性，可降低血糖水平。

相关物种 见下一条目无花果。

注意事项 乳胶有毒，不得内服。

Ficus carica（桑科）

无花果

性状描述 落叶小乔木，可生长到4米高。叶较大，花托肉质，果实梨形，成熟时为紫褐色。

生境与栽培 原产于西亚，在许多温带和亚热带地区都有栽培或逸为野生。果实在夏季收获。

药用部位 果实、乳胶。

主要成分 无花果含有大约50%的果糖（主要是葡萄糖）、黄酮类化合物、维生素和酶。

历史与民俗 在伊甸园，亚当和夏娃用无花果叶遮挡他们的身体。《圣经》中还有很多关于这种植物的记载，主要是叙述它的甜味及药用价值。据说古希腊的斯巴达运动员为了提高成绩会食用无花果。

功效与使用 无花果中的果糖（尤其是干果）有温和且显著的通便作用。无花果的浆汁是治疗轻度便秘的良药。柔软的果肉

有助于减轻炎症和缓解疼痛。果实炙烤之后，还被用来治疗肿瘤、肿胀和牙龈脓肿。它也有温和的祛痰作用，当与土木香（第111页）等其他草药一起使用时，可治疗干燥或过敏性咳嗽和支气管炎。从叶片和茎中提取的白色乳胶被认为有镇痛效果，长期以来被用来治疗疣和蚊虫叮咬。

相关物种 1999年的研究表明，原产于印度北部的聚果榕（*F. racemosa*）的叶片提取物对大鼠的肝脏有显著的保护作用。产于中美洲的*F. cotinifolia*的汁液和树皮粉末可用于治疗伤口和瘀伤。广榕（*F. indica*）在印度传统医学中作为滋补品和利尿剂，可治疗淋病。中国的黄葛树（*F. lacor*）用于诱导发汗，而原产于中国、印度尼西亚和澳大利亚的乌松（*F. retusa*）则用于治疗牙痛和蛀牙。另见上一条目孟加拉榕和下一条目菩提树。

注意事项 乳胶有毒，不宜内服。涂抹在皮肤上可能会引起阳光过敏。

Ficus religiosa（桑科）

菩提树

性状描述 高大乔木，高约8米。叶革质、心形，果实紫色，成对生长。

生境与栽培 菩提树生长在印度北部和中部的森林或水边。它被广泛种植在整个南亚次大陆。果实成熟时采摘收集。

药用部位 果实、叶片、树皮、乳胶。

主要成分 果实含有果糖、黄酮类化合物和酶。

历史与民俗 对印度教徒和佛教徒来说，菩提树是神圣的，佛陀当年就是在菩提树下修行悟道的。这种树很长寿，斯里兰卡的一棵菩提树有2000多年的历史。

功效与使用 菩提树的用途与孟加拉榕很相似。其具有收敛性的树皮和叶片可治疗腹泻和痢疾，而叶片单独用可以治疗便秘。将叶片和酥油（澄清的黄油）一起制成膏剂涂抹在患处，可以治疗疮疖和腮腺炎。果实的粉剂可治疗哮喘，乳胶则可治疗皮肤上的疣。

相关物种 参见前面的条目孟加拉榕和无花果。

Foeniculum vulgare（伞形科）

茴香

性状描述 芳香的多年生草本植物，高约1.5米。叶深绿色，羽毛全裂；小花黄色，伞形花序；种子椭圆形，具脊。

生境与栽培 茴香原产于地中海地区，现在全球温带地区都有种植。种子在秋天采摘收集。

药用部位 种子、精油。

主要成分 甜茴香种子含有约8%的挥发油（包括80%的茴香脑）、黄酮类化合物、香豆素（包括香柑内酯）和甾醇。挥发油具有解气、解痉的作用。苦茴香种子含有大量的茴香酮。

历史与民俗 1世纪的狄奥斯科里迪斯认为，将茴香的汁液滴入眼睛，有助于提升视力；将其滴入耳朵，则可以杀死那里的"虫"（如细菌）。

功效与使用 茴香种子的主要用途是缓解腹胀。它们也能缓解胃痛，刺激食欲，并有利尿和抗炎的功效。与茴芹（第256页）和葛缕子（第187页）一样，用这些种子

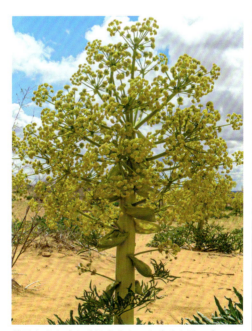

茴香在治疗消化系统疾病方面有着悠久的历史。

制成的浸剂，有助消化和减轻腹胀的作用。茴香种子还可以治疗肾结石，若与尿路抗菌剂熊果（第174页）联用，则可有效地治疗膀胱炎。种子可以制成漱口水来缓解咽喉肿痛，也可以作为温和的祛痰剂。茴香对儿童非常安全，其浸剂或浆液低剂量使用可治疗婴儿的肠绞痛和出牙痛。茴香种子可以增加母乳的产量，也可以制成治疗眼痛和结膜炎的洗眼液。长期以来，茴香种子被认为有助于减肥和延长寿命。来自甜茴香的精油可助消化和放松身体；它同时具有雌激素活性，很可能有助于缓解更年期症状。

注意事项 茴香种子有潜在的毒性，不得超过剂量使用。精油不可内服。

相关链接 胃酸过多和消化不良，第317页；孕吐和恶心，第327页；胃痉挛，第315页；胃肠胀气，第316页。

Forsythia suspensa（木犀科）

连翘

性状描述 落叶小灌木，可长至5米高。叶片具锯齿，花亮黄色，果实木质。

生境与栽培 连翘原产于中国和日本，因其美丽的亮黄色花朵，在全球温带地区的花园都有种植。果实在秋天完全成熟之前采摘收集。

药用部位 果实。

主要成分 果实含有黄酮类化合物，包括芦丁、木脂素、糖苷和连翘苷。研究表明，连翘苷具有抗菌、止吐和抗炎的作用。

历史与民俗 连翘最早出现在《神农本草经》中。在18世纪，连翘被发现可治疗传染病。

功效与使用 连翘是一种味苦、辛辣的草药，具有抗菌和抗病毒活性，可用于治疗感冒、流感、咽喉肿痛和扁桃体炎等疾病。中医用它来治疗一系列其他疾病（包括疮疖、腺体肿胀和皮肤感染）。美国草药学家詹姆斯·杜克建议，当感冒或类似病毒感染时，可以饮用由金银花（第235页）、香蜂草（第117页）和连翘一起制成的温茶。

注意事项 孕期不宜使用。

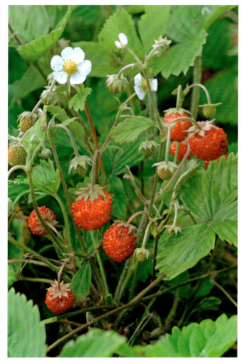

野草莓据说能振奋精神。

Fragaria vesca（蔷薇科）

野草莓

性状描述 生长缓慢的多年生草本植物。3出复叶，小花白色，浆果红色。

生境与栽培 野草莓原产于欧洲和亚洲温带地区。叶片和果实在初夏采摘。

药用部位 叶片、果实。

主要成分 叶片含有黄酮类化合物、单宁和挥发油。果实含有果酸及一种含有水杨酸甲酯和冰片的挥发油。

历史与民俗 直到中世纪，野草莓都很少被药用。在1652年的著作中，尼古拉斯·卡尔佩珀列出了它的很多好处："浆果有益于凉性的肝脏、血液和脾脏，以及容易激惹的胃。叶片和根可治疗松动的牙齿和海绵状的牙龈。"

功效与使用 野草莓的叶片是温和的收敛剂和利尿剂。这种植物现在很少用于医疗，但它可以治疗腹泻和痢疾。叶片被制成漱口水，用于缓解咽喉肿痛；或被制成洗液，用于处理轻微的烧伤和擦伤。在欧洲，野草莓果实被认为具有清凉和利尿的特性，并被列入治疗肺结核、痛风、关节炎和风湿病的食疗配方。

Fraxinus excelsior（木犀科）

欧洲白蜡树

性状描述 落叶乔木，可生长到40米高。树皮灰白色，叶芽黑色，羽状复叶鲜绿色，具7~13个椭圆形小叶。

生境与栽培 欧洲白蜡树在欧洲很常见，常见于低地和高位沼泽。叶片在夏季收集，树皮在春季采集。

药用部位 叶片、树皮、种子。

主要成分 欧洲白蜡树叶片含有黄酮类化合物、单宁、黏液、三萜类化合物和环烯醚萜。

历史与民俗 欧洲白蜡树是北欧神话中的"世界之树"，它的根延伸到众神之域，它的枝干可触及宇宙最遥远的角落。在挪威神话中，世界上的第一个人是用一块欧洲白蜡树雕刻而成的。在欧洲的部分地区，欧洲白蜡树树皮被当作奎宁替代品，用于治疗疟疾。这种用法可能一直延续到20世纪。

功效与使用 欧洲白蜡树树皮有滋补和收敛的功效，现在仅偶尔用于治疗发热。它的叶片也具有收敛性，有通便和利尿的作用，被当作番泻叶（第80页）的温和替代品。

相关物种 美国白蜡树（*F. americana*）的树皮被用作苦味药和收敛剂。有几种白蜡树会渗出一种叫"manna"的营养汁液，可作为儿童泻药。具有抗氧化活性的花白蜡树（*F. ornus*）因其高产manna汁液而在南欧被广泛栽培。

Fucus vesiculosus（鹿角菜科）

墨角藻

性状描述 褐色海藻，可长至1米高。叶状体扁平，通常有叉状分枝，含有气囊。

生境与栽培 墨角藻原产于北大西洋海岸和地中海西部，全年皆可收获。

药用部位 全株。

主要成分 墨角藻含有多酚、多糖和矿物质，特别是碘（高达0.1%）。多糖是免疫刺激剂。碘可以刺激甲状腺。

历史与民俗 墨角藻曾被作为能源、牛的冬季饲料，以及碘和钾的食物来源。

功效与使用 由于碘含量高，墨角藻被用来抗甲状腺肿大。这种植物似乎通过增加甲状腺的激素分泌来提高代谢率，尽管这种提高可能仅限于功能不佳的甲状腺。它对治疗风湿病也很有帮助。

科学研究 在意大利的一项临床试验中（1976），服用墨角藻的患者比对照组减轻了更多的体重。在德国最近的一项研究中，多酚和多糖似乎具有抗病毒甚至抗艾滋病病毒的活性。

注意事项 孕期或哺乳期请勿服用。如果患有甲状腺疾病或正在服用胰岛素，那么请在专业指导下使用。

Fumaria officinalis（紫堇科）

球果紫堇

性状描述 一年生草本植物，高可达30厘米。复叶，羽状全裂；花红色，管状，尖端红褐色。

生境与栽培 球果紫堇原产于欧洲和北非，也生长在亚洲、北美洲和大洋洲。

药用部位 开花的地上部分。

主要成分 球果紫堇含有异喹啉类生物碱和黄酮类化合物。

功效与使用 这是一种味苦的植物，对肝脏和胆囊有刺激和洁净作用，还可治疗慢性皮肤瘙痒，如湿疹。它也是利尿剂和轻度泻药。

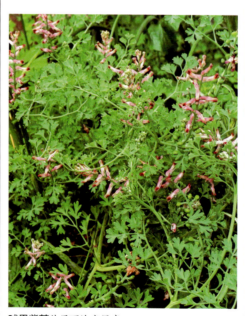

球果紫堇外用可治疗湿疹。

相关物种 球果紫堇的近亲延胡索（第90页）和小花延胡索（*F. parviflora*）产于中亚。后者和球果紫堇一样，有解毒、通便和利尿的功效。

注意事项 超剂量的球果紫堇有毒。仅在专业指导下使用。

Galega officinalis（豆科）

山羊豆

性状描述 多年生灌木，高约1米。羽状复叶，小叶披针形；蝶形花粉红色，总状花序；秋季结果，荚果红棕色。

生境与栽培 原产于亚洲和欧洲大陆，英国逸为野生。生长在潮湿和低洼地带。地上部分夏季收获。

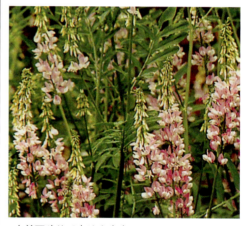

山羊豆曾被用来治疗瘟疫。

药用部位 地上部分。

主要成分 山羊豆含有生物碱（包括山羊豆碱）、凝集素、黄酮类化合物和单宁。山羊豆碱能显著降低血糖水平。

历史与民俗 山羊豆原用于治疗鼠疫，现在作为牲畜饲料被广泛栽培。

功效与使用 山羊豆主要用于治疗糖尿病，它有降低血糖的功效。但它并不能完全替代传统药物，仅在2型糖尿病的早期阶段有药用价值，且最好制成浸剂使用。这种草药可能有助于胰腺中分泌胰岛素的细胞再生，并且似乎具有免疫保护活性。这种草药可以用来增加母乳产量。它也是一种有效的利尿剂。

注意事项 作为治疗糖尿病的辅助药物，仅在专业指导下使用。

Galipea officinalis syn. *G. cusparia*（芸香科）

安古斯图拉树

性状描述 常绿乔木，高达15米，树皮灰色，小叶翠绿色，花具恶臭。

生境与栽培 安古斯图拉树原产于南美洲热带地区和一些加勒比岛屿。一年四季皆可收集树皮。

药用部位 树皮。

主要成分 安古斯图拉树的树皮含有苦味素、喹啉类生物碱（包括西花椒碱），还有1%~2%的挥发油。生物碱可以杀灭结核杆菌。

历史与民俗 安古斯图拉树是南美洲的一种传统草药，主要用于治疗消化系统感染。当地的亚马孙人用这种植物来投毒捕鱼。它一直被用作"苦味"的来源，尽管还不清楚是否用它调制了苦精，因为这种饮料的配方一直是商业机密。

功效与使用 安古斯图拉树是一种具有滋补效果的强烈苦味药，总体来说可激发消化道的活性。它是一种解痉药，据报道对脊神经起作用，有助于瘫痪患者的康复。安古斯图拉树通常用于治疗消化不良，被认为对腹泻和痢疾也有效。在南美洲，它有时也作为金鸡纳树（第84页）的替代品来退热。

注意事项 仅在专业指导下使用。

Galium aparine（茜草科）

拉拉藤

性状描述 一年生草本植物，方茎，蔓生，高1.2米。披针形叶轮生，小花白色、簇生，果实圆形、绿色、密被钩毛。

生境与栽培 在欧洲和北美洲很常见，包括澳大利亚在内的许多其他温带地区也常有发现。它生长在花园和路边，晚春即将开花时采摘收集。

药用部位 地上部分。

主要成分 拉拉藤含有环烯醚萜（包括车前草苷）、酚酸、蒽醌（仅在根部）、烷烃、黄酮类化合物和单宁。车前草苷是一种温和的泻药。

历史与民俗 其名称"cleavers"意指这种植物能够附着（或分裂）在毛皮或衣物上。1世纪的医生狄奥斯科里迪斯认为它有助于抵抗疲劳，并描述了牧羊人如何使用它的茎干制作过滤牛奶的筛子。

功效与使用 拉拉藤是很有效的利尿剂，经常治疗皮脂过多、湿疹和银屑病等皮肤病，以及淋巴结肿大，并作为一般解毒剂应用于癌症等严重病症的治疗中。它通常被制成浸剂，但对于癌症等病症，最好以汁液的形式服用，因为这样有更强的利尿效果。汁液和浸剂也可治疗肾结石和其他泌尿系统疾病。

科学研究 1947年法国的研究显示，这种植物的提取物可以降低血压。

相关物种 墨西哥的秃蓬子菜（*G. orizabense*）被马萨特克人用来治疗肠道寄生虫病和退热。来自新西兰的*G. umbrosum*被用来治疗淋病。另参见下一条目蓬子菜。

Galium verum（茜草科）

蓬子菜

性状描述 矮小蔓生的多年生草本植物，可长到80厘米高。叶片线形、轮生，小花黄色、簇生。

生境与栽培 整个欧洲和西亚都有发现，在北美洲逸为野生，喜生长在干燥的草地和路边空地。地上部分在夏天开花时采摘收集。

药用部位 地上部分。

主要成分 蓬子菜含有环烯醚萜（包括车前草苷）、黄酮类化合物、蒽醌、烷类和凝乳酶。

历史与民俗 因为清香的气味，蓬子菜常被用作床垫填充物，其名称"lady's bedstraw"就来源于它的这种传统用途。在中世纪，它常被撒在地板上。它可以使牛奶凝结成凝乳，由此制成的奶酪呈黄色。在《爱尔兰草药志》（1735）一书中，凯欧指出，当用于烧伤时，其揉碎的花朵可以减轻炎症；而敷于伤口时，它又可以促进伤口痊愈。

功效与使用 这是一种略带苦味的草药，蓬子菜主要用于利尿和医治皮肤病。与它的近亲拉拉藤一样，蓬子菜也被用来治疗肾结石、膀胱结石和膀胱炎等泌尿系统疾病。它偶尔被用来治疗慢性皮肤病，如银屑病，但在一般情况下，拉拉藤才是第一选择。长期以来，尤其是在法国，人们都认为蓬子菜是治疗癫痫的有效药物，尽管现在很少使用。

相关物种 在法国，高蓬子菜（*G. elatum*）也被认为可以治疗癫痫。另参见上一条目拉拉藤。

Gardenia jasminoides syn. *G. augusta, G. florida*（茜草科）

栀子

性状描述 常绿灌木，可长至2米高。叶片深绿色，花重瓣，具芳香气味，果实橘红色。

生境与栽培 原产于中国东南部省份，喜温暖潮湿的热带气候。果实在变红或变黄时采摘。

药用部位 果实。

主要成分 栀子含有环烯醚萜苷。它的花可萃取精油。

历史与民俗 栀子作为中药至少有2000年的

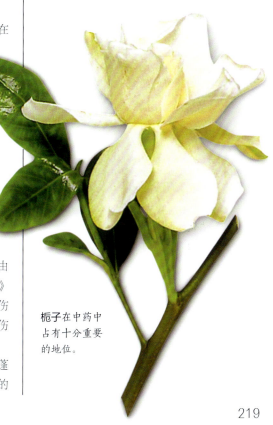

栀子在中药中占有十分重要的地位。

使用历史。它的芳香气味可为茶叶调味，也能用于制造香水。栀子香水通常混合栀子、茉莉和晚香玉的香味。

功效与使用 中医认为栀子属于苦寒药，主要用于缓解与热有关的症状。这些症状包括发热、应激、躁动、失眠、膀胱炎、排尿疼痛和黄疸。它的果实有止血功效，可用于治疗流鼻血及尿道、直肠出血。其精油是一种抗菌剂。

相关物种 产于印度北部的*G. campanulata*的果实有通便功效，也可用于驱逐肠道寄生虫。胶栀子（*G. gummifera*）来自印度东部，有抗菌和助消化作用。太平洋地区的大溪地栀子（*G. taitensis*）可以缓解头痛。南非栀子（*G. thunbergia*）则被用来通便。

注意事项 腹泻者不得服用。服用降压药的人请勿服用。

Gaultheria procumbens（杜鹃花科）
平铺白珠树

性状描述 具芳香气味的低矮灌木，可长至15厘米高，有椭圆形的革质叶片、白色或粉色钟状花，以及亮红色果实。

生境与栽培 原产于北美洲，常见于林地和贫瘠山区。叶片和果实在夏季采摘。

药用部位 叶片、果实、精油。

主要成分 含有酚类（包括白珠树苷和水杨酸）、0.8%的挥发油（高达98%的水杨酸甲酯）、黏液、树脂和单宁。

历史与民俗 平铺白珠树在北美洲原住民中深受欢迎，它被用来治疗背痛、风湿病、发热、头痛、喉咙痛和许多其他疾病。19世纪的塞缪尔·汤姆森将其与欧毒芹（第198页）联合起来治疗严重的体液潴留。在美国独立战争期间，它的叶片被用作茶（第185页）的替代品。

功效与使用 平铺白珠树具有很强的抗炎、杀菌和舒缓消化系统的作用。它对治疗风湿病和关节炎非常有效。作为一种茶饮，它可缓解胃肠胀气和肠绞痛。精油以搽剂或膏剂的形式涂抹于患处，能减轻炎症、肿胀，以及肌肉、韧带和关节的酸痛。也有证据证明它在治疗神经系统疾病方面具

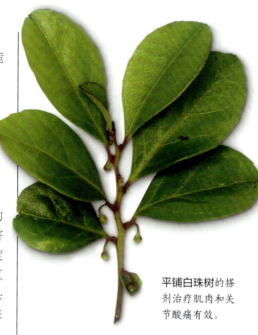

平铺白珠树的搽剂治疗肌肉和关节酸痛有效。

有价值，如治疗坐骨神经痛（压迫坐骨神经引起的疼痛）和三叉神经痛（面部神经疼痛）。它的精油有时被用来治疗蜂窝织炎，即一种细菌感染导致的皮肤炎症。

注意事项 对阿司匹林敏感患者不得内服此药。精油不得内服或应用于12岁以下儿童的皮肤，除非在专业指导下使用。

Gelidium amansii（红藻科）
石花菜

性状描述 石花菜具有红棕色、半透明、多分枝的叶状体，可生长到大约1米长。它的球形果胞出现在深秋和冬季。

生境与栽培 石花菜原产于中国和日本的海岸及南非海岸。它生长在海平面以下30米深处。收割机从礁石上收集石花菜。用硫酸煮沸6小时后，清洗干净的海藻会生成可以制造果冻的石花菜。

药用部位 海藻提取物（琼脂）。

主要成分 石花菜含有多糖，主要是琼脂糖和琼脂胶（高达90%），非常黏稠。

历史与民俗 石花菜是一种常用的食品增稠剂，但其最广泛的应用是在科学研究中。它被用作培养微生物的培养基。

功效与使用 和大多数海藻及其衍生物一样，石花菜营养丰富，含有大量的黏液。它的主要药用价值是通便。在肠道内，石

花菜吸收水分后膨胀，刺激肠道活动，从而促进粪便排出。

相关物种 虽然石花菜最常用于生产琼脂，但胶石花菜（*G. cartilagineum*，发现于北美洲太平洋沿岸）和世界各地的其他相关物种也被作为替代资源。

Gelsemium sempervirens（马钱科）
金钩吻

性状描述 常绿木质藤本植物，可长至6米高。叶片深绿色，有光泽。花黄色，喇叭状，具芳香气味。

生境与栽培 金钩吻原产于美国南部和中美洲，喜欢生长于潮湿之地。根茎在秋天挖掘收集。

药用部位 根茎。

主要成分 金钩吻含有吲哚类生物碱（包括钩吻碱和钩吻定）、环烯醚萜、香豆素和单宁。这些生物碱具有毒性，对中枢神经系统有抑制作用。

历史与民俗 尚不清楚金钩吻是否被北美洲原住民作为药用，这种植物直到19世纪中叶才开始被普遍使用。它最初由草药运动的追随者使用，后来成为官方药物，1863—1926年被列入《美国药典》。

功效与使用 小剂量的金钩吻可作为镇静剂和抗痉挛药，用于治疗神经痛（由神经刺激或损伤引起的疼痛）。它常用于治疗面部神经疼痛、肋间神经痛和坐骨神经痛。金钩吻可用于治疗百日咳和哮喘。有时它也被用来治疗偏头痛、失眠、肠道疾病和高血压。它还用于顺势疗法。

注意事项 金钩吻是一种剧毒植物，仅在专业指导下使用。金钩吻的药用在一些国家受到法律限制。

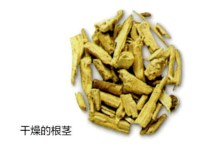

干燥的根茎

Geranium maculatum（牻牛儿苗科）

斑点老鹳草

性状描述 多年生草本植物，可长至60厘米高，有深裂的叶片、粉紫色的花和喙状的果实。

生境与栽培 原产于北美洲东部和中部的林地。在早春挖掘根部，夏季收集地上部分。

药用部位 根、地上部分。

主要成分 斑点老鹳草含有高达30%的单宁。

历史与民俗 北美洲原住民使用斑点老鹳草治疗咽喉肿痛、口腔溃疡、牙龈感染和鹅口疮。这种草药后来被欧洲定居者用来治疗腹泻、内出血、霍乱和性病。

功效与使用 无论是在今天还是在历史上，斑点老鹳草一直被用作收敛剂和凝血剂。它通常被用来治疗肠易激综合征、痔疮和为伤口止血，也可治疗经血过多和阴道分泌物过多。

相关物种 见下一条目纤细老鹳草。

注意事项 连续服用斑点老鹳草不得超过数周。

Geranium robertianum（牻牛儿苗科）

纤细老鹳草

性状描述 气味浓烈的一年生或二年生草本植物，可长至50厘米高。叶片深裂、红色或绿色，花亮粉红色，果实具尖嘴。

生境与栽培 原产于欧洲和亚洲，在北美洲有归化。植株在夏季采集。

药用部位 地上部分、根。

主要成分 斑点老鹳草含有单宁（尤其是老鹳草素）、黄酮类化合物、酚酸（包括咖啡酸和绿原酸），以及微量挥发油。

历史与民俗 在英国的一些地方，纤细老鹳草特殊的气味使它获得了"臭鲍勃"的"恶名"。

功效与使用 纤细老鹳草在现代很少使用。它的使用方式与斑点老鹳草相似，常作为止血剂或用于促进伤口愈合。作为一种药物，纤细老鹳草很值得进一步研究。根据一项权威的说法，它对胃溃疡和子宫炎

症有效，而且有潜力成为一种治疗癌症的药物。

Geum urbanum（蔷薇科）

欧亚路边青

性状描述 多年生具茸毛植物，可长至60厘米高。茎直立，羽状复叶，小花5瓣、黄色，果实表面覆盖有小钩。

生境与栽培 原产于欧洲和中亚，它是一种常见的路边植物。根在春天挖掘，夏天采集地上部分。

药用部位 地上部分、根。

主要成分 含有酚苷类（包括丁香酚）、单宁和挥发油，可能还有倍半萜内酯（蓟苦素）。

历史与民俗 曾被称为"赐福的草"，欧亚路边青在中世纪被认为具有重要的魔法力量。1493年德国的一篇文章称，如果把欧亚路边青的根放于家里，魔鬼就无计可施。根据传统，它的根应该在3月25日挖掘出土。

功效与使用 欧亚路边青是一种收敛性的草本植物，主要用于治疗口腔、咽喉和消化道疾病。这种草药能紧致松软的牙龈，治疗口腔溃疡。用其制成的漱口水对咽喉感染有很好的抗炎效果。它可治疗消化性溃疡、肠易激综合征、腹泻和痢疾等疾病。它还可以制成洗液或膏剂，用于治疗痔疮或冲洗阴道，以消除过多的分泌物。据称，欧亚路边青具有类似奎宁的退热功效。

Glechoma hederacea syn. *Nepeta glechoma*（唇形科）

欧活血丹

性状描述 多年生匍匐草本植物，可长至15厘米高，有蔓生的匍匐茎、顶端微凹的肾形叶片和轮状着生的蓝紫色小花。

生境与栽培 欧活血丹原产于欧洲和西亚，现在已被引入其他温带地区，包括北美洲。它生长在森林的边缘、路边和篱笆旁边。地上部分在夏季采集。

药用部位 地上部分。

主要成分 欧活血丹含有酚酸、黄酮类化合

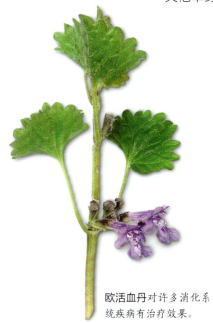

欧活血丹对许多消化系统疾病有治疗效果。

物、木脂素、三萜类化合物和一种凝集素。

历史与民俗 在英格兰的一些地方，人们用欧活血丹来调味和澄清盎格鲁-撒克逊人的传统饮品——麦芽酒。在中世纪，它被推荐用于治疗发热，也用于治疗慢性咳嗽。16世纪的草药医生约翰·杰拉德认为它对耳鸣也很有治疗价值。

功效与使用 欧活血丹具有滋补、利尿和解充血的功效，可治疗许多与耳、鼻、喉和消化系统黏膜相关的疾病。作为一种耐受性良好的草药，它可以治疗儿童鼻塞，以及咽鼓管阻塞和鼻窦炎等慢性疾病。咽喉和肺部的呼吸系统疾病，特别是因黏液过多引起的类型，也受益于这种草药。欧活血丹也可治疗胃炎和胃酸性消化不良。沿着消化道下行，它的凝聚性质有助于对抗腹泻，并抑制水和黏液的分泌。欧活血丹还被用来预防坏血病和提振精神，并被认为有益于肾脏疾病。

Glycine max（豆科）

大豆

性状描述 一年生草本植物，可长到2米高。3小叶复叶，白色或紫色花，荚果，内含2~4颗种子。

生境与栽培 大豆原产于亚洲西南部，在暖温带地区多有栽培。豆荚成熟后采摘。

药用部位 豆子、豆芽。

主要成分 大豆含有蛋白质（约30%）和不挥发油（约17%）——包括卵磷脂（2%或更多）、亚油酸和α-亚麻酸，还含有异黄酮、香豆雌酚、甾醇、皂苷、维生素和矿物质。香豆雌酚和异黄酮与体内的雌激素非常相似。

历史与民俗 大豆是亚洲大部分地区人们的主食，在中国已有至少5000年的食用历史。它于1804年被引入美国，现在已经成为美国中西部和南部地区的主要作物。它是世界上最重要的粮食作物之一。

功效与使用 虽然大豆及大豆产品几乎没有直接的药用价值，但它们作为食物来说是非常重要的。它们提供了异常高水平的蛋白质、卵磷脂和必需脂肪酸。豆类可能有预防癌症，尤其是乳腺癌的作用。显著的雌激素活性使它们成为更年期女性上佳的药用食物，它们有助于缓解潮热等症状，并可预防骨质疏松症。中医认为豆芽有助于消暑和退热。

科学研究 大豆是重要的营养来源，富含蛋白质、脂肪和雌激素，这些都使它成为一种很好的食物。大豆中的异黄酮、甾醇、皂苷和纤维有助于预防癌症。日本等国家的癌症发病率较低，和大量食用大豆制品相关。异黄酮、香豆雌酚和甾醇都属于植物雌激素。当体内雌激素水平过高时（如月经紊乱时），这些激素似乎会抑制体内的雌激素分泌；而当雌激素水平较低时（如更年期），这些激素又会起补偿作用。未经提炼的大豆油含有高水平的卵磷脂和多不饱和脂肪酸，它们有助于支持包括胆固醇在内的健康的血脂水平。

Gnaphalium uliginosum（菊科）

沼泽鼠曲草

性状描述 一年生草本植物，可长至20厘米高，有狭窄的银灰色叶片和黄色的头状花序。

生境与栽培 沼泽鼠曲草原产于欧洲和西亚，在北美洲已归化。它喜欢生长于潮湿的地方，夏季开花时采摘收集。

药用部位 地上部分。

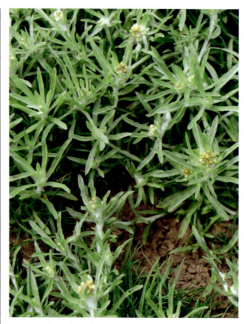

沼泽鼠曲草常分布于欧洲、北美洲和亚洲的潮湿区域。

主要成分 沼泽鼠曲草含有甾醇、脂肪酸、三萜类化合物和一种挥发油（主要是α-蒎烯和雌二醇）。

功效与使用 沼泽鼠曲草具有收敛、抗菌和解充血的特性。在英国，它偶用于治疗扁桃体炎、咽喉肿痛和声音嘶哑，以及咽喉、鼻腔和鼻窦的黏液过多。在俄罗斯，人们用它来降血压。它被认为有抗抑郁和催情功效。

相关物种 北美洲相近物种多头鼠曲草（*G. polycephalum*）被用来治疗呼吸道和肠道阻塞，并被做成治疗疡伤的膏剂。*G. keriense*原产于新西兰，也被认为可治疗疡伤。

Gossypium herbaceum（锦葵科）

草棉

性状描述 二年生或多年生植物，高约2.5米。叶浅裂，花大、白色或粉红色，果实蒴果，种子被蓬松的白色纤维毛。

生境与栽培 草棉原产于美洲、非洲和亚洲，在暖温带和热带的气候条件下生长良好。它因纤维而被广泛种植。根和种子在秋天收获。

药用部位 根皮、种子油。

主要成分 草棉根皮含有棉酚（倍半萜烯）和黄酮类化合物。棉籽中含有不挥发油，其中包含2%的棉酚和黄酮类化合物。棉酚会导致男性不育。

历史与民俗 在印度和中东的民间传说中，草棉因其纤维和药用特性从很早就被种植。它因为可诱导月经而备受重视。棉籽油对男性的避孕作用最早在中国被发现，男性食用了由棉籽油烹饪的食物之后，就会变为不育。

功效与使用 现在草棉的根皮很少被药用，它曾作为麦角（*Claviceps purpurea*，促进分娩的草药）的替代品。草棉根皮作用温和，效果明显，可刺激子宫收缩和加速分娩。它也可以诱导流产和激发月经，并减少经血流量。根皮还可以促进血液凝结和母乳分泌。棉籽油可治疗经期大出血和子宫内膜异位症。

科学研究 棉籽和棉籽油都会导致男性不育，在中国已作为男性避孕药进行了试验。然而，棉籽油除了会降低精子数量，还会导致产精细胞的退化。

相关物种 陆地棉（*G. hirsutum*）是玛雅人和阿兹特克人广泛使用的一种草药，也因纤维而被种植。哥伦布从他的第一次航行中带回了这个物种的样本。北美洲原住民用它的茎皮来减轻分娩时的疼痛，到19世纪，其茎皮被用来诱导流产和激发月经。

注意事项 草棉根皮和棉籽油有潜在的毒性，仅在专业指导下使用。孕期不得使用。

Grindelia camporum syn. *G. robusta rigida*（菊科）

弯曲胶草

性状描述 多年生草本植物，高1.5米。叶三角形，橙黄色头状花序。

生境与栽培 弯曲胶草原产于美国西南部和墨西哥，生长在不毛之地和盐碱地。夏末开花时采集收获。

药用部位 叶片、花头。

主要成分 含有二萜类化合物（包括胶草酸）、树脂和黄酮类化合物。

历史与民俗 弯曲胶草被北美洲原住民用来

治疗支气管疾病和皮肤病。1882—1926年，弯曲胶草被《美国药典》正式收录。

功效与使用 弯曲胶草是一种很有价值的治疗支气管哮喘的草药，尤其适合痰液阻碍呼吸道的病例。它具有抗痉挛和祛痰的双重功效，有助于放松小支气管的肌肉，清除造成堵塞的黏液。此外，它还被认为可以使支气管树的神经末梢脱敏，减缓心率，从而使呼吸变得更加容易。弯曲胶草还用于治疗支气管炎和肺气肿，清除喉咙和鼻腔的黏液。除此之外，它还被用来治疗百日咳、花粉症和膀胱炎，它还可以加速皮肤刺激和烧伤的痊愈。

相关物种 北美洲物种卷苞胶草（*G. squarrosa*）可以替代弯曲胶草，被北美洲原住民用来治疗如感冒、咳嗽和肺结核等疾病。

注意事项 过量使用会导致中毒，仅在专业指导下使用。有肾脏或心脏疾病的患者切勿服用。

Guaiacum officinale（蒺藜科）
愈创木

性状描述 常绿乔木，高达10米。复叶，小叶卵圆形，星状小花深蓝色，果实心形。

生境与栽培 愈创木原产于南美洲和加勒比

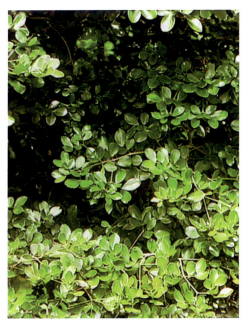

在欧洲，**愈创木**作为治疗梅毒的一种药物，曾一度供不应求。

群岛。它生长在热带雨林中，是珍贵的材用树种。树脂从心材中提取。

药用部位 木材、树脂。

主要成分 含有木脂素（呋喃愈创木酚、愈创木素等）、三萜皂苷、18%～25%的树脂和挥发油。

历史与民俗 据称，1519年，德国讽刺作家乌尔里希·冯·哈滕在禁食、发汗、服用愈创木煎剂40天后，成功治愈了自己的梅毒。1526年，美国最早的自然历史编年史家之一奥维耶多曾记录道，原住民用这种植物治愈性病。随后的几年里，愈创木在欧洲的需求量越来越大，但它慢慢变得声名狼藉，用其治疗梅毒被认为是一场旷日持久的骗局。然而，如果与密集的自然出汗疗法相结合，那么这种草药可能对梅毒具有强效的抗菌作用。

功效与使用 愈创木在欧洲，特别是英国，被用作治疗关节炎和风湿病的药物。它具有抗炎作用，有助于减轻关节疼痛和肿胀。它还具有利尿、通便和排汗的功效，可加速毒素的排出，十分有利于痛风的治疗。它的酊剂常用在风湿部位，以缓解病痛。由其树脂浸湿的脱脂棉可用于治疗牙痛。木屑的煎剂可作为局部麻醉剂，治疗风湿性关节炎和疱疹。

相关物种 在中美洲和美国佛罗里达州部分地区生长的近缘种圣愈创木（*G. sanctum*）和原产于墨西哥的库氏愈创木（*G. coulteri*）与愈创木的药用方式相似。

注意事项 愈创木已濒临灭绝，它的应用在一些国家受到法律限制。

Guarea rusbyi syn. *G. guidonia*（楝科）
罗比驼峰楝

性状描述 常绿乔木，可长至45米高。树皮浅灰色，叶为复叶，小叶披针形，花灰绿色。

生境与栽培 原产于安第斯山脉东部。四季皆可采集树皮。

药用部位 树皮。

主要成分 含有蒽醌、原花青素和挥发油。

历史与民俗 在南美洲和加勒比地区的传统

医学中，罗比驼峰楝被用作催吐剂可能已经有几个世纪的历史了。这种植物于1886年首次被在玻利维亚采集标本的H. H. 鲁斯比引入西方。

功效与使用 罗比驼峰楝应用于止咳配方中，是比吐根（第189页）更强效的祛痰药。它可治疗咳嗽、喉咙和气管处黏液过多，以及支气管炎。高剂量服用会引起呕吐。

相关物种 来自加勒比地区的拉美驼峰楝（*G. guara*）的树脂被用作凝血剂，其叶片的煎剂被用来治疗内出血。

注意事项 仅在专业指导下使用。

Gymnema sylvestre（萝摩科）
匙羹藤

性状描述 常绿木质藤本植物，攀缘于大树之上。叶片暗绿色，约5厘米大小。小花黄色，伞形花序。

生境与栽培 匙羹藤原产于印度、东南亚，以及澳大利亚北部的森林。它喜欢肥沃的土壤。

药用部位 叶片。

主要成分 含皂苷（匙羹藤酸）和多肽（武靴藤多肽）。

历史与民俗 匙羹藤长期以来被印度本土用来治疗嗜糖和糖尿病。它的印地语名字"gurmar"的意思是糖的破坏者。

功效与使用 匙羹藤在治疗糖尿病方面有实用价值，尤其是针对2型糖尿病的早期阶段。如果持续服用一年或更长时间，那么将有助于防止病情恶化。匙羹藤可以促进胰腺中分泌胰岛素的细胞再生，因此可能控制或逆转轻度糖尿病。这种植物具有明显的抑制甜味的能力，这意味着它可以减少人们对糖的渴望，有助于减肥。

科学研究 最近在印度和日本进行的研究表明，匙羹藤有望成为一种安全有效的糖尿病自然疗法。在印度的两个临床试验中，在服用匙羹藤之后，糖尿病患者需要更少的胰岛素或其他治疗来降低血糖水平。有迹象表明，它可以促进胰岛细胞修复，增加胰岛素分泌。有研究表明，匙羹藤的叶片可以麻醉舌头上的甜味味蕾，暂时降低食欲。

Haronga madagascariensis（藤黄科）

马达加斯加哈伦加那

性状描述 常绿小乔木，可长至8米高。叶片具黑色斑，上表面深绿色，下表面被红棕色毛。花乳白色，簇生。

生境与栽培 原产于马达加斯加和东非，生长在热带地区。叶片和树皮一年四季皆可收集。

药用部位 叶片、树皮。

主要成分 树皮含有酚类色素、三萜类化合物、蒽醌和单宁。叶片含有酚类色素、二萜类化合物（金丝桃素）、黄酮类化合物和单宁。金丝桃素在贯叶连翘（第110页）中也有发现，具有抗病毒特性。

历史与民俗 在非洲，人们用它的树脂把箭头固定在箭杆上。

功效与使用 它被认为可以刺激胆汁分泌，在欧洲用于治疗消化不良和胰腺功能低下。在非洲，它主要作为收敛剂和温和的泻药，可治疗消化系统疾病，如腹泻和痢疾。

Hedera helix（五加科）

常春藤

性状描述 木质藤本植物，长可达30米。深绿色革质叶片，花黄绿色，伞形花序，浆果橙色或黑色。

生境与栽培 常春藤原产于欧洲、亚洲，作为园林攀缘植物被引入世界各地。它通常攀缘生长于树和篱笆之上。

药用部位 叶片、浆果。

主要成分 常春藤含有皂苷、甾醇、聚乙炔、挥发油和黄酮类化合物。皂苷具有祛痰、杀阿米巴、抗真菌、杀肝吸虫等作用。

历史与民俗 在古典传说中，常春藤是被献给酒神狄俄尼索斯的。它被认为能够预防或消除醉酒症状。它的叶片在英国被用来治疗鸡眼和疣。将其用醋浸泡，制成膏剂敷在患处，或者放入袜中覆盖在鸡眼之上。

功效与使用 常春藤主要用于治疗耳、鼻、喉的充血阻塞及支气管炎。它作为一种祛

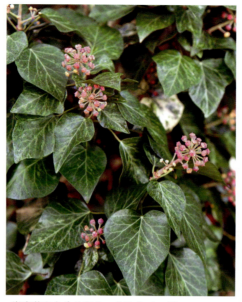

常春藤在古典传说中，被认为可以解酒。

痰剂，能刺激咳嗽和清除痰液。它有益于黏膜，通常会与滋补品合用，尤其是百里香（第147页）。常春藤提取物是女士瘦身类化妆品配方中的常见成分。

注意事项 新鲜的叶片会刺激皮肤。

Helichrysum italicum（菊科）

意大利蜡菊

性状描述 小型浓密常绿芳香草本植物，有银灰色针状叶和簇生黄色复合花，可长到约50厘米高。

生境与栽培 意大利蜡菊原产于地中海地区，在贫瘠的沙质土壤中茁壮成长。通常生长在靠近大海或河岸的地方，但在海拔800米的内陆地区也有发现。6月花开时，花在顶端聚集。

药用部位 花头。

主要成分 意大利蜡菊含有一种挥发油（0.44%），主要是倍半萜（包括α-柏木烯、α-姜黄烯和乙酸香叶酯），还有间苯三酚（主要是arzanol）、酚酸和黄酮类化合物。arzanol是一种有效的抗炎成分。

历史与民俗 这种植物的植物学名称"helichrysum"来自古希腊语，意思是"太阳-

黄金"。如果干燥得当，它的花冠可以持续很长时间，因此它的另一个名字是"不凋花"。

功效与使用 一种被忽视的南欧传统草药，过去被广泛使用，现在正在经历某种复兴。这种花长期被用于治疗过敏和上呼吸道感染，以及用来愈合伤口和治疗炎症性皮肤病。精油具有显著的抗炎和光保护（防止太阳辐射）作用，可以增强皮肤健康。

科学研究 2020年的一项临床试验发现，含有意大利蜡菊精油和其他成分的晚霜能有效减少环境因素对皮肤的负面影响，并减少衰老的临床症状。

Herniaria glabra（石竹科）

治疝草

性状描述 一年生或多年生匍匐草本植物，有亮绿色椭圆形叶片和簇生的绿色小花。

生境与栽培 在整个欧洲和西亚地区都有栽培。它生长在贫瘠的石灰质和沙质土壤中。地上部分开花时采集。

药用部位 地上部分。

主要成分 含有香豆素（含3%的脱肠草素和莨菪亭）、黄酮类化合物、酚酸和皂苷。

历史与民俗 治疝草在16世纪的欧洲首次有文献记载。它的属名"*herniaria*"预示着其治疗疝气的能力。

功效与使用 治疝草主要作为利尿剂来使用。它可以治疗膀胱炎、膀胱激惹和肾结石等泌尿系统疾病。它也是一种收敛剂，由治疝草制成的膏剂可以加快溃疡愈合。全株植物对膀胱有解痉作用。

Hibiscus sabdariffa（锦葵科）

玫瑰茄

性状描述 灌木，可长至3米高。

生境与栽培 玫瑰茄原产于北非和东南亚，现生长于全球热带地区。它主要种植在非洲，以及泰国、中国和墨西哥。

药用部位 花萼（花的外侧基部）、花、叶片。

主要成分 玫瑰茄含有多酚（尤其是花青

素）和原儿茶酸、多糖和有机酸。

历史与民俗 玫瑰茄的英文名"hibiscus"的意思是献给朱鹭的植物。朱鹭在古埃及时期被奉为"圣鸟"。

功效与使用 由玫瑰茄制成的清爽可口的茶饮是一种温和的镇静剂，可退热。其花萼是温和的滋补品，可缓解感冒、咳嗽和其他呼吸系统疾病。花萼还有助于促进消化，激发食欲。花萼和花都能降低胆固醇水平。玫瑰茄的所有部分都有镇痛效果，可以缓解轻度疼痛。

科学研究 几项临床试验表明，玫瑰茄可以降血压，是自然疗法的一部分。研究还表明，它有助于降血糖和降低血液中的胆固醇水平。

Hieracium pilosella syn. *Pilosella officinarum*（菊科）
绿毛山柳菊

性状描述 多年生草本植物，从莲座状基生叶至植株顶端可达20厘米高，亮黄色花序顶生。

生境与栽培 绿毛山柳菊分布于欧洲的大部分地区及亚洲和北美洲的温带地区。它生长在干燥的牧场和沙质土壤中。夏天开花时采摘收集地上部分。

药用部位 地上部分。

主要成分 绿毛山柳菊含有香豆素、黄酮类化合物和咖啡酸。人们认为它有轻微的抗真菌作用。

历史与民俗 在《爱尔兰草药志》（1735）一书中，凯欧总结了绿毛山柳菊的药用价值："很好地预防咯血，以及所有类型的充血或黏液聚集，包括咳嗽、肺脓肿和带状疱疹。"

功效与使用 绿毛山柳菊可放松支气管肌肉，刺激咳嗽反射，减少黏液产生。这些功能综合起来使得该草药对治疗呼吸系统疾病十分有效，包括哮喘、气喘、百日咳、支气管炎，以及其他慢性咳嗽。它还被用来控制月经过多及缓解咯血，也被制成愈合伤口的膏剂。

Hippophae rhamnoides（胡颓子科）
沙棘

性状描述 多刺的落叶灌木，可长至5米高。叶片狭窄，银灰色；单性花，雌雄异株；浆果簇生，橙黄色。

生境与栽培 沙棘原产于欧洲和亚洲，主要生长在多沙的沿海地区和干旱的山区河床。浆果在秋天收集。

药用部位 浆果。

主要成分 沙棘含有黄酮类化合物、类胡萝卜素、维生素C（含量非常高）和维生素E，以及较多的矿物质（包括硫、硒、锌和铜）。其种子含有相当多的α-亚麻酸。

历史与民俗 传统上，这些尝起来很酸的浆果与牛奶和奶酪搭配在一起吃。人们也用这种浆果制作美味的果冻。

功效与使用 沙棘浆果的维生素C含量很高，它主要被用来提高身体的抵抗力。它是温和的收敛剂，浆果的煎剂被用来治疗皮肤过敏和皮疹，并能促进伤处的愈合。

科学研究 对沙棘果实、种子和种子油的研究表明，它们具有一定的治疗价值。这种浆果特别有利于循环系统的健康，对治疗脆

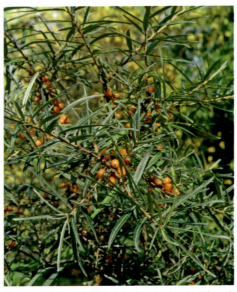

沙棘的特点在于多刺的茎和狭窄的银灰色叶片。其浆果有助于提高身体的抗感染能力。

性毛细血管、动脉硬化和心力衰竭都很有用处。其种子油可滋养皮肤，促进组织愈合，并被证明对治疗湿疹很有效。

Hoodia gordonii（夹竹桃科）
丽杯角

性状描述 丽杯角是一种不寻常的多肉植物，可长至1米高。它有多刺的灰绿色茎和浅紫色的花。

生境与栽培 丽杯角原产于卡拉哈里沙漠，目前在纳米比亚和南非广泛种植。这种植物可由种子或扦插繁殖。由于野生丽杯角濒临灭绝，这种植物的贸易在法律上被禁止。

药用部位 去皮的茎。

主要成分 丽杯角含有甾体糖苷。它被认为具有刺激（拟交感神经）作用，因此被用作食欲抑制剂。

历史与民俗 卡拉哈里沙漠的桑人在穿越沙漠时，经常吃这种植物来抑制口渴和饥饿的感觉。这种用法最早被记录于1937年。

功效与使用 丽杯角给21世纪的草药使用提供了一个警示。除了作为食欲抑制剂的传统用途，几乎没有证据表明服用它会减轻体重，而且它的安全性尚不清楚。尽管如此，在2003年经过英国广播公司的媒体报道之后，丽杯角制品的销量飙升。据《洛杉矶时报》报道，它的价格在2006年达到了每盎司（28.35克）40美元。这样高的价格，就不难理解为什么丽杯角在野外的生存会受到严重威胁了。明智的做法是，选择那些已经被科学研究证明可用于减肥的草药，且这些草药没有从野外消失之虞，如匙羹藤（第223页）。

注意事项 在服用丽杯角产品之前，请遵循专家指导，尤其是服用血液稀释药物的糖尿病或高血压患者。

Hordeum vulgare（禾本科）
大麦

性状描述 一年生草本植物，高约1米。茎中空、直立，叶披针形，小穗稠密，果实具芒。

生境与栽培 全世界温带地区都有种植，种子成熟时收获。

药用部位 种子。

主要成分 大麦含有多糖、蛋白质、脂肪、B族维生素和维生素E。幼苗还含有胺（酪胺）和芦竹碱。

历史与民俗 大麦已经被应用了数千年。狄奥斯科里迪斯建议用它来抑制敏感型体液，以及缓解疼痛。

功效与使用 大麦粥或大麦汤很适合养生，因为大麦能舒缓喉咙不适，提供容易吸收的营养。它也可以清除黏液。其镇痛作用能减轻肠道和尿道的炎症。大麦还能帮助消化牛奶，给婴儿吃大麦食品可防止胃里形成凝乳。它通常用于患有轻微感染或腹泻的儿童，特别推荐辅助治疗发热。大麦的膏剂可有效缓解溃疡和肿胀的炎症。

科学研究 大麦的纤维和燕麦的纤维一样，可减少肠道对脂肪的吸收，有助于降低胆固醇水平。与其他纤维食品相似，大麦也可以帮助稳定血糖水平和预防肠癌。

Hydrangea arborescens（绣球花科）

乔木绣球

性状描述 落叶灌木，高约3米，有椭圆形的叶子和簇生的乳白色小花。

生境与栽培 乔木绣球原产于美国东部，从纽约州到佛罗里达州，生长在林地和河岸。根在秋天被挖掘采集。

药用部位 根。

主要成分 乔木绣球被认为含有黄酮类化合物、生氰糖苷（绣球苷）、皂苷和挥发油。

历史与民俗 切罗基人用乔木绣球治疗肾结石和膀胱结石。19世纪的草药医生使用由乔木绣球、匍匐冰草（第162页）和蜀葵（*Althaea rosea*）组成的配方来治疗严重的肾脏疾病，包括肾炎。

功效与使用 西方草药医生认为乔木绣球对治疗肾结石和膀胱结石特别有帮助。人们认为它既能促进石头排出，又能协助溶解剩余的石头。它也可以治疗泌尿生殖系统的其他疾病，包括膀胱炎、尿道炎、前列

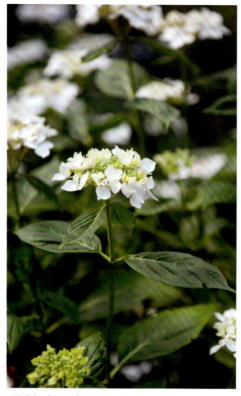

乔木绣球被用来治疗肾结石和膀胱结石。

腺肥大和前列腺炎。

注意事项 请在专家指导下使用。孕期或哺乳期请勿服用。

Hygrophila spinosa（爵床科）

多刺水蓑衣

性状描述 一年生草本植物，茎红色、多刺，高60厘米，小花蓝色，种子扁平、暗红色。

生境与栽培 原产于印度，现广泛分布在整个热带地区。地上部分开花时采集。

药用部位 地上部分、根。

主要成分 含有黏液、不挥发油和挥发油，以及生物碱。

功效与使用 在印度，多刺水蓑衣常被用作催情药。新鲜的地上部分或燃尽的草木灰都有很强的利尿作用，在体液过多的情况下可排出多余的水分。

相关物种 南美洲的*H. guayensis*有杀菌功效，并已被当地用于治疗利什曼病。

Hyoscyamus niger（茄科）

天仙子

性状描述 一年生或二年生草本植物，可长至1米高。叶浅裂，花钟形，颜色淡黄，有紫色细脉纹。

生境与栽培 天仙子原产于西亚和南欧，目前在西欧和中欧的大部分地区及北美洲和南美洲都有发现。人们在欧洲部分地区，包括英国，以及北美洲地区栽培天仙子是为了药用。叶子和花在刚开花时采摘。一年生天仙子在当年采摘，二年生天仙子在来年采摘。

药用部位 叶片、花头。

主要成分 天仙子含有0.045%～0.14%的莨菪烷生物碱（特别是莨菪碱和东莨菪碱），以及黄酮类化合物。莨菪碱和东莨菪碱在茄科植物中很常见，但天仙子中含量更高，比其同科植物曼陀罗（第205页）和颠茄（第73页）有更强的镇静作用。

历史与民俗 天仙子药用已经有几千年历史了。古巴比伦和古埃及典籍中都记载了人们为了缓解牙痛而吸食天仙子的事件。在古希腊神话中，死者到达阴间时，身上都装饰着天仙子。在1世纪，狄奥斯科里迪斯建议用天仙子治疗失眠、咳嗽、充血、经血过多、眼睛疼痛和痛风，并把天仙子

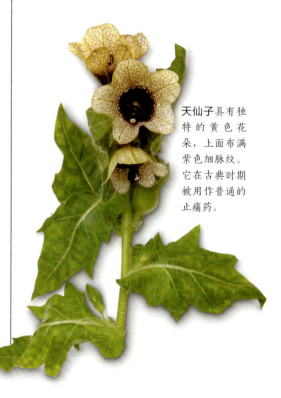

天仙子具有独特的黄色花朵，上面布满紫色细脉纹。它在古典时期被用作普通的止痛药。

作为普通的止痛药来使用。因为它很容易变质，所以应该在一年内使用完毕。在中世纪，天仙子的拉丁名是"*dentaria*"，意思也和牙有关。据说服用天仙子能产生一种轻盈的感觉，就像身体在天空中飞翔。它是女巫"飞行秘方"的主要成分之一。

功效与使用 天仙子被广泛用作镇静剂和止痛剂。它可以治疗泌尿系统疼痛，尤其是肾结石引起的疼痛。它也用于治疗腹部绞痛。它的镇静和抗痉挛功效使其成为治疗帕金森病的有价值的药物，它可在疾病早期缓解震颤和僵直。天仙子通常以燃烧的粉末或纸烟的形式治疗哮喘和支气管炎；以油的形式外用，它可以缓解坐骨神经痛和风湿病等疾病。它还能减少黏液、唾液和其他消化液的分泌。就像它的近亲龙葵一样，天仙子还可用于扩张瞳孔。它含有的成分东莨菪碱通常用于术前麻醉和晕动病的治疗。

相关物种 其他天仙子属的物种也有类似的药用方式。北非的埃及莨菪（*H. muti-cus*）在传统上被贝都因人用来缓解牙痛。另参见颠茄（第73页）。

注意事项 仅在专业监督下使用。过量服用可能导致中毒，因此天仙子的药用在一些国家受到法律限制。

Hyssopus officinalis（唇形科）
神香草

性状描述 半常绿灌木，可长至60厘米高，有狭窄的叶片和簇生的蓝色唇形花。

生境与栽培 神香草原产于欧洲南部，在地中海各国自由生长，特别是巴尔干半岛和土耳其。它喜欢阳光充足的干燥环境，是一种常见的园艺草本植物。夏季开花时收获花头。

药用部位 花头、精油。

主要成分 含有萜烯、挥发油（主要包括樟脑、松茨酮和β-蒎烯）、黄酮类化合物、单宁和树脂。萜烯是强效的祛痰药。松茨酮有毒，会导致癫痫发作。

历史与民俗 神香草被认为是灵丹妙药。有句古话说："凡是能与神香草媲美的人，都是懂得太多的人。"1世纪，狄奥斯科里迪斯推荐了一种配方，是神香草、无花果（第216页）、芸香（第273页）、蜂蜜和水的混合物，用于治疗包括胸膜炎、哮喘、气紧、呼吸堵塞和慢性咳嗽在内的多种病症。

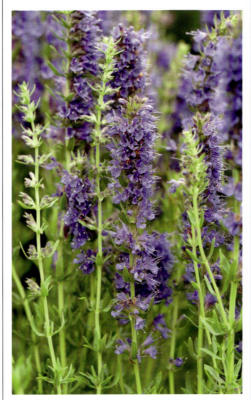
神香草对呼吸道感染有积极的治疗作用。

功效与使用 神香草是一种被低估的草药，具有镇静和滋补的双重功效。它对治疗支气管炎和呼吸道感染有积极作用，特别是对过多黏液产生之处。神香草似乎可以促进产生更多的水性黏液，同时温和地刺激祛痰。这种联合效用可以清除浓稠的痰液。神香草会刺激黏膜，所以最好在感染达到峰值后服用，这种草药的滋补作用能促进身体全面恢复。作为一种镇静剂，神香草对儿童和成人来说都是治疗哮喘的有效药物，特别是在黏液阻塞、哮喘加重的情况下。就像其他含有挥发油的草药一样，神香草能舒缓消化道，是治疗消化不良、嗳气、腹胀和肠绞痛的有效药物。

注意事项 神香草精油可诱发癫痫发作，它只能在专业监督下使用。其精油的使用在一些国家受到法律限制。

---

llex paraguariensis syn. *I. paraguensis*（冬青科）
巴拉圭冬青

性状描述 常绿灌木或小乔木，可生长到6米高，有较大的叶片、白色的花和红色的果实。

生境与栽培 分布于阿根廷北部、巴拉圭、乌拉圭和巴西南部，广泛种植在阿根廷、西班牙和葡萄牙。当浆果成熟时采摘叶片，经柴火烘烤、磨碎，然后装在麻质布袋中储存一年再出售。

药用部位 叶片。

主要成分 巴拉圭冬青含有黄嘌呤衍生物，包括约1.5%的咖啡因、约0.2%的可可碱、茶碱和高达16%的单宁。单宁含量高意味着不宜在用餐时服用巴拉圭冬青，因为单宁会影响食物营养的吸收。

功效与使用 巴拉圭冬青是一种传统的南美洲茶饮，可以短期内提高身体和精神的能量水平。它被认为是一种能强身健体的饮料，就像茶（第185页）一样。它具有类似于茶和咖啡（第196页）的特性，能刺激神经系统，具有轻度镇痛和利尿的作用。作为一种草药，巴拉圭冬青被用于治疗头痛、偏头痛、神经痛、风湿性疼痛、疲乏及轻度抑郁。它也被用来治疗糖尿病。

相关物种 来自厄瓜多尔的瓜郁萨茶（*I. guay-usa*）的使用方式与巴拉圭冬青基本相似。除此之外，瓜郁萨茶还可以治疗疟疾、肝区疼痛和梅毒，还有助消化和清洁消化道的作用。

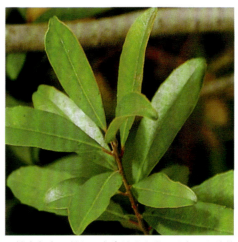
巴拉圭冬青可制成口感愉悦的茶饮，具有温和的镇痛和利尿功效。

Illicium verum（五味子科）

八角茴香

性状描述 常绿乔木，高达18米，具披针形叶片、淡黄色的花和星形的果实。

生境与栽培 八角茴香原产于中国、印度和越南，现生长在全球热带地区。果实成熟时采集。

药用部位 果实和种子。

主要成分 八角茴香含有挥发油（主要是茴香脑）、倍半萜和黄酮类化合物（包括槲皮素）。茴香脑能平复消化系统，缓解胀气。倍半萜具有镇痛作用。在果实中发现的莽草酸，直到最近才被用作生产达菲（一种处方类抗病毒药物）的药源。八角茴香具有抗菌、抗真菌、抗病毒、抗炎和杀虫活性。

历史与民俗 八角茴香的茴香脑含量很高，所以八角茴香的味道和茴芹（第256页）非常相似，二者都主要用作香料。八角茴香的中文名称喻示它的果实有八个角。

功效与使用 八角茴香在中药中被用来治疗风湿病、背痛和疝气，它具有兴奋、利尿和助消化的功效。它可有效地治疗胀气和消化不良，特别是肠绞痛，且可以安全地用于儿童。八角茴香常与茴香（第217页）联用，治疗肠或膀胱的疝气。这两种草药都有助于放松器官肌肉，缓解痉挛。八角茴香也用于治牙痛。

注意事项 日本莽草（*I. anisatum*）与八角茴香非常相似，但它含有一种有毒的化合物，会导致严重的不良反应。

干八角茴香具有助消化、兴奋和利尿的功效。

Ipomoea purga syn. *Convolvulus jalapa*（旋花科）

药喇叭

性状描述 常绿藤本植物，高约4米，有心形的叶片和喇叭状的紫色花朵。

生境与栽培 药喇叭原产于墨西哥，目前在中美洲和东南亚有种植。根在夏季被挖掘。

药用部位 根。

主要成分 药喇叭含有树脂旋花苷。

历史与民俗 西班牙人从墨西哥原住民那里获悉药喇叭具有很强的通便作用，于1565年将其引入欧洲，并在19世纪之前一直用它来治疗各种疾病。

功效与使用 药喇叭是一种强力的泻药，但其药用价值值得怀疑。即使在中等剂量的情况下，它也会刺激人体排出大量的水样粪便；而在大剂量的情况下，它会直接导致呕吐。

相关物种 盒果藤（*I. turpethum*）原产于亚洲和大洋洲，也是一种强力的泻药。其他番薯属的物种，如番薯（*I. batatas*，来自南美洲）等是重要的食用植物。青紫牵牛（*I. violacea*）原产于墨西哥，含有类似于LSD（麦角酰二乙胺）的化合物，曾被萨巴特克人和阿兹特克人在宗教仪式上服用。

注意事项 药喇叭严禁口服。

Iris versicolor（鸢尾科）

变色鸢尾

性状描述 多年生草本植物，高约1米。茎直立，叶长剑形。每枝茎有3～5个蓝紫色花朵，花瓣上有白色脉纹。

生境与栽培 变色鸢尾原产于北美洲。喜生于潮湿地带和沼泽地区，作为一种园林植物而被广泛栽培。根茎于秋季挖掘出土。

药用部位 根茎。

主要成分 变色鸢尾含有三萜类化合物、水杨酸、异酞酸、挥发油（极少量）、淀粉、树脂、油性树脂和单宁。

历史与民俗 变色鸢尾是北美洲原住民最常用的草药之一。不同的部落将它作为催吐剂、泻药或利尿剂，并用它治疗伤口、感

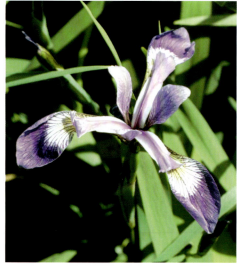

变色鸢尾被北美洲原住民广泛用于治疗伤口和溃疡。

冒、耳痛和霍乱。在英美传统医学中，它被用作针对腺体和肝脏的药物。变色鸢尾是加拿大魁北克省的省花。

功效与使用 变色鸢尾主要用于解毒。它可增加排尿量和促进胆汁分泌，并且具有温和的通便效果。这些功效组合在一起，使它成为一种治疗慢性皮肤病的有效的草药，特别是针对因胆囊问题或便秘导致的疾病，如痤疮和湿疹。它也适用于改善身体不适和消化不良。然而，大剂量摄入会引起呕吐。传统上，变色鸢尾仍被用来治疗腺体疾病。它也被认为有助于减肥。

注意事项 过量服用会引起呕吐。孕期不得服用。

Jasminum grandiflorum（木犀科）

素馨

性状描述 纤细的常绿植物，可攀缘至6米高，有深绿色叶片和大而芳香的白色管状花。

生境与栽培 分布在印度北部、巴基斯坦和喜马拉雅山脉。现在因园艺栽培或为了获取精油而被广泛种植。

药用部位 花、精油。

主要成分 素馨挥发油含有苯甲醇、乙酸苄酯、芳樟醇和乙酸芳樟酯。

历史与民俗 素馨在16世纪传入欧洲，主要作为制作香水的原料。

功效与使用 素馨的浸剂有镇静效果,可缓解情绪紧张。其精油有抗抑郁和放松的功效,外用可舒缓干燥或敏感的皮肤。由于商业产品经常掺假,其精油很少用于香薰。

相关物种 茉莉花(*J. sambac*)实际上原产于东南亚,常被用作洗眼液或添加到茶(第185页)中,制成茉莉花茶,也常用

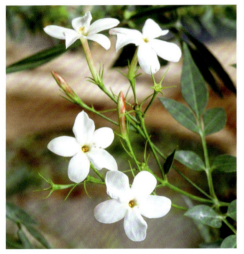

素馨是精油的来源。

于佛教仪式。

注意事项 素馨花精油不得内服。

Jateorhiza palmata(防己科)

非洲防己

性状描述 匍匐生长的藤蔓植物,具有多年生的根茎。可攀爬到很高的高度,通常能到达树的顶端,具大型的掌状叶片和绿白色小花。雌雄异株,果实圆形、肉质。

生境与栽培 非洲防己原产于非洲东部的热带雨林,特别是莫桑比克和马达加斯加,在其他热带地区也有种植。根在三月干燥的天气被挖掘采集,然后晒干。

药用部位 根皮。

主要成分 非洲防己含有异喹啉类生物碱(主要有巴马汀、非洲防己碱和药根碱)、二萜苦味素、黏液和挥发油(约1%)。

功效与使用 非洲防己异常苦,是一种很好的药材,可治疗消化能力低下,可刺激胃酸分泌和增强食欲。它对食欲不振和厌食

症特别有效,通过使胃部环境变得更酸(因此可抑制病原体)来防止消化系统感染并促进食物分解和吸收。它在治疗痢疾等慢性肠道感染方面也很有效。

科学研究 非洲防己的苦味源于苦味素和生物碱。巴马汀和药根碱可以降低血压,巴马汀是一种子宫兴奋剂,而药根碱具有镇静和抗真菌作用。

相关物种 非洲防己与黄龙胆(第103页)有很多共同之处,尽管它们的苦味来自不同的成分。

注意事项 孕期避免使用。

Juglans cinerea(胡桃科)

白胡桃木

性状描述 落叶乔木,可长到30米高,有灰色树皮、羽状复叶,分雄花和雌花,雄花为葇荑花序,果实椭圆形,内有坚硬的深色坚果。

生境与栽培 白胡桃木原产于北美洲森林地带,在其他温带地区作为材用树种种植。树皮在秋天收集。

药用部位 内层树皮。

主要成分 包括萘醌(胡桃醌、胡桃素、胡桃皮酸)、不挥发油、挥发油和单宁。萘醌有与蒽醌类似的通便作用,如番泻叶(第80页)和大黄(第130页)。胡桃醌具有通便、抗菌、抗寄生虫和抗癌的功效。

历史与民俗 白胡桃木树皮被美洲原住民和欧洲定居者用作泻药和滋补品。它被用来治疗各种疾病,包括风湿性关节炎、头痛、痢疾、便秘和创伤。

功效与使用 直到今天,白胡桃木仍被用作泻药和滋补品,它对治疗慢性便秘很有价值,可柔和地促进肠道运动。如果与生姜(第159页)或欧白芷(第172页)等祛风药合用,效果更佳。白胡桃木还能降低胆固醇水平,促进肝脏清除废物。它在治疗肠道寄生虫病方面有着良好的声誉。由于它的抗菌效果和收敛性,白胡桃木已经被用来治疗痢疾。

相关物种 黑胡桃木(*J. nigra*)的使用方式与白胡桃木相同。胡桃树(*J. regia*)的树皮被用作温和的通便剂,也被用来治疗皮

肤病。它的坚果在中药中被用作补肾药。胡桃属坚果的营养都很丰富,其胆固醇含量低,且含有大量的α-亚麻酸。

Juniperus communis(柏科)

欧刺柏

性状描述 针叶灌木,有时可长到15米高。细枝上有针形小叶轮生,不同枝条上生有黄色的雄球花和蓝色的雌球花,球果球形、成熟时蓝黑色。

生境与栽培 欧刺柏分布在欧洲、亚洲西南部,直到喜马拉雅山脉,以及北美洲,从南部沿海到北部的荒原和山区都有它的踪迹。成熟的球果(类似浆果)在秋天采摘。

药用部位 球果、精油。

主要成分 欧刺柏果实含有1%~2%的挥发油,由60多种化合物组成,其中包括桧萜、α-蒎烯、β-蒎烯及桉树脑。欧刺柏还含有单宁、黄酮类化合物、二萜类化合物和香豆素。果实具有抗菌、抗炎、利尿和止痛活性。

历史与民俗 杜松子酒主要用欧刺柏的球果杜松子来调味。大部分杜松子从野外采

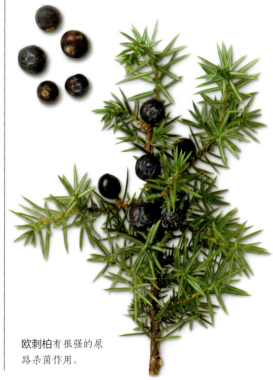

欧刺柏有很强的尿
路杀菌作用。

集。在过去，人们认为把欧刺柏的小枝扔进火里可以抵御邪恶的灵魂。

功效与使用 欧刺柏有滋补、利尿和强烈的抗尿路感染功效。它是治疗膀胱炎的有价值的药物，有助于缓解体液潴留，但应避免用于肾脏疾病。欧刺柏是温性的，可缓解肠胃绞痛和增强胃功能。无论内服还是外用，欧刺柏都可用于治疗慢性关节炎、痛风和风湿病。精油稀释外用，对皮肤有轻微的温暖作用，可以促进组织废物的清除。欧刺柏也能激发月经并增加经血量。

科学研究 实验室研究表明，欧刺柏可能具有保护神经的作用，可能有助于预防帕金森病。它似乎也有助于降低血液中的胆固醇水平。

相关物种 杜松油是从尖叶刺柏（*J. oxycedrus*）中提取的，用于治疗皮疹。叉子圆柏（*J. sabina*）有毒，是一种强力的堕胎药。日本的杜松（*J. rigida*）被用作利尿剂。

注意事项 孕期或经血过多时不得使用欧刺柏。肾病或肾脏感染不得服用。除非有专业指导，否则不得内服。

相关链接 泌尿系统感染，第324页。

Kigelia pinnata syn. *K. africana*（紫葳科）

吊瓜树

性状描述 半落叶乔木，可长到25米高，树皮光滑、灰棕色，花紫褐色。吊瓜树又叫"非洲腊肠树"，这得名于其香肠形状的果实，果实长达1米，悬吊于绳索状的花柄之上，重可达10千克。

生境与栽培 吊瓜树分布于撒哈拉沙漠以南的非洲地区，但原产于非洲大陆的东部，从坦桑尼亚一直到南非。它由种子繁殖或扦插繁殖，培育6年之后开花。果实成熟时收获。

药用部位 果肉、叶片、树皮、根。

主要成分 吊瓜树含有降毛莨醛、香豆素、环烯醚萜、黄酮类化合物、脂肪酸、甾醇、糖苷和萘醌。降毛莨醛可以降低肿瘤活性，环烯醚萜和甾醇具有抗炎作用，黄

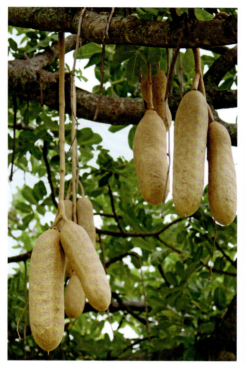

吊瓜树是治疗皮肤病的重要草药。

酮类化合物具有抗真菌作用，而萘醌被认为具有细胞毒性。

历史与民俗 在整个撒哈拉以南的非洲地区，吊瓜树一直被传统医生所重视，用于治疗许多疾病。修纳人用其树皮或根来治疗皮肤感染、溃疡、牙痛、背痛和肺炎。在中非，未成熟的果实被用作治疗创伤、痔疮和风湿病的敷料。在西非，叶片被用来治疗胃病和肾病，果实作为泻药，或制成膏剂治疗溃疡。吊瓜树通常被包含在治疗疟疾的传统草药配方中。

功效与使用 得益于非洲传统治疗师的知识和经验，吊瓜树可以治疗由细菌和真菌感染引起的皮肤病，特别是疮疖和溃疡。鉴于其明显的抗炎和愈合伤口特性，吊瓜树被称为"天然抗菌剂"。人们还在研究它对皮肤的调理和修复功效，以及它治疗皮肤病的潜在能力，如湿疹、银屑病和日光性角化病（过度暴露在阳光下导致的皮肤癌前损害）。吊瓜树的产品已有各种专利，随着时间的推移，吊瓜树可能会作为与皮肤相关的草药资源而广为人知。

注意事项 仅在专业指导下内服。孕期或哺乳期不得服用。

Krameria triandra（刺球果科）

秘鲁拉坦尼

性状描述 生长茂密的常绿灌木，可长到90厘米高。根系深，叶长圆形、花大、红色。

生境与栽培 秘鲁拉坦尼生于厄瓜多尔、秘鲁和玻利维亚的安第斯山脉西坡，海拔900～3000米。根可全年挖掘收集。

药用部位 根。

主要成分 它含有10%～20%的单宁，包括鞣红、苯并呋喃和n-甲基酪氨酸。

历史与民俗 它是一种传统的南美洲药物，被原住民用作止血剂和牙齿保护剂。它的西班牙名称的意思是牙齿的根，就显示了这种传统用法。

功效与使用 秘鲁拉坦尼具有收敛和抗菌的功效。它主要用于治疗消化道疾病，如腹泻和痢疾。此外，秘鲁拉坦尼可以制成很好的漱口水，治疗牙龈出血、牙龈感染、口腔溃疡和咽喉肿痛。它的收敛性使其可以治疗痔疮。它还可以让伤口止血，治疗静脉曲张及因毛细血管脆弱造成的瘀伤。

相关物种 墨西哥的三叶刺球果（*K. cystisoides*）具有收敛功效，药用方式与秘鲁拉坦尼类似。另一种原产于北美洲和中美洲的小叶刺球果（*K. parvifolia*）被用作洗眼液。

Lactuca virosa（菊科）

野莴苣

性状描述 两年生草本植物，茎中空，高约1.2米，有宽阔多刺的叶片和成簇的淡黄色头状花序。全株都可分泌出一种白色的乳胶。

生境与栽培 野莴苣分布于整个欧洲，普遍生长在路边、树篱和开阔地带。夏末开花时采集。

药用部位 叶片、乳胶、种子。

主要成分 乳胶含有倍半萜内酯（包括山莴苣素和毒莴苣素），叶片含有黄酮类化合物和香豆素。倍半萜内酯具有镇静作用。

历史与民俗 在亚述草药的传说中，野莴苣种子与孜然（第201页）一起制成了治疗

眼睛的膏剂。狄奥斯科里迪斯在他的书中写道，这种植物的作用类似于罂粟（第251页）。

功效与使用 野莴苣是一种安全的镇静剂，可以促进成人和儿童的睡眠或平息神经的过度兴奋，最常用于治疗儿童兴奋度过高。它也可治疗咳嗽，通常与洋甘草（第105页）等草药结合使用。野莴苣被认为可以降低性欲，也可以用于缓解疼痛。

科学研究 2011年，埃及的一项临床试验发现，野莴苣籽油能改善失眠患者的睡眠。在埃及，野莴苣籽油一直被用来解决睡眠问题。

相关物种 莴苣（*L. sativa*）也可以像野莴苣一样药用，但其药效较弱。

Lamium album（唇形科）

短柄野芝麻

性状描述 多年生草本植物，可长至60厘米高。方茎，叶椭圆形、有锯齿，唇形花白色、簇生。

生境与栽培 短柄野芝麻广泛分布于欧洲和亚洲中部、北部。它在田野和开阔地带茁壮成长。夏季开花时采集。

药用部位 花头。

主要成分 短柄野芝麻花头含有羟基肉桂酸、环烯醚萜、裂环烯醚酮、黄酮类化合物、花青素、类固醇、苯并恶唑嗪酮、甜菜碱。

历史与民俗 它之所以还有一个"死荨麻"的别称，是因为它与真正的大荨麻（第150页）类似，但没有刺毛。它也被称为"大天使"，因为它会令人心情愉悦、面露欢颜、精神焕发（约翰·杰拉德，《本草要义》，1597）。

功效与使用 短柄野芝麻有收敛和镇痛的功效。它可促进子宫收缩，防止月经间期出血，减少经血量。它也可治疗阴道异常分泌物。它有时也被用来缓解疼痛。其收敛性有助于治疗腹泻，外用可治疗痔疮和静脉曲张。

科学研究 对短柄野芝麻的实验室研究表明，其成分在一定程度上具有抗菌、抗病毒、抗炎、止痛和保护细胞的作用。然

而，这些结果需要考虑背景。在2009年的一项针对新鲜大荨麻叶（第150页）抗炎活性的临床研究中，将看起来与大荨麻叶非常相似的短柄野芝麻叶作为安慰剂。受试者患有拇指关节炎，每天在受影响部位涂抹新鲜大荨麻叶或短柄野芝麻叶。在一周内，那些使用大荨麻叶的人症状显著减轻，而那些使用短柄野芝麻叶的人没有看到这样的改善——这表明大荨麻的抗炎活性明显强于短柄野芝麻。

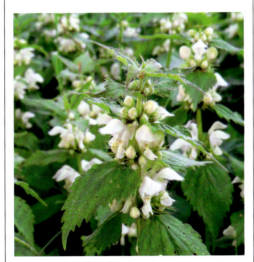

短柄野芝麻用于治疗妇科疾病。

Larix decidua syn. *L. europaea*（松科）

欧洲落叶松

性状描述 落叶针叶乔木，可长至50米高。针形叶簇生，具雄球花和雌球花，球果浅棕色。

生境与栽培 欧洲落叶松原产于欧洲东部的阿尔卑斯山脉和喀尔巴阡山脉，海拔高达2000米。树脂在秋季被收集。当树木被砍伐时，可收集树皮。

药用部位 树皮内皮、树脂。

主要成分 欧洲落叶松含有木脂素、树脂和挥发油（主要由α-蒎烯、β-蒎烯和柠檬烯组成）。

功效与使用 欧洲落叶松有收敛、利尿和抗菌的功效。树皮可用于治疗膀胱和尿路疾病，如膀胱炎和尿道炎；以及治疗呼吸系统疾病，包括支气管炎。树脂涂抹在伤口上，可以预防和对抗感染。树皮的煎剂可用于治疗湿疹和银屑病。

注意事项 肾病患者不得服用。

Larrea tridentata（蒺藜科）

三齿团香木

性状描述 多刺灌木，可长至2米高，叶片细小。

生境与栽培 大量分布于美国西南部和墨西哥的沙漠中。

药用部位 地上部分。

主要成分 三齿团香木含有约12%的树脂和木脂素（包括去甲二氢愈创木酸）。据报道，去甲二氢愈创木酸对淋巴结和肾脏有害，尽管最近的研究表明它具有抗糖尿病特性。1996年美国的一项研究表明，木脂素对艾滋病具有抗病毒活性。

历史与民俗 北美洲原住民广泛使用三齿团香木的煎剂来治疗胃病和腹泻。嫩枝被用来治疗牙痛。叶片被制成膏剂，用于呼吸系统疾病；或者被制成洗液，治疗皮肤病。

功效与使用 直到20世纪60年代，三齿团香木在美国仍被广泛使用，平均每年消耗10吨。它被认为是治疗风湿病、性病、泌尿系统感染及某些癌症，特别是白血病的有效药物。它也被用来治疗皮肤病，如痤疮和湿疹，并作为洗液应用于溃疡、创口和皮疹处。20世纪90年代初，因为担心其对肝脏的潜在毒性，美国和英国禁止销售三齿团香木。现在看来，它可能只是一种在罕见情况下才会导致肝损伤的草药，就像一些传统药物一样。鉴于不确定其安全性，服用这种草药时必须权衡风险。

相关物种 三齿团香木的近亲——北美洲的石炭酸灌木（*L. divaricata*）同样含有木脂素，它可以抑制淋巴瘤生长，但对正常淋巴组织没有明显的损害。

注意事项 仅在专业指导下使用，有肝脏疾病病史者不宜服用。

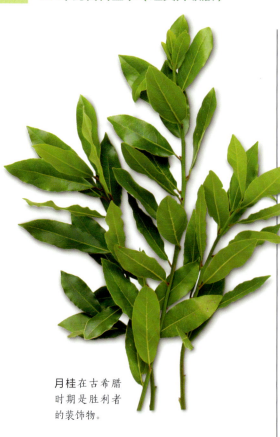

月桂在古希腊时期是胜利者的装饰物。

Laurus nobilis（樟科）

月桂

性状描述 芳香的常绿灌木或乔木，可长到20米高。革质的深绿色叶片，单性的黄色小花，雌雄异株，核果成熟时为紫褐色。

生境与栽培 月桂原产于地中海地区，喜欢潮湿和阴凉的环境。它是一种广受欢迎的花园草本植物，但主要种植目的在于烹饪。叶片一年四季皆可收集。

药用部位 叶片、精油。

主要成分 月桂含有高达3%的挥发油，包括30%~50%的桉树脑、芳樟醇、α-蒎烯、α-乙酸松油醇脂、黏液、单宁和树脂。它的精油具有显著的抗菌和抗真菌活性。

历史与民俗 在古希腊的民间传说中，月桂被德尔斐神谕用于占卜。古罗马人认为月桂树突然枯萎预示着家庭灾难。在古罗马

时期每年12月的农神节上，月桂的叶片都被用作药物、香料和装饰。月桂被认为具有很强的保护和治疗作用。叶片的浸剂对胃和膀胱有温暖和滋补的功效，由叶片制成的膏剂被用来缓解蜂类叮咬。

功效与使用 月桂主要治疗上消化道疾病和缓解关节炎疼痛。它能舒缓胃部，激发胃的功能，刺激食欲并促进消化液分泌。作为烹饪类材料，月桂可以促进食物的消化和吸收。它和留兰香（*Mentha spicata*）、迷迭香（第132页）一样，对油腻物的分解，特别是对肉类的分解，有着相同的积极作用。月桂也被用来激发月经。精油稀释后，按摩在肌肉和关节上，有助于缓解疼痛。叶片的煎剂加入浴缸中，沐浴可缓解四肢疼痛。

注意事项 月桂精油不得内服，外用可能会引起过敏反应，因此本品仅以极稀的浓度（2%）使用。

Lawsonia inermis syn. L. alba（千屈菜科）

散沫花

性状描述 有浓郁香味的常绿灌木或乔木，可长到6米高。叶窄而尖，花簇生、白色或粉红色，蒴果蓝黑色。

生境与栽培 散沫花原产于中东、北非和南亚次大陆，生长在阳光充足的地区，广泛用于头发染色。叶片在生长季节皆可采摘。

药用部位 叶片、树皮。

主要成分 散沫花含有香豆素、萘醌（包括散沫花素）、黄酮类化合物、甾醇和单宁。

历史与民俗 在北非和亚洲，散沫花作为红色染料和香料已经被使用了数千年。在古埃及，木乃伊被裹在由散沫花染过色的布里。在中东和印度，人们用它的叶片制成颜料，在手指、手掌和脚上绘出错综复杂的图案。叶片不仅可以染发，而且可以染马的鬃毛和尾巴。据说，在见到安东尼之前，埃及艳后克利奥帕特拉把她的船浸泡在令人眩晕的散沫花油中。

功效与使用 主要在阿育吠陀和尤纳尼医学中使用，散沫花的叶片通常被制成缓解咽

喉肿痛的漱口水，或制成浸剂、煎剂治疗腹泻和痢疾。叶片具有收敛性，可防止出血，并强烈激发月经。树皮的煎剂被用来治疗肝脏疾病。散沫花制成的膏剂可以治疗真菌感染、痤疮和疖。

Leonurus cardiaca（唇形科）

欧益母草

性状描述 多年生草本植物，高1.5米。叶掌状深裂，唇形花粉红色，成簇开放。

生境与栽培 欧益母草原产于中亚，现在已分布到欧洲和北美洲的大部分地区。它在林地、路边和开阔地带生长良好。它作为一种花园植物被栽培。地上部分在夏季开花时收获。

药用部位 地上部分。

主要成分 欧益母草含有生物碱（包括L-水苏碱）、环烯醚萜（益母草碱）、二萜类化合物、黄酮类化合物、咖啡酸和单宁。

历史与民俗 欧益母草拉丁名的种加词"*cardiaca*"表明，欧益母草传统上被用来治疗心脏病。草药医生尼古拉斯·卡尔佩珀曾说过："没有比它更好的草药能驱走内心的郁气，增强心脏功能并愉悦身心。"意大利草药医生马蒂奥利认为它对心悸、肌肉痉挛和麻痹很有疗效，它能稀释黏稠的

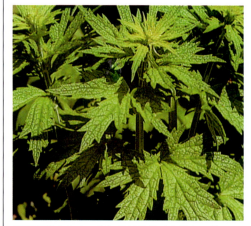

欧益母草至少从16世纪开始就被用来治疗心悸。

体液，刺激尿液生成和激发月经。

功效与使用 欧益母草是针对心脏和神经的药物，经常用于治疗心悸。它可以增强心脏功能，特别是心脏薄弱之处。它有抗痉挛和镇静的功效，能使人放松，缓解焦虑。欧益母草能刺激子宫的肌肉，尤其适用于治疗迟发月经、痛经和经前期综合征。如果经期出血量大，则不宜使用。

相关物种 两个相近的东亚种，益母草（*L. heterophyllus*，来自中国）和细叶益母草（*L. sibiricus*，来自西伯利亚地区）都可替代欧益母草。益母草具有降低血压和诱发月经的作用。

注意事项 孕妇不得服用。经血过多者避免使用。

相关链接 月经问题，第325页；惊恐发作，第312页。

Lepidium meyenii（十字花科）

玛咖

性状描述 多年生植物，生长在海拔3500～4500米的地方。12～20片叶子围成一个基生莲座，主茎从那里长出，高达20厘米。白色花朵长约5毫米。块根与芜菁相似，直径约8厘米，颜色从白色、红色、黄色到紫色不等。

生境与栽培 玛咖是玻利维亚和秘鲁安第斯山脉高处的一种植物，作为主食和补品被种植了3500多年。用种子种植，1公顷可以产出大约5吨的干燥块根。它主要生长在安第斯山脉，现在喜马拉雅山脉亦有种植。

药用部位 块根。

主要成分 玛咖块根含有多不饱和脂肪酸（包括玛咖烯和玛咖酰胺）、生物碱、硫代葡萄糖苷、甾醇和多糖。

历史与民俗 玛咖块根作为一种营养食品，被制成果汁，或者煮成粥。长期以来，它一直被用作恢复性补品，有助于提高男性和女性的生育能力。19世纪，秘鲁胡宁地区的原住民每年向西班牙统治者交付9吨玛咖块根，作为补品供马食用。

功效与使用 玛咖是另一种模糊了食物和药物界限的植物。玛咖块根是一种营养丰富

的蔬菜，非常适合在安第斯高原生存。它也是一种适应原，可以促进对各种压力的非特异性抵抗。因此，玛咖块根具有广泛的潜在用途，包括提高生育能力，改善贫血、更年期症状、缓解慢性疲劳，以及纠正发育不良状态。它可以用来促进健康——秘鲁的儿童通过食用玛咖块根来提高学业成绩。

科学研究 2010年的一篇研究玛咖对人类性功能影响的综述指出，两项临床试验表明玛咖对健康更年期女性的性欲和健康成年男性的性功能障碍有显著的积极影响。研究还认为，玛咖也对前列腺肥大有帮助。

Lepidium virginicum（十字花科）

北美独行菜

性状描述 一年生草本植物，高约60厘米。叶长披针形，小花白色。

生境与栽培 北美独行菜原产于北美洲东部和加勒比地区，在澳大利亚逸为野生。叶片在春天被收集，可食用。种子可以替代黑胡椒。

药用部位 叶片、根。

主要成分 北美独行菜有高含量的维生素C。

历史与民俗 北美洲东部的梅诺米尼人会用北美独行菜的汁液（或将新鲜植物揉碎）治疗毒葛引起的皮疹。

功效与使用 北美独行菜具有营养和解毒的功效。它已被用来治疗维生素C缺乏症和糖尿病，并被用来驱逐肠道寄生虫。它也有利尿的作用，可缓解风湿病疼痛。它的根被用来治疗呼吸道痰液过多。

相关物种 玛咖是一种低矮的多年生安第斯草本植物。块根被安第斯人视为主食和药材，能提高免疫力和调节激素，还能治疗不育。目前玛咖在药品店里很常见，并且被公认为滋补品、激素平衡剂和催情药。

Leptandra virginica syn. *Veronicastrum virginicum*（玄参科）

北美腹水草

性状描述 多年生草本植物，高1米，茎直立，叶披针形，花白色。

生境与栽培 北美腹水草生于北美洲的草地和林地。根在秋天被发掘。

根

药用部位 干燥的根。

主要成分 含有挥发油、皂苷、糖和单宁。

历史与民俗 北美洲原住民知道北美腹水草的根是一种强力的通便剂，中等剂量可作为泻药、解毒剂和治疗肝脏疾病的药物使用。在19世纪的传统医学中，人们用它来刺激胆汁分泌。

功效与使用 小剂量可作为泻药和治疗肝脏、胆囊疾病的药物使用。北美腹水草还可以治疗胃肠胀气、缓解痔疮、慢性便秘和直肠脱垂的不适。

注意事项 不要使用新鲜的根。孕期请勿服用。

Levisticum officinale syn. *Ligusticum levisticum*（伞形科）

欧当归

性状描述 多年生草本植物，高达2米。大型复叶、有光泽，小叶有齿，花黄绿色，分生果椭圆形。

生境与栽培 欧当归分布在欧洲南部和亚洲西南部。它在阳光充足的山坡上苗壮成长。叶片在春天或初夏采集，种子在夏末采集，根在秋天发掘。

药用部位 根、种子、叶片。

功效与使用 欧当归的根含有挥发油（约70%的苯酞）、香豆素（包括佛手柑内酯、补骨脂和伞形花内酯）、炔烃、植物酸、甾醇、树脂和树胶。苯酞具有镇静和抗惊厥的作用。

历史与民俗 12世纪的《特罗图拉》一书推荐用欧当归美白肌肤。爱尔兰草药医生凯欧也认同这种观点："欧当归可以清除面

部的斑点、雀斑和色斑。"

功效与使用 欧当归是一种用于消化系统和呼吸系统的温热滋补品。它对消化不良、食欲不振、胃胀、肠胃绞痛和支气管炎都有一定的疗效。欧当归具有显著的抗菌和利尿作用，通常用于治疗泌尿系统疾病。它还能激发月经和缓解痛经。它的温热药性可改善血液循环不良。

相关物种 中国的川芎（*Ligusticum chuanxiong*）主要用于治疗闭经和痛经。同样来自中国的藁本（*Ligusticum sinense*）也用于缓解疼痛。

注意事项 孕期请勿服用。肾病患者请勿服用。可能增加对阳光的敏感性。

Lippia alba（马鞭草科）

白过江藤

性状描述 多分枝的芳香灌木，茎方形，高达1.5米。叶对生，叶腋处开白色或粉红色小花。

生境与栽培 白过江藤生长在南美洲和中美洲，从阿根廷北部直到美国南部。它是一种常见的花园草本植物，可由种子繁殖或插枝生长，后者常用于商业种植。

药用部位 叶片。

主要成分 白过江藤的叶片含有大约0.15%包含多种化学物质的挥发油，可制成包含不同类型化合物的精油，如柠檬醛类和香芹酮类。柠檬醛类精油被认为具有很强的抗念珠菌活性。

历史与民俗 在中美洲和南美洲的许多地方，白过江藤被认为能治疗如胃痛、恶心、胀气、咳嗽、感冒、喉咙痛和头痛等常见的疾病，它的哥伦比亚名称"prontoalivio"（意为快速缓解）展示了它在拉丁美洲传统药物中的地位。

功效与使用 白过江藤有止痛、抗炎、舒缓和抗痉挛的特性，可治疗多种疾病。在巴西，它通常用于治疗上消化道疾病，以及咳嗽、感冒和支气管炎，还可以治疗高血压或作为镇静剂使用。尽管巴西的一项小型临床试验发现它对治疗偏头痛有效，但对这种草药的研究还是太少了。在欧洲，它的精油越来越多地用于制药和制造化妆

品，它对皮肤有显著的抗菌活性。

相关物种 味甜的甜过江藤（*L. dulcis*）有着类似的药用价值，它在中美洲有发现。另参见柠檬过江藤（第168页）。

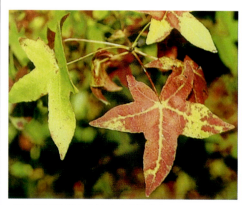

苏合香可缓解充血性呼吸系统疾病。

Liquidambar orientalis
（金缕梅科）

苏合香

性状描述 落叶乔木，可长到30米高。树皮紫灰色，叶浅裂，小花黄白色。

生境与栽培 苏合香原产于土耳其西南部。苏合香脂是从树皮中提取出来的，它是具黏性的灰褐色液体。秋季剥下树皮。

药用部位 树皮提取物。

主要成分 含有肉桂酸、桂酸桂酯、肉桂酸苯丙酯、三萜酸和挥发油。

历史与民俗 19世纪以来，苏合香是枫香属最常用的药用物种。它也被用作香水的固定剂。

功效与使用 苏合香脂对呼吸道来说既是刺激剂又是祛痰剂，它是"修士香脂"的成分之一，吸入后可以激发排痰性咳嗽。此外，苏合香脂还可以外敷，以促进疥疮、伤口和溃疡等皮肤病痊愈。苏合香与金缕梅（第106页）和玫瑰合用，可以制成收紧面部皮肤的乳液。在中国，苏合香脂被用来清除黏液阻塞，缓解呼吸道疼痛和收缩。

相关物种 北美枫香（*L. styraciflua*）主要生长在洪都拉斯，但在更北的地区也有发现。从玛雅文明时期起，它就因为自身的愈伤特性而被用来治疗疾病。

Lobaria pulmonaria（牛皮叶科）

肺衣

性状描述 灰色或浅绿色的地衣，有分岔的不规则裂片，直径可达1.5厘米。

生境与栽培 肺衣遍布整个欧洲，它生长在林地的树木和岩石上。一年四季都可以采集。

药用部位 地衣。

主要成分 肺衣含有多种植物酸（包括斑点酸）、脂肪酸、黏液和单宁。

历史与民俗 肺衣自古以来就被用来治疗肺部疾病。意大利草药医生马蒂奥利推荐用它治疗肺脓肿和痰带血丝。它还可治疗伤口、溃疡和经血过多，并能缓解痢疾和胆汁性呕吐。

功效与使用 肺衣是一种很有价值但未被充分利用的草药，它有祛痰和滋补的特性。它可清除堵塞的黏液，利于化痰，并有助于增加食欲。添加了蜂蜜的肺衣煎剂适用于所有慢性呼吸道感染疾病，特别是咳嗽和支气管炎。它也可治疗哮喘、胸膜炎和肺气肿。作为收敛剂和镇痛剂，肺衣对肺脓肿和各种消化道疾病都有很好的治疗作用。它非常适合治疗儿童疾病。

Lomatium dissectum（伞形科）

多裂叶狭缝芹

性状描述 多年生直立草本植物，高达2米。主根木质化，叶三角形、分裂，伞形花序。

生境与栽培 原产于北美洲西部沿海和内陆地区，从美国加利福尼亚州直到加拿大不列颠哥伦比亚省。

药用部位 根。

主要成分 包括黄酮类化合物、香豆素、季酮酸和挥发油。

历史与民俗 多裂叶狭缝芹是太平洋西北部最重要的草药之一，被北美洲原住民广泛使用来治疗呼吸道感染。在美国内华达州，它的根与菁草（第60页）联用治疗性病。在美国俄勒冈州，人们用它的煎剂去除马身上的扁虱。1917年流感流行期间，美国医生欧内斯特·克莱布斯注意到原住

民使用这种草药有效果，便将它运用于自己的治疗方案当中。

功效与使用 在北美洲，多裂叶狭缝芹今天主要被用来治疗广泛的病毒感染，从慢性疲劳综合征到流感和疱疹感染。它是一种很好的滋补品，能促进外周的血液循环，并激发免疫功能。它通常与其他草药联用，如紫锥菊（第96页）或野靛草（第180页）。

科学研究 季酮酸对鱼类具有显著的抗菌作用和毒性（原住民常将新鲜的根置于溪流或池塘中，以麻痹鱼类）。加拿大和美国的初步研究表明，多裂叶狭缝芹具有显著的抗病毒活性。

注意事项 服用本药时，可能会出现红色的风疹样皮疹，停止服用后症状会好转。和伞形科的其他成员一样，多裂叶狭缝芹可以增加皮肤对阳光的敏感性。

Lonicera spp.（忍冬科）

蔓生盘叶忍冬和金银花

性状描述 攀缘藤本植物，可长至4米高，属落叶植物（蔓生盘叶忍冬，*L. caprifolium*）或半常绿植物（金银花，*L. japonica*）。叶椭圆形、对生，橙红色（蔓生盘叶忍冬）或黄白色（金银花）管状花，红色（蔓生盘叶忍冬）或黑色（金银花）浆果。

生境与栽培 蔓生盘叶忍冬原产于南欧和高加索地区。金银花原产于中国和日本。这两种植物通常攀缘于墙壁、树枝和篱笆之上。夏季花朵完全展开之前采集花和叶。

药用部位 花、叶片、茎皮。

主要成分 在欧洲，蔓生盘叶忍冬和金银花经常互换使用。它们含有数量大致相同的挥发油。然而，罗马尼亚的研究表明，来自亚洲的金银花含有更多的抗菌化合物。

历史与民俗 金银花常用于巴赫花疗法，在这个治疗系统中，它被认为可以治疗乡愁。中医长期用它来清热解毒。

功效与使用 两者都可以有效地治疗发热、感冒和上呼吸道感染。叶片传统上被制成治疗咽喉肿痛的漱口水。在中药中，金银花经常被用来治疗各种炎症，如结膜炎、

乳腺炎和风湿病。

科学研究 中国的研究表明，金银花具有显著的抗菌活性，包括抗结核杆菌。临床研究表明，金银花还有助于降低血压。

注意事项 浆果不可食用，人们认为它可能有毒。

Lophophora williamsii（仙人掌科）

乌羽玉

性状描述 乌羽玉可长到5厘米大小。植株球状、灰绿色，生有簇状毛，花粉红色或白色。

生境与栽培 原产于墨西哥北部和美国西南部地区。

药用部位 植物全株。

主要成分 乌羽玉含有生物碱，主要是麦司卡林，这是一种强力的致幻剂。

历史与民俗 乌羽玉被用在美洲原住民的宗教仪式上已有6000多年的历史。阿道斯赫胥黎在他的著作《知觉之门》中提及它用于致幻。

功效与使用 乌羽玉在美洲原住民的仪式中经常使用，以加深精神感受。它在群体情感和群体精神中起着重要的作用。它也被用来治疗发热、风湿病止痛，以及麻痹。它的膏剂用于治疗骨折、创口和毒蛇咬伤。乌羽玉还助呕。

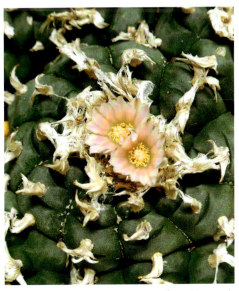

乌羽玉是一种强力的致幻剂。它被美洲原住民用在祭祀仪式上。

注意事项 乌羽玉和麦司卡林的使用在大多数国家是非法的（译注：包括中国）。

Luffa cylindrica syn. *L. aegyptica*（葫芦科）

丝瓜

性状描述 一年生藤本植物，可攀爬到15米

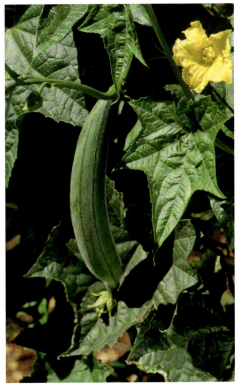

丝瓜瓤被晒干后用于治疗肌肉和关节疼痛。

高。叶大、浅裂、具卷须，雌花黄色，果实长圆柱形。

生境与栽培 丝瓜原产于亚洲和非洲的热带地区。现在它作为一种蔬果在全球热带地区都有种植。夏天成熟时采摘。

药用部位 果实。

主要成分 含有多糖、木聚糖、木糖和半乳聚糖。

历史与民俗 丝瓜在唐朝从古印度传入中国。在西方，它的果实纤维因用于皮肤清洁而为人所熟知。

功效与使用 中医用丝瓜瓤治疗肌肉、关节、胸部和腹部的疼痛。它可以治疗伴随发热和疼痛的呼吸道感染，并清除黏液。

丝瓜瓤也可用于治疗乳房疼痛或肿胀。

科学研究 中国的研究表明，新鲜的藤蔓比干燥的藤蔓有更强的祛痰作用。德国的一项研究（1999）使用这种植物的顺势疗法制剂得出结论，它可以像标准的喷鼻剂一样有效地缓解花粉症。

Lycopodium clavatum（石松科）
欧洲石松

性状描述 常绿匍匐蕨类植物，可长至12厘米高。茎多分枝，线形的叶片螺旋状排列其上；孢子囊穗具鳞片，孢子囊黄色。

生境与栽培 欧洲石松在北半球温带地区随处可见，常生于山地和沼地。植株在夏季采摘收集。

药用部位 地上部分、孢子。

主要成分 含有0.1%~0.2%的生物碱（包括石松碱）、多酚、黄酮类化合物和三萜类化合物。

历史与民俗 从中世纪开始，欧洲石松就被当作药用。全株植物可用于利尿，帮助排出肾结石。在威尔士，欧洲石松被用来治疗某些背部疾病，以及感冒和咽喉肿痛。由于具有很强的防水能力，孢子被用来包裹药片。孢子点燃后会爆炸，因此还可以用于制造烟花。

功效与使用 欧洲石松有利尿、镇静和抗痉挛的功效，特别适用于治疗慢性泌尿系统疾病。该草药也可治疗消化不良和胃炎。它的孢子可以敷在皮肤上缓解瘙痒。欧洲石松也常见于顺势疗法，用于治疗头痛、肝脏疾病和消化系统症状，如胀气和打嗝。

注意事项 过量使用有潜在的毒性，仅在专业指导下使用。

Lycopus virginicus（唇形科）
美洲地笋

性状描述 多年生草本植物，可长至60厘米高。茎方形，叶片披针形，花白色、轮生。

生境与栽培 美洲地笋在北美洲大部分地区很常见，在靠近水源的地方生长旺盛。夏季开花时收获。

药用部位 地上部分。

主要成分 含有酚酸（包括咖啡酸、绿原酸和鞣花酸的衍生物）。

历史与民俗 在19世纪的传统医学中，美洲地笋被认为具有收敛和镇静神经的作用，用于治疗咳嗽、内出血和尿失禁。草药医生曾经认为这种植物是一种温和的麻醉药。

功效与使用 这种草药具有镇静的效果，主要用于治疗甲状腺功能亢进和由此引发的心跳加快。它也被认为是一种芳香、滋补的收敛剂，可减少黏液的产生。

科学研究 研究表明，在一定程度上，美洲地笋和欧地笋都可以降低甲状腺的活性。

相关物种 欧地笋（*L. europaeus*），欧洲本土物种，具收敛性和强心特性。它用于治疗心悸和焦虑，并可以退热。

注意事项 仅在专业指导下使用。孕期不得服用。

Lysimachia vulgaris（报春花科）
毛黄连花

性状描述 迷人的多年生草本植物，可长到1米高。叶片宽披针形，花亮黄色。

生境与栽培 原产于欧洲，毛黄连花通常生长在靠近水源的潮湿的灌木篱墙附近。它也作为一种花园植物被栽培。夏季开花时采集。

药用部位 地上部分。

主要成分 毛黄连花含有苯醌、三萜皂苷、黄酮类化合物和单宁。

历史与民俗 老普林尼曾提过，这种植物的拉丁属名"*lysimachia*"是为了向利西马科斯致敬，因为他发现了毛黄连花的药用价值。它的名字"loosestrife"源于该植物有预防冲突，特别是动物之间的冲突的能力，它可以驱除害虫。医生狄奥斯科里迪斯建议使用毛黄连花治疗流鼻血或为伤口止血，并指出它的烟雾可以驱赶蛇和苍蝇。

功效与使用 毛黄连花是一种收敛性草本植物，主要用于治疗腹泻和痢疾等消化道疾病，并可以止血和清洗伤口。它可以

制成漱口水治疗牙龈疼痛和口腔溃疡，也可以治疗流鼻血，还可以做祛痰药。

相关物种 另一种土生土长的欧洲植物林地过路黄（*L. nemorum*）是毛黄连花的亲缘物种，也具有收敛性和止血的功效。来自中国的过路黄（*L. christinae*）是一种治疗尿路疼痛的利尿剂。中国的一项试验表明，它治疗肾结石和胆结石有效。

Lythrum salicaria（千屈菜科）
千屈菜

性状描述 美丽的多年生植物，高约1.5米。茎直立、红色，叶长披针形，紫色的穗状花序。

生境与栽培 千屈菜原产于欧洲，但在北美洲已经随处可见。它在沼泽及河边生长茂盛，分布海拔可达1000米。地上部分于夏季开花时采集。

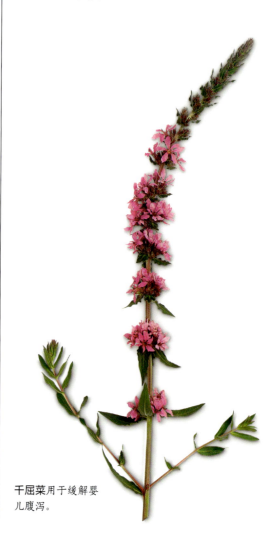

千屈菜用于缓解婴儿腹泻。

药用部位 地上部分。

主要成分 千屈菜含有单宁、黄酮类化合物、花青素、酚酸、生物碱、类固醇和三萜类化合物。

历史与民俗 1654年，草药学家尼古拉斯·卡尔佩珀写道："这种草药的蒸馏水可以治疗受伤的眼睛，也可以治疗失明。它还可以清除灰尘或其他进入眼睛的东西，从而保护视力。"千屈菜在爱尔兰是一种常见的植物，在那里它被广泛用来治疗痢疾。

功效与使用 千屈菜主要治疗腹泻和痢疾。所有年龄段的人都可以安全使用。一些草药医生建议用它来控制婴儿腹泻。它还可以治疗经血过多和经间期出血。作为膏剂外用时，可将它涂抹在创口、溃疡和湿疹处，它也可治疗阴道分泌物过多和阴部瘙痒。千屈菜现在很少被用来治疗眼睛，但这种草药对眼睛的作用可能值得进一步研究。

科学研究 在动物试验中，千屈菜的花和叶的提取物已被证明具有降血糖的功效。它也被认为具备抗生素活性。

Madhuca spp.（山榄科）

紫荆木

性状描述 大型落叶乔木，树冠展开，可长到16米高。叶革质，芳香的白花簇生，果实绿色。

生境与栽培 紫荆木属的一些物种原产于印度、尼泊尔、缅甸海拔200米以上的地方。花、叶片和种子在夏天被采集。

药用部位 花、叶片、种子油。

主要成分 叶片含有生物碱和皂苷，种子含有皂苷和不挥发油。

历史与民俗 在印度，传说紫荆木作为食物和药品的来源至少有2000年的历史了。它的花可以食用，并可以发酵制成酒精饮料。

功效与使用 具有祛痰功效的花可用于治疗呼吸系统疾病，如支气管炎。它也被用来增加母乳的产量。叶片被制成治疗湿疹的膏剂。种子有通便的功效，用于治疗便秘和软化痔疮患者的粪便。

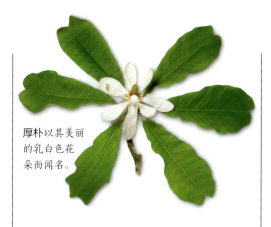

厚朴以其美丽的乳白色花朵而闻名。

Magnolia officinalis（木兰科）

厚朴

性状描述 落叶乔木，可长到25米高。树皮气味芳香，具大型叶片和芳香的乳白色花朵。

生境与栽培 厚朴原产于中国，野生于山区。它作为一种观赏树木栽植于世界上的许多地方。树皮在春天收集。

药用部位 树皮。

主要成分 厚朴树皮含有生物碱、香豆素、黄酮类化合物和木脂素。在一些木兰属植物的树皮中都发现了厚朴酚，这种木脂素具有抗肿瘤和抗焦虑的活性。另一种木脂素叫"木兰醇"，具有抗菌和抗焦虑活性。

功效与使用 厚朴树皮辛温芳香，可缓解腹痛和胀气，用于治疗腹胀、消化不良、食欲不振、呕吐和腹泻。它还被用来治疗焦虑、慢性应激和情绪低落。作为一种保护神经药物，厚朴有助于提高记忆力和保护神经。

科学研究 厚朴提取物具有抗菌作用，可作为一种特殊的口服抗菌剂抑制细菌和缓解口臭。意大利的两项临床研究发现，厚朴提取物有助于缓解更年期女性焦虑，维持积极的情绪。2012年韩国的一项研究得出结论，厚朴可能有助于治疗阿尔茨海默病。

相关物种 北美洲的木兰属植物广玉兰（*M. grandiflora*）与厚朴具有大致相同的药用方式，传统上用于治疗发热和风湿病。

注意事项 孕期不得服用。

Mahonia aquifolium syn. *Berberis aquifolium*（小檗科）

冬青叶小檗

性状描述 常绿灌木，可长至2米高。叶片具光泽；小花黄色，成簇生长；浆果紫色，秋天成熟。

生境与栽培 冬青叶小檗原产于北美洲西部，生长在落基山脉直至海拔2000米处，以及从美国科罗拉多州到太平洋海岸的森林中，其中，美国俄勒冈州和加利福尼亚州最多。

药用部位 根。

主要成分 冬青叶小檗中含有异喹啉类生物碱（包括小檗碱、小檗胺和白毛茛碱）和其他阿朴啡类生物碱。这些生物碱具有很强的抗菌作用，并被认为可以治疗银屑病。

历史与民俗 美国加利福尼亚州的原住民用

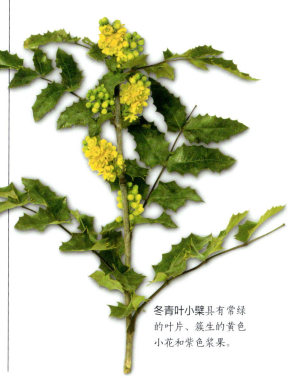

冬青叶小檗具有常绿的叶片、簇生的黄色小花和紫色浆果。

这种苦味的根制成汤剂或酊剂来治疗食欲不振和体虚。在19世纪和20世纪初，结合原住民的经验，冬青叶小檗被草药医生视为一种重要的草药。它常被作为解毒剂和滋补品来使用。

科学研究 在德国进行的冬青叶小檗提取物的临床研究表明，它的根可以有效缓解银屑病。其提取物可内服，也可外用于皮肤。小檗碱可以抑制细胞增殖。

相关物种 刺檗（第181页）在整体功效上与冬青叶小檗相似，但它的效果更强。

注意事项 孕妇禁用。

Malva sylvestris（锦葵科）

欧锦葵

性状描述 二年生植物，可长至1.5米高。主根肥厚，具5裂的扇形叶片，花粉色至淡紫色。

生境与栽培 欧锦葵原产于欧洲和亚洲，后被引入美洲和大洋洲，喜生长于开阔地带和树篱、栅栏附近。叶片春天采集，花朵在夏季盛开时采集。

药用部位 叶片、花、根。

主要成分 欧锦葵含有黄酮苷、黏液和单宁。它的花还含有锦葵色素苷（一种花青素）。

历史与民俗 欧锦葵的嫩叶和嫩芽至少从公元前8世纪就开始被人们食用。它的多种用途催生了这句西班牙谚语："院子里长满了马齿苋和欧锦葵，足够全家药用。"

功效与使用 虽然比不上药蜀葵（第169页）的药效，但欧锦葵也是一种有效的镇痛剂。它的花和叶片有舒缓的功效，对过敏的皮肤有好处，可制成膏剂。叶片内服可减少肠道刺激，有通便效果。欧锦葵和蓝桉（第100页）联用，对咳嗽和其他呼吸系统疾病有很好的疗效。与药蜀葵一样，它的根也可做孩子的磨牙棒。

Mandragora officinarum（茄科）

毒茄参

性状描述 多年生植物，可长到5厘米高。根肉质、多分叉，叶莲座状，花白色至紫

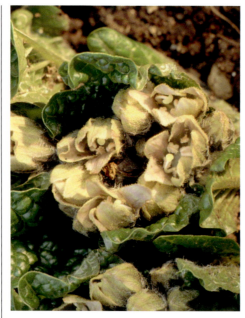

毒茄参的麻醉特性和人形根系引发出许多传说。

色、漏斗状，果实黄色。

生境与栽培 毒茄参原产于地中海地区，生长在干燥的河床上。根在夏末收集。

药用部位 根。

主要成分 毒茄参含有0.4%的托烷生物碱（东莨菪碱和莨菪碱）。

历史与民俗 传说毒茄参被连根拔起时，会发出巨大的尖叫声，足以杀死拔毒茄参的人。因此，人们把它的茎系在狗尾巴上拔出来。这种植物的神奇力量部分源于它的根的麻醉特性。同样神奇的还有它的根的形状，它的根类似于人形。根被雕刻成护身符的做法沿用了数千年，人们认为它可以帮助女性生育，并抵御不幸和灾难。从古罗马时期开始，毒茄参的根皮就被用作手术麻醉剂和止痛剂。后来，阿拉伯医生开发了一种"睡眠海绵"，将毒茄参提取物涂在患者的嘴和鼻子上，以诱导即将接受手术的患者昏迷。

功效与使用 毒茄参现在基本不药用。这种草药有时被制成膏剂治疗风湿病和关节炎，或者制成煎剂治疗溃疡和类似的皮肤病。

注意事项 毒茄参有毒，不得内服，仅在专业指导下外用。它的使用在一些国家受到法律限制。

Manihot esculenta（大戟科）

木薯

性状描述 灌木，可长到2米高，具肉质的根、木质的茎和大型的掌状叶，花绿色。

生境与栽培 木薯原产于中美洲和南美洲的热带地区。可能是种植最多的块根植物，苦味和甜味的不同品种遍植于整个热带地区（尼日利亚、泰国和巴西是主要的产地）。大约4000年前，木薯在秘鲁首次被人工栽培。块根于种植8～24个月后发掘出土。

药用部位 块根。

主要成分 木薯含有氰苷（苦味的品种为0.02%～0.03%，甜味的品种为0.007%）和淀粉。

历史与民俗 苦味的木薯含有大量的高毒性糖苷，必须经小心地浸泡和烹饪后才能安全食用。甜味的木薯不用经过特别加工就可以安全食用。木薯粉是巴西当地居民对加工过的木薯块根的叫法，在商业上作为制备食品的增稠剂。哥伦比亚亚马孙省的维托托人用洗过苦木薯的水来毒杀鱼类，

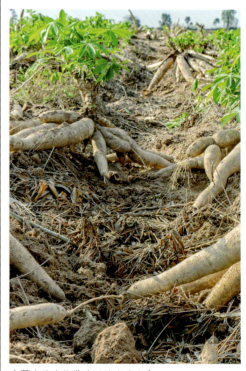

木薯在许多热带地区被当作主食。

马库纳人则用它来治疗疥疮。

功效与使用 木薯容易消化，很适合作为一种低蛋白的康复食物。苦味的品种可用于治疗疥疮、腹泻和痢疾。木薯粉有益于干燥的皮肤。在中国，用木薯、小麦粉和生姜（第159页）制成的膏剂有助于排出因感染产生的脓液。

注意事项 生的苦味木薯是有毒的，已经造成许多人死亡。块根在食用前必须小心地浸泡和煮熟。

Maranta arundinacea（竹芋科）
竹芋

性状描述 多年生草本植物，可长至2米高，具匍匐的根茎、长柄的椭圆形叶，花茎上有成串的奶白色花。

生境与栽培 竹芋原产于南美洲北部和加勒比群岛，主要种植在圣文森特岛上。根茎在种植10～11个月后可发掘。

药用部位 根茎。

主要成分 竹芋含有25%～27%的中性淀粉。

历史与民俗 在中美洲，玛雅人把它的根制成了治疗天花的膏剂和治疗泌尿系统感染的浸剂。竹芋是加勒比地区阿拉瓦克人的主食。这种植物也被称为"箭根"，据说是因为它被用来治疗箭毒创伤——很可能是以膏剂的形式。

功效与使用 竹芋的药用方式与红榆（第149页）非常相似，它作为一种缓和剂和营养素，对身体康复有益，并可治疗消化不良。它有助于缓解胃酸过多和腹部绞痛，并可作为温和的泻药使用。它可以与抗菌的草药如没药（第89页）一起制成膏剂使用。

相关链接 胃酸过多和消化不良，第317页。

Marrubium vulgare（唇形科）
欧夏至草

性状描述 多年生草本植物，方茎，高约50厘米。叶有齿、有茸毛，唇形白色小花。

生境与栽培 原产于欧洲，现已在北美洲和南美洲逸为野生。它在干燥、贫瘠或空旷的地方生长繁茂。叶片在春天被采集。

药用部位 叶片。

主要成分 欧夏至草含有夏至草素（0.3%～1%）、夏至草醇、单宁、酚酸、香豆素和0.06%的挥发油。夏至草素被认为是这种草药能祛痰和味苦的主要原因。它还可以纠正心律不齐。

历史与民俗 从古代起，欧夏至草就被用作治疗呼吸系统疾病的药物，常与蜂蜜或糖一起制成糖浆服用。医生狄奥斯科里迪斯建议用欧夏至草的煎剂来治疗肺结核、哮喘和咳嗽。

功效与使用 欧夏至草有助于治疗气喘、支气管炎、支气管扩张、支气管哮喘、干咳和百日咳。这种植物会导致体内分泌更多的黏液，而这些黏液很容易通过咳嗽来清除。作为一种苦味的滋补品，欧夏至草可以提高食欲，增强胃功能。它在墨西哥被广泛用来控制2型糖尿病。这种草药似乎可以放松动脉肌肉，长期以来一直被用于治疗高血压。它被认为对心脏有益，有助于稳定心率和心律。这种草药的优点显然比目前所知的更多，但关于它的研究不足。

Marsdenia condurango syn. *Gonolobus condurango*（萝藦科）
南美牛奶藤

性状描述 攀缘藤本植物，可长到10米长，有心形的叶子和漏斗状的、白色泛绿的花朵。

生境与栽培 南美牛奶藤原产于秘鲁和厄瓜多尔的安第斯山脉落叶林中。它通常生于海拔1000～2000米处，茎皮全年皆可收集。

药用部位 茎皮、乳胶。

主要成分 南美牛奶藤的茎皮含有糖苷（牛奶藤配基）、挥发油和植物甾醇。

历史与民俗 在20世纪早期的民间传说中，南美牛奶藤被误认为是治疗癌症的良药。

功效与使用 茎皮的主要作用是刺激胃液分泌。它常作为一种强力的苦味药和消化促进剂，是一种治疗神经性消化不良和神经性厌食症的药物。它的苦味会缓慢地提高食欲，以及增强胃部处理食物的能力。这种草药也被认为可以刺激肝脏和胰腺，用于治疗肝脏疾病。南美牛奶藤还可以激发月经。具腐蚀性的白色乳胶已经被应用于局部除疣。

科学研究 南美牛奶藤含有的牛奶藤配基可能有对抗肿瘤的功效。然而，植物本身似乎并不能阻止癌症的发展。

注意事项 乳胶有毒，不得内服。

Medicago sativa（豆科）
紫花苜蓿

性状描述 多年生草本植物，高80厘米。3小叶复叶，花的颜色从黄色到蓝色不等，果荚呈螺旋状。

生境与栽培 紫花苜蓿原产于欧洲、亚洲和北非，常见于草地、耕地和开阔地带。在温带地区作为饲料作物被种植，可在夏季收获。

药用部位 地上部分、种子、发芽的种子。

主要成分 紫花苜蓿含有异黄酮、香豆素、生物碱、维生素和叶啉。异黄酮和香豆素属于雌激素活性化合物。

历史与民俗 虽然主要用作动物饲料，但紫花苜蓿种子作为食物的应用已经有数千年的历史了。老普林尼曾记述，紫花苜蓿是波斯国王大流士一世（公元前550—公元

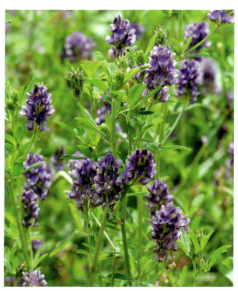

紫花苜蓿因其营养价值和药用特性，已经被种植了几个世纪。

前486年）在试图征服雅典期间带到古希腊的。

功效与使用 紫花苜蓿作为食物的治疗作用可能比作为药物更大，因为它的种子可以降低胆固醇水平。鉴于紫花苜蓿的雌激素活性，它被证实可以治疗与月经及更年期相关的妇科疾病。

注意事项 不要在服用抗凝血药物华法林的同时食用紫花苜蓿。免疫系统受损的状态下不得食用发芽的紫花苜蓿种子。孕妇或患自身免疫性疾病的人不宜大量食用紫花苜蓿。

Melaleuca leucadendron（桃金娘科）

白千层

性状描述 芳香的常绿乔木，可长到40米高。树皮常剥落，卵圆形叶片灰绿色，穗状花序簇生白色小花。

生境与栽培 白千层原产于东南亚，因其精油和木材而被广泛种植。叶片和小枝一年四季皆可采集。

药用部位 精油。

主要成分 白千层的挥发油含有萜类化合物，主要为桉树脑（50%～60%）、β-蒎烯、α-松油醇等。桉树脑具有很强的杀菌作用。早期的研究表明，白千层的果实可能具有抗病毒特性。

功效与使用 白千层通常与其他产精油的植物如蓝桉（第100页）联合使用。它具有抗菌功效，可治疗感冒、咽喉肿痛、咳嗽和呼吸道感染。稀释后的精油可以用蒸汽吸入，也可以涂抹于胸部或咽喉部位，用于治疗喉炎、气管炎和支气管炎。由于白千层能刺激血液循环，有抗痉挛的作用，因此被用作治疗风湿性关节炎和神经痛的摩擦剂。

相关物种 法属新喀里多尼亚的近缘种绿花白千层（*M. viridiflora*）具有与白千层相似的特性。另见澳洲茶树（第116页）。

注意事项 仅在专业指导下内服。孕期请勿使用。白千层精油的使用在一些国家受到法律限制。

相关链接 咳嗽和支气管炎，第320页。

Melilotus officinalis syn. *M. arvensis*（豆科）

草木樨

性状描述 二年生草本植物，高约1米。3小叶复叶，总状花序，花黄色，种子棕色。

生境与栽培 草木樨原产于欧洲、北非和亚洲温带地区，并在北美洲归化。它喜好生长在干燥且开阔的地带。晚春采集收获。

药用部位 地上部分。

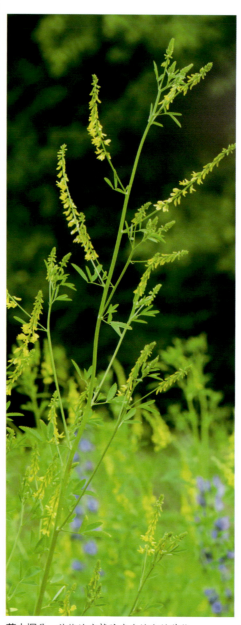

草木樨是一种能治疗静脉疾病的有效药物。

主要成分 包括黄酮类化合物、香豆素、树脂、单宁和挥发油。如果任其腐烂，那么草木樨会产生双香豆素，这是一种强力的抗凝剂。

历史与民俗 爱尔兰草药医生凯欧在1735年记述："我认识的一位妇人，她的身体右侧红肿一年有余，用这种草药制成的药油在患处涂擦三四次之后即痊愈。"

功效与使用 与马栗树（第62页）一样，草木樨长期内服或外服有助于治疗静脉曲张和痔疮。它还有助于降低发生静脉炎和形成血栓的风险。该植物有轻度镇静和抗痉挛的作用，可用于治疗失眠（尤其是儿童）和焦虑，还可以治疗胃肠胀气、消化不良、支气管炎、更年期综合征及风湿病。

注意事项 使用抗凝剂时不要服用草木樨。如果从野外收获草木樨，那么应立即晾干并尽快使用，因为腐坏的草木樨有毒。

Mentha canadensis syn. *M. haplocalyx*（唇形科）

薄荷

性状描述 多年生草本植物，可长到60厘米高。茎方形，叶椭圆形、具锯齿，浅紫色小花叶腋轮生。

生境与栽培 薄荷原产于北半球温带地区，在中国被广泛种植。一年可收获3次，最好的收获时机是在初夏和初秋。

药用部位 地上部分。

主要成分 薄荷含有挥发油，主要由薄荷醇（高达95%）、薄荷酮、乙酸薄荷酯、坎烯、柠檬烯和其他萜类化合物组成。

历史与民俗 薄荷最早出现在《雷公炮炙论》（中国南北朝）中。15世纪的一个中药方推荐用薄荷来治疗痢疾便血。

功效与使用 在中药（第40～43页）当中，薄荷常用于治疗感冒、咽喉肿痛、口舌痛，以及从牙痛到麻疹等其他一系列病症。与胡椒薄荷一样（第118页），薄荷也有降温和减少黏液分泌的特性，可以治疗痢疾和腹泻。其汁液还被用来治疗耳痛。薄荷常与菊花（第83页）合用，治疗头痛、充血或眼痛。

相关物种 作为薄荷醇的来源，几种薄荷被广泛栽培。亲缘关系很近的绿薄荷（*M. spicata*）原产于欧洲和亚洲，主要用作调味和烹饪。另见胡椒薄荷和下一条目唇萼薄荷。

Mentha pulegium（唇形科）
唇萼薄荷

性状描述 多年生草本植物，具浓郁芳香气味，可长到40厘米高。叶椭圆形，具锯齿；花紫色，轮伞花序。

生境与栽培 唇萼薄荷原产于欧洲和西亚，现已在美洲归化。它喜好潮湿的地方，在夏天开花时采摘收集。

药用部位 地上部分。

主要成分 唇萼薄荷的挥发油主要含有薄荷酮和胡薄荷酮。

历史与民俗 老普林尼曾记录过，唇萼薄荷被认为是一种比玫瑰更好的草药，它可以净化不干净的水。与他同时代的狄奥斯科里迪斯声称唇萼薄荷可以激发月经和刺激分娩。1597年，约翰·杰拉德写道："由唇萼薄荷制成的花环戴在头上，对头痛、偏头痛及由此造成的眩晕有强大的治愈功效。""pulegium"在拉丁语中是跳蚤的意思，与唇萼薄荷防治跳蚤的传统用法有关。

功效与使用 唇萼薄荷在许多方面与胡椒薄荷（第118页）相似，它是一种能促进消化的很好的草药。它可以增加消化液分泌，缓解胃肠胀气和绞痛，偶尔也被用来治疗蠕虫病。它是治疗头痛和轻微呼吸道感染的良药，有助于控制发热和减少黏液分泌。唇萼薄荷有强力刺激子宫肌肉和激发月经的功效。它的浸剂可用于治疗瘙痒和皮肤蚁走症（一种类似蚂蚁在身上爬行的感觉），以及风湿病、痛风。

科学研究 2015年在土耳其进行的一项研究中使用了野生的唇萼薄荷，发现该草药提取物对表皮葡萄球菌有很强的抗菌活性。这种菌通常生活在皮肤中，偶尔会导致中度至重度疾病。

相关物种 见胡椒薄荷和上一条目薄荷。穗花薄荷（*Hedeoma pulegioides*）是薄荷的一个远亲，含有与唇萼薄荷类似的成分。穗花薄荷传统上被用来治疗感冒、头痛和月经延迟。

注意事项 不得使用精油，它具有很强的毒性。不要在孕期或经期服用唇萼薄荷。

相关链接 消化性头痛和胆汁淤积，第319页；恶心伴头痛，第316页。

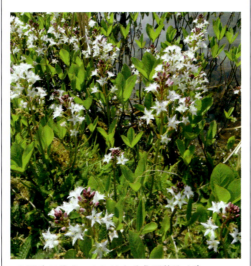

在夏季开花后，人们就会采集睡菜的叶片。

Menyanthes trifoliata（睡菜科）
睡菜

性状描述 多年生水生植物，可长到23厘米高。三出复叶，粉色或白色总状花序，花瓣带有流苏。

生境与栽培 睡菜原产于欧洲、亚洲和美洲。它生长在浅水中。叶片在夏天被采摘收集。

药用部位 叶片。

主要成分 睡菜含有环烯醚萜苷、黄酮醇苷、香豆素、酚酸、甾醇、三萜类化合物、单宁和非常少量的吡咯里西啶生物碱。环烯醚萜苷味极苦，可刺激消化液分泌。

历史与民俗 作为治疗风湿病和关节炎的民间药物，睡菜也被用来治疗体液潴留、疖疮和发热。在过去，由于这种草药有苦味，因此它被当作啤酒花（第108页）的替代品。

功效与使用 睡菜是一种极苦的草本植物，能促进食欲和刺激消化液分泌。它被用来改善消化功能低下，特别是腹部不适的情况。长期以来，睡菜一直被用作治疗肾炎等肾脏疾病的抗炎药。睡菜也被认为是治疗风湿病的有效抗炎药，尤其是在患者体弱、体重减轻和缺乏活力的情况下。大多数情况下，睡菜与芹菜（第68页）、白柳（第133页）等其他草本植物一起使用。

科学研究 2019年，波兰的一篇研究文章得出结论，鉴于睡菜有潜在的抗癌活性，应对其进行详细研究。

注意事项 腹泻、痢疾或结肠炎患者不得服用睡菜。过量服用可引起呕吐。

Mikania spp.（菊科）
瓜柯

性状描述 灌木状攀缘植物，高约2米，散布可达5米。它有独特的亮绿色心形叶子和白色到淡黄色的花朵。

生境与栽培 瓜柯和与之密切相关的物种在南美洲和中美洲的大部分热带地区都有发现。

药用部位 叶片。

主要成分 瓜柯含有约10%的香豆素和一种强抗凝剂，还有倍半萜、酚酸和单宁。

历史与民俗 瓜柯有一种强烈的辣味，人们认为它可以防蛇。在巴西和哥伦比亚，它的叶片既被用来治疗蛇咬伤，也被用来驱赶蛇——叶片汁液被涂在睡眠区周围或衣服、皮肤上。在哥伦比亚，人们观察到鸢在捕捉前吃瓜柯叶并在翅膀上涂抹汁液，明白了瓜柯有抗蛇毒作用。瓜柯被列入《巴西药典（第一版）》（1926）。

功效与使用 瓜柯是一种常用且有价值的草药。在巴西，它被提取汁液或做成浸剂，用于处理影响呼吸系统的各种健康问题，如咳嗽、感冒、流感、喉咙痛和支气管炎。而且，瓜柯具有显著的松弛肌肉作用，对哮喘也有帮助。局部使用的话，瓜柯洗液可以舒缓皮肤瘙痒，并起到驱虫剂的作用。

科学研究 巴西的研究表明，瓜柯具有很强的抗炎活性，在对抗蛇毒方面起着关键作用。该草药还具有明显的解痉、抗菌和抗真菌作用。

Mitchella repens（茜草科）

美国蔓虎刺

性状描述 常绿草本植物，长可达30厘米，匍匐成垫状。叶片圆形而具有光泽，花白色具芳香气味，小浆果鲜红色。

生境与栽培 美国蔓虎刺原产于美国东部和中部，生长在干燥的林地。夏末采集药用。

药用部位 地上部分、浆果。

主要成分 含有单宁、糖苷和皂苷。

历史与民俗 北美洲原住民女性通常使用美国蔓虎刺的浸剂来加速分娩。它偶尔也被用来治疗其他疾病，包括失眠、风湿病疼痛和体液潴留。

功效与使用 美国蔓虎刺仍然被广泛用来帮助分娩，并被认为可以激发子宫和卵巢的功能。它可以使月经正常化，缓解月经过多和痛经。这种草药也被推荐用于刺激母乳分泌，但其他有类似功效的草药，如茴香（第217页），则是用药的首选。浆果碾碎后混合没药（第89页）制成酊剂，有助于缓解乳头疼痛。作为一种收敛性的草药，美国蔓虎刺也被用来治疗腹泻和结肠炎。

科学研究 最近美国的一项实验室研究表明，美国蔓虎刺的浆果对子宫细胞的肌肉收缩具有很强的刺激性，这在一定程度上证实了该草药的传统用途。

注意事项 在孕期的前6个月不得服用。

Momordica charantia（葫芦科）

苦瓜

性状描述 一年生攀缘植物，长约2米。叶深裂，花黄色，果实橙黄色。

生境与栽培 苦瓜原产于南亚，在全球热带地区都很常见。一年四季皆可收获。

药用部位 叶片、果实、种子、种子油。

主要成分 苦瓜含有不挥发油、类胰岛素样多肽、葫芦素、糖苷（苦瓜毒素和苦瓜苷）和生物碱（苦瓜素）。众所周知，胰岛素样多肽可以降低血液和尿液中的血糖水平。

历史与民俗 苦瓜在亚洲、非洲和加勒比地区是治疗糖尿病的传统方法。

功效与使用 未成熟的果实主要用于治疗2型糖尿病。成熟的果实用于健胃，并激发月经。在土耳其，它被用来治疗溃疡；而在加勒比地区则用来治疗蠕虫病、尿路结石和发热。果实的汁液可作为泻药，也可治疗肠绞痛。叶片的煎剂用于治疗肝脏疾病和结肠炎，也可用于治疗皮肤病。种子油有助于伤口愈合。

科学研究 种子含有雄激素，能抑制精子产生。在20世纪80年代，中国曾研究它作为一种避孕方法的可能。在糖尿病试验动物模型中，苦瓜的汁液可刺激胰腺细胞再生，从而分泌胰岛素。传统上使用苦瓜的汁液治疗2型糖尿病的做法目前得到了大量证据支持。

相关物种 木鳖子（*M. cochinchinensis*）的种子制成膏剂，可用于缓解脓肿、痔疮和颈部淋巴结核。最新的研究表明，木鳖子的敷剂有助于治疗银屑病和其他类型的皮癣。

注意事项 虽然苦瓜在低剂量下是相对安全的，但持续使用时间不要超过4周。低血糖患者不宜服用。

Monarda punctata（唇形科）

细斑香蜂草

性状描述 多年生芳香草本植物，可长至90厘米高。披针形叶片具茸毛。唇形花黄色，具红色斑点，轮生于叶腋。

生境与栽培 细斑香蜂草原产于美国东部和中部，常见于干燥的沙地。夏秋开花时采集。

药用部位 地上部分。

主要成分 它的挥发油以百里香酚为主要成分。

历史与民俗 传说细斑香蜂草的属名"*monarda*"是为了纪念一位叫尼古拉斯·莫纳德斯的西班牙医生，他在1569年详细介绍了一些新大陆植物的药用价值。细斑香蜂草被温尼贝戈人和达科他人作为兴奋剂使用，以及用来治疗霍乱。而其他美洲原住民用这种草药治疗多种疾病，包括恶心、背痛、体液潴留、寒战和头痛。

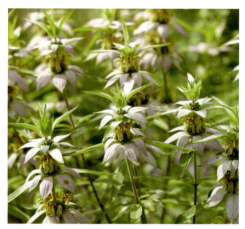

细斑香蜂草可强烈刺激发汗、激发月经。

功效与使用 细斑香蜂草的挥发油主要用于治疗消化道和上呼吸道疾病。它的浸剂可以用于缓解恶心、消化不良、胃肠胀气和腹部绞痛。它也被用来退热和减少上呼吸道黏液分泌。这种草药有杀菌作用，内服或外用均可促进发汗和退热。它还可以激发月经。

相关物种 在19世纪的美国，美国薄荷（*M. didyma*）被认为是年轻母亲的滋补品，传统上常被赠予新娘。它被认为是一种温和的月经调节剂和食欲刺激剂。

注意事项 孕期请勿服用。

Monsonia ovata（牻牛儿苗科）

多蕊老鹳草

性状描述 小型草本植物，茎多分枝，叶片小、长圆形。天竺葵样花白色，单生或成对生长。

生境与栽培 多蕊老鹳草原产于南非和纳米比亚，生长在干旱的环境中。地上部分在开花时采摘收集。

药用部位 地上部分。

历史与民俗 在祖鲁医学的传说中，多蕊老鹳草被用来治疗毒蛇咬伤。

功效与使用 多蕊老鹳草在非洲西南部用于治疗腹泻、痢疾，以及溃疡性结肠炎。该植物的收敛作用可收紧和保护肠道内层。考虑到它长期以来都被用来治疗肠道感染，它很有可能具有直接的抗菌作用，但这一点尚未被研究证实。

Montia perfoliata（马齿苋科）

金山苣

性状描述 一年生小草本植物，高10厘米。叶尖椭圆形（对生抱茎），花白色、5瓣。

生境与栽培 金山苣原产于北美洲西部，现在已经被引入全球温带地区，尤其是澳大利亚。这种植物在酸性沙质土壤中生长旺盛。它一般在花期前或花期采摘收集。它也作为蔬菜被种植。

药用部位 地上部分。

主要成分 金山苣富含维生素C。

历史与民俗 金山苣在美国西海岸是一种很常见的制作沙拉的蔬菜。它很可能是在1849年美国加利福尼亚州淘金热时期得名的。或许是到处迁移的矿工把这种植物带到了澳大利亚，并在那里广泛种植。

功效与使用 除了作为蔬菜，金山苣与它的近亲马齿苋（第263页）一样，也可以作为一种滋补品和有效的利尿剂。

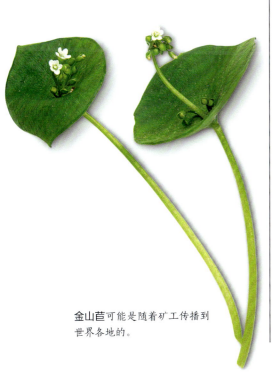

金山苣可能是随着矿工传播到世界各地的。

Morinda citrifolia（茜草科）

海巴戟

性状描述 灌木或小乔木，高可达8米。茎干四棱形，叶椭圆形至卵圆形、长35厘米。花白色，果实类似面包树果，约12厘米大小，初期为绿色，逐渐变为黄色、白色，有一股刺鼻的难闻气味。

生境与栽培 海巴戟原产于东南亚，后来传播到印度西部，并横跨太平洋到达东部的波利尼西亚和夏威夷。它喜爱沿海地区的火山土壤和海拔400米的低地森林，直到现在还很少有人栽培。果实成熟时采摘，其他部分随用随摘。

药用部位 果实、果汁、叶片和树皮。

主要成分 海巴戟含有多糖、香豆素、环烯醚萜、黄酮类化合物和生物碱。目前还没有发现海巴戟有特有的活性化合物。

历史与民俗 这种植物在波利尼西亚已经被应用了至少2000年，主要是为了对抗感染和治疗慢性疾病。例如，海巴戟的叶片可用于治疗疮疖和胃溃疡；咀嚼后可敷于患处涂抹，以缓解炎症。在夏威夷，传统治疗师长期使用海巴戟来促进重症患者康复。

功效与使用 20世纪90年代末以来，海巴戟的药用价值被广为传播，它作为一种具有很多潜在用途的药用食品被展示在人们的面前。它的功效包括治疗肥胖、糖尿病、癌症、疼痛、免疫力下降、高血压、心脏病和抑郁。它有如此多的功效，以至于许多人怀疑海巴戟作为药用食品的价值。尽管如此，它的果实和果汁并不会对人体造成伤害，而且被证明对许多慢性疾病，包括疼痛、炎症、心脏病及癌症，都有治疗作用。在传统上，它的果汁可被制成漱口水，防治口腔和喉咙感染。海巴戟的果汁最好空腹饮用。

科学研究 对海巴戟有限的研究表明，它可能有助于治疗慢性炎症。2012年的一项研究得出结论，这种果实有少量的抗癌活性。有一种理论认为，海巴戟含有相当水平的赛洛宁原，人体可用其来制造赛洛宁。这种生物碱有助于全身细胞对抗炎症，促进愈合，并支持细胞调节。在受到压力或感染时，身体对赛洛宁的需求会增加，许多人缺乏足够的赛洛宁原来维持足够的赛洛宁水平。

Morinda officinalis（茜草科）

巴戟天

性状描述 落叶藤本植物，花白色，根可产生黄色染料。

生境与栽培 巴戟天原产于中国，在广东、广西和福建都有种植。它的根在早春时被挖掘收集。

药用部位 根。

主要成分 巴戟天含有蒽醌、萜类化合物和多糖。

历史与民俗 巴戟天最早记载于《神农本草经》中。

功效与使用 巴戟天辛辣而甘甜，是一种重要的中药。它有激素样效果和抗抑郁的特性。作为一种性滋补品，它常用于治疗阳痿、早泄。夫妻双方皆服用还有助于生育。巴戟天对其他一些疾病也有疗效，尤其是治疗经期紊乱。研究者正在研究它治疗骨质疏松症的潜力。

Moringa oleifera（辣木科）

辣木

性状描述 细长的小落叶树，可长到10米，有由下垂的树枝组成的开放树冠、羽毛般的淡绿色叶子和芳香的白色花朵。棕色的悬挂豆荚可长到1米长，含有约20颗种子。

生境与栽培 辣木原产于喜马拉雅山麓，耐旱。目前在世界各地的热带和亚热带地区种植，特别是在干旱的环境下。它通过插枝繁殖。

药用部位 叶片、种子油（局部使用）。这棵树的所有部分在印度都被用作食物和药物。

主要成分 辣木叶含有高水平的蛋白质（干重25%~30%）、维生素A、维生素C、维生素E、维生素B_{12}，以及大量的矿物质（尤其是钙、镁和钾）。主要药用成分包括槲皮素等黄酮类化合物和酚酸（绿原酸、咖啡酸），以及生物碱、糖苷和皂苷。

历史与民俗 辣木这个名字来自泰米尔语，意思是"鼓槌"。在印度，人们在坟墓附近种植辣木，用来驱赶鬣狗。辣木也被用作对抗巫术的护身符。辣木种子充当天然的水过滤器，吸收未经处理的水中的悬浮颗粒和微生物。

功效与使用 辣木叶具有很好的药用价值，几乎有益于身体的每个器官。叶片可以降低血压，支持心血管健康，增强免疫力，对抗EB病毒，抗炎，保护神经，稳定血糖和血脂水平，保护肝脏和肾脏免受毒性侵犯。辣木已被用于治疗糖尿病、慢性炎性疾病（如类风湿关节炎、感染）、心脏病和癌症等多种疾病。

科学研究 五项临床研究表明，干燥的辣木叶可以使血糖和血脂水平正常化。另一项临床研究发现，辣木种子提取物改善了20名轻度至中度哮喘患者的肺功能。2017年的一篇研究论文得出结论，辣木叶在"预防心血管疾病、糖尿病、非酒精性肝病、阿尔茨海默病和高血压"方面具有价值，尽管迄今为止，这份清单仅基于实验室研究。初步研究还表明，辣木可积极支持神经细胞再生。

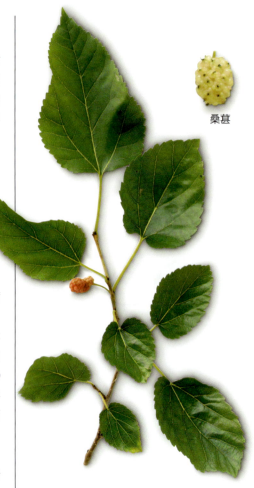

桑葚

种植桑树用于养蚕。

Morus alba（桑科）

桑树

性状描述 落叶乔木，高约15米。叶有细锯齿，柔荑花序，果实白色。

生境与栽培 桑树原产于中国，现作为观赏植物种植于全球各地。叶片在深秋采集，枝条在初夏采集，果实（桑葚）在夏季成熟时采集，根在冬天发掘。

药用部位 叶片、枝条、果实、根皮。

主要成分 叶片含有酚酸、黄酮类化合物、花青素、单宁和查耳酮。果实含有黄酮类化合物、花青素、生物碱和可观水平的维生素A、维生素B_1、维生素B_2和维生素C。

历史与民俗 因为桑叶是桑蚕的首选食物，人们种植桑树已有5000多年的历史。蚕沙（桑蚕的粪便）在中药中用于治疗呕吐。

功效与使用 桑叶用于祛痰，还治疗咳嗽发热、眼睛肿痛、咽喉肿痛、头痛和眩晕。果汁有清洁和滋补的功效，并经常被用来制作漱口水。根皮可治疗牙痛，还可以作为泻药来使用。注射桑叶的提取物可治疗象皮病。细枝用于治疗体液潴留和关节疼痛，而果实可以防止头发过早变白，还可以治疗头晕、耳鸣、视力模糊和失眠。

科学研究 印度和泰国的几项小规模临床试验调查了桑叶在支持血脂健康方面的有效性。在一项研究中，那些连续4周每天服用3克叶片的人被发现胆固醇水平平均降低了12%，低密度脂蛋白胆固醇降低了23%，高密度脂蛋白胆固醇增加了18%。在泰国的另一项小型试验中，60名健康的中老年志愿者服用了桑叶提取物3个月。

结果显示他们的记忆力和认知能力得到改善，而且没有任何不良反应。

相关物种 黑桑（*M. nigra*）原产于伊朗，因其甜美的、有营养的深红色果实而被广泛栽培。

Murraya koenigii（芸香科）

咖喱树

性状描述 具芳香气味的落叶灌木或小乔木，可长到6米高。叶片具浓烈香味，白色小花簇生，浆果粉红色至黑色。

生境与栽培 咖喱树原产于南亚大部分地区的亚热带森林。它在印度被广泛种植。

药用部位 叶片、浆果。

主要成分 咖喱树含有超过20种生物碱，还有糖苷、挥发油和单宁。

历史与民俗 咖喱树的叶片是印度食物中常见的调味品。

功效与使用 咖喱树的叶片可促进消化液分泌，并可以缓解恶心、呕吐治疗消化不良。它也被用来治疗腹泻和痢疾。咖喱树有助于愈合胃溃疡，由其叶片制成的膏剂可用于治疗创伤。它还可以稳定血糖水平，对2型糖尿病有较好的疗效。

相关物种 苦味的十里香（*M. paniculata*）叶片可用于治疗胃痛、痢疾、牙痛和瘀伤。

Musa spp.（芭蕉科）

香蕉

性状描述 常绿的多年生草本植物，高达9米。叶片大而有光泽，花茎悬垂，成串的果实呈绿色、成熟时变黄。

生境与栽培 香蕉原产于印度和东南亚，在热带和亚热带地区被广泛栽培。果实常在未成熟时采摘，然后逐渐成熟。香蕉的叶片可以根据需要随时采集。

药用部位 果实、叶片、根。

主要成分 果实含有黄酮类化合物，且富含B族维生素、维生素C和维生素E，以及钾、血清素和去甲肾上腺素。

历史与民俗 美味而营养丰富的香蕉是精心培育的园艺产物，它起源于史前时期的野生植物。

功效与使用 成熟的香蕉是温和的通便剂，而未成熟的香蕉味道生涩，可治疗腹泻。香蕉可以刺激血红蛋白产生，因此对预防或治疗贫血有效。它是降压饮食的有益补充。考虑到香蕉的血清素含量，一些医生建议每天吃3根香蕉来帮助治疗偏头痛和抑郁。用一种叫"大蕉"的香蕉制成的糖浆，被用来治疗咳嗽和其他呼吸道疾病，如支气管炎。

Myrica cerifera（杨梅科）

蜡杨梅

性状描述 常绿灌木或小乔木，可长到10米高。叶片狭窄，花小、黄色，果实蓝灰色，外包蜡质。

生境与栽培 蜡杨梅生长在美国东部和南部

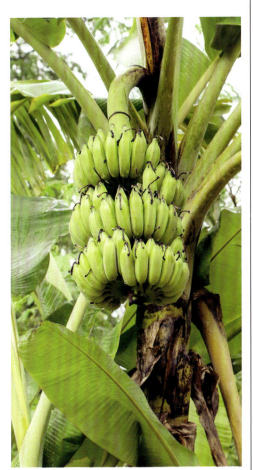

香蕉在完全成熟之前就被摘下来，是治疗腹泻的有效植物。

的沿海地区，向西远至得克萨斯州。根皮在春季或秋季采集。

药用部位 根皮。

主要成分 蜡杨梅含有三萜类化合物（包括蒲公英赛醇、蒲公英赛酮和杨梅萜二醇）、黄酮类化合物、单宁、酚、树脂和树胶。杨梅萜二醇可温和地调节钾和钠的水平。

历史与民俗 据1737年的记载，这种植物可以祛风并缓解因感冒而引起的各种疼痛，对绞痛、麻痹、抽搐、癫痫及许多其他类型的疾病都有好处。蜡杨梅是19—20世纪初在美国和英国流行的汤姆森药方中的一种关键草药，其加热和干燥效果尤其受到重视。其根皮在1916—1936年被列入《美国药典》。

功效与使用 蜡杨梅可以促进血液循环，刺激排汗，抑制细菌感染，还可治疗感冒、流感、咳嗽和咽喉肿痛。它有助于增强抵抗力，收紧或干燥黏膜。它的浸剂可以治疗海绵状牙龈，制成的漱口水可用于治疗咽喉肿痛。蜡杨梅的涩味对肠易激综合征和黏液性结肠炎有益。浸剂还可以改善阴道分泌物过多的症状。粉末状根皮制成的膏剂可外用于溃疡处。

注意事项 孕妇禁用。

Myrica gale（杨梅科）

香杨梅

性状描述 低矮芳香灌木，高2米，叶披针形，雄花聚成柔荑花序。

生境与栽培 香杨梅在北半球的潮湿的荒野中茁壮成长。叶片在夏季收集，花头在春季收集。

药用部位 叶片、枝条、花头。

主要成分 香杨梅含有挥发油（主要是α-蒎烯和δ-杜松烯）、黄酮类化合物和树脂。

历史与民俗 在苏格兰，这种植物到处生长，苏格兰人用它来防治床上的跳蚤，把它放在亚麻布里驱逐飞蛾。据称一些垂钓者还用香杨梅的枝条来驱赶蠓虫。在苏格兰和瑞典，由它制作的一种强效的煎剂被用来杀死昆虫和肠道寄生虫。

功效与使用 香杨梅主要用作驱虫剂和杀虫剂，并提供一种生态上安全无害的方法来

防治昆虫叮咬。

科学研究 20世纪90年代，香杨梅的精油被确认是一种有效的驱虫剂（尤其是蠓虫），并且可以买到它的复合配方。在苏格兰的一项试验中，志愿者们将手臂暴露在蠓虫面前，其中一只手臂上涂有香杨梅的精油。10分钟后，受保护的手臂平均被咬1.6次，而未受保护的手臂平均被咬9.4次。

注意事项 精油不可内服。孕期或哺乳期不得内服香杨梅。精油具有一定毒性。

Myroxylon pereirae syn. *M. balsamum* var. *pereirae*（豆科）

秘鲁香树

性状描述 常绿乔木，可长到35米高。树皮灰色，复叶上具油腺，蝶形花白色，荚果黄色。

生境与栽培 秘鲁香树原产于中美洲热带森林。它在中美洲、南美洲和印度都有栽培。油性树脂（香脂）从树皮伤处提取。

药用部位 油性树脂。

主要成分 油性树脂含有50%～65%的挥发油（主要是苯甲酸苄酯和肉桂酸苄酯）。

功效与使用 秘鲁香树有强力杀菌、修复损伤组织的功效。它最常见的内服功效是祛痰和抗卡他，以治疗支气管炎、肺气肿和支气管哮喘等。它也可以治疗喉咙痛和腹泻。局部外用于皮肤，它可以治疗皮肤病。

相关物种 印加人从相似的树种中获取香脂来治疗发热和感冒。

注意事项 秘鲁香树可能引起皮肤过敏。

Myrtus communis（桃金娘科）

香桃木

性状描述 常绿灌木，高可达3米。叶深绿色，花白色，浆果紫黑色。

生境与栽培 香桃木原产于地中海地区，人们种植它是为了获得精油。叶片在春天收集。

药用部位 叶片、精油。

主要成分 香桃木含有单宁、黄酮类化合物

和挥发油（主要是α-蒎烯、桉树脑和桃金娘烯醇）。

历史与民俗 在古希腊的民间传说中，香桃木是献给爱神阿佛洛狄忒的，新娘们用香桃木的叶子来装饰自己。有一种甜酒就是用香桃木的浆果酿制而成的。

功效与使用 香桃木的叶片具有收敛、滋补和抗菌的功效。叶片的浸剂可以用于清洁创口，促进伤口和溃疡的愈合。内服时可治疗消化系统和泌尿系统疾病。在埃塞俄比亚，新鲜和干燥的香桃木叶片都被用来

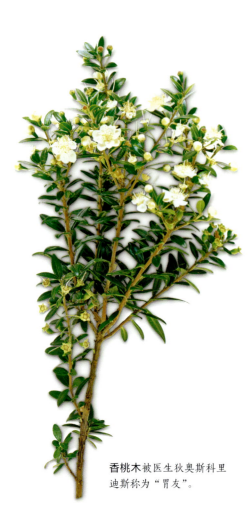

香桃木被医生狄奥斯科里迪斯称为"胃友"。

治疗头皮屑和头皮真菌感染。它的精油具有强烈的抗菌和抗卡他功效，在西班牙被用来治疗支气管炎和肺部感染。

注意事项 非专业指导下，精油不得内服。

Nasturtium officinale（十字花科）

豆瓣菜

性状描述 多年生匍匐草本植物，长可至60厘米，具复叶，花白色、4瓣，总状花序，荚果镰刀形。

生境与栽培 豆瓣菜遍布全球温带地区，在水边或流动的水体中生长旺盛。虽然在野外很常见，但它也被广泛栽培，用于制作沙拉。最好在夏天开花之前采摘收集。

药用部位 地上部分。

主要成分 豆瓣菜含有异硫氰酸酯，富含维生素和矿物质（特别是碘、铁和磷）。异硫氰酸烯丙酯具有广谱抗菌活性。20世纪60年代的研究表明，豆瓣菜可能具有抗肿瘤活性。

历史与民俗 长期以来，豆瓣菜被视为食物和草药。公元前5世纪，古希腊将军色诺芬认为豆瓣菜有很多优点，建议波斯人用它来喂养孩子，以促进他们的成长。在欧洲民间医学中，豆瓣菜最初被认为可用于"清洁血液"，在此前还被用来提振精神。

功效与使用 豆瓣菜提供优良且易消化的营养。它富含矿物质和维生素C，特别适合慢性病及大病的恢复。它被认为可以刺激食欲，缓解消化不良，抑制黏液产生。豆瓣菜也是一种解毒草药，可以净化肝脏、血液、肾脏和肺。

科学研究 几篇科学论文提出，食用十字花科植物（包括豆瓣菜）可以降低患肺癌、肠癌和前列腺癌的风险。

Nepeta cataria（唇形科）

荆芥

性状描述 多毛、具芳香气味的多年生草本植物，高达1米。叶片心形、灰绿色、小花白色、具紫斑，构成聚伞花序。

生境与栽培 荆芥原产于欧洲，在北美洲归化。它生长在路边的干燥地带，直至海拔1500米的山区。夏秋季开花时可以采集。

药用部位 地上部分。

主要成分 荆芥含有环烯醚萜、单宁和挥发油（主要包括α-荆芥内酯、β-荆芥内

酯、香茅醇和香叶醇）。

历史与民俗 皮奇在《草药全书》（1694）中是这样描述荆芥的："它性热且干，主要用于治疗子宫阻塞和不孕，有助于分娩，以及促进咳痰。"洗浴时外用有益子宫，并可去除瘙痒。荆芥可以使猫兴奋。

功效与使用 荆芥可平胃，有镇静的功效，还可以通过刺激出汗来退热。这种草药的良好口感和温和的作用使它适合患感冒、流感或发热的儿童，特别是与西洋接骨木（第136页）及蜂蜜联用时。荆芥有明显的抗胀气作用，有助于治疗消化不良和缓解腹部绞痛。它对治疗因消化系统疾病引起的头痛也很有效。用酊剂按摩患处可以治疗风湿病和关节炎。

相关链接 消化系统感染，第315页。

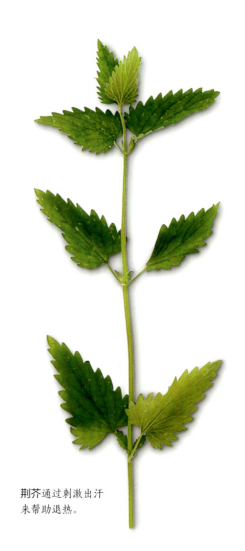

荆芥通过刺激出汗来帮助退热。

Nicotiana tabacum（茄科）
烟草

性状描述 一年生或二年生草本植物，高1米。茎直立，大型卵圆形叶片，花粉红色或白色。

生境与栽培 烟草原产于美洲热带地区，全世界都在栽培，主要用于制烟，但也作为杀虫剂的材料来源。叶片被收集、晒干、熏烤后用于制烟。

药用部位 叶片。

主要成分 烟草含有生物碱（特别是尼古丁）和挥发油。尼古丁具有刺激性和成瘾性。

历史与民俗 在17世纪的英格兰，人们对吸烟的看法就有很大的分歧。国王詹姆斯一世曾试图禁止这种刺激眼睛、闻起来不舒服、对大脑和肺都有害的东西，但没有成功。在中美洲，玛雅人将烟草用来治疗哮喘、惊厥和皮肤病。在美洲原住民文化中，烟草常在仪式中出现。

功效与使用 烟草已不再药用。干烟叶是一种很好的杀虫剂。烟草应避免外用，因为尼古丁很容易透过皮肤被身体吸收。

注意事项 烟草不得以任何形式服用。

Nigella sativa（毛茛科）
家黑种草

性状描述 一年生草本植物，可长到30厘米高，有直立带分枝的茎、细碎深裂的叶片、灰蓝色的花朵和带齿的果荚。

生境与栽培 家黑种草原产于西亚，因为种子传播或作为园林植物遍布亚洲和地中海地区。种子成熟后收集。

药用部位 种子。

主要成分 种子含有40%的不挥发油、皂苷、生物碱和高达1.4%的挥发油。

历史与民俗 家黑种草在图坦卡蒙的陵墓中被发现，但它在当时的用途尚不清楚。1世纪的希腊医生狄奥斯科里迪斯曾记录，家黑种草的种子被用来治疗头痛、鼻塞、牙痛和肠道寄生虫病，并作为利尿剂被大量使用；它还可以调节月经周期，并增加母乳的产量。

功效与使用 和许多用于烹饪的植物一样，家黑种草的种子对消化系统有益，可舒缓胃痛和痉挛，缓解胃胀、腹胀和绞痛。它的种子还具有杀菌作用，可治疗肠道寄生虫病，尤其是儿童的肠道寄生虫病。家黑种草的种子在印度被广泛用来提高母乳产量。

科学研究 最近的研究表明，家黑种草的种子可能对治疗代谢综合征有帮助，这一病症的典型表现包括高胆固醇、高血压和2型糖尿病。种子具有抗病毒功效，在治疗慢性病毒感染，如丙型肝炎方面显示出潜力。

注意事项 黑种草（*N. damascena*）的种子不得替代家黑种草的种子。

Notopterygium incisum（伞形科）
羌活

性状描述 伞形科家族成员，茎直立、有棱，叶深裂，小花密集成簇。

生境与栽培 羌活原产于中国中西部地区。根在春天或秋天发掘收集。

药用部位 根。

主要成分 含有呋喃香豆素、甾醇和挥发油。

功效与使用 羌活根主要用于治疗感冒、发热、头痛、全身疼痛和不适。这种草药性温味辛，针对湿冷病症，能促进发汗，特别是在患者发热时。它也可治疗颈部和背部疼痛。

注意事项 大剂量的羌活根可诱发呕吐。

Nymphaea alba（睡莲科）
白睡莲

性状描述 多年生水生植物，根系深，叶盾形，茎长圆柱形，花大、白色，偶带有粉红色。

生境与栽培 白睡莲原产于欧洲，在湖泊、池塘、溪流和运河的静水中常有生长。根茎在秋天采集。

药用部位 根茎、花。

主要成分 根茎含有生物碱（睡莲碱和萍蓬碱）、树脂和单宁。

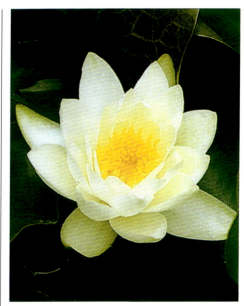

白睡莲有镇静的作用，可缓解紧张和焦虑。

历史与民俗 17世纪的草药学家尼古拉斯·卡尔佩珀曾说过："白睡莲的叶子可以缓解所有的炎症，浆汁有助于安眠，并平静'疯狂'的大脑。"

功效与使用 白睡莲的根茎有收敛和杀菌的作用。它的煎剂可治疗痢疾或肠易激综合征引起的腹泻。白睡莲也被用来治疗慢性支气管炎和肾脏疼痛，也可用作治疗咽喉肿痛的漱口水。其根茎制成洗液，可治疗阴道疼痛和阴道分泌物过多；制成膏剂，可治疗疮疖和脓肿。白睡莲长期以来被认为可以降低性欲。它们通常具有镇静的作用，可以治疗失眠、焦虑及类似的疾病。

科学研究 科学研究表明，白睡莲可能具有降低性欲的作用。人们还发现这种植物能降低动物的血压。

相关物种 近缘种香睡莲（*N. odorata*）是白睡莲在美洲的近亲，二者用途几乎相同。原产于非洲和亚洲的齿叶睡莲（*N. lotus*）的根茎从很早的时候就被用来治疗消化不良、痢疾和其他消化道疾病。

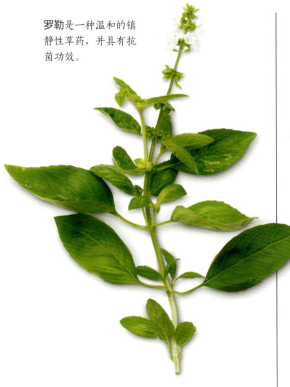

罗勒是一种温和的镇静性草药，并具有抗菌功效。

Ocimum basilicum（唇形科）

罗勒

性状描述 具有强烈芳香气味的一年生草本植物，可生长到50厘米高。叶椭圆形、具光泽，方茎，白色小花轮生。

生境与栽培 罗勒，又称"甜罗勒"，可能原产于印度。因其独特的风味和精油的用途，世界各地培育、种植了150多个品种。待开花时，采摘并收集叶片和花头。

药用部位 叶片、花头、精油。

主要成分 罗勒含有挥发油（约1%），主要由芳樟醇和甲基胡椒酚组成，还有少量的肉桂酸甲酯、桉树脑和其他萜类化合物。

历史与民俗 1世纪的狄奥斯科里迪斯曾记述了非洲人的迷信，即食用罗勒可以缓解毒蝎刺伤引起的疼痛。在古罗马时代，该植物被用来缓解胃肠胀气、解毒、利尿，以及催乳。在阿育吠陀医学中，罗勒也有很久的药用历史。

功效与使用 罗勒主要作用于消化系统和神经系统，缓解胃肠胀气、胃痉挛、肠绞痛和消化不良。它也可缓解恶心和呕吐，并有助于杀死肠道寄生虫。罗勒有轻微的镇静作用，对神经过敏、抑郁、焦虑和失眠都有治疗效果。癫痫、偏头痛和百日咳患者也可服用。在传统上，这种草药被用来增加母乳产量。罗勒叶片外用具有驱虫的功效。叶片的汁液可以缓解蚊虫叮咬产生的痛痒。罗勒的抗菌效果也被证实了。

相关物种 近缘种如圣罗勒（第120页）和灌木罗勒（*O. basilicum* var. *minimum*）比罗勒的药效更加温和，可用来减轻痉挛和胀气。

注意事项 罗勒的精油不可内服。

相关链接 蚊虫叮咬、蜇刺和肿胀，第313页。

Oenothera biennis（柳叶菜科）

月见草

性状描述 二年生草本植物，高20厘米。茎上有红色斑点，叶卷曲，花4瓣、黄色，长蒴果。

生境与栽培 月见草原产于北美洲，现在全球温带地区都有它的踪迹。它在开阔地带生长旺盛，特别是在沙丘和沙质土壤中。商业种植是为了获得它的种子油。

药用部位 叶片、茎皮、花、种子油。

主要成分 月见草油富含人体必需脂肪酸——亚麻油酸（约70%）和次亚麻油酸（约9%）。它能起作用主要依赖次亚麻油酸，次亚麻油酸是前列腺素E_1的前体，常与维生素E结合抗氧化。

功效与使用 月见草的花、叶片、茎皮有收敛和镇静的作用。这三个部分均可治疗百日咳。月见草也被用来治疗消化系统疾病和哮喘，制成膏剂可缓解风湿病带来的不适。月见草油外用，可治疗湿疹、皮肤瘙痒和乳腺增生；内服有降血压和抗血小板凝结的功效，还可以治疗经前期综合征（包括紧张不安与腹胀），并且对干眼症和多发性硬化等多种疾病都有帮助。

注意事项 癫痫患者不得服用月见草油。

Ononis spinosa（豆科）

红芒柄花

性状描述 多年生带刺植物，3小叶复叶，亮粉色豌豆状花，小荚果。

生境与栽培 作为一种普通的欧洲植物，红芒柄花在干燥的草地和路边茁壮成长。

药用部位 根。

主要成分 红芒柄花的根含有酚类、凝集素、三萜类化合物和挥发油（主要由反式茴香脑组成）。人们认为根的挥发油具有利尿作用，而植物的其余部分具有抗利尿作用。但由根制成的煎剂没有利尿功效，因为挥发油受热而被挥发。如果需要它的利尿功效，那么可以将根制成浸剂。

功效与使用 根被用作利尿剂，且能预防肾结石和膀胱结石。它对包括结石、痛风和膀胱炎在内的一系列泌尿系统疾病都有益处。将红芒柄花制成浸剂，短期服用可治疗体液潴留。

Opuntia ficus-indica（仙人掌科）

仙人掌果

性状描述 多年生仙人掌科植物，可长至3米高。茎扁平、上有簇生尖刺，花黄色、大而明亮，果实圆形、紫色。

生境与栽培 仙人掌果原产于墨西哥，在世界各地的亚热带地区都有逸生。果实成熟时即可收获，茎随时可以采摘。

药用部位 花、果实、茎。

主要成分 果实含有黏液、糖、维生素C和其他水果酸。

历史与民俗 仙人掌果在墨西哥被用来做果酱和一种酒精饮料。将扁平的茎剖开，包扎在受伤的肢体上，可作为临时急救措施。

功效与使用 仙人掌果的花具有收敛性，可

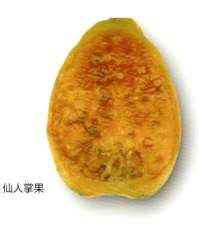

仙人掌果

用于止血及治疗消化道疾病，特别是腹泻、结肠炎和肠易激综合征。它的花可以治疗前列腺肥大。果实富含营养。

Origanum majorana syn. *Majorana hortensis*（唇形科）

马郁兰

性状描述 多年生半灌木或草本植物，高50厘米。叶椭圆形、具芳香气味，粉白色小花序生于上部叶腋。

生境与栽培 马郁兰原产于地中海沿岸国家。它因可以用于烹饪和提炼精油而被广泛种植。

药用部位 地上部分、精油。

主要成分 马郁兰含有约3%的挥发油（包括桧萜、芳樟醇、香芹酚和其他萜类化合物）、黄酮类化合物、多种酚酸（包括咖啡酸、迷迭香酸）和三萜类化合物。

历史与民俗 草药学家约翰·杰拉德在1597年给出了这样的评价："马郁兰是一种可以治疗感冒的药物，可置于任何合适的地方。吸入鼻孔可以诱发喷嚏，口中咀嚼可以缓解牙痛。"

功效与使用 主要用于烹饪，因为它的刺激性和解痉效果，马郁兰也具有一定的药用价值。和牛至（下一条目）一样，它可以治疗胃肠胀气、肠绞痛和呼吸系统疾病，它对神经系统的作用似乎比它的野生亲戚们更强。马郁兰是一种激发性草药，有助于缓解焦虑、失眠和头痛。这种草药被认为会降低性欲。

科学研究 中东地区长期使用马郁兰治疗阴道炎和多囊卵巢综合征（PCOS）等妇科疾病。约旦的一项小规模临床试验（2016）发现，该草药显著改善了与PCOS相关的激素失衡。在巴基斯坦的一篇研究论文（2011）中，与预期相反，马郁兰精油被证明比牛至精油具有更强的细胞毒性/抗癌活性。

注意事项 孕期不得服用。精油不得内服。

Origanum vulgare（唇形科）

牛至

性状描述 多年生直立草本植物，高约80厘米。茎方形、红色，叶椭圆形，花序成簇、深粉红色。

生境与栽培 牛至原产于欧洲，在中东地区逸为野生，在靠近大海的白亚质土壤中茁壮成长。夏天开花的时候采集地上部分。

药用部位 地上部分、精油。

主要成分 牛至含有挥发油（由香芹酚、百里香酚、β-没药烯、石竹烯、芳樟醇和冰片组成）、单宁、多种酚酸、树脂、甾醇和黄酮类化合物。香芹酚和百里香酚都具有抗菌作用。

历史与民俗 在古希腊的民间传说中，牛至被认为是"万灵药"。

功效与使用 牛至及其精油对许多细菌和真菌有很强的杀菌作用，特别是大肠杆菌和念珠菌。它有助于恢复和治疗消化道和呼吸道的急慢性感染，特别是胃肠炎、痢疾、支气管炎、咳嗽和扁桃体炎。草药和精油都能抑制肠道菌群（自然存在于肠道内的细菌），并在治疗肠道生态失调时发挥重要作用——有害的肠道细菌会导致胀气、腹胀和腹部不适等症状。稀释后的精油还可以治疗牙痛或关节痛。

注意事项 孕期不得服用。外用可能引起皮肤刺激。精油不可内服。

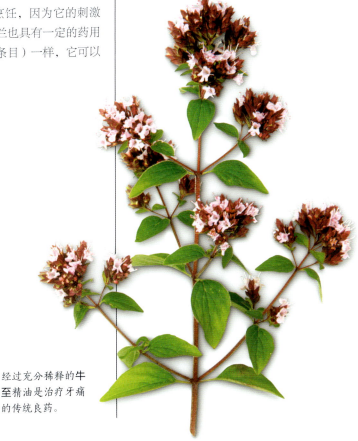

经过充分稀释的**牛至**精油是治疗牙痛的传统良药。

Orthosiphon aristata（唇形科）

爪哇茶

性状描述 灌木，高约1米，有尖尖的叶片和淡紫色的花，雄蕊的花丝很长。

生境与栽培 爪哇茶原产于东南亚和澳大利亚，现在作为草药而被栽培。叶片全年皆可采摘。

药用部位 叶片。

主要成分 爪哇茶含有黄酮类化合物（包括甜橙素）、糖苷、挥发油和大量的钾。

历史与民俗 这种植物的印度尼西亚语名称为"猫须"，可能源于它的长须雄蕊。

功效与使用 爪哇茶被列在法国、印度尼西亚、荷兰和瑞士等国的药典中。它被认为可以提高肾脏清除含氮化合物的能力。它被广泛用作利尿剂，治疗由慢性肾炎引起的肾脏感染，以及结石和肾功能不佳。它也可治疗膀胱炎和尿道炎。

科学研究 爪哇茶的利尿作用已在科学试验中得到证实，其提取物能显著增加尿液中的钾含量。

Paeonia officinalis（芍药科）

芍药

性状描述 多年生草本植物，高60厘米。块根，茎直立，小叶椭圆形至披针形，花大，红色、红紫色或白色。

生境与栽培 芍药原产于欧洲南部，生长在林间山地，现被广泛栽培。块根在秋天发掘收集。

药用部位 块根。

主要成分 芍药含有生物碱、单宁、皂苷、黄酮类化合物和三萜类化合物，以及挥发油。

历史与民俗 从希波克拉底时代开始，芍药就被用于治疗癫痫。中世纪的阿拉伯医生伊本·贝塔将芍药种子串成项链，用于预防儿童癫痫。格里夫夫人是《现代草药志》（1931）一书的作者，她写道："在古时候，芍药被认为是神的起源，它如月光一般散到大地，保护夜间的牧羊人和羊群。"

功效与使用 尽管当代欧洲草药中很少使用芍药，但它在尤纳尼医学中仍有很高的地位。它具有抗炎、抗痉挛和镇静的作用，可治疗神经衰弱、癫痫和高血压等。它还是心脏滋补品。它也被用来治疗百日

芍药的英文名"peony"是从古希腊神话中的神医Paeon处得来的。

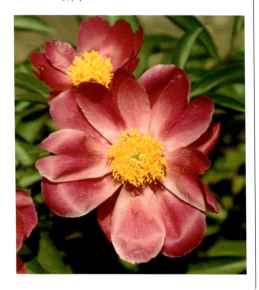

咳，由它制成的栓剂可以缓解肛门和肠道痉挛。

相关物种 白芍（第122页）在中国是一种常用的草药。

注意事项 必须在专业指导下使用。孕期不得服用。

Panax notoginseng（五加科）

三七

性状描述 多年生落叶草本植物，茎直立，高1米，复叶，小花淡绿色，浆果状果实。

生境与栽培 三七原产于中国，目前在野外稀有。在中国的中部和南部有大面积的商业种植。根在开花前或果实成熟后发掘收集。

药用部位 根。

主要成分 三七含有甾体皂苷、多糖和黄酮类化合物。

历史与民俗 尽管三七是一种重要的滋补品，但直到1578年它才在李时珍的《本草纲目》中出现。李时珍说三七的根比金子还要有价值。

功效与使用 与人参一样，三七是一种滋补品，可以促进肾上腺功能，特别是产生皮质类固醇和雄激素。三七还有助于改善冠状动脉的血液流动，因此被用来治疗冠状动脉硬化、高血压和心绞痛。三七几乎可以治疗任何类型的内出血。它也可以外用，制成的膏剂能加速伤口愈合、消除淤青。

科学研究 临床研究证实了三七的止血功效。一项来自中国的试验表明，它能加速血液凝结。中国的另一项临床试验和其他的研究表明，三七可改善冠状动脉循环，减轻心绞痛症状，降低血压。与其他人参类型的草药一样，三七已被证明可以提高体能。

注意事项 孕期不得服用。

Panax quinquefolium（五加科）

西洋参

性状描述 多年生落叶草本植物，高约30厘米。茎光滑，小叶长圆形至椭圆形，小花

绿色，浆果猩红色、肾形。

生境与栽培 西洋参原产于北美洲和喜马拉雅山脉。它是一种林地植物，由于过度采集，在野外已很少见到。它在美国、中国和法国都有种植。根在秋天发掘收集。

药用部位 根。

主要成分 西洋参含有甾体皂苷，包括人参奎酮。

历史与民俗 北美洲原住民认为西洋参有增加女性生育能力的作用。18世纪中期，采集西洋参出口到中国的做法几乎成了一种"淘金热"，许多原住民外出采收西洋参。奥吉布瓦人尝试播种西洋参，但这并不是普遍的做法。野生的西洋参在19世纪末变得非常稀少。

功效与使用 西洋参的作用被认为与它的中国表亲人参（第123页）相似，但它的药效比人参更加温和。西洋参能提高人们对各种压力的耐受能力。中医认为西洋参滋阴，可治疗虚弱、发热、气喘和咳嗽。

相关物种 参见人参、三七（上一条目）和刺五加（第98页）。

注意事项 孕期不得服用。

Papaver rhoeas（罂粟科）

虞美人

性状描述 纤细的一年生草本植物，茎多毛，可长至90厘米高。基生叶披针形，茎生叶片深裂，花红色、4瓣，花药黑色，蒴果圆形。

生境与栽培 虞美人原产于欧洲、北非和亚洲的温带地区，北美洲和南美洲有逸生。它常生长在田间和路边。花在夏天采摘收集。

药用部位 花。

主要成分 虞美人含有生物碱（包括罂粟碱、丽春花碱和异丽春花碱等）、袂康酸、罂粟花色苷、黏液和单宁。这些生物碱和罂粟含有的生物碱相似，但药性相对较轻。

功效与使用 虞美人有轻微的镇痛和镇静作用，长期以来一直被用来治疗儿童和老年人。虞美人主要被用作止痛药，也可以治

疗过敏性咳嗽，它也有助于抑制过度的神经活性。它还可以治疗失眠、烦躁和咳嗽，特别是阵发性咳嗽和哮喘，通常制成糖浆服用。

相关物种 参见罂粟（下一条目）、蓟罂粟（第175页）和花菱草（第212页）。

注意事项 请在专业监督下使用。虞美人的所有部分，除了种子，误食皆有可能中毒。

Papaver somniferum（罂粟科）

罂粟*

性状描述 一年生草本植物，茎粗壮，高约1米。叶片暗绿色，花单生，粉红色、紫色或白色，蒴果球形。

生境与栽培 罂粟原产于西亚，目前在世界各地都有商业种植，用于获取吗啡和可待因；也有非法种植，用于生产鸦片和海洛因。在夏天果实快成熟时，切割蒴果，渗出的白色乳胶第二天收集起来晾干。

药用部位 乳胶。

主要成分 罂粟含有40多种鸦片生物碱，包括吗啡（高达20%）、那可汀（约5%）、可待因（约1%）和罂粟碱（约1%）。它还含有白蛋白、黏液、糖、树脂和蜡质。罂粟中的许多生物碱都具有很好的治疗作用。吗啡是最强效的止痛药之一，在传统医学中广泛用于镇痛，特别是在疾病晚期。可待因是一种较温和的镇痛药，用于缓解头痛和其他疼痛，并用于治疗腹泻。众所周知，鸦片具有强烈的成瘾性。

历史与民俗 民间栽培罂粟至少有4000年的历史，大约在3000年前罂粟传入古希腊，然后从那里传播到整个欧洲。它在亚述人的文献中出现过（约公元前1700年）。医生狄奥斯科里迪斯曾写道："对于醉酒之人，用其叶子和花的煎剂洗头，有无与伦比的诱导睡眠的功效。花头捣碎，混合面粉，可制成治疗炎症和丹毒（一种皮肤上的细菌感染）的特效膏剂。"

---

* 译注：拒绝毒品，人人有责。

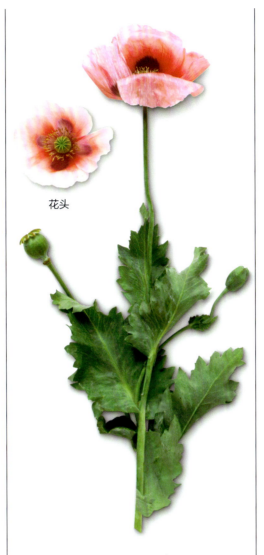

花头

罂粟蒴果里含有的乳胶是吗啡的来源。

功效与使用 鸦片（晒干的乳胶）是一种强效的麻醉药、镇痛药和解痉药，已被用来减缓各种疼痛。它被认为是一种强效的寒性药剂，可降低身体内能，镇静或抑制神经活动，缓解疼痛和镇咳。由于鸦片具有强烈的成瘾性，它主要在其他镇痛药都无法缓解疼痛的情况下才被考虑，并受到管控。它对治疗急性腹泻和严重咳嗽也很有效。用罂粟生产的药物包括吗啡和可待因。

科学研究 大量的科学研究证实了上面所列的罂粟的大部分用途。

相关物种 参见虞美人（上一条目）、蓟罂粟（第175页）和花菱草（第212页）。

注意事项 仅在专业监督下使用。它的使用在大多数国家受到法律限制。

Parietaria officinalis syn. *P. diffusa*（荨麻科）

药用墙草

性状描述 一年生草本植物，可长到70厘米高。叶片深绿色，花绿色，种子很小。

生境与栽培 这种植物原产于欧洲，在墙壁和干燥的石头上很容易发现它的踪影。地上部分在夏季开花的时候采摘收集。

药用部位 地上部分。

主要成分 含有黄酮类化合物和单宁。

历史与民俗 2000多年来，药用墙草一直被用作利尿剂，可以治疗慢性咳嗽和创伤。

功效与使用 它有利尿、镇痛和排石的功效。在欧洲，它被认为对肾脏有恢复作用，可支持和加强肾功能，对肾炎、肾盂肾炎、肾结石、肾绞痛、膀胱炎和水肿等疾病都有治疗作用。有时也被用作泻药。

注意事项 患有花粉症或其他过敏性疾病的人不得服用。

Paullinia cupana syn. *P. sorbilis*（无患子科）

瓜拉纳

性状描述 木质藤本植物，高10米。大型复叶、有锯齿，小花黄色，果实梨形，包含小而具光泽的棕黑色种子。

生境与栽培 瓜拉纳原产于巴西亚马孙热带雨林，在巴西有人工种植。种子成熟后即可采集。

药用部位 种子。

主要成分 瓜拉纳含有黄嘌呤衍生物（包括高达7%的咖啡因，以及可可碱和茶碱）、单宁和皂苷。黄嘌呤具有兴奋和利尿的作用，并能在短期内减轻疲劳。

历史与民俗 在巴西，人们烘烤、碾压和烘干瓜拉纳的种子，得到的饼状物被制成茶，用来消除疲劳或治疗腹泻。最近，瓜拉纳成为一种很流行的咖啡替代品。

功效与使用 瓜拉纳的药用效果类似于咖啡

（第196页），它可治疗头痛和偏头痛、轻度抑郁，还能提高体力。长期或过量饮用咖啡的弊端同样适用于瓜拉纳——短期内会刺激身体，但长期饮用会抑制身体恢复。鉴于瓜拉纳富含单宁，长期饮用更不可取，因为单宁会损害肠道吸收营养的能力。瓜拉纳适用于短期疗法，可以提高身体精力，或治疗不能通过休息来缓解的紧张性头痛。瓜拉纳有收敛的效果，可以治疗慢性腹泻。

相关物种 原产于哥伦比亚亚马孙地区的近缘种约科翼朔藤（*P. yoco*）被当地人用来退热和治疗疟疾，它也被用作兴奋剂。

注意事项 心血管疾病患者或高血压患者不得服用瓜拉纳。孕期、哺乳期禁用。

Pausinystalia yohimbe syn. *Corynanthe yohimbe*（茜草科）

育亨宾

性状描述 常绿乔木，高30米。树皮红褐色，叶长圆形或椭圆形，小花黄色、成簇生长。

生境与栽培 育亨宾原产于非洲西部的森林地带，特别是喀麦隆、刚果（金）和加蓬。树皮全年皆可采集。

药用部位 树皮。

主要成分 育亨宾树皮含有吲哚生物碱（包括育亨宾碱）、色素和单宁。中等剂量的生物碱对大脑有刺激作用，大剂量则有剧毒。

历史与民俗 育亨宾在西非备受尊崇，尤其受班图人的喜爱。它被视为壮阳药和温和的致幻剂。

功效与使用 由于其潜在的毒性，育亨宾很少被使用。在西非，它经常被用作兴奋剂和用来治疗勃起功能障碍。育亨宾在其他传统医学中也经常被用来治疗勃起功能障碍。

注意事项 请在专业指导下服用。这种草药的使用在许多国家受到法律限制。

Peganum harmala（蒺藜科）

骆驼蓬

性状描述 多年生多分枝草本植物，高50厘米。叶深裂为线形，花白色、5瓣，子房3室，蒴果球形。

生境与栽培 原产于中东、北非和南欧，在包括澳大利亚在内的其他亚热带地区常有逸生。它在半沙漠化的盐渍土壤中苗壮成长。种子在夏季收集。

药用部位 种子、根。

主要成分 含有4%的吲哚生物碱（包括去氢骆驼蓬碱、骆驼蓬碱和去甲骆驼蓬碱）。去氢骆驼蓬碱已经被用来缓解帕金森病的震颤症状。

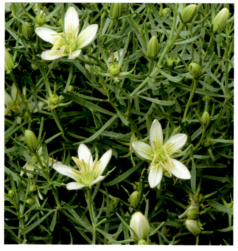

骆驼蓬在干燥的环境中生长旺盛，它在中东地区一直被用来诱导醉酒。

历史与民俗 从很早的时候开始，骆驼蓬在中东地区就被用来诱导醉酒。医生狄奥斯科里迪斯、盖伦和阿维森纳都曾提到，骆驼蓬也可用于驱除肠道蠕虫和激发月经。

功效与使用 骆驼蓬作为一种兴奋剂，以及有催情功效的草药，它有着悠久的使用历史，但由于其潜在的毒性，它在当代很少被使用。在中东地区，它的种子被用来治疗一系列疾病，包括高血压、眼部疾病、

精神疾病、帕金森病和癌症。在中亚，骆驼蓬的根可治疗风湿病和神经系统疾病。

科学研究 种子提取物及其关键生物碱已被证明对循环系统有广泛的影响，部分原因是一氧化氮水平升高、心率减慢、血压降低和外周血管阻力降低（毛细血管网络被打开了）。

注意事项 该植物有潜在剧毒，任何情况下都不得使用。

Pergularia extensa（萝藦科）

Pergularia

性状描述 多年生攀缘植物，长有阔卵圆形叶片和绿白色小花。

生境与栽培 原产于印度。地上部分全年皆可采集。

药用部位 地上部分。

主要成分 Pergularia含有树脂、苦味素和植物甾醇。

功效与使用 Pergularia被认为是一种苦味药，有祛痰和利尿的功效，在印度草药中以各种方式被使用。它可以治疗支气管炎和哮喘，也被用来减少经期或非经期子宫出血。叶片的汁液可用于缓解囊肿和风湿性关节炎的疼痛和肿胀。

Petroselinum crispum（伞形科）

欧芹

性状描述 一年生草本植物，高30厘米。茎直立，叶亮绿色、光滑或卷曲，白色小花构成伞形花序，种子微小、有肋。

生境与栽培 欧芹原产于欧洲和地中海东部。目前很少在野外发现它的踪迹，但它作为一种有营养的蔬菜而在世界各地被广泛种植。叶片从春天到秋天皆可采摘，种子则在刚刚成熟的时候收集。

药用部位 叶片、根、种子。

主要成分 欧芹含有挥发油（包括大约20%的肉豆蔻酸、18%的芹菜脑和许多萜类化合物）、黄酮类化合物、苯酞类化合物、呋喃香豆素（包括佛手柑内酯）、维生素，以及高水平的铁。黄酮类化合物具有抗炎和抗氧化的作用。肉豆蔻酸和芹菜脑

有利尿的作用。挥发油能缓解绞痛和胃肠胀气，是一种强力的子宫兴奋剂。

历史与民俗 欧芹在古希腊和古罗马时期就已为人所知，当时更多的是作为利尿、促消化和激发月经的草药，而不是作为蔬菜。在罗马，欧芹与冥后珀耳塞福涅女神关联在一起，在葬礼仪式上使用。欧芹于1548年传入英国。

功效与使用 新鲜的叶子有很高的营养价值，被认为是维生素和矿物质的良好补充。咀嚼新鲜的欧芹叶是治疗口臭的有效方法。种子比叶片有更强的利尿作用，可以代替芹菜（第68页）种子治疗痛风、风湿病和关节炎。这两种植物的药用原理都是促进废物从关节处排出，随后再通过肾脏排出。欧芹根可治疗胃肠胀气、膀胱炎和风湿病。它也被认为是月经的激发剂，有助于诱导月经和缓解痛经。

注意事项 在正常剂量和食用水平下，欧芹是一种安全的草药，但摄入过量的种子会造成中毒。孕妇和肾病患者不得服用。

Peucedanum ostruthium syn. *Imperatoria ostruthium*（伞形科）

欧前胡

性状描述 多年生草本植物，高60厘米。大型叶，三出式羽状裂。小花白色，伞形花序，种子有翅。

生境与栽培 原产于欧洲中部、南部及亚洲地区，通常在野外发现。根在秋天或春天挖掘收集。

药用部位 根。

主要成分 欧前胡含有挥发油（主要是桧萜、萜品醇、β-石竹烯和蛇麻烯）、苦味素、单宁和香豆素。

历史与民俗 从中世纪晚期开始，欧前胡就受到草药医生的高度重视。1548年马蒂奥利描述它："能有效缓解胃肠胀气，刺激排尿和激发月经，是治疗瘫痪和大脑麻痹的极佳药物，还能协助治疗瘟疫和狂犬咬伤。"一个世纪之后，尼古拉斯·卡尔佩珀推荐用它来治疗风湿病、呼吸急促、肾结石、膀胱结石、体液潴留、癫痫和

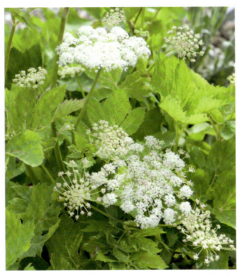
欧前胡在胃和肠道内有很强的作用，可以缓解消化不良和胀气。

创伤。

功效与使用 如今，使用欧前胡的人很少，但它仍然值得被进一步研究。其根芳香，是苦味的滋补品，可温暖身体的中心部位。它对胃有很强的作用，可以缓解消化不良、胃肠胀气和痉挛。欧前胡也用于治疗感冒、哮喘和支气管炎等呼吸系统疾病，还可以激发月经。

注意事项 如果欧前胡用在皮肤上，那么可能会导致阳光过敏。

Peumus boldus（伞形科）

波尔多树

性状描述 具强烈芳香气味的多分枝常绿灌木或乔木，可长到6米高。叶革质、卵形、有柠檬香味，花钟形、白色或黄色，小浆果黄色。

生境与栽培 波尔多树原产于智利和秘鲁，并已在地中海地区和北美洲西海岸逸生。它生长在安第斯山脉阳光充足的干燥山坡和山地牧场，并在那里被广泛种植。叶片一年四季皆可采集。

药用部位 叶片。

主要成分 波尔多树含有0.7%异喹啉生物碱（包括波尔定碱），还有挥发油和黄酮类化合物。

历史与民俗 波尔多树在拉丁美洲是一种很有价值的草药，被智利的阿洛柯人用作滋补品。波尔多叶片香气浓郁，是南美洲南部的常见烹饪食材。它们有肉桂般的香气。

功效与使用 波尔多树能刺激肝脏活性，促进胆汁流动，可治疗胆结石和肝脏、胆囊疼痛。通常一次连续服用几周，用酊剂或浸剂的形式。波尔多树也是一种温和的尿道抗菌剂和镇痛药，可治疗膀胱炎。

科学研究 尽管针对它的研究很少，迄今为止，实验室研究已证实，这种植物的叶片具有很强的保肝作用。

注意事项 孕期不得服用。这种草药的使用在一些国家受到法律限制。

Pfaffia paniculata（苋科）

巴西人参

性状描述 蔓生的多年生藤本植物，根茎肥大，沿热带雨林树干生长，直达林冠层。

生境与栽培 巴西人参原产于南美洲的热带雨林，从委内瑞拉直至巴西南部。

药用部位 根。

主要成分 巴西人参含有三萜皂苷（法菲西苷）、甾醇（包括β-蜕皮激素）和矿物质（包括大量锗）。

历史与民俗 很久以来，巴西人参一直被亚马孙雨林地区的人们用来治疗各种各样的疾病，如创伤、糖尿病和癌症等。巴西人参因其壮阳功效而广受欢迎，它被认为能"包治百病"。

功效与使用 巴西人参在医学上有很多应用，主要集中在三个方面：激发激素和腺体分泌，作为免疫兴奋剂和解毒剂，以及预防和治疗癌症。巴西人参可能是著名的男性滋补品，但它对女性同样有效，在治疗月经病和更年期综合征方面有价值。它的根可增强非特异性免疫，在治疗慢性感染和提高免疫力方面有一定的作用。

科学研究 对巴西人参的研究表明，它在预防和治疗癌症方面也很有价值，有几种法菲西苷在实验室条件下被证明可以防止肿瘤生长。巴西人参的化学成分与在人参（第123页）中发现的人参皂苷相似。巴

西人参被誉为"壮阳药"似乎有科学依据。性功能不足的雄性大鼠在服用它的提取物后，表现出更为活跃的性行为。

注意事项 孕期、哺乳期避免服用。

Phaseolus vulgaris（豆科）

菜豆

性状描述 一年生攀缘植物，茎纤细，可长至4米。小叶尖椭圆形，顶端具卷须，花白色或淡紫色，果实荚果，种子肾形。

生境与栽培 人们认为菜豆的人工种植起源来自南美洲。到今天，世界各地都培育了不同的品种。成熟的豆荚在夏天收集。

药用部位 豆荚、种子。

主要成分 菜豆含有凝集素、皂苷、黄酮类化合物、尿囊素、氨基酸和糖。

历史与民俗 从古时候起，菜豆就被用来治疗糖尿病。在《现代草药志》（1931）一书中，格里夫夫人记录："由于菜豆种子的形态与男性睾丸相似，古埃及人把它作为崇拜对象，并禁止将其作为食物。"

功效与使用 在世界上的许多地方，菜豆都

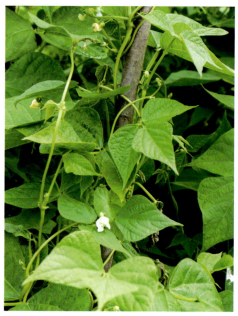
菜豆在世界各地都被广泛种植。

是一种重要的食物。作为豆子，它对健康是有益的。作为均衡饮食的一部分，它有助于降低血压、降血糖并促进血糖水平的稳定。和大豆（第221页）一样，它本身含有雌激素，有助于减少更年期症状。豆荚可作为中等强度的利尿剂来使用，能刺激尿液流动，清除体内毒素。种子磨成的豆粉撒在湿疹患处，可以缓解皮肤瘙痒和干燥。

Phellodendron amurense（芸香科）

黄柏

性状描述 落叶乔木，高达12米。大型羽状复叶，披针形小叶7枚左右，小花绿色，果实圆形。

生境与栽培 黄柏原产于中国、日本和韩国，在中国东北地区有栽培。10年树龄的树皮在春天采集。

药用部位 树皮。

主要成分 黄柏含有异喹啉生物碱（包括小檗碱）、倍半萜内酯、植物甾醇等。因其生物碱含量高，黄柏具有抗菌作用。

历史与民俗 在的《神农本草经》一书中，黄柏被认为是一种需要谨慎使用的草药。

功效与使用 黄柏具强烈的苦味，中医认为它可以除湿热。它可治疗急性腹泻、黄疸、阴道感染（包括毛滴虫）和某些皮肤病，也可治疗泌尿系统疾病，如尿频、尿痛和尿路感染。

科学研究 中国的临床研究表明，黄柏的树皮对治疗脑膜炎和结膜炎有效。

注意事项 必须在专业指导下服用。孕期不得服用。

Phyllanthus amarus（大戟科）

苦味叶下珠

性状描述 纤细的一年生草本植物，高60厘米。叶椭圆形，小花黄绿色。

生境与栽培 苦味叶下珠原产于南亚次大陆，广泛分布在印度中部和南部。地上部分全年皆可收获。

药用部位 叶片、地上部分。

主要成分 苦味叶下珠含有木脂素（包括叶

下珠脂素和叶下珠次素）、黄酮类化合物和生物碱。

功效与使用 苦味叶下珠是一种传统的阿育吠陀草药，可以治疗肝脏疾病和心血管疾病。它和胡黄连（第255页）联用，可治疗乙肝和其他类型的肝脏疾病。

科学研究 越来越多的研究表明，苦味叶下珠具有抗病毒活性，特别是对乙肝病毒。研究还表明，它的叶片有利尿作用，可以降低血压和血糖。并不是所有的研究都表明苦味叶下珠对治疗乙肝有效，但总的来说证据是积极的。一些数据显示苦味叶下珠在抗感染方面也有效果。在实验室的实验中，苦味叶下珠可以抑制乙肝病毒的RNA（核糖核酸）复制。

注意事项 请在专业指导下使用。

Physalis alkekengi syn. *P. franchetti*（茄科）

酸浆

性状描述 多年生草本植物，可长到80厘米高。叶片椭圆形至菱形，花白色、漏斗状，果实橙红色，外围半透明囊状萼片。

生境与栽培 酸浆原产于欧洲中部和南部，以及中国。它生长在潮湿的路边。它被广泛种植于温带和亚热带地区，包括北美洲、南美洲和南非。果实在夏季成熟时采摘。

药用部位 果实。

主要成分 酸浆含有黄酮类化合物、植物甾醇和维生素。其根部含有莨菪烷型生物碱、酸浆苦素A和酸浆苦素B。植株的水提取物可能具有抗雌激素作用。

历史与民俗 医生狄奥斯科里迪斯认为酸浆具有利尿和治疗黄疸的药用价值。在西班牙，一种酸浆酿制的药酒被用来治疗体液潴留和尿路疾病。

功效与使用 虽然通常被当作水果，但酸浆是一种有效的利尿剂。酸浆的果实在欧洲常被用来治疗肾结石、膀胱结石、体液潴留和痛风。它也被用来退热。

注意事项 叶片和未成熟的果实不得食用。

Phytolacca americana syn. *P.*

decandra（商陆科）

美洲商陆

性状描述 多年生草本植物，可长到3米高。披针形叶互生，总状花序，小花绿白色，浆果紫色、肉质。

生境与栽培 美洲商陆原产于北美洲，现已在地中海地区归化。它在潮湿的林地和开阔地带茁壮成长。根在深秋时发掘采集。

药用部位 根。

主要成分 美洲商陆含有三萜皂苷、凝集素、木脂素、树脂和黏液。三萜皂苷具有很强的抗炎作用，木脂素具有抗病毒作用，而凝集素可促进有丝分裂（分裂染色体）。

美洲商陆含有能抵抗
病毒感染的蛋白质。

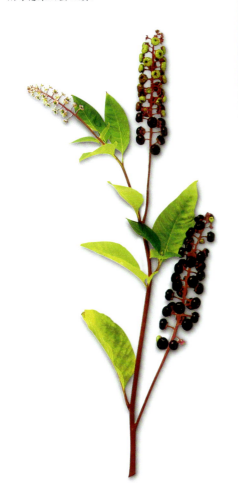

历史与民俗 美洲商陆被北美洲原住民和欧洲殖民者用来治疗皮肤病、溃疡和肿瘤。它也可内服，缓解疼痛和催吐。在南欧，美洲商陆的浆果被用来在劣质葡萄酒中做出更深的红葡萄酒颜色。

功效与使用 美洲商陆有很强的抗炎作用，它的酊剂少量内服，可治疗风湿病和关节炎。它的根被用来治疗呼吸道感染，如喉咙肿痛和扁桃体炎，以及腺体肿胀和其他慢性感染。它有时也被用来治疗卵巢或睾丸的感染或疼痛，并可消除淋巴结肿大，促进废物排出。作为膏剂，它适用于治疗乳头疼痛和感染，以及痤疮、毛囊炎、真菌感染和疥疮。

相关物种 中国物种商陆（*P. acinosa*，*P. esculenta*）在医学上的应用方式或多或少与美洲商陆相同。

注意事项 超剂量使用会造成中毒。请在专业指导下使用。孕期不得服用。

Picrasma excelsa syn.
Picraenia excelsa（苦木科）

牙买加苦木

性状描述 落叶乔木，可长到30米高。树皮灰色、光滑，羽状复叶，小花黄色，果实黑色、豌豆大小。

生境与栽培 牙买加苦木原产于加勒比地区，生长在森林和水域附近。人工栽培主要是为了药用。它的树皮一年四季皆可收获。

药用部位 树皮。

主要成分 牙买加苦木含有苦木苦味素（包括苦味素）、生物碱、香豆素（东莨菪内酯）和维生素B_1。一些苦木苦味素已被证明具有细胞毒性（细胞杀伤）和抗白血病作用。

历史与民俗 1756年，牙买加苦木首次从苏里南传入欧洲。这种草药以当地治疗师Quassi的名字来命名，他传授给欧洲人这种草药的医疗价值。

功效与使用 具有强烈苦味的牙买加苦木可支持和增强消化系统功能。它促进胆汁、唾液和胃酸分泌，并改善整个消化过程。它常被用来刺激食欲，尤其针对厌食症。

它的苦味特性可治疗疟疾和其他类型的发热，在加勒比地区它还被用来治疗痢疾。其树皮制成的灌肠剂可驱除蛲虫和其他寄生虫。树皮煎剂可用于杀虫和除头虱。

注意事项 过量使用有可能刺激消化系统并引起呕吐。孕期不得服用。

Picrorhiza kurroa（玄参科）

胡黄连

性状描述 多年生草本植物，有毛。叶椭圆形、有锯齿，花白色或淡紫色，构成总状花序。

生境与栽培 胡黄连原产于印度、尼泊尔和中国的山区。根茎在秋天采集收获。

药用部位 根茎。

主要成分 胡黄连含有胡黄连苦苷（由胡黄连苷 I ~ III 和胡黄连糖苷组成）、环烯醚萜、葫芦素和罗布麻宁。罗布麻宁具有强大的抗炎作用，可减少血小板聚集。

历史与民俗 很久以前，胡黄连就作为泻药和苦味滋补品被用在阿育吠陀医学中。

功效与使用 在印度，胡黄连是一种苦味的滋补品，它在很多方面与黄龙胆（第103页）相似，主要治疗消化系统疾病和肝脏疾病，如消化不良、便秘、黄疸和肝炎等。在中国，胡黄连主要用于治疗慢性腹泻和痢疾。它也有助于治疗因哮喘、急慢性感染等免疫系统受损造成的自身免疫性疾病，以及银屑病和白癜风。中医在治疗肝脏疾病方面有一定的效果，而胡黄连可能在其中扮演着十分重要的角色。人们对胡黄连的需求量很大，超过了它的年产量。由于过度采集，这种草药在野外已经濒临灭绝。应酌情使用黄龙胆和冬青叶小檗等替代草药。

科学研究 1992年在印度进行的试验表明，胡黄连的提取物可以提高免疫力，并对杜氏利什曼原虫有特定的杀灭作用。该寄生虫会导致利什曼病。印度的研究还表明，胡黄连在治疗自身免疫性疾病方面也有一定的价值。

注意事项 必须在专业指导下使用胡黄连。

Pimenta officinalis（桃金娘科）

多香果

性状描述 芳香常绿乔木，高12米。叶革质、长椭圆形，小花白色、簇生，小浆果绿色、成熟后变成棕色。

生境与栽培 多香果原产于南美洲和加勒比地区。浆果需在完全成熟之前采摘收集，因为随着它们的成熟，挥发油的含量越来越少。

药用部位 浆果、叶片、精油。

主要成分 多香果含有挥发油（约4%，大部分为丁香酚——高达80%）、木质素和萜类化合物。

历史与民俗 在欧洲人到来之前，多香果在加勒比地区被用作香料，现在多香果已成为许多著名酱汁、酸辣酱和调味品的配料。

功效与使用 作为消化系统的激发剂，多香果可以缓解胃肠胀气和消化不良。它也可以治疗腹泻。多香果通常与滋补类药物或泻药联合使用。它的作用类似于丁香（第101页），二者都有兴奋、平胃和杀菌的功效。多香果精油具有显著的抗菌、镇痛作用。

科学研究 在哥斯达黎加，多香果被用来治疗更年期综合征。科学家发现多香果有很强的雌激素活性。2009年的一篇论文指出，多香果可以很好地缓解更年期症状。研究还表明多香果有降压的功效。

注意事项 未经专业指导，请勿内服精油。孕期不得服用。

Pimpinella anisum（伞形科）

茴芹

性状描述 直立的一年生草本植物，高60厘米。叶大、羽状分裂，小花黄色、复伞形花序，种子灰绿色、有脊。

生境与栽培 茴芹原产于西亚、北非和地中海东部。它因种子的药用价值和烹饪价值而被广泛种植。

药用部位 种子、精油。

主要成分 茴芹含有挥发油（包括70%～90%的茴香脑，以及甲基胡椒酚和其他

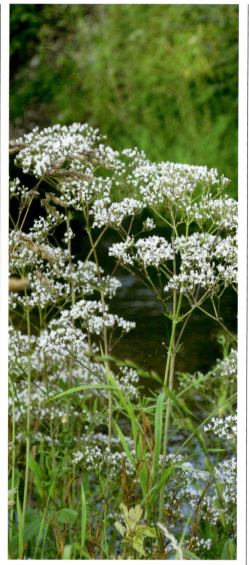

茴芹种子有利于消化，种子待秋天成熟时采摘收集。

萜类化合物）、呋喃香豆素、黄酮类化合物、脂肪酸、苯丙素、甾醇和蛋白质。茴香脑有明显的雌激素活性，茴芹种子整体上具有轻微的雌激素功效。这种功效解释了茴芹对性欲和母乳生产的激发作用。

历史与民俗 在检查了塞浦路斯修道院医院的记录后，历史学家发现茴芹在奥斯曼帝国时期被用来治疗鼠疫和霍乱。

功效与使用 众所周知，茴芹种子可以缓解胀气，并平复消化功能。它通常用来缓解婴儿和儿童的肠绞痛，并可以治疗所有人群的反胃和消化不良。茴芹的抗痉挛特性

使它有助于缓解痛经，治疗哮喘、百日咳和支气管炎等。种子的祛痰功效显示了它对呼吸系统疾病的治疗价值。它的种子还被认为可以增加母乳的产量，并对治疗阳痿和性冷淡有益。茴芹的精油也有类似的功效，还可以外用杀灭虱子和治疗疥疮。

科学研究 研究表明茴芹的精油具有显著的抗真菌活性，包括杀灭白色念珠菌。2008年伊朗的一项双盲临床试验表明，服用茴芹提取物的绝经后女性，其潮热频率和强度显著降低。

注意事项 除非有专业指导，精油不得内服。孕期不得服用茴芹，除非是普通的烹调用量。

相关链接 胃酸过多和消化不良，第317页；消化不良、胃肠胀气和肠绞痛，第328页；胃痉挛，第315页；胃肠胀气，第316页。

Pinguicula vulgaris（狸藻科）

捕虫堇

性状描述 多年生食虫植物，高10厘米。基生叶肉质、莲座状，花蓝紫色、二唇形。

生境与栽培 原产于北欧和西欧，生长在荒野和山区。叶片在仲夏采集。

药用部位 叶片。

主要成分 捕虫堇含有黏液、单宁、苯甲酸、肉桂酸和戊酸。肉桂酸有抗痉挛的功效。

历史与民俗 捕虫堇在威尔士被用作泻药。在挪威，它被用来凝固驯鹿奶，也被用作治疗伤口和体癣的草药。

功效与使用 今天的欧洲很少使用捕虫堇。它主要用于止咳，其药性类似于另一种食虫植物茅膏菜（第208页）。捕虫堇可治疗慢性和痉挛性咳嗽。

相关物种 相近物种大花捕虫堇（*P. grandiflora*）原产于比利牛斯山脉，也被用来治疗痉挛性咳嗽。

注意事项 仅在专业指导下使用。

Pinus sylvestris（松科）

樟子松

性状描述 针叶树，高30米。树皮红褐色，成对针形叶，冬芽淡黄色，球果圆锥形。

生境与栽培 樟子松原产于欧洲山区和亚洲的西部和北部，如今在北半球随处可见。叶片在夏天采集。砍伐树木时，可以顺带收集茎干。

药用部位 叶片、枝条、茎干、种子、精油。

主要成分 樟子松的叶片含有挥发油（主要由 α-蒎烯组成）、树脂和苦味素。

历史与民俗 松油被添加到消毒剂和其他制剂中。蒸馏过的树脂被用来提取松节油。

功效与使用 松叶内服有一定的抗菌作用，可治疗关节炎和风湿病。从叶片中提取的精油可治疗哮喘、支气管炎和其他呼吸道感染，也可以治疗胀气等消化系统疾病。樟子松的树枝和茎干会生成厚厚的树脂，这种树脂有杀菌的作用。由种子制成的精油具有利尿和刺激呼吸的功效。

注意事项 皮肤过敏者慎用。除非有专业指导，精油不得内服。

Piper angustifolia（胡椒科）

狭叶胡椒

性状描述 多年生灌木，高约7米。深脉纹披针形叶片具芳香气味，黄色小花构成穗状花序，果实黑色。

生境与栽培 狭叶胡椒原产于玻利维亚、秘鲁和厄瓜多尔的山区。在这些地区及其他南美洲热带国家都有种植。叶片一年四季皆可采集。

药用部位 叶片。

主要成分 含有挥发油（包括樟脑、冰片和甘菊蓝）、生物碱、单宁、黏液和树脂。

历史与民俗 狭叶胡椒从古至今一直被安第斯人和亚马孙人用作愈合伤口的药物和尿路抗菌剂。19世纪，欧洲定居者知道了这种植物，在一些南美洲国家它被正式收入官方药典。

功效与使用 狭叶胡椒是一种具芳香气味的刺激剂、利尿剂和收敛剂，可以治疗消化道疾病，包括消化性溃疡、腹泻和痢疾。它在南美洲经常被用来治疗内出血，特别是消化道出血（如直肠出血和痔疮）。它也被用来治疗尿路出血。狭叶胡椒外用时，对较小的伤口、皮肤疼痛和感染，以及蚊虫叮咬都很有价值。它的汤剂可以用于漱口或灌洗。

Piper betle（胡椒科）

蒌叶

性状描述 攀缘藤本植物，长达5米。叶片心形，小花黄绿色，果实球形。

生境与栽培 蒌叶原产于马来西亚和印度南部。它被广泛种植在南亚、东非，以及加勒比地区。叶片一年四季皆可采集，干燥后提取或使用全部。

药用部位 叶片、根、果实。

主要成分 蒌叶含有高达1%的挥发油（包括杜松烯、蒌叶酚、蒌叶醇和桉树脑）。和许多挥发油一样，其各组分的比例是可变的。生长在马来西亚的蒌叶含有高达69%的蒌叶醇。

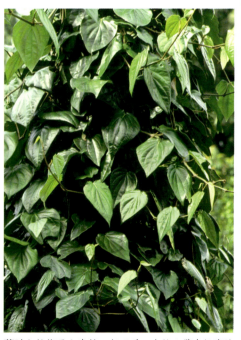

蒌叶与槟榔果和青柠一起咀嚼，会给人带来轻度的愉悦感。

历史与民俗 蒌叶包裹着槟榔果（*Areca catechu*），和青柠一起咀嚼，在印度和东南亚已有几千年的使用历史。在最古老的斯里兰卡典籍中，槟榔果被描述为"mahavasama"，咀嚼它会使唾液变成红色；但人们通常认为，这并不会导致牙齿变黑。然而，长期咀嚼蒌叶和槟榔果被认为会增加口腔癌和舌癌的发病率。讽刺的是，在许多地区，嚼槟榔叶的习惯现在已被吸烟取代。

功效与使用 蒌叶是一种温和的兴奋剂，它会使人产生轻度的愉悦感。它还能影响消化系统，刺激唾液分泌，缓解胃肠胀气，预防肠道寄生虫。在亚洲的许多传统医学当中，包括阿育吠陀医学，蒌叶被认为有壮阳和兴奋神经的功效。中医将蒌叶的根、叶片和果实作为开胃的草药使用。它的根与胡椒或相思豆（第162页）一起用，可治疗女性不孕。

注意事项 经常咀嚼槟榔的人罹患口腔癌的概率增加，所以咀嚼槟榔是一种不明智的做法。

Piper cubeba（胡椒科）

荜澄茄

性状描述 多年生攀缘植物，高6米。叶椭圆形至长椭圆形，穗状花序，果实棕色、圆形。

生境与栽培 荜澄茄原产于印度尼西亚，在亚洲热带地区多有种植，常种植于咖啡园（第196页）中。果实在未成熟时采摘。

药用部位 果实。

主要成分 包括挥发油（高达20%）、苦味素（荜澄茄素）、生物碱（哌啶）、树脂和不挥发油。

功效与使用 和胡椒家族的其他成员一样，荜澄茄有缓解胀气和抗菌的功效。果实被用来治疗尿路感染，在过去它还被用来治疗淋病。此外，果实还有助于缓解胃肠胀气。果实也被用作祛痰药，可以治疗慢性支气管炎。

注意事项 有肾脏疾病或消化道炎症的患者不得服用。

Piper nigrum（胡椒科）

胡椒

性状描述 多年生木质攀缘植物，高约5米。叶椭圆形，小花白色、穗状花序，果实圆形、成簇，由绿到红逐渐成熟。

生境与栽培 胡椒原产于印度西南部，在世界各地的热带地区均有种植。果实自3年以上的植株上收获。青胡椒在果实未成熟时采摘，然后腌制；黑胡椒在果实未成熟时采摘，然后晒干；红胡椒在果实成熟时采摘，然后晒干；白胡椒在果实成熟后采摘，用水浸泡8天后晾干。

药用部位 果实、精油。

主要成分 胡椒含有挥发油（包括β-没药烯、莰烯、β-石竹烯，以及许多萜类化合物和倍半萜）、高达9%的生物碱（尤其是

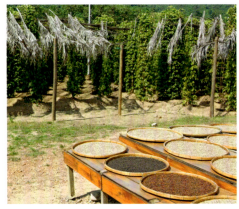

胡椒收获后晒干，有很高的医疗价值和烹饪价值。

胡椒碱，它是造成胡椒辛辣气味的主要原因）、约11%的蛋白质和少量的矿物质。

历史与民俗 胡椒既是香料，又是药物。几千年来，它一直是世界贸易中最重要的商品之一。据说，匈奴王阿提拉在围攻西罗马帝国时，曾索要1360千克胡椒作为赎金。

功效与使用 胡椒辛辣的味道，提示它对消化系统和循环系统有刺激作用。在恶心、胃痛、胀气、便秘或食欲不振的情况下，通常服用胡椒暖身或改善消化功能。胡椒

的精油可以缓解风湿病疼痛和牙痛。它具有杀菌和退热的作用。

科学研究 胡椒碱是黑胡椒的主要活性成分，具有显著的治疗作用。2012年的一篇研究论文列出了它"调节免疫、抗氧化、平喘、抗癌、抗炎、抗溃疡和抗阿米巴"的功效。胡椒碱能帮助其他草药和化学药物吸收，如姜黄素；在某些情况下，还可以减缓它们被肝脏清除的速率。

注意事项 未经专业指导，精油不得内服。

相关链接 背痛，第323页。

Piscidia erythrina（豆科）

牙买加毒鱼豆

性状描述 落叶乔木或灌木，高15米。复叶，花白色至蓝色，有红色条纹，果荚有翅。

生境与栽培 牙买加毒鱼豆原产于美国南部、中美洲、南美洲北部和加勒比地区。它的木材可用于造船，砍伐树木时可收集根皮。

药用部位 根皮。

主要成分 牙买加毒鱼豆含有异黄酮、植物甾醇、单宁和有机酸。异黄酮有抗痉挛功效。

历史与民俗 捣碎的树皮和细枝被加勒比人用来毒鱼。

功效与使用 牙买加毒鱼豆是一种被低估的药物，它既有镇静作用，又可以作为止痛药。它被用于治疗失眠和过度兴奋。除此之外，还被用于治疗神经痛、牙痛和痛经。作为一种解痉药，它对治疗肌肉痉挛，特别是背部痉挛，以及痉挛性呼吸道疾病（如哮喘和百日咳等）很有用。

注意事项 孕妇和心脏病患者不得服用。

Pistacia lentiscus（漆树科）

乳香黄连木

性状描述 多年生多分枝灌木，高3米。叶革质、椭圆形，花红色、簇生，果实圆形、猩红色，成熟后黑色。

生境与栽培 乳香黄连木原产于地中海地区。它生长于荒野的灌丛之中，人工种植

是为了获取它的树脂。夏秋季节切开树皮即可收集树脂。

药用部位 树脂。

主要成分 树脂包含乳香树脂、挥发油（主要含有蒎烯）、单宁、乳香素和乳香酸。蒎烯具有很强的防腐作用。

历史与民俗 树脂被古埃及人用来给尸体防腐。

功效与使用 最近，树脂很少被药用，但现代的研究表明，它的价值应该被重新评估。传统上，树脂被用于治疗咳嗽和支气管炎，以及皮肤疮疖和溃疡。新近的研究表明，树脂对预防和治疗动脉粥样硬化（脂肪在动脉内壁沉积）很有效果。它还具有抗真菌和保护肝脏的作用，并有助于关节炎和痛风等疾病的康复。

相关物种 它的近亲开心果（*P. vera*）也原产于地中海地区。

Plantago major（车前科）

大车前

性状描述 多年生草本植物，高25厘米。叶宽阔、叶脉深、莲座状，密集的绿色小花组成穗状花序。

生境与栽培 原产于欧洲和亚洲温带地区。很少人工栽培，通常从野外采摘。叶片在夏天收集。

药用部位 叶片。

主要成分 大车前含有环烯醚萜（如桃叶珊瑚苷）、黄酮类化合物（包括芹菜素）、单宁、植物酸和黏液。桃叶珊瑚苷可促进肾脏排泄尿酸，而芹菜素有抗炎功效。

历史与民俗 在盖尔语中，这种草药被称为"治愈植物"，因为它被用来治疗创口和瘀伤。一些美洲原住民称其为"英国人的脚"，因为它似乎总是伴随着欧洲人一起出现。

功效与使用 大车前能迅速阻止血液流动，促进受损组织修复。在治疗瘀伤和骨折时，它可以代替聚合草（第142页）。膏剂或洗液可用于治疗痔疮、瘘管（皮肤上异常的管道）和溃疡。大车前内服有利尿、祛痰、驱虫等作用。它通常可治疗胃炎、消化性溃疡、腹泻、痢疾、肠易激综合征、呼吸道感

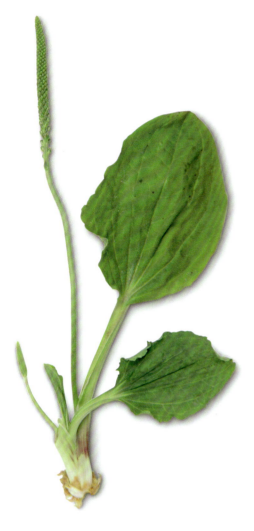

大车前是一种多年生草本植物，生长在温带地区。

染、失声和尿路出血等疾病。

科学研究 2021年的一项临床试验发现，在12周内每天食用2克大车前子，非酒精性脂肪肝患者的转氨酶水平显著提高，腰围减少。

相关物种 近缘种长叶车前（*P. lanceolata*）的药用方式和大车前相似。车前草（*P. asiatica*）被中医用作利尿剂，或用于对抗黏液。

相关链接 过敏性鼻炎伴卡他症状，第310页；腹泻，第328页。

Plumbago zeylanica（蓝雪科）

白花丹

性状描述 常绿灌木，通常为攀缘植物，可长至5米。叶椭圆形；花白色、5瓣，穗状花序；蒴果，先端具尖。

生境与栽培 白花丹原产于印度南部和马来西亚，在东南亚和非洲的大部分地区逸为野生。叶片和根一年四季皆可收集。

药用部位 叶片、根。

主要成分 含有萘醌，包括白花丹素和植物甾醇。

历史与民俗 在非洲，白花丹的汁液是文身的染料。

功效与使用 白花丹根的味辛辣、可发汗，常用膏剂治疗皮肤病，如皮癣和疥疮。这种膏剂也可以作为一种抗刺激剂来缓解风湿病疼痛。在印度，它的叶片和根的提取物被用来治疗痢疾等消化系统疾病。在尼泊尔，白花丹根的煎剂被用来治疗秃头。

相关物种 欧洲白花丹（*P. europaea*）的根可治疗牙痛，并以膏剂的形式治疗背痛和坐骨神经痛。

注意事项 请在专业指导下使用。根有毒，内服可能导致中毒，也可能导致流产。孕期不得使用。

Podophyllum peltatum（小檗科）

北美桃儿七

性状描述 多年生草本植物，可长至40厘米。茎具分岔，叶片伞形、具深裂，花白色，果实黄色。

生境与栽培 北美桃儿七原产于北美洲东北部，常见于潮湿的林地和牧场。根茎在秋季发掘收集。

药用部位 根茎。

主要成分 北美桃儿七的根茎含有木脂素（尤其是鬼臼毒素）、黄酮类化合物、树脂和树胶。木脂素是根茎具有通便功效的有效成分。

历史与民俗 北美桃儿七被美洲原住民用作泻药、催吐药和驱虫剂。在19世纪的美国，医生与传统医学从业者都认为这种植物是最安全、最容易获得的泻药。

功效与使用 尽管在19世纪时人们相信它是安全的，但北美桃儿七因其细胞毒性（杀伤细胞）而不再用于内服。不过，外用的泥敷剂、洗液或膏剂还被用于治疗各种疣。

科学研究 北美桃儿七含有的鬼臼毒素具有抗肿瘤的作用，它因此得到广泛的研究。鬼臼毒素的半合成衍生物毒性较小，很有希望被推广应用。

相关物种 近缘种桃儿七（*P. hexandrum*）可能有类似的药效。

注意事项 不得内服。该植物的药用在大多数国家受到法律限制。

Pogostemon cablin syn. *P. patchouli*（唇形科）

广藿香

性状描述 多年生草本植物，多毛，具芳香气味，高1米。茎方形，叶椭圆形，穗状花序，白色至浅紫色的小花轮生。

生境与栽培 广藿香原产于马来西亚和菲律宾，现在全球热带和亚热带地区皆有种植。嫩茎和叶片一年可采摘两三次。

药用部位 嫩叶、嫩枝、精油。

主要成分 广藿香含有挥发油，主要成分为倍半萜广藿香醇（35%）和布藜烯。

历史与民俗 广藿香在亚洲得到了广泛应用，在中国、印度和阿拉伯的传统药物中都扮演重要的角色。它最常见的用途是作为催情药使用。它的精油在印度被用作香料和驱虫剂。

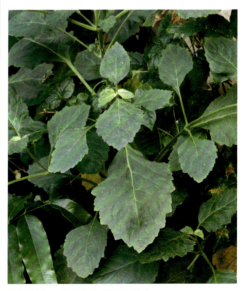

广藿香是一种可提取精油的植物。

功效与使用 广藿香在亚洲被用作催情药、抗抑郁药和抗菌剂。它也可治疗头痛和发热。广藿香的精油在芳香疗法中被用来治疗皮肤病。它被认为对皮肤的肤色有调节效果，还可以清除湿疹和痤疮。精油也可用来治疗静脉曲张和痔疮。

科学研究 2020年，韩国的一项研究发现，吸入广藿香可以有效地降低急诊护士的压力水平，这表明吸入广藿香油可能会提高急诊护士的职业生活质量。

注意事项 精油不得内服。

Polygala senega（远志科）

美远志

性状描述 多年生植物，高约40厘米。叶狭披针形、边缘有齿，花粉白色，穗状花序。

生境与栽培 原产于北美洲，生长于干燥多石的开阔地和林地。在加拿大西部有种植。根于秋天发掘收集。

药用部位 根。

主要成分 含有酚酸、水杨酸甲酯、三萜皂苷、远志醇和植物甾醇。三萜皂苷有祛痰功效。

历史与民俗 北美洲的塞内卡部落使用根来治疗毒蛇咬伤。他们认为美远志是一种很好的草药。1768年，查尔斯顿的亚历山大·加登博士写道："美远志是盖伦草药中最有效的抗炎药物（退热和减轻炎症）。"

功效与使用 在北美洲和欧洲，美远志被用作祛痰药，治疗支气管哮喘、慢性支气管炎和百日咳。它的根对支气管黏膜有刺激作用，从而促进痰液从胸腔咳出。美远志也被认为可以促进排汗和唾液分泌。

相关物种 近缘种远志（*P. tenuifolia*）原产于中国和日本，其有效成分和美远志相似。远志可治疗胸部炎症，有平心静气的功效。另参见下一条目普通远志。

注意事项 孕妇禁用。过量服用会导致腹泻和呕吐。

Polygala vulgaris（远志科）

普通远志

性状描述 多年生矮小植物，具披针形叶片。花蓝色、淡紫色或白色，穗状花序。

生境与栽培 在西欧和北欧大部分地区的草地和荒野很常见。夏天开花时采摘收集。

药用部位 地上部分、根。

主要成分 普通远志含有三萜皂苷、挥发油、冬绿苷和黏液。

历史与民俗 普通远志常被用于治疗胸膜炎和干咳等肺部疾病。大剂量使用有催吐作用。凯欧在他的《爱尔兰草药志》（1735）中写道："它性干热，有促进母乳产量的作用。"

功效与使用 虽然现在很少使用普通远志，但它和美远志一样，是一种很有价值的草药，可治疗呼吸系统疾病，如慢性支气管炎、支气管哮喘，以及百日咳类的痉挛性咳嗽。它也有发汗和利尿的功效。

Polygonatum multiflorum（百合科）

多花黄精

性状描述 多年生草本植物，高约50厘米高。茎弯成弧形，叶椭圆形、互生，花淡绿色、钟形，果实蓝黑色。

生境与栽培 多花黄精原产于欧洲、亚洲和北美洲的温带地区，在野外罕见。它现在是一种常见的观赏植物。根茎在秋季发掘收集。

药用部位 根茎。

主要成分 主要包括甾体皂苷（类似薯蓣皂苷元）、黄酮类化合物和维生素A。

历史与民俗 多花黄精自古罗马时代起就被西方药用。在中国，关于它的最早记载可以追溯到《神农本草经》。在北美洲，很多当地的部落熟知双花黄精（*P. biflorum*）。佩诺布斯科特人将多花黄精作为治疗淋病的配方之一。

功效与使用 和山金车（第176页）一样，多花黄精被认为可以预防瘀伤和刺激组织修复。它的根茎主要以膏剂的形式使用，其收敛和镇痛的功效是加快伤口愈合的内在机制。多花黄精也被推荐治疗肺结核和与月经相关的妇科疾病，以及用作滋补品。在中药中，它被认为是一种可滋阴的滋补品，特别适合治疗呼吸系统疾病，诸如咽喉肿痛、干咳、过敏性咳嗽、支气管充血和胸部疼痛。

相关物种 相近物种玉竹（*P. odoratum*）的药用方式与多花黄精非常相似。

注意事项 非专业指导下不得内服。多花黄精的地上部分，尤其是浆果，食用有毒。

Polygonum aviculare（蓼科）

萹蓄

性状描述 一年生匍匐草本植物，长50厘米。叶披针形，小花粉色或白色，成簇生长。

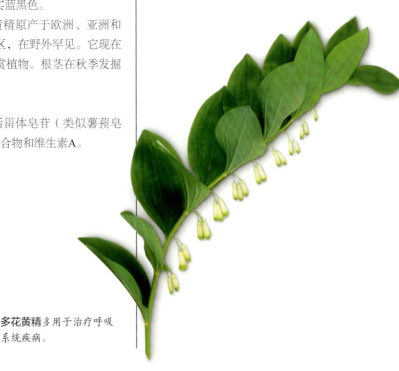

多花黄精多用于治疗呼吸系统疾病。

生境与栽培 萹蓄在全球温带地区都有发现。它在荒地和海岸地带茁壮生长。地上部分在夏天采摘收集。

药用部位 地上部分。

主要成分 萹蓄含有单宁、黄酮类化合物、多酚、硅酸（约1%）和黏液。

历史与民俗 中医将萹蓄作为利尿剂使用已有2000多年的历史。在西方，1世纪的内科医生狄奥斯科里迪斯同样认为萹蓄是一种利尿剂，亦是治疗经血过多和毒蛇咬伤的药物。

功效与使用 作为一种具有收敛和利尿特性的草药，萹蓄在欧洲被用于治疗腹泻、痔疮和寄生虫病，它的止血功效也被用于治疗经血过多和流鼻血。萹蓄还可治疗肺部疾病，因为它含有的硅酸可强化肺内的结缔组织。中医用它来驱除绦虫、钩虫，治疗腹泻、痢疾及排尿困难。

科学研究 中国的研究表明，萹蓄是一种治疗细菌性痢疾的良药：108人内服萹蓄之后，104人在5天内痊愈。伊朗实验室研究表明，萹蓄可刺激细胞凋亡（程序性细胞死亡），可能可治疗乳腺癌。

相关物种 参见拳参（下一条目）和何首乌（第129页）。

Polygonum bistorta（蓼科）

拳参

性状描述 多年生草本植物，高30厘米。基生叶较长，小花粉红色，穗状花序，小坚果黑色。

生境与栽培 拳参原产于欧洲、亚洲和北美洲，喜生于潮湿的环境。叶片于春天采集，根茎于秋天采集。

药用部位 叶片、根茎。

主要成分 拳参含有多酚（包括鞣花酸）、单宁（15%～20%）、鞣红、黄酮类化合物和微量的蒽醌类大黄素。

历史与民俗 拳参的根茎因具收敛功效而被长期利用。根茎含有大量的淀粉，在俄罗斯和北美洲，根茎先用水浸泡，烤熟后可作为蔬菜食用。此外，拳参幼嫩的叶片可以制作沙拉，也可以像菠菜（*Spinacia ol-eracea*）那样直接烹饪。

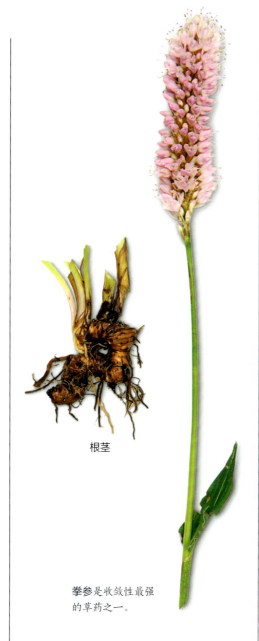

根茎

拳参是收敛性最强
的草药之一。

功效与使用 拳参是所有草药中收敛性最强的一种，可以收缩组织并止血。其制成漱口水，可治疗海绵状牙龈出血、口腔溃疡和咽喉肿痛；也可以用来清洗轻微烧伤和创口。它的洗液可治疗阴道分泌物过多，膏剂可治疗痔疮和肛裂。拳参内服可治疗消化性溃疡、溃疡性结肠炎，以及引起腹泻的痢疾和肠易激综合征等。

相关物种 相近物种辣蓼（*P. hydropiper*）原产于欧洲，可治疗经血过多。另参见萹蓄（上一条目）。

注意事项 连续内服拳参不得超过3～4周。

相关链接 腹泻，第317页。

Polymnia uvedalia（菊科）

包果菊

性状描述 多年生草本植物，高2米，叶大、3裂，花黄色。

生境与栽培 包果菊原产于美国东部，由纽约州向南分布，偏爱肥沃的土壤。根在秋季发掘收集。

药用部位 根。

历史与民俗 包果菊的根被北美洲原住民用作兴奋剂和泻药。19世纪，它在北美洲成为一种广受欢迎的草药，在治疗乳腺炎方面有特殊的功效。

功效与使用 包果菊最著名的用途可能是滋补头发，它常被添加于洗发液之中。直到今天，它仍然以这种方式被使用，但更多的是用于治疗良性腺体炎症，特别是乳腺炎。它的根被认为有益于胃、肝和脾，可用来缓解消化不良和治疗肝功能失调。

Polypodium vulgare
（水龙骨科）

欧亚水龙骨

性状描述 多年生蕨类植物，高可达30厘米，有细长多节的根茎和弯曲的复叶，叶片的下表面点缀着棕色孢子囊。

生境与栽培 欧亚水龙骨原产于欧洲和亚洲北部，通常生长在潮湿的林地、树篱和墙壁上。根茎在秋季采集。

药用部位 根茎。

主要成分 欧亚水龙骨的成分包括皂苷（主要为多足蕨皂苷）、蜕皮激素、间苯三酚、挥发油、不挥发油和单宁。

历史与民俗 欧亚水龙骨自古以来就被欧洲人用于医疗。和白果槲寄生（第292页）一样，欧亚水龙骨通常附生在树上，如夏栎（第268页）。这被认为赋予了这种植物很大的药用价值。医生狄奥斯科里迪斯在其著作中指出，欧亚水龙骨有化痰的功效，其膏剂可治疗手指脱臼和指间溃疡。

功效与使用 欧亚水龙骨可刺激胆汁分泌，已被用于治疗肝炎、黄疸和消化不良等疾病。它也是一种温和的泻药，适用于治疗

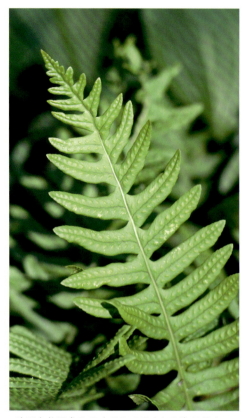

欧亚水龙骨常见于欧洲和亚洲北部的潮湿林地。

儿童便秘。根茎有祛痰功效，对呼吸系统有轻微的刺激作用，可缓解充血、支气管炎、胸膜炎和干咳等病症。

注意事项 欧亚水龙骨外用时可能会引起皮疹。

Pomaderris kumeraho
（鼠李科）

椭圆叶牛筋茶

性状描述 分枝灌木，高约3米，有闪亮的叶子和黄白色的花。

生境与栽培 椭圆叶牛筋茶原产于新西兰。

药用部位 地上部分。

功效与使用 椭圆叶牛筋茶是毛利人的一种传统草药，被用于治疗多种疾病。它常治疗呼吸系统疾病，如哮喘和支气管炎。它也被用于治疗消化不良和胃灼热，以及糖尿病和肾病。椭圆叶牛筋茶被认为是一种

能解毒和净化血液的植物，可治疗皮疹和溃疡，包括皮肤癌引起的病变。

Populus x candicans syn. *P. x gileadensis*（杨柳科）

加杨

性状描述 落叶乔木，高25米。叶片心形，芽具黏质，荑黄花序。

生境与栽培 北温带地区多有归化，常作为观赏树种栽培。嫩枝上的芽和树皮在春季采集。

药用部位 芽、树皮。

主要成分 加杨含有黄酮类化合物、酚苷（包括水杨苷）和脂肪酸。水杨苷的镇痛、抗炎和退热作用类似于阿司匹林。多种杨树具有类似的药效，经常可以互换使用。

历史与民俗 几千年来，加杨一直被用于舒缓皮肤炎症或过敏。17世纪的草药学家尼古拉斯·卡尔佩珀曾记录过一种叫"pop-ulen"的膏剂，就是由这种杨树制成的，它对身体任何部位的发热和炎症有独特的治疗效果，还用于哺乳期女性的收乳和断奶。

功效与使用 加杨是止咳药的常见组分。它的祛痰、抗菌和镇痛特性使其成为治疗喉咙肿痛、干咳、支气管炎及其他呼吸系统疾病的良药。在法国和德国，加杨制成的膏剂被用于治疗擦伤、创口、皮肤干裂、瘙痒、晒伤、冻疮和痔疮。加杨制剂外用时，可以缓解风湿性关节炎和肌肉拉伤的疼痛。正如卡尔佩珀所说的那样，该植物也可以减少母乳产量。

科学研究 研究表明，加杨的芽具有显著的祛痰、抗菌和抗炎功效。对加杨和其他杨树的芽树脂的研究发现，芽树脂的化学特性与蜂胶相似，而蜂胶是蜜蜂产出的一种天然的抗菌物质。

注意事项 哺乳期禁用。阿司匹林过敏者禁用。

相关链接 干咳，第320页。

Populus tremuloides（杨柳科）

美洲山杨

性状描述 落叶乔木，树冠展开高达20米。芽椭圆形，具黏性。叶具细齿，在风中颤动。

生境与栽培 美洲山杨原产于北美洲，喜欢潮湿，生长在河边、山谷、树篱和树林中。它在温带地区广泛种植。树皮在早春采摘收集。

药用部位 树皮。

主要成分 树皮中含有酚苷（包括水杨苷和白杨苷）和单宁。水杨苷和白杨苷都是水杨酸盐，它们具有退热、止痛和抗炎的特性，类似于阿司匹林。

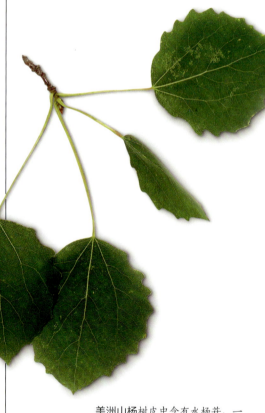

美洲山杨树皮中含有水杨苷，一种类似于阿司匹林的物质。

历史与民俗 奥吉布瓦人使用一种由美洲山杨和熊的油脂制成的油性混合物来治疗耳痛。其他的美洲原住民则把树皮用于各种用途，包括制成治疗眼睛疼痛的洗眼液。

功效与使用 和白柳树皮（第133页）一样，美洲山杨的树皮已被广泛认可用于抗炎

和止痛。它常被用于治疗关节炎和风湿性疼痛，也被用来退热，特别是与风湿性关节炎相关的发热。美洲山杨的树皮是一种滋补品，可以治疗厌食症和其他类型的体虚。树皮还具有显著的收敛性和抗菌功效，有助于治疗腹泻和肠易激综合征。它也被用于治疗尿路感染。

注意事项 阿司匹林过敏者慎用。

Portulaca oleracea（马齿苋科）
马齿苋

性状描述 多肉的一年生草本植物，可长至15厘米。叶圆形、小而肥厚，黄色小花簇生。

生境与栽培 马齿苋原产于欧洲和亚洲，现在是全球分布最广泛的植物之一，从澳大利亚到中国到美国都有生长。它常生于水边，地上部分在夏天收集。野生马齿苋是药用的最主要选择，而它的金色变种*P. oleracea* var. *sativa*则作为蔬菜被栽培。

药用部位 地上部分。

主要成分 马齿苋含有黄酮类化合物、生物碱、脂肪酸（包括ω-3脂肪酸）、萜类化合物、多糖、维生素、蛋白质和矿物质（特别是钙）。它是ω-3脂肪酸含量最丰富的蔬菜来源之一，含有大量的α-亚麻酸、γ-亚麻酸和亚油酸。

历史与民俗 马齿苋在欧洲各国、伊朗和印度作为草药的使用历史可以追溯到至少2000年前，在那之前它很可能是被当作蔬菜食用的。在古罗马，马齿苋被用于治疗头痛、胃痛、痢疾、肠道寄生虫病及蜥蜴咬伤。

功效与使用 长久以来，马齿苋被认为在治疗泌尿系统和消化系统疾病方面很有价值。它的汁液有利尿功效，有助于缓解膀胱病痛，如排尿困难。这种植物的黏性使其成为治疗痢疾和腹泻等消化道疾病的良药。在中药中，马齿苋被用于治疗类似的疾病，除此之外还被用于治疗阑尾炎。中国人还把这种植物作为黄蜂蜇伤和毒蛇咬伤的解毒剂。作为一种外用的洗液，其汁液或煎剂有助于缓解皮肤病，如疮疖和痛。它还可用于退热。

科学研究 马齿苋正在被深入研究。该草药

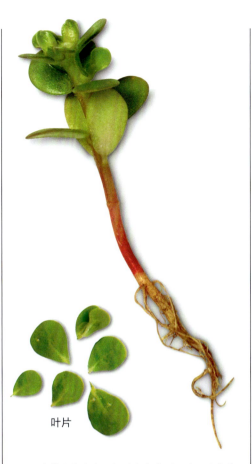

叶片

马齿苋是维生素和钙的良好来源。它还有抗菌的功效。

的提取物显示有抗氧化、抗炎、镇痛和抗糖尿病的作用，提示了马齿苋作为食物和药物均具有价值。其生物碱具有保护神经的作用，并可抑制乙酰胆碱酯酶的活性，理论上可治疗阿尔茨海默病和帕金森病等神经退行性变性疾病。

注意事项 孕妇禁用。

Potentilla anserina（蔷薇科）
蕨麻

性状描述 多年生植物，高40厘米。齿状复叶，背面银白色，花黄色、5瓣。

生境与栽培 蕨麻原产于欧洲、亚洲和北美洲，生于干燥的草地。地上部分在夏末采集，根在夏末初秋采集。

药用部位 地上部分、根。

主要成分 蕨麻含有鞣花单宁（2%～10%）、黄酮类化合物、胆碱和苦味素。

历史与民俗 威廉·威瑟林是一位18世纪的医生，他发现毛地黄（第207页）具有强心功效。他建议每隔3小时服用一茶匙蕨麻的干叶，用来缓解疟疾引起的发热。

功效与使用 蕨麻的主要药用价值在于它的止血和抗炎功效。它还是一种有效的漱口水，可治疗喉咙肿痛。它也是治疗腹泻的有效药物。不像它的近亲洋委陵菜（下一条目）那样药效强烈，蕨麻对消化道有温和的收敛作用。它作为洗液或膏剂外用，还可治疗痔疮出血。

注意事项 连续内服不得超过3～4周。

Potentilla erecta syn. *P. tormentilla*（蔷薇科）
洋委陵菜

性状描述 多年生具茸毛的匍匐草本植物，高10厘米。复叶具有5片小叶，花黄色、4瓣。

生境与栽培 洋委陵菜原产于亚洲和欧洲的温带地区，在草地、欧石南灌丛和荒原处茁壮成长。地上部分在夏天采集，根在秋天发掘收集。

药用部位 地上部分、根。

主要成分 洋委陵菜含有单宁（15%～20%）、儿茶酚、鞣花单宁和鞣红。

历史与民俗 据17世纪的草药学家尼古拉斯·卡尔佩珀所述，这种草药适合为人体的任何部位止血，无论鼻、口，还是任何其他部位的伤口。

功效与使用 洋委陵菜比夏栎（第268页）树皮含有更多的单宁，该植株的所有部分都具有强烈的收敛功效。它可以制成治疗咽喉感染、口腔溃疡和牙龈感染的漱口水。洋委陵菜可治疗能引起腹泻的疾病，如肠易激综合征、结肠炎、溃疡性结肠炎和痢疾，以及直肠出血等。作为乳液或膏剂外用，它可以减轻痔疮带来的痛苦（特别是出血性痔疮）。乳液还可用于止血和保护受损或烧伤的皮肤。

科学研究 最近的研究表明，洋委陵菜的根具有止血和促进组织修复的作用——与传统用法一致。它还具有与阿司匹林类似的抗血栓形成作用。

注意事项 连续内服不得超过3～4周。

Primula veris（报春花科）

黄花九轮草

性状描述 多年生多毛草本植物，高10厘米。叶莲座状，稍粗糙，长圆形。花葶之上簇生亮黄色的钟状小花。

生境与栽培 黄花九轮草产于欧洲和西亚，喜好有石灰质土壤的田地和牧场。花和叶片于春夏采摘，根于秋季发掘收集。该植物越来越稀有，不建议采集野生植株。

药用部位 花、叶片、根。

主要成分 黄花九轮草含有三萜皂苷、黄酮类化合物、酚类、单宁和微量的挥发油。黄酮类化合物主要存在于花中，具有抗氧化、抗炎、抗痉挛等作用。三萜皂苷集中于根部（5%～10%），有很强的祛痰功效。

黄花九轮草具有镇静功效。

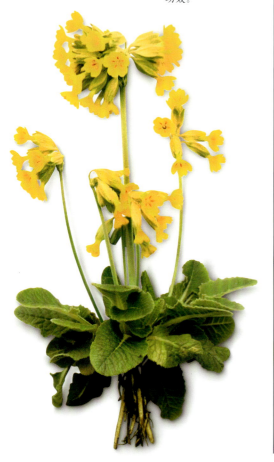

历史与民俗 这种植物与春季有密切的关联，它在西班牙语和意大利语中被称为"primavera"（春天）。黄花九轮草长久以来以驻颜而闻名，16世纪的草药医生威廉·特纳写道："一些女性在黄花九轮草的花上洒上白葡萄酒，然后用来洗脸，这样她们就能在世人的眼中闪耀光芒。"

功效与使用 黄花九轮草是一种未被充分利用的有价值的植物。根具有强烈的祛痰功效，刺激更多的黏液产生从而清除痰液。它被用于治疗慢性咳嗽，特别是那些与慢性支气管炎和黏膜充血相关的咳嗽。根也被认为具有温和的利尿效果，以及抗风湿和抗凝血功效。叶片与根有相似的药效，但药力较弱。花被认为具有镇静作用，建议治疗过度活跃和失眠，尤其适合儿童患者。黄花九轮草的花还具有抗痉挛和抗炎的特性，因此在治疗哮喘和其他过敏性疾病方面可能有效。

注意事项 孕妇、对阿司匹林过敏者或正在服用抗凝药物的患者，请不要服用黄花九轮草。过量服用会导致呕吐和腹泻。

Prunella vulgaris（唇形科）

夏枯草

性状描述 多年生匍匐草本植物，高50厘米。叶椭圆形，花紫蓝色或粉红色。

生境与栽培 夏枯草原产于欧洲和亚洲，在全球温带地区都能发现它的踪迹。它生于草地和路边，在阳光充足处长势良好。夏枯草很容易从种子萌发，或者通过分根生长，因此很少有人工种植。地上部分在夏天开花的时候采摘收集。

药用部位 地上部分。

主要成分 夏枯草含有五环三萜、单宁、咖啡酸和迷迭香酸，以及维生素。

历史与民俗 夏枯草被用来止血和治愈伤口已经有好几个世纪了。16世纪的草药医生约翰·杰拉德曾写道："世界上没有比夏枯草更好的疗愈伤口的草药了。"

功效与使用 夏枯草是一种被低估的滋补品，具有收敛和愈合伤口的药效。与其他唇形科家族成员一样，如迷迭香（第132页）和药用鼠尾草（第135页），夏枯草具

有强大的抗氧化和保护组织的作用，使其对许多慢性疾病具有潜在的治疗价值。它的抗氧化和收敛作用使它有利于治疗喉咙肿痛、炎性肠病、腹泻及内出血等。外用的洗液可以治疗白带（阴道分泌物）。中医将夏枯草与菊花（第83页）合用，治疗发热、头痛和眩晕，还可以去肝火。

科学研究 一些临床试验研究了夏枯草和甲状腺素联合治疗甲状腺疾病的效果。结果显示低剂量组有效，不良反应发作频率降低，甲状腺结节（如果存在）减小。

Prunus armeniaca（蔷薇科）

杏

性状描述 落叶乔木，高达10米。叶椭圆形、有细锯齿，花白色（稀见粉色）、5瓣，果实淡黄色到深紫色、有斑点。

生境与栽培 杏原产于中国和日本，现在在亚洲、北非和美国加利福尼亚州都有种植。果实在夏末成熟时采摘收集。

药用部位 果实、种子、树皮。

主要成分 杏含有果糖、维生素和铁。种子含有高达8%的苦杏仁苷，这是一种能产生苦杏仁素和氢氰酸的氰苷。树皮中含有单宁。

历史与民俗 在印度和中国，人们对杏已有2000多年的食用历史。2世纪末的中国医生董奉为人治病，不取钱财，只让痊愈的人栽植杏树作为报酬。

功效与使用 杏具有营养和洁净的功效，也是温和的泻药。具收敛作用的树皮制成煎剂，可以缓解皮肤炎症。虽然杏仁含有高毒性的氢氰酸，但在中国，人们用少量的杏仁来治疗咳嗽、哮喘和气喘，以及黏液分泌过多和便秘。杏仁的提取物苦杏仁素在西方被用于治疗癌症，但有争议（在美国是非法的）。从杏仁中还能提取出一种不挥发油，常被用作化妆品的配方。

科学研究 中国的研究表明，杏仁膏有助于对抗阴道感染。

注意事项 杏的种子有剧毒，即使少量也不宜食用。

Prunus avium & *P. cerasus*
（蔷薇科）

欧洲甜樱桃

性状描述 落叶灌木或乔木，高达8米。树皮红褐色，叶椭圆形，白花2～6朵簇生，圆形的果实红色。

生境与栽培 欧洲甜樱桃原产于亚洲西南部，在欧洲和其他温带地区都有栽培。茎和成熟的果实在夏季收集。

药用部位 茎、果实。

主要成分 茎含有酚类物质（包括水杨酸）和单宁。果实含有花青素和黄酮类化合物（包括槲皮素）、类胡萝卜素、糖、果酸、维生素C和褪黑素。

历史与民俗 16世纪的草药医生约翰•杰拉

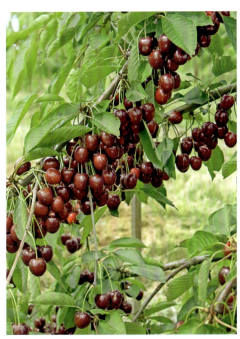

欧洲甜樱桃的果实和茎从古罗马时代就开始药用。

德记录了法国人在房子里悬挂果实以预防发热的风俗习惯。

功效与使用 欧洲甜樱桃的果实和茎一直被用于利尿和收敛。它们被用于治疗膀胱炎、肾炎、尿潴留和关节炎，以及痛风。

果实和果实的汁液可以有效地治疗痛风和关节炎。果实里含有的果糖具有轻度的泻药功效。

科学研究 2012年美国和澳大利亚的临床研究发现，在633名痛风患者中，服用欧洲甜樱桃提取物的患者的急性痛风发作风险降低了35%。另一个实验室的研究表明，欧洲甜樱桃果实中的花青素抗炎活性与布洛芬相当。

注意事项 欧洲甜樱桃的种子有毒，不能食用。

Prunus mume（蔷薇科）

乌梅

性状描述 落叶乔木，高10米。叶椭圆形至长椭圆形，花白色，果实黄色。

生境与栽培 乌梅原产于中国，在东部和南部省份有种植。果实在晚春采摘收集。

药用部位 果实。

主要成分 含有果酸、糖、维生素C和植物甾醇。

功效与使用 酸涩的乌梅被中医用来治疗腹泻、痢疾，或用来止血和缓解咳嗽。它也可以有效地驱除钩虫。由果实制成的膏剂涂抹在患处，可以去除鸡眼和疣，并加速愈合。

科学研究 在中国进行的研究表明，乌梅的果实具有抗生素特性。

Prunus serotina（蔷薇科）

黑樱桃

性状描述 落叶乔木，高可达30米。叶椭圆形至长椭圆形，花白色，果实紫黑色。

生境与栽培 黑樱桃原产于北美洲，在美国大部分地区都有种植，在欧洲中部因材用也被广泛种植。树皮在夏末和初秋采集。

药用部位 树皮。

主要成分 黑樱桃含有野黑樱苷（一种可产生氢氰酸的氰基糖苷）、苯甲醛、桉叶酸、香豆素和单宁。野黑樱苷可抑制咳嗽反射。

历史与民俗 切罗基女性有吃黑樱桃树皮缓解分娩疼痛的传统，其他美洲原住民则用

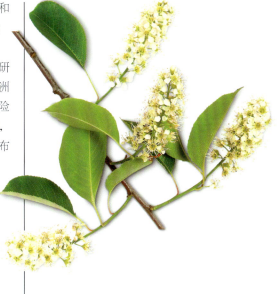

黑樱桃花白色，穗状花序，果实紫黑色、肉质。

它来治疗咳嗽、感冒、痔疮和腹泻。19世纪，欧洲殖民者了解到树皮的药效之后，黑樱桃得到了更广泛的应用。

功效与使用 载入官方药典的黑樱桃树皮在英美得到了广泛应用，它可有效地治疗慢性干咳和过敏性咳嗽。它与毛蕊花（第291页）合用，可治疗哮喘和百日咳。具收敛性的树皮还有助于缓解消化不良和肠易激综合征症状，特别是当这些疾病源于神经时。

注意事项 超剂量的黑樱桃树皮有剧毒。

Psoralea corylifolia（豆科）

补骨脂

性状描述 多年生草本植物，高90厘米。叶椭圆形，花黄色，果荚黑色，种子黄黑色。

生境与栽培 补骨脂原产于南亚和东南亚，在中国多有栽培。果实在秋天成熟时采摘。

药用部位 种子。

主要成分 种子含有挥发油、黄酮类化合物、黄酮和呋喃香豆素。

历史与民俗 在中国，补骨脂一直被认为是一种滋补品，最早记载于5世纪的《雷公炮炙论》中。

功效与使用 补骨脂被认为是一种壮阳药，在中国治疗阳痿、早泄，以及用来提升精力。它还被用于补虚和治疗其他与肾虚相关的病症，如腰痛、尿频、尿失禁和尿床等。补骨脂外用可治疗银屑病、脱发和白癜风（皮肤色素缺失）等皮肤病。在越南，由种子制成的酊剂被用来治疗风湿病。

科学研究 中国的研究表明，补骨脂对治疗包括白癜风在内的皮肤病很有价值。

注意事项 补骨脂外用可能会导致皮肤对阳光过敏。

Pterocarpus marsupium
（豆科）

花榈木

性状描述 美丽的落叶乔木，高达16米。羽状复叶革质，小叶椭圆形，5~7枚；小花众多，黄色或白色。

生境与栽培 花榈木原产于斯里兰卡、印度、马来西亚和菲律宾，生长在热带雨林。人们种植它是为了获得木材和树脂（从树干上的切口处渗出）。树脂全年皆可收集。

药用部位 树脂。

主要成分 含有单宁和黄酮类化合物。

功效与使用 花榈木的树脂是一种具有强烈收敛功效的药，可收紧消化道黏膜，缓解因慢性腹泻、肠道感染和结肠炎引起的不适。虽然它的口味不佳，但它是一种很好的漱口水。在亚洲，它还被广泛用于治疗阴道分泌物过多。

科学研究 临床试验发现该植物对治疗早期2型糖尿病有效。

Ptychopetalum olacoides syn.
P. uncinatum（木犀科）

巴西榥榥木

性状描述 乔木，高达15米。树皮灰色，叶片深褐色，花白色，果实橘黄色。

生境与栽培 巴西榥榥木原产于巴西热带雨林，特别是亚马孙地区。

药用部位 根、树皮、木材。

主要成分 巴西榥榥木含有酯类和植物甾醇。

功效与使用 巴西榥榥木长期以来在亚马孙被用作滋补品和催情药。它被认为可以改善阳痿，同时对治疗身体和心理方面的疾病有效。它也被用来预防或治疗脱发。树皮具有强烈的收敛功效，被制成漱口水治疗喉咙肿痛；以浸剂的形式服用，可以治疗腹泻和痢疾。

相关物种 *Lirisoma ovata*——另一种产于巴西的乔木，也和巴西榥榥木一样被称为"muira puama"，但它有完全不同的化学成分。

Pueraria montana var. *lobata*
（豆科）

葛根

性状描述 落叶攀缘植物，能生长到30米。3小叶复叶，小叶宽椭圆形，茎可卷曲，总状花序，蝶形花紫色。

生境与栽培 葛根原产于中国、日本，在美国逸为野生。中国东部和中部省份有种植。根在春天或秋天发掘出土。

药用部位 根、花。

主要成分 葛根含有三萜皂苷、异黄酮和植物甾醇。异黄酮与雌激素结构相似。

历史与民俗 从公元前6世纪开始，中国古代

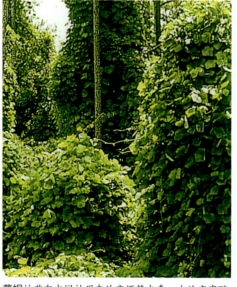

葛根的花在中国被用来治疗酒精中毒，也治疗宿醉。

的医学家就把葛根作为治疗肌肉疼痛和麻疹的药物。如果患者背部肌肉僵硬、呼吸困难或易受风邪，那么东汉末年的医学家张仲景会推荐使用葛根。葛根叶、嫩芽在韩国被当作蔬菜食用。

功效与使用 在中国，葛根常与升麻（*Cimicifuga foetida*）合用，治疗麻疹。葛根也治疗肌肉疼痛，尤其是发热引起的肌肉疼痛或疼痛部位在颈部和上背部时。葛根可治疗由高血压引起的头痛、头晕或麻痹。葛根还可治疗腹泻和痢疾。葛根的花传统上一直被用来治疗酒精中毒和宿醉，它被认为可以提高体内酒精的清除率，从而帮助人们从醉酒中恢复。然而，葛根或多或少与花的作用相反，它影响了肝脏分解和清除酒精的能力。因此葛根可能增加了酒精中毒的风险，不适合治疗宿醉。

科学研究 中国的研究表明，葛根能增加动脉硬化患者的脑部血流量，缓解颈部疼痛和僵直。美国的研究表明葛根可以抑制酒精成瘾。

相关物种 人们研究了其相近物种泰国葛根（*P. mirifica*）和印度葛根（*P. tuberosa*）的避孕效果。葛根似乎可以保护皮肤免受阳光引起的紫外线辐射。

Pulmonaria officinalis（紫草科）

疗肺草

性状描述 多年生草本植物，高30厘米。基生叶宽椭圆形，较小的上部叶片具白色斑点，紫色小花簇生。

生境与栽培 疗肺草原产于欧洲和高加索地区。它在高山牧场和潮湿之地生长茂盛。叶片在春季末期采摘收集。

药用部位 叶片。

主要成分 疗肺草包含尿囊素、黄酮类化合物、单宁、黏液和皂苷。吡咯里西啶生物碱主要分布于根部，在叶片中的含量微不足道。

历史与民俗 根据中世纪的形象学说，一种植物的外观和它能治疗的疾病相关。疗肺草的叶片形态类似于肺组织，因此当时的人认为它可以治疗肺部疾病。

功效与使用 由于疗肺草富含黏液，它对肺

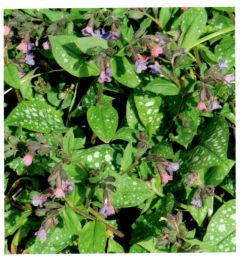

疗肺草布满斑点的叶片曾经被认为是它能够治愈肺部疾病的标志。

部疾病有很好的治疗效果，尤其是慢性支气管炎。它与毛蕊花（第291页）等草药合用，可治疗慢性咳嗽（包括百日咳）和哮喘。疗肺草也可以治疗咽喉充血和疼痛。很久以前，疗肺草还被用来治疗肺结核感染引起的咯血。它的叶片具有收敛性，外用可止血。

注意事项 疗肺草的药用在一些国家受到法律限制。

Pulsatilla chinensis（毛茛科）
白头翁

性状描述 多年生草本植物，高可达25厘米。茎直立、具茸毛，叶三裂，花钟形，果实具长柔毛。

生境与栽培 白头翁原产于东亚，在蒙古国、中国和日本都有发现。根在春天或秋天开花之前发掘收集。

药用部位 根。

主要成分 含有内酯（包括原白头翁素和白头翁素）、白头翁苷A和白头翁内酯。

历史与民俗 白头翁最早记载于《神农本草经》中。

功效与使用 白头翁被认为可以解毒和退热。它常被做成煎剂服用，以对抗消化道感染。根也被用于治疗疟疾和阴道感染。

科学研究 中国的研究表明，白头翁的根可

能有治疗阿米巴病疾的价值。

相关物种 相近种见欧白头翁（第172页）。

注意事项 请在专业人员的指导下使用。

Punica granatum（千屈菜科）
石榴

性状描述 落叶灌木或乔木，高可达6米。小枝具尖刺，叶片披针形，花鲜红色。果实圆形，果皮革质，内含很多果肉包被的种子。

生境与栽培 石榴原产于亚洲西南部，在欧洲归化，现在在世界各地广泛种植。果实在秋天成熟时采摘，树皮也在秋天采集。

药用部位 果汁、果肉、果皮、树皮。

主要成分 果实含有生物碱、鞣花单宁（高达25%）和三萜类化合物。这些生物碱有剧毒。

历史与民俗 据说在公元前1500年，图特摩斯王将石榴从亚洲带回古埃及。它既是一种珍贵的水果，也是驱除寄生虫的药物。1世纪，医生狄奥斯科里迪斯了解到这种植物有驱除寄生虫的功效，但这一功效在欧洲被遗忘了近1800年。19世纪早期，一位印度医生用石榴治疗了一位英国人的绦虫病之后，在印度的英国医生开始对石榴的药用价值产生了兴趣，对它的药用特性进行了研究。

功效与使用 直到最近，石榴的主要药用价值都是驱虫，其果皮和树皮被认为是治疗绦虫感染的有效药物。如今，石榴汁被大众接受，并因其有益于循环系统而闻名。和其他高花青素含量的植物一样，石榴的果肉和果汁对循环系统有强力的保护作用。它通过对抗局部炎症来维持循环系统的健康，因为这些炎症会损害血管内壁。石榴的果汁通常可治疗心血管疾病，包括高血压、毛细血管脆性增加、心绞痛和充血性心力衰竭。它似乎还有助于预防牙菌斑。

科学研究 近年来，石榴果肉和果汁的药用特性引起了人们的极大兴趣。如上所述，石榴对循环系统十分有益，但它似乎也显

现出其他的潜在药用特性，包括抗菌、杀菌、抗炎和雌激素活性。美国植物学家詹姆斯·A.杜克将石榴评价为"一种可以对抗更年期综合征的水果"。石榴也显示有抗癌活性，并被推荐用于预防和治疗前列腺癌。在实验室研究中，石榴子油已被证明可以抑制皮肤癌的发展。随着时间的推移，它也可能被发现有新的用途。

注意事项 若非在专业的监督下，石榴的果皮和树皮不得药用。石榴（特别是它的树皮提取物）的使用在一些国家受到法律限制。

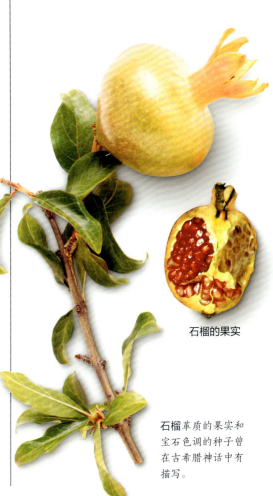

石榴的果实

石榴革质的果实和宝石色调的种子曾在古希腊神话中有描写。

Pygeum africanum（蔷薇科）

非洲臀果木

性状描述 常绿乔木，能长到35米高。叶长椭圆形，花白色，浆果红色。

生境与栽培 非洲臀果木原产于非洲。长期的野外采集造成严重的药源短缺，最终促成了种植园的建立。

药用部位 树皮。

主要成分 非洲臀果木含有植物甾醇（β-谷甾醇）、三萜类化合物（熊果酸和齐墩果酸）、长链醇（n-二十四醇）和单宁。

功效与使用 在法国，非洲臀果木树皮的脂溶性提取物已经成为治疗前列腺肥大的主要药物。树皮的煎剂可以减轻慢性前列腺炎的症状，也可以治疗前列腺分泌不足导致的男性不育。与其他植物联合使用，还可以治疗前列腺癌。

科学研究 自20世纪60年代以来，法国进行了很多试验，已经确定非洲臀果木的提取物对前列腺有积极的作用。具体来说，这种提取物可以增加腺体分泌，降低器官内的胆固醇水平。在一些国家，手术是治疗前列腺肥大的主要选择；但在法国，81%的患者选择使用非洲臀果木。

相关物种 亚洲的加氏臀果木（*P. gardneri*）的果仁被当地人用来毒鱼。

注意事项 请在专业监督下使用。

Quercus robur（壳斗科）

夏栎

性状描述 生长缓慢的长寿落叶树，高约45米。叶深裂，柔荑花序，果实（橡子）绿色至棕色。

生境与栽培 夏栎分布于整个北半球，生长在森林和路边。树皮在春天采集，果实于秋天采集。

药用部位 树皮、虫瘿（由昆虫或真菌刺激产生）。

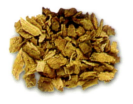

树皮

主要成分 夏栎树皮含有15%~20%的单宁（包括红粉单宁、鞣花单宁、没食子酸）。夏栎的虫瘿含有大约50%的单宁。

历史与民俗 夏栎因其具有收敛性的树皮、叶片和橡子在欧洲备受尊崇。

功效与使用 夏栎树皮制成的煎剂常被用作漱口水，治疗喉咙肿痛和扁桃体炎。它也可以制成洗液或膏剂，治疗痔疮、肛裂、小面积的烧伤或其他皮肤病。在比较少的情况下，小剂量的树皮煎剂被用来治疗腹泻、痢疾和肠道出血。树皮粉末直接嗅入可以治疗鼻息肉，撒于皮肤患处可以治疗湿疹。

注意事项 连续内服夏栎树皮的时间不得超过4周。

相关链接 痔疮，第312页。

Quillaja saponaria（蔷薇科）

皂树

性状描述 常绿乔木，高可达20米。叶光滑、椭圆形，花白色，果实星形。

生境与栽培 皂树原产于智利和秘鲁，在美国加利福尼亚州和印度也有种植。树皮可终年采集。

药用部位 树皮。

主要成分 皂树的树皮含有三萜皂苷（高达10%）、草酸钙和单宁。皂苷具有强烈的祛痰作用，并能引起消化道炎症。

历史与民俗 在秘鲁和智利，皂树的树皮一直被安第斯人作为肥皂的替代品。树皮也被用作祛痰药。

功效与使用 皂树树皮被用来治疗肺部疾病的传统由来已久，其强祛痰作用有利于治疗支气管炎，特别是在发病早期。和其他含有皂苷的草药一样，皂树树皮会刺激呼吸道产生更多的黏液，通过促进咳嗽清除痰液。皂树树皮对于任何有胸腔黏液充塞症状的疾病都有疗效，但不适用于干燥的过敏性咳嗽。皂树树皮也可以外用，经常出现在去屑洗发水的配方中。

注意事项 请在专业指导下使用。由于皂树树皮对消化道有刺激性，内服时必须谨慎观察。

Ranunculus ficaria（毛茛科）

榕叶毛茛

性状描述 垫状多年生草本植物，可长到15厘米高，有小的块茎，叶肉质心形，花黄色，花瓣鲜亮。

生境与栽培 榕叶毛茛原产于西亚、北非和欧洲，通常生于树林、路边和空地。地上部分在春天开花的时候采摘收集。

药用部位 地上部分。

主要成分 榕叶毛茛含有皂苷、原白头翁素、白头翁素、单宁和维生素C。

历史与民俗 榕叶毛茛在很久以前就被用来治疗痔疮和溃疡。在中世纪，人们认为只要少量的榕叶毛茛就能治愈痔疮。

功效与使用 榕叶毛茛的膏剂或栓剂可治疗痔疮。

相关物种 很多毛茛属植物作为药物被使用，尽管它们或多或少都有一定的毒性和刺激性。在北美洲，梅斯卡维人用翠雀叶毛茛（*R. delphinifolius*）的花和柱头制成鼻烟来激发喷嚏，并将其与其他草药联用，治疗流涕和鼻塞等呼吸系统病症。

注意事项 榕叶毛茛不得内服。

相关链接 痔疮，第312页。

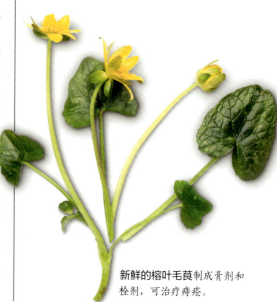

新鲜的榕叶毛茛制成膏剂和栓剂，可治疗痔疮。

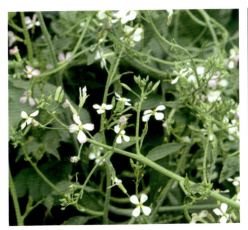

萝卜从7世纪起就被用来帮助消化。

Raphanus sativus（十字花科）
萝卜

性状描述 一年生草本植物，高约1米。主根粗壮，叶深裂、具粗毛，花淡紫色，长角果圆柱形。

生境与栽培 萝卜被认为原产于南亚。作为蔬菜和草药在世界各地都有种植。根在秋天挖掘。

药用部位 根。

主要成分 萝卜含有葡萄糖苷（可产生挥发油）、莱菔素、酚类化合物和维生素C。莱菔素有抗菌的功效，酚类化合物则是抗氧化剂。萝卜的叶片是一种营养丰富但未被充分利用的蔬菜。

历史与民俗 希罗多德（公元前485—公元前425年）曾说，金字塔的建造者所获得的报酬包括萝卜、洋葱和大蒜。在古埃及，萝卜作为蔬菜和药物被食用。在古罗马，萝卜的挥发油被用于治疗皮肤病。在中国，萝卜作为一种促进消化的草药被列入了医学著作《新修本草》（659）中。

功效与使用 萝卜可刺激食欲和促进消化。普通的红萝卜常被做成沙拉和开胃菜。黑萝卜汁可用来对抗气性消化不良和便秘。黑萝卜汁对肠道有滋补和缓泻的作用，并能间接地刺激胆汁流动。食用萝卜通常能改善消化功能，但有些人对它的辛辣味道敏感。中国人常食用萝卜来缓解腹胀。萝卜的干燥根还可以治疗肺部疾病。

注意事项 胆结石患者慎用。

Rauvolfia serpentina（夹竹桃科）
印度蛇根草

性状描述 常绿灌木，高可达1米。椭圆形叶轮生，管状花粉红色或白色，浆果红色、具光泽。

生境与栽培 印度蛇根草原产于南亚和东南亚的大部分地区，包括印度、马来西亚和印度尼西亚。它因为药用而被广泛种植，特别是在印度和菲律宾。根在冬末挖掘收集，植株18个月以上为宜。

药用部位 根。

主要成分 印度蛇根草含有一系列吲哚生物碱的混合物，包括利血平、利血胺、阿马林和育亨宾。阿马林被用来调节心跳。

历史与民俗 印度蛇根草被列在最早的阿育吠陀医学文献《遮罗迦本集》中。至少从那时起，这种植物就被用于治疗精神疾病和失眠。1785年，印度蛇根草在欧洲首次作为草药被记载，但直到1946年，西医才认识到这种草药的功效。此后，它的整个植株或提取物利血平被广泛用于降血压和减轻精神疾病症状。

功效与使用 印度蛇根草可降血压和缓解焦虑。它的根对交感神经系统有明显的镇静和抑制作用，并且它通过降低系统的兴奋性来实现降血压的功效。它也可以治疗焦虑和失眠，以及更严重的精神疾病，如神经错乱等。服用印度蛇根草是一种缓慢的治疗方法，它的效果需要经过一段时间才能完全显现。

科学研究 自20世纪30年代，人们对印度蛇根草及其生物碱进行了广泛的研究。尽管医学杂志《柳叶刀》在1974年提出了担忧，但几乎没有证据表明正常剂量下这种草药有严重的不良反应。

相关物种 西非物种催吐萝芙木（R. vomitoria）在传统非洲草药中被用作镇静剂、催情剂和抗惊厥药。

注意事项 请在专业指导下使用。印度蛇根草的药用在一些国家受到法律限制。

Rhamnus frangula syn. Frangula alnus（鼠李科）
欧鼠李

性状描述 落叶灌木或小乔木，高可达5米。树皮棕色、光滑，叶椭圆形到长椭圆形，花白色、晚春开放，浆果圆形、黄色、成熟时黑色。

生境与栽培 欧鼠李生长在欧洲（除了地中海地区和欧洲最北端）和美国东北部。它喜欢生于沼泽、林地。至少3～4年树龄的树皮在晚春或初夏收集、干燥并在使用前至少储存1年。

药用部位 树皮。

主要成分 欧鼠李含有3%～7%蒽醌（包括欧鼠李苷和大黄素）、蒽酮、蒽酚、生物碱（杏黄罂粟碱）、单宁和黄酮类化合物。蒽酮和蒽酚会引起呕吐，但长期储存后药效的猛烈程度会大大降低。在欧鼠李和相

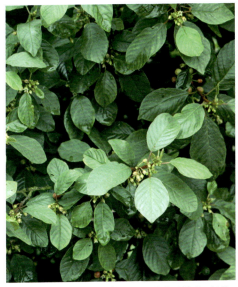

欧鼠李的新鲜树皮有毒，但干燥后再储存1年使用则是安全的。

近的物种中发现的蒽醌可作用于结肠壁，在摄入8～12小时后刺激肠道运动。

功效与使用 欧鼠李是一种泻药，常用来治疗慢性便秘。经过干燥和储存，它明显比

番泻叶（第80页）或药鼠李（*R. catharti-cus*）温和，可以安全地、长期地治疗便秘和恢复正常的肠道运动。针对结肠平滑肌肌肉虚弱无力或胆汁较少，欧鼠李是一种特别有效的治疗药物，但它不适用于因肠壁过度紧张引起的便秘。

相关物种 波希鼠李（*R. purshiana*）原产于北美洲太平洋沿岸的林地，与欧鼠李一样作为药用。药鼠李（*R. cartharticus*）原产于欧洲，现在主要作为兽药来使用。

注意事项 仅使用储存至少1年的干燥树皮，因为新鲜树皮的通便作用太过强烈。食用浆果可能造成中毒。

Rhaponticum carthamoides syn. *Leuzia carthamoides*（菊科）

鹿根

性状描述 多年生草本植物，可长到80厘米。典型的蓟，主茎直立，叶片长而分裂，主茎上开着大的紫色复花。

生境与栽培 原产于中亚，分布远至西伯利亚和中国新疆。它是一种稀有植物，在野外极为濒危。只能使用栽培植物。

药用部位 根和根茎。叶片提取物现在也在使用。

主要成分 鹿根含有类固醇、黄酮类化合物、酚酸、聚乙炔、倍半萜内酯、三萜类化合物和挥发油。

历史与民俗 植物名字是以吃这种植物的鹿命名的。鹿根在西伯利亚有着悠久的药用历史，20世纪40年代其滋补特性被首次研究。它被收录在《俄罗斯药典（第14版）》（2018）中。

功效与使用 在西欧和北美鲜为人知的是，鹿根和人参（第123页）一样，是一种适应原，是一种对身体具有非特异性活性的药物，可提高身体对各种压力（包括寒冷、过度工作、免疫力降低及情绪压力）的抵抗力。无论病毒感染、疲劳综合征，还是神经衰弱，鹿根都支持身心恢复。它具有免疫调节活性，能增强免疫功能，并且通过促进蛋白质形成刺激肌肉增大。

科学研究 关于鹿根，有117篇以上的研究论文发表，主要集中在俄罗斯。

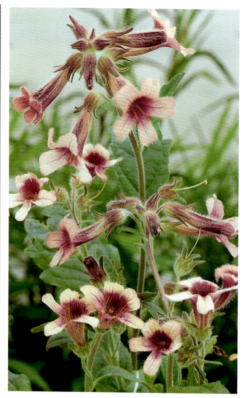

地黄在西方被称为"中国毛地黄"。

Rehmannia glutinosa（玄参科）

地黄

性状描述 地黄是一种有着悠久历史的中药，在许多中国传统草药配方中都有应用。早在4世纪，中国医士和炼丹家葛洪就曾提到过地黄。地黄是一种助长寿的草药，对肝脏和肾脏有明显的补益作用。已有研究证实了它可以保护肝脏，对肝炎有一定的疗效。

生境与栽培 地黄生长在中国北方阳光充足的山坡上，尤其是河南省。它可以人工栽培，在春天或秋天由种子繁殖。秋天开花后，可收获地黄的根。

药用部位 根。

主要成分 环烯醚萜、多糖、植物甾醇、苯乙苷。

历史与民俗 在中药当中，生用的地黄根叫"生地黄"，用酒煮熟的根叫"熟地黄"。前者较常用。二者都有滋阴功效

（第44页），但有不同的适应证。生地黄可以凉血，在急慢性疾病中帮助降低体温。它的冷却特性反映在以口渴和舌头发红为症状的热证治疗上。生地黄常用于治疗肝功能受损，特别是肝炎。熟地黄专门用于治疗失血和血虚，如月经不规律和经血过多。它性温而非性凉，被认为是很好的补肾良药。地黄被用来治疗高血压。有趣的是，虽然生地黄会升高血压，但熟地黄却有相反的效果。地黄是一种传统的、有价值的滋补品。它被认为有助于预防衰老。许多著名的草药配方中都包括地黄，如"八味丸"。当代中医学家认为地黄能温暖和滋补腰腹的阳气。

相关物种 筧桥地黄（*R. lutea*）在中药中用作利尿剂。

科学研究 《中国药典》记录，地黄有许多用途，主要是由于其有抗炎、滋补作用。地黄还具有保肝作用，并支持肾上腺功能。在中国进行的100多项临床试验证实，地黄具有稳定骨骼的特性，可以证明是治疗骨质疏松症的有效药物。

相关链接 月经量大，第325页；肝功能弱和新陈代谢慢，第329页。

Rhus glabra（漆树科）

光叶漆

性状描述 落叶灌木，高约2米，有杂乱的枝条、成对的复叶、大簇黄绿色的花和带茸毛的深红色浆果。

生境与栽培 光叶漆原产于北美洲，沿着树林的边缘、路边篱笆或其他容易被忽略的地方生长。根皮在秋天采集，浆果在夏末成熟时采集。

药用部位 根皮、浆果。

主要成分 光叶漆含有单宁，其他成分未知。

历史与民俗 北美洲的原住民使用光叶漆及相近物种治疗痔疮、直肠出血、痢疾、性病和产后出血。17世纪的博物学家约翰·约瑟林曾写道："英国人把它泡在啤酒里，用来治疗感冒。他们是从原住民那里学会了利用这种草药。"

功效与使用 具有收敛性的光叶漆根皮常被制成煎剂，用于缓解腹泻和痢疾，外用可以

治疗阴道分泌物过多和皮疹。用根皮制成的漱口水则可以治疗喉咙肿痛。浆果有利尿功效，也有助于退热，可能对2型糖尿病有治疗价值。浆果也具有收敛性，可以制成漱口水，对口腔和咽喉疼痛皆有疗效。

相关物种 香漆（R. aromatica）有着和光叶漆类似的药效。毒葛（R. toxicodendron）曾被用于治疗风湿病、麻痹和某些皮肤病，但它对皮肤有强烈的刺激性，会引起严重的皮炎。

Ricinus communis（大戟科）

蓖麻

性状描述 常绿灌木，在自然状态下可生长到约10米高，但栽培时多为矮小的一年生灌木。大型掌状叶，雌花绿色，蒴果红色、具刺。

生境与栽培 蓖麻可能原产于非洲东部。它在全球炎热气候带都有种植。当任何时候果实接近成熟时，皆可采集蒴果，然后放置在阳光下使其成熟。

药用部位 种子油、种子。

主要成分 种子中含有45%～55%不挥发油，主要由蓖麻油酸甘油酯、蓖麻毒素（一种剧毒蛋白质）、蓖麻碱（一种生物碱）和凝集素组成。蓖麻种子毒性很强，两粒种子足以杀死一名成年人，但毒素并不会进入蓖麻油。

历史与民俗 蓖麻油药用大约有4000年的历史。直到最近，它仍作为一种常用的治疗药物，定期为孩子们清理肠道。由于其令人不快的味道，蓖麻油成了许多孩子的童年阴影。

功效与使用 蓖麻油以其强烈的通便作用而闻名（高剂量情况下是泻药），在摄入3～5小时后促使肠道运动。蓖麻油非常有效，经常被用来清理消化道。它也有很好的皮肤耐受性，有时被用作药物和化妆品的赋形剂。在印度，蓖麻油被用来按摩分娩后的产妇的乳房，以刺激泌乳。印度还使用一种由蓖麻种子制作的膏剂来缓解肿胀和疼痛的关节。在中国，碾碎的蓖麻种子被用于治疗面瘫。

注意事项 种子有剧毒，不得食用。孕期不

得服用蓖麻油。治疗便秘时，每隔几周服用1次，不得超量。

Rosa canina（蔷薇科）

犬蔷薇

性状描述 多年生攀缘植物，高可达3米。茎具弯刺，复叶有2～3对带齿的小叶，花粉红色或白色，果实红色（蔷薇果）。

生境与栽培 犬蔷薇原产于欧洲、亚洲的温带地区和北非，生长于灌丛和开阔地带。果实在秋天采摘收集。

药用部位 果实。

主要成分 犬蔷薇果含有维生素，以及黄酮类化合物、单宁（2%～3%）、转化糖、果胶、植物酸、多酚、类胡萝卜素、挥发油和香草醛。

历史与民俗 在中世纪，犬蔷薇的果实是一种很受欢迎的甜食。犬蔷薇并不像法国蔷薇那样受重视，但它被认为是一种可治疗肺部疾病的民间草药。

功效与使用 犬蔷薇果实含有极高含量的维

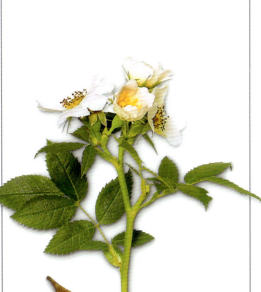

蔷薇果

犬蔷薇的蔷薇果是获取维生素的来源。

生素。在新鲜食用时，它能以容易被身体吸收的方式提供维生素和其他营养物质。这使得犬蔷薇果汁成为热门的儿童营养饮料。果实含有的单宁使其成为治疗腹泻的温和药物。果实还有轻微的利尿作用。

科学研究 临床研究中使用蔷薇果提取物治疗骨关节炎、类风湿关节炎和腰痛，产生了不同的结果。一些实验取得了积极的成效，另一些则毫无用处。很可能一些人在治疗中会比其他人受益更多。鉴于蔷薇果提取物是非常安全的，用它治疗关节炎非常值得尝试。

Rosa gallica（蔷薇科）

法国蔷薇

性状描述 落叶灌木，高约1.5米。茎光滑，具尖锐的刺；复叶有锯齿，由2～3对小叶组成；花粉红色或红色，半重瓣；果实深红色。

生境与栽培 法国蔷薇原产于中东，除了花园种植，没有发现野生。它的人工栽培史至少有3000年。花在夏季采集。

药用部位 花、精油。

主要成分 法国蔷薇含有由香叶醇、橙花醇、香茅醇、香叶酸和其他萜烯等多种物质组成的挥发油。

历史与民俗 法国蔷薇原产于伊朗，自古以来在那里就有人工种植。公元前6世纪的古希腊诗人萨福将法国蔷薇描述为"花中之王"。在罗马，它被广泛用于庆典活动，花瓣也被做成美食。阿拉伯医生阿维森纳把法国蔷薇制成了玫瑰香水。在中世纪和文艺复兴时期，法国蔷薇被认为是治疗抑郁的良药。

功效与使用 法国蔷薇目前很少药用，可能是时候重新评估它的药用价值了。它的精油被称为"玫瑰精油"，在芳香疗法中有镇静、抗抑郁和抗炎的功效。它的花瓣也有类似的作用。它还能降低胆固醇水平。玫瑰香水具有温和的收敛性，可制成洗眼液，用来治疗眼睛感染和肿痛。

注意事项 未经专业指导，精油不得内服。

Rubia tinctorum（茜草科）
欧茜草

性状描述 多年生常绿草本植物，高可达1米。叶锯齿状，花绿白色，浆果黑色，内含2粒种子。

生境与栽培 欧茜草原产于南欧、西亚和北非。它在路边、废墟或开阔之地生长旺盛。根在秋季发掘收集。

药用部位 根。

主要成分 欧茜草含有蒽醌衍生物（包括茜根酸、茜草素和紫茜草素）、环烯醚萜（车叶草苷）、树脂和钙。

历史与民俗 欧茜草主要作为红色染料使用。在古代，欧茜草根被用来治疗黄疸、坐骨神经痛和身体麻痹，它还有利尿的功效。食用时，欧茜草会赋予骨骼、乳汁和尿液独特的颜色，可能正因如此，它才声名远扬。

功效与使用 到19世纪，欧茜草基本上不再药用。

Rubus fruticosus（蔷薇科）
黑莓

性状描述 蔓生的多刺灌木，高可达4米。掌状叶，有3~5枚裂片，花白色至浅粉色，浆果黑色。

生境与栽培 黑莓原产于欧洲的温带地区，在美洲和澳大利亚逸为野生。通常生长在道路沿线、开阔地带和林地。叶片在夏天采集，浆果在夏天和秋天采集。

药用部位 叶片、浆果。

主要成分 黑莓叶片含有单宁、黄酮类化合物和没食子酸。果实中含有花青素、果胶、果酸和维生素C。

历史与民俗 早在1世纪，医生狄奥斯科里迪斯就推荐用由成熟黑莓制成的漱口水来治疗喉咙痛。在欧洲，黑莓叶一直被用来清洗伤口和止血。黑莓的葡匐茎两端皆可生根，形成拱形，因此它被认为具有神奇的特性。在英国，患有疝气的儿童会被推到黑莓的拱形枝条下，以寻求神奇的治愈效果。

功效与使用 黑莓叶有强烈的收敛功效，可

以制成漱口水，用来坚固海绵状牙龈及缓解口腔溃疡。它的漱剂可治疗喉咙肿痛，煎剂可缓解腹泻和痔疮。和许多红色或紫色的水果一样，如蓝莓（第151页），黑莓的果实或果汁具有显著的抗氧化和抗炎功效，有助于维持循环系统的健康。

相关物种 参见树莓（下一条目）。

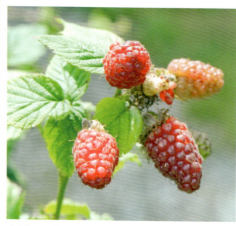
树莓的叶片和果实从古罗马时代就被用作收敛剂。

Rubus idaeus（蔷薇科）
树莓

性状描述 落叶灌木，高可达2米。木质茎、有刺，叶淡绿色、有3~7个小叶，花白色，浆果红色。

生境与栽培 树莓原产于欧洲和亚洲，在许多温带地区都有种植或野生。叶片在初夏采摘，果实在夏季成熟时采摘。

药用部位 叶片、果实。

主要成分 果实含有多酚（特别是花青素），具有抗氧化和抗炎功效。此外，还含有果胶、果糖和酸。树莓籽油富含维生素E、胡萝卜素和必需脂肪酸，越来越多地被用于美容产品中。

历史与民俗 1735年，爱尔兰草药师凯欧描述了树莓的用途："用花朵混合蜂蜜敷于患处，有助于缓解炎症、烧伤和烫伤。树莓对心脏和口腔疾病也有治疗效果。"

功效与使用 树莓叶片的主要功能是促进分

娩，虽然具体的作用方式还不清楚，但它被认为可以强化子宫的纵向肌肉，增加其收缩的力量，从而加速分娩。叶片的煎剂可以治疗腹泻。叶片还可以制成外用的收敛性药物，如治疗结膜炎的洗眼液，治疗口腔疾病的漱口水或治疗溃疡、创口和阴道分泌物过多的洗液。

科学研究 2012年的一项实验室研究发现，树莓提取物可以减轻关节炎、软骨损伤和骨吸收的症状。

注意事项 怀孕初期不要服用。

相关链接 为分娩做准备，第327页。

Rumex acetosella（蓼科）
小酸模

性状描述 低矮、纤细的多年生草本植物。叶片箭头形，总状花序顶生、小花绿色，种子成熟时红色。

生境与栽培 小酸模在世界上的大多数温带地区都有分布。它生长在草地等开阔地带，地上部分在初夏采摘收集。

药用部位 地上部分。

主要成分 小酸模含有草酸盐和蒽醌（包括大黄酚、大黄素和大黄素甲醚）。

历史与民俗 小酸模是一种源自北美的抗癌草药配方"essiac"的成分之一。essiac由美洲原住民发明，配方中还包括牛蒡（第69页）和红榆（第149页）。西方草药学家在20世纪就知道小酸模的药用价值。一位加拿大护士曾观察到，一位服用该配方的乳腺癌患者的病情得到了改善。尽管人们尝试对essiac开展适当的临床试验，但一直没有正式启动。

功效与使用 小酸模是一种解毒的草本植物，它新鲜的汁液有明显的利尿功效。和其他酸模一样，小酸模具有轻度的泻药作用，并且有长期治疗慢性病的潜力，尤其是消化道疾病。

相关物种 近缘种酸模（*R. acetosa*）是它的欧洲亲戚，因解毒作用而被利用。另参见皱叶酸模（下一条目）和大黄（第130页）。

注意事项 任何有肾结石倾向的人不得服用。

Rumex crispus（蓼科）

皱叶酸模

性状描述 多年生草本植物，高1米。叶披针形，茎上有许多绿色小花轮生。

生境与栽培 在世界上的很多地方，皱叶酸模都是一种常见的路边植物。它在沟渠、路边和开阔地区茁壮成长，很少有人工栽培。根在秋天发掘，然后切片、晒干。

药用部位 根。

主要成分 皱叶酸模含有蒽醌（约2.5%）、单宁（3%~6%）、黄酮类化合物和草酸盐。

功效与使用 皱叶酸模是一种很有价值的草本植物，但它经常不单独使用，而是与牛蒡（第69页）和药用蒲公英（第145页）等其他植物联用，以治疗毒性疾病。温和的泻下功能使它成为治疗便秘的良药，与改变饮食结合效果更好，如增加纤维食品的摄入。通过刺激大肠蠕动，粪便被更有效地排出，减少废物的重吸收，这种重吸收往往发生在结肠功能不良的时候。皱叶酸模还被认为可以改善胆汁流动，进一步促进了它的解毒活性。它对痤疮、湿疹、真菌感染和关节炎等疾病的治疗也十分有效。

科学研究 蒽醌具有通便和泻下的功效，但这种功效被作用相反的单宁中和，削弱了蒽醌对肠道的刺激。草酸盐的存在，提示皱叶酸模不适合痛风和肾结石患者使用。它的叶片含有高浓度的草酸，作为蔬菜食用会导致中毒和死亡。

注意事项 孕期、哺乳期避免使用。

Ruscus aculeatus（百合科）

假叶树

性状描述 多年生灌木状常绿植物，可长到1米高，有叶片状革质的枝条，具顶刺，花绿色，浆果红色有光泽。

生境与栽培 假叶树在欧洲、西亚和北非的大部分地区都有发现。它是一种受保护的植物，生长在林地和荒地。果实在秋季成熟时采集。

药用部位 地上部分、根茎。

主要成分 假叶树含有皂苷类糖苷，包括鲁斯可皂苷和新鲁斯可皂苷。这些成分的结构类似于长柔毛薯蓣（第95页）所含的薯蓣皂苷。它们具有抗炎功效，并会引起血管收缩，尤其是静脉。

历史与民俗 假叶树在古代曾被广泛使用，1世纪的医生狄奥斯科里迪斯描述其有促进排尿和激发月经的功效。到了20世纪，它的新俗名"屠夫的扫帚"源自假叶树在欧洲肉铺里的用途。

功效与使用 尽管在英美很少使用，但在德国，假叶树是治疗静脉疾病的常见药物。它已被证明对静脉曲张和痔疮有积极的治疗作用。假叶树可防止静脉曲张加剧，并能协助多余的液体回流到静脉。它的提取物可以口服或直接外用于伤腿。

科学研究 越来越多的研究表明，假叶树对治疗静脉疾病很有价值。在一项临床试验中，静脉曲张患者在腿上涂抹了假叶树提取物之后，其股动脉在2.5小时内收缩了1.25毫米。2000年发表在《循证补充和替代医学》上的一篇论文指出，假叶树对治疗直立性低血压（一种特殊形式的低血压）具有潜在的价值。

注意事项 高血压患者不得使用。

Ruta graveolens（芸香科）

芸香

性状描述 具强烈芳香气味的多年生常绿植物，可生长到1米高。羽状复叶、小叶羽裂，花黄色、4瓣，果实近圆形。

生境与栽培 芸香生长在地中海地区，喜欢阳光充足的开放之地。它在世界各地作为观赏植物和草药而被广泛栽培。地上部分在夏天采集。

药用部位 地上部分。

主要成分 芸香含有约0.5%挥发油（包括50%~90%的2-十一烷酮）、黄酮类化合物（包括芦丁）、呋喃香豆素（包括佛手柑内酯）和约1.4%呋喃喹啉生物碱（包括花椒碱、山柑子碱和菌芋碱等）。芦丁具有支撑、强化血管内壁和降低血压的功效。

历史与民俗 在古希腊和古埃及时期，芸香被用来激发月经、诱导流产和增强视力。

功效与使用 芸香的主要功能在于激发月经。它能刺激子宫肌肉，促进经血流动。在欧洲，芸香也被用于治疗癔症、癫痫、眩晕、肠绞痛、肠道寄生虫病、中毒和眼疾等各种疾病。芸香能治疗眼部疾病是已经确定的事实，其浸剂作为洗眼液可快速缓解眼部的紧张和疲劳，并可以改善视力。芸香也被用于治疗许多其他疾病，包括多发性硬化和特发性面神经麻痹。

科学研究 目前正在研究芸香潜在的抗癌功效。

相关物种 相近物种叙利亚芸香（*R. chalepensis*）也原产于地中海地区，被用来驱除寄生虫、促进经血流动、缓解眼睛疼痛。

注意事项 过量使用会造成中毒。孕期不得服用。新鲜的芸香可能会诱发皮炎，处理时需要戴手套。芸香内服可能会引起皮肤对阳光过敏。

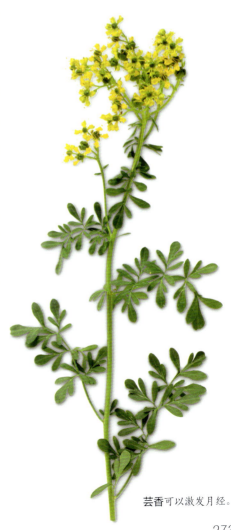

芸香可以激发月经。

Salvia hispanica（唇形科）

奇亚

性状描述 一年生草本植物，可长到1米，有锯齿状的鲜绿色叶子和紫色至白色的簇状小花。灰色或棕色椭圆形种子（奇亚籽），直径约1毫米。

生境与栽培 原产于中美洲。奇亚是一种亚热带植物，喜欢沙质、排水良好的土壤。它现在在拉丁美洲和澳大利亚被广泛种植，可以在温室中用种子栽种。

药用部位 种子。

主要成分 奇亚籽含有异常高含量的ω-3脂肪酸——60%的α-亚麻酸。它还含有膳食纤维（35%）、蛋白质、矿物质、酚酸、黄酮类化合物、异黄酮和甾醇。

历史与民俗 奇亚籽是在中美洲拥有5000多年使用历史的关键物质。玛雅人、阿兹特克人和其他原住民将种子及其油用作食品、药品和化妆品。被西班牙征服后，奇亚籽的生产受到了抑制。奇亚的英文名"chia"一词来自"chian"，意思是"油性"。

功效与使用 奇亚籽是一种被"重新认识"的古老食物和药物。它的必需脂肪酸和膳食纤维含量是燕麦麸（第179页）的2倍；同时，它在消化道内充当益生元，促进肠道微生物群的健康，减缓脂肪和糖的吸收。因此，对于2型糖尿病患者和胆固醇水平高的人来说，奇亚籽是一种有益的饮食补充。奇亚籽中的一些酚类成分可以放松动脉的肌肉壁，可能也有助于治疗高血压。.

相关物种 许多鼠尾草属物种都有药用价值。另见药用鼠尾草（第135页）、丹参（第134页）和南欧丹参（下一条）。

Salvia sclarea（唇形科）

南欧丹参

性状描述 二年生草本植物，方茎，可长到1米高。叶片皱而多毛，花浅蓝色、轮生。

生境与栽培 原产于南欧和中东，现在在法国和俄罗斯都有种植。它喜欢充足的阳光和干燥的土壤。地上部分在夏天采集，通常选用第2年的植株。

药用部位 地上部分、种子和精油。

主要成分 南欧丹参含有0.1%挥发油（主要由乙酸芳樟酯和芳樟醇组成）、二萜类化合物和单宁。

历史与民俗 南欧丹参被认为是其近亲药用鼠尾草（第135页）的一个弱化的替代品，但同样是一种重要的草药。由于它的种子曾被广泛用于治疗眼部疾病，因此南欧丹参也被称为"清澈的眼睛"。

功效与使用 作为一种抗痉挛的芳香植物，南欧丹参主要被用于治疗消化系统疾病，如胀气和消化不良。它也被认为是有滋补、镇静功效的草药，有助于治疗痛经和经前期综合征。由于它有雌激素样作用，在雌激素水平较低时，它的治疗效果更好。因此，该植物对于更年期不适有治疗价值。

注意事项 精油不得内服。孕期禁用。

Sanguinaria canadensis（罂粟科）

血根草

性状描述 多年生草本植物，可长到15厘米高。掌状叶，白色花单生，8~12片花瓣。

生境与栽培 血根草原产于北美洲东北部，生长在阴凉的树林中。它作为园林植物被人工栽培。根茎在夏秋发掘收集。

药用部位 根茎。

主要成分 血根草含有异喹啉生物碱，如血根碱（1%），还有许多其他物质（包括小檗碱）。血根碱是一种强力的祛痰物质，也有杀菌和局部麻醉的功效。

历史与民俗 血根草是美洲原住民的传统药物，治疗发热和风湿病，并诱导呕吐，也被用于占卜。根茎的鲜红色汁液被用于制作胭脂。1820—1926年，血根草被《美国药典》收录为祛痰药。

功效与使用 在现代，血根草主要被用来祛痰，促进咳嗽和清除呼吸道黏液。它可治疗慢性支气管炎，对哮喘和百日咳有抗痉挛的功效。血根草可以被制成治疗咽喉肿痛的漱口水，以及治疗由真菌或病毒引起的皮肤病（如足癣和疣）的洗液或膏剂。

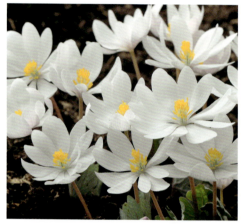

血根草被美洲原住民用来治疗发热和风湿病。

注意事项 请在专业指导下服用，且不得超过剂量。小剂量的血根草会引起呕吐，高剂量则有毒害作用。孕期或哺乳期不得服用。青光眼患者慎用。

Sanguisorba officinalis syn. *Poterium officinalis*（蔷薇科）

地榆

性状描述 多年生草本植物，高可达60厘米。复叶具长柄，由13片小叶构成，花紫色。

生境与栽培 原产于欧洲、北非和亚洲的温带地区。地榆在潮湿的牧场草地，尤其是山区生长茂盛。它可以作为饲料作物或沙拉的原材料由人工种植。植株在夏季采集。

药用部位 地上部分、根。

主要成分 地榆含有单宁，包括地榆酸双内酯（一种酚酸）和树胶。

历史与民俗 在欧洲，地榆长期被用作动物饲料和制造啤酒的原料。正如其拉丁名所暗示的，它也被用于治疗伤口："sanguis"的意思是血，"sorbeo"的意思是止血。

功效与使用 地榆至今依然用于止血。在中国和欧洲，它都是通过内服来治疗经血过多和子宫出血的。外用的洗液或膏剂可以治疗痔疮、烧伤、创口和湿疹。地榆也是一种有价值的收敛剂，可治疗各种消化道疾病，包括腹泻、痢疾和溃疡性结肠炎，尤其是伴有出血的情况更适合。

科学研究 中国的研究表明，全株草药治疗烧伤的效果比提取出的单宁更好。由地榆根和凡士林制成的膏剂，可明显改善湿疹症状。

Sanicula europaea（伞形科）

欧洲变豆菜

性状描述 多年生草本植物，高可达40厘米。叶掌状、具长柄、有光泽，花序分岔，小花浅粉色到绿白色。

生境与栽培 原生于西亚、中亚及欧洲大部分地区，欧洲变豆菜常生于林地，特别是潮湿阴暗处。地上部分在夏天采摘收集。

药用部位 地上部分。

主要成分 欧洲变豆菜含有皂苷（高达13%）、尿囊素、挥发油、单宁、绿原酸和迷迭香酸，以及黏液和维生素C。迷迭香酸有抗炎功效。

历史与民俗 希尔德加德做了现存最早的关于欧洲变豆菜用于伤口愈合的描述："它性热且纯净，汁液香甜且有益健康。"在15和16世纪，欧洲变豆菜成为一种热门的草药。17世纪的英国草药学家尼古拉斯·卡尔佩珀称赞了它愈合伤口的能力——无论针对溃疡、腐烂，还是针对内出血，并将其与聚合草（第142页）和夏枯草（第264页）进行了比较。

功效与使用 由于其在伤口愈合和治疗内出血方面的盛名，欧洲变豆菜被视为一种有价值的草药，但现在已很少使用。它可治疗胃肠出血、咯血和流鼻血。它也可治疗腹泻、痢疾、支气管炎和充血性呼吸道疾病，以及咽喉肿痛。这种草药在传统上被认为有排毒功效，因此可以治疗皮肤病。作为膏剂外用，它可治疗创口、烧伤、冻疮、痔疮和皮肤炎症。

Santalum album（檀香科）

檀香

性状描述 半寄生常绿乔木，高可达10米。叶披针形，圆锥花序，小花黄色至紫色，果实黑色。

生境与栽培 檀香原产于印度东部，在东南亚因木材和精油而被广泛种植。树干四季皆可砍伐。

药用部位 木材、精油。

主要成分 檀香含有3%~6%挥发油（主要由α-檀香醇和β-檀香醇组成）、树脂和单宁。

历史与民俗 几千年来，檀香的香味在中国和印度一直受推崇。它通常作为熏香燃烧，在印度教仪式中扮演着重要的角色。其心材最常用于制作香水，但在中国，大约从500年起，它被当成药物来使用。

功效与使用 檀香及其精油用于治疗泌尿生殖系统疾病，如膀胱炎和淋病。在阿育吠陀医学中，木浆被用来缓解皮疹和皮肤瘙痒。在中国，檀香被认为可以治疗胸腹疼痛。

注意事项 檀香精油不得内服。

Saponaria officinalis（石竹科）

肥皂草

性状描述 多年生草本植物，高1米。叶披针形，粉红色花簇生，花5瓣，花萼筒状。

生境与栽培 肥皂草原产于欧洲、亚洲和北美洲的温带地区，在开阔的林地和铁路路堤上茁壮成长。它作为一种园林植物已被广泛栽培。夏季开花时采集地上部分，根在秋天被发掘收集。

药用部位 根、地上部分。

主要成分 肥皂草各部分均含有皂苷（约5%）、树脂和少量挥发油。

历史与民俗 肥皂草主要是肥皂的替代品，被用来清洗衣物。荷兰医生布尔哈夫（1668—1738年）推荐用肥皂草治疗黄疸。

功效与使用 肥皂草可作为祛痰剂内服。人们认为它强烈的刺激作用会引起咳嗽反射，并导致呼吸道产生更多的黏液，因此它被用来治疗支气管炎、咳嗽和某些类型

的哮喘。肥皂草还可以治疗其他疾病，包括风湿性关节炎和关节疼痛。根的煎剂或药效相对和缓的地上部分的浸剂，可以舒缓皮肤湿疹和瘙痒。

注意事项 肥皂草是一种有毒的草本植物，仅在专业监督下内服。

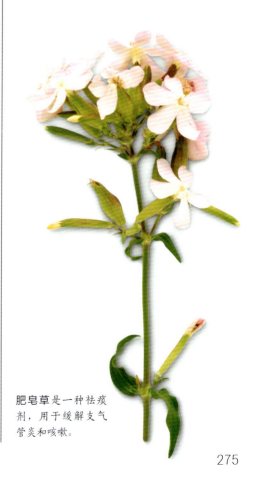

肥皂草是一种祛痰剂，用于缓解支气管炎和咳嗽。

Sargassum fusiforme
（马尾藻科）

海藻

性状描述 褐色海草（藻类），叶状体细长。

生境与栽培 在中国和日本的海岸线上都有发现，在那里经常可以看到大量漂浮的海藻。全年皆可采集。

药用部位 全株。

主要成分 海藻含有多糖、海藻酸，以及高含量的钾和碘。

历史与民俗 8世纪的中国医生建议用海藻等治疗甲状腺肿（由于碘缺乏导致的甲状腺肿大）。海藻在中国和日本被当作蔬菜食用。

功效与使用 海藻的用法与欧洲的墨角藻（第218页）很相似。中医主要用它治疗由低碘引起的甲状腺疾病。这种植物还有助于对抗其他会导致甲状腺肿大的甲状腺疾病，如桥本甲状腺炎。海藻还被用于治疗结核性感染（颈部淋巴结肿大）和水肿（体液潴留）。

科学研究 中国的研究表明，海藻具有抗真菌和调节免疫活性的功效。

相关物种 在中药中，海藻和海蒿子（*S. pallidum*）可以互相替代使用。

注意事项 在没有专业指导的情况下，不得使用海藻治疗甲状腺疾病。

Satureja montana（唇形科）

冬季香薄荷

性状描述 半常绿芳香草本植物，高40厘米。叶片披针形，淡粉色小花簇生。

生境与栽培 冬季香薄荷原产于欧洲南部，喜好生长在阳光充足、排水良好的地方。它通常作为园林草本植物被种植。花头在夏季采摘收集。

药用部位 花头、精油。

主要成分 冬季香薄荷含有约1.6%的挥发油，主要成分为香芹酚、对伞花烃、芳樟醇和百里香酚。

历史与民俗 冬季香薄荷被古代医生狄奥斯科里迪斯和盖伦归类为"热性和干性"，他们认为其具有类似于百里香（第147页）的

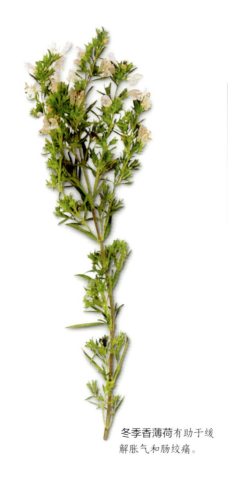

冬季香薄荷有助于缓解胀气和肠绞痛。

治疗效果。

功效与使用 冬季香薄荷常用于烹饪，但它也有明显的药用价值。它能够减少产气，刺激消化，有助于缓解胀气和腹痛。它药性暖，可治疗肺炎和支气管炎。精油具有很强的抗菌作用，可治疗念珠菌病和其他种类的真菌疾病。

相关物种 夏季香薄荷（*S. hortensis*）是一种和冬季香薄荷类似的草本植物，它的精油性质更"温"。直茎风轮菜（第195页）是另一种近亲。

注意事项 非专业指导下，精油不得内服。孕期不得使用本品。

Saussurea lappa syn. *S. costus*
（菊科）

云木香

性状描述 直立的多年生草本植物，可长到3米高，有心形的叶片和蓝黑色的头状花序。

生境与栽培 云木香原产于南亚次大陆，在克什米尔山区很常见。根在秋季发掘采集。

药用部位 根、精油。

主要成分 云木香含有挥发油（由萜烯、倍半萜和云木香烯组成）、生物碱（风毛菊碱）和树脂。风毛菊碱抑制副交感神经系统。

历史与民俗 云木香在印度至少有2500年的应用历史了。它还被出口到中国和中东地区。其芳香的根常用于制造香水。在印度，它被认为是一种催情药，并因其保持黑发的能力而闻名。

功效与使用 云木香在印度被用来滋补、兴奋和抗菌。它的根通常与其他草药一起服用，治疗呼吸系统疾病，如支气管炎、哮喘和咳嗽。它也被用来治疗霍乱。

相关物种 近缘种草地风毛菊（*S. amara*）在蒙古国被用来治疗细菌感染和胆囊疾病。

注意事项 精油不得内服。

Schizonepeta tenuifolia
（唇形科）

裂叶荆芥

性状描述 多年生植物，可以长到8米高。茎直立、四棱形，叶片披针形，小花轮生。

生境与栽培 裂叶荆芥原产于远东，在中国东部广泛栽培。秋季收获植株的地上部分。

药用部位 地上部分。

主要成分 裂叶荆芥含有挥发油，其主要成分是薄荷酮和柠檬烯。

功效与使用 在中国，裂叶荆芥被认为是一种滋补品。它被用来缓解皮肤病症状，如疖和瘙痒。裂叶荆芥还可以发汗，治疗发热和寒战，它还被用作治疗麻疹的药物。它常常与薄荷（第240页）结合使用。

科学研究 中国的研究证实，裂叶荆芥能够增加血管的血流量。

Scolopendrium vulgare
（水龙骨科）

阿尔泰铁角蕨

性状描述 常绿蕨类植物，可以长到60厘米高。叶片长、呈舌状，背面有两排并列孢子。

生境与栽培 阿尔泰铁角蕨分布于欧洲、北

非、东亚和北美洲的大部分地区。喜林地、堤岸和墙壁上的阴凉环境。整个夏季都可以采收叶片。

药用部位 叶片。

主要成分 阿尔泰铁角蕨含有单宁、黏液和黄酮类化合物（包括无色飞燕草素）。

历史与民俗 阿尔泰铁角蕨治疗腹泻和痢疾至少有2000年的历史了。在威尔士和苏格兰高地，传统上，它的泥敷剂被用来治疗伤口、烫伤和烧伤，膏剂被用来治疗痔疮。在日本，阿伊努人吸食它的叶片。

功效与使用 阿尔泰铁角蕨在过去因愈合伤口的能力而受到重视，但如今它主要是温和的收敛剂。有时它被用于治疗腹泻和黏液性结肠炎，并且可能对肝脏和脾脏有益

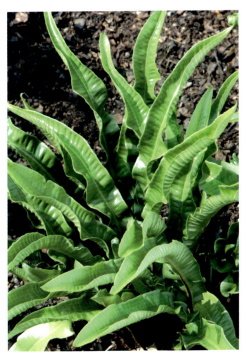

阿尔泰铁角蕨生长在北半球各地的林地背阴处。

处。阿尔泰铁角蕨似乎有祛痰的功效，还有轻度利尿的作用。

Scrophularia nodosa（玄参科）

林生玄参

性状描述 直立多年生草药，株高可达1米。茎四棱，叶椭圆形，圆形棕色小花簇生，

结绿色蒴果。

生境与栽培 林生玄参原产于欧洲、中亚和北美洲，在潮湿或湿润的地方、开阔林地、河岸和沟渠旁茁壮生长。该草药在夏季开花时采收。

药用部分 地上部分。

主要成分 林生玄参含有环烯醚萜（包括桃叶珊瑚苷、哈巴俄苷和乙酰哈巴苷）、黄酮类化合物、强心苷和酚酸。哈巴俄苷和乙酰哈巴苷被认为是其具有抗关节炎活性的原因。

历史与民俗 林生玄参的属名"*scrophularia*"暗示了这种植物治疗颈部淋巴结结核的古老用途。患者的颈部淋巴结肿大，在皮下形成坚硬的突出肿块。林生玄参的根长得很像这些肿胀的腺体，因此根据形象学说（认为植物的外观暗示了它能够治疗的疾病），这种草药被认为是治疗颈部淋巴结结核的合适药物。实际上，在16和17世纪，林生玄参被视为能缓解各种肿胀和肿瘤的最佳药物。

功效与使用 林生玄参是一种支持身体排毒的草药，可治疗各种皮肤病。它作为浸剂内服或外用，对治疗湿疹和银屑病等慢性皮肤病具有重要价值。在外用时，它还能加速创伤、痔疮和溃疡的愈合。在欧洲，使用林生玄参治疗肿胀和肿瘤的传统延续至今。这种草药还具有轻微的利尿作用，而且据说有很好的驱虫效果。

相关物种 原产于欧洲的另一种植物水生玄参（*S. aquatica*）拥有类似的功效，美国的北美玄参（*S. marylandica*）也一样。在中国，玄参（*S. ningpoensis*）被用来治疗感染和解毒。

注意事项 心脏病患者不得服用。

Selenicereus grandiflorus（仙人掌科）

大花蛇鞭柱

性状描述 多年生多分枝攀缘仙人掌，拥有直立圆柱形茎和气生根。硕大的花蕾在夜晚开出直径可达20厘米的白色花，结红色椭圆形果实。

生境与栽培 大花蛇鞭柱原产于中美洲，如

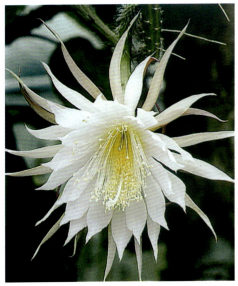

大花蛇鞭柱拥有壮观的花朵，黄昏时开放，黎明时闭合。

今很少在野外发现。它现在作为观赏植物和草药被栽培。花和嫩茎在夏季采收。

药用部位 花、嫩茎。

主要成分 大花蛇鞭柱含有生物碱（包括仙人掌碱）、黄酮类化合物（异鼠李素）和一种色素。仙人掌碱的强心作用被认为与强心苷类似（见毛地黄，第207页）。

功效与使用 由于产量很小，大花蛇鞭柱目前很少被使用，但它是一种宝贵的心脏用药。它刺激心脏活动，增加心脏的收缩强度，同时减慢心率。它作为处方药，被用来治疗各种疾病，包括心绞痛和低血压；并且在心脏病发作的恢复期，它可以作为滋补品服用。在加勒比地区，全株的枝叶用于驱虫，茎和花用于治疗风湿病。

注意事项 仅在专业人士的指导下服用。过量服用可能导致胃部不适和产生幻觉。

Sempervivum tectorum（景天科）

观音莲

性状描述 肉质多年生植物，可以长到10厘米高，拥有莲座状簇生叶片，花茎上簇生红色钟状小花。

生境与栽培 这种草药原产于中欧和南欧，

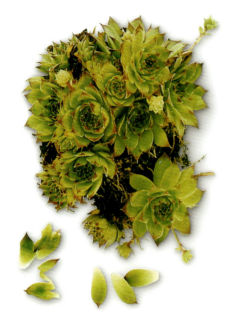

观音莲的肉质叶片含有单宁和黏液，两者都有舒缓皮肤的作用。

如今在欧洲北部、北非和西亚有野生，喜干燥沙质土。观音莲作为花园植物得到广泛栽培。叶片在夏季采收。

药用部位 叶片、叶片汁液。

主要成分 观音莲含有多酚，包括原花青素和黏液。

历史与民俗 法兰克国王查理大帝（742—814年）让自己的臣民在屋顶种植观音莲，因为据说这种植物可以抵御雷电和火灾。

功效与使用 观音莲的叶片及其汁液有冷却和收敛的作用，外用可缓解许多皮肤不适，包括创伤、疖和鸡眼。观音莲能同时收紧和软化皮肤。按照传统用法，咀嚼叶片可以缓解牙痛，闻叶片的汁液可以止鼻血。观音莲至今仍被外用，但不建议内服，因为大剂量服用会引起呕吐。

注意事项 不要内服。

Senecio aureus syn. *Packera aureus*（菊科）

欧洲千里光

性状描述 多年生直立植物，株高可达1米，拥有披针形叶片和黄色簇生雏菊形花朵。

生境与栽培 欧洲千里光原产于北美洲东部，生长在沼泽、潮湿的土地及河岸上。夏季采收地上部分。

药用部位 地上部分。

主要成分 欧洲千里光含有挥发油、吡咯里西啶生物碱（包括千里光素、千里光碱和奥素千里光碱）、单宁和树脂。分离并提纯的吡咯里西啶生物碱对肝脏有剧毒。

历史与民俗 北美洲的卡托巴人使用欧洲千里光治疗各种妇科疾病，尤其是缓解产痛。

功效与使用 直到最近，欧洲千里光仍在被使用——作为诱导月经和缓解更年期不适症状的手段。如今，这种植物只建议外用，用作治疗阴道分泌物过多的洗液。

相关物种 疆千里光（*S. jacobaea*）传统上被用作泥敷剂或洗液，以缓解风湿病疼痛。

注意事项 不要内服欧洲千里光。这种植物的使用在部分国家受法律限制。

Senegalia catechu syn. *Acacia catechu*（豆科）

黑儿茶

性状描述 高达15米的乔木，有多刺的枝条和羽状的叶片。

生境与栽培 黑儿茶原产于印度、缅甸、斯里兰卡和非洲东部，用作木材。它生长于海拔1500米的地方。

药用部位 树皮、心材、叶片和嫩枝。

主要成分 从树叶和嫩枝中提取出来的有光泽的、黑棕色的物质，被称为"黑儿茶"，干燥后会变成一种易碎的固体，这通常是黑儿茶的销售形态。黑儿茶含有25%～60%的单宁、20%～30%的黏液，以及黄酮类化合物和树脂。

功效与使用 黑儿茶是一种强收敛剂和凝血剂。它有助于减少鼻子、大肠或阴道中的过多黏液。它也被用来治疗湿疹、大出血、腹泻和痢疾。它可以被制成浸剂、酊剂、粉剂或膏剂。溶于口腔的一小块黑儿茶是治疗牙龈出血和口腔溃疡的极佳药物。粉末和酊剂也适用于被感染的牙龈，并可清洁牙齿。在阿育吠陀医学中，树皮和心材制成的煎剂用于治疗咽喉肿痛。

科学研究 黑儿茶被证明可以降血压。

相关物种 参见下一条目阿拉伯金合欢。

注意事项 一次服用周期不要超过2～3周，否则会诱发肾炎。在一些国家黑儿茶的使用是受法律限制的。

相关链接 腹泻，第317页。

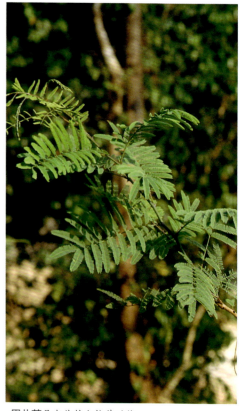

黑儿茶具有收敛和抗菌功能。

Sesamum indicum（胡麻科）

芝麻

性状描述 直立一年生植物，株高可达2米，拥有披针形至卵圆形叶片，白色、粉色或淡紫色花，以及含有许多灰色小种子的长椭圆形蒴果。

生境与栽培 芝麻原产于非洲，如今在全世界的热带和亚热带地区都有栽培。夏季挖出根部，蒴果变成棕黑色之后采收种子。

药用部位 种子、种子油、根。

主要成分 种子富含营养，含有约55%的油脂（主要是多不饱和脂肪酸）、约20%的

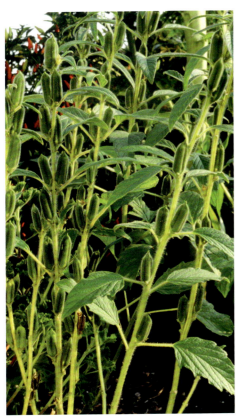

芝麻种子富含不饱和脂肪酸和钙。

蛋白质、木脂素（尤其是芝麻素和芝麻酚林）、维生素B$_3$和矿物质。木脂素被认为可以降低胆固醇水平和血压。

历史与民俗 芝麻是在图坦卡蒙（公元前1370—公元前1352年）的陵墓里发现的植物之一。极具营养价值的芝麻种子被直接食用，也被用来榨油。榨出的油被用作灯的燃料，还可制作膏剂。长期以来芝麻被认为拥有神奇的力量，《一千零一夜》中的"芝麻开门！"至今仍广为人知。中东甜点芝麻酥糖（halvah）就是用粉碎的芝麻种子加糖制作而成的。

功效与使用 芝麻在中国主要被用作食品和调味剂，但也可治疗虚证，尤其是影响肝肾的虚证。这些种子治疗因头晕、耳鸣和贫血导致的视力模糊。由于它们在消化道内的润滑作用，芝麻种子也被认为是缓解干性便秘的药物。芝麻种子具有刺激母乳分泌的显著能力。芝麻油对皮肤有益，可用作化妆品的基础油。它可以治疗真菌性皮肤病，如足癣。

科学研究 研究表明，芝麻种子具有抗菌活

性。它还可以降低胆固醇水平，并支撑"好胆固醇"的浓度。

Smilax spp.（百合科）
菝葜

性状描述 多年生木质化攀缘植物，可以长到5米，有宽大的卵圆形叶片和卷须，开小小的绿色花。

生境与栽培 菝葜属物种生长在亚洲和澳大利亚的热带雨林和温带地区。全年采收根部。

药用部位 根。

主要成分 菝葜含有1%～3%甾体皂苷、植物甾醇（包括β-谷甾醇和e-谷甾醇）、淀粉（约50%）、树脂、菝葜酸和矿物质。尽管这种草药据说有睾酮活性，但实际上这些甾体皂苷和植物甾醇有雌激素活性和抗炎作用。皂苷还有抗生素活性。

历史与民俗 菝葜在1563年被带到西班牙，作为梅毒的解药而大受欢迎——据说它在加勒比地区获得了一些成功。然而，由于对它的宣传过于夸张，而实际效果不尽如人意，这种草药得到的青睐很快就消失了。在墨西哥，菝葜传统上被用来治疗皮肤病。在被人造品取代之前，菝葜的根是根汁汽水最初的调味剂。

功效与使用 菝葜具有抗炎和清洁的作用，可以缓解湿疹、银屑病和一般性瘙痒等皮肤病，并有助于治疗风湿病、类风湿关节炎和痛风。它的雌激素活性让它有利于处理月经问题和更年期状况，如虚弱和抑郁。亚马孙原住民服用菝葜来提高生殖力和改善更年期不适。在墨西哥，菝葜的根因著名的滋补和催情作用而被经常食用。

科学研究 一些甾体皂苷已被证明会与肠道内的毒素结合，从而减少毒素被吸收到血液中的数量。这可能解释了菝葜治疗自身免疫性疾病的效果，如银屑病、类风湿关节炎和溃疡性结肠炎。这些疾病可能与此类毒素有关。在中国开展的临床研究表明，菝葜可能在治疗钩端螺旋体病（一种由大鼠传播给人类的罕见疾病）和急性期梅毒方面有潜力。

Solanum dulcamara（茄科）
欧白英

性状描述 茎细长的木质化攀缘植物，可以长到4米，有深裂卵圆形叶片、带黄色花药的深紫色花，以及鲜红色的卵圆形浆果。

生境与栽培 欧白英原产于欧洲、北非和亚洲北部，已在北美洲归化。作为一种常见的路边植物，它可以在荒地茁壮生长。春季和秋季采集小枝，秋季采集根皮。

药用部位 小枝、根皮。

主要成分 欧白英含有甾体生物碱（包括茄解定和茄甜苦定）、甾体皂苷和约10%的单宁。

历史与民俗 瑞典植物学家卡尔·林奈认为欧白英是治疗发热和炎症性疾病的宝贵药物。这种草药的英文名为"bittersweet"，字面意思是有苦有甜，指的是浆果刚入口时有苦味，然后是回甘的甜味。

功效与使用 欧白英具有兴奋、祛痰、利尿、解毒和抗风湿的功效。内服似乎能够最有效地治疗湿疹、瘙痒、银屑病和疣等皮肤病。小枝的煎剂作为洗液使用，也可能有助于减轻皮肤病的严重程度。欧白英也可用于缓解哮喘、慢性支气管炎和风湿性疾病（包括痛风）。

注意事项 欧白英在过量使用时有毒，仅在专业人士的指导下服用。

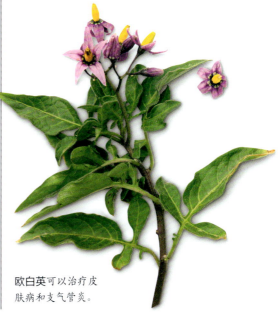

欧白英可以治疗皮肤病和支气管炎。

Solanum melongena（茄科）

茄子

性状描述 直立多年生草本植物，可以长到70厘米。叶片略有茸毛，开紫色花，结硕大的紫色果实。

生境与栽培 茄子原产于印度和东南亚，如今在很多热带地区有栽培，在气候寒冷的地方可以栽培在温室里。夏季或秋季成熟时采摘果实。

药用部位 果实、果实汁液、叶片。

主要成分 茄子含有蛋白质、碳水化合物，以及维生素。

历史与民俗 在东南亚，茄子自古以来就被作为食物栽培。

　功效与使用 茄子的果实有助于降低胆固醇水平，适合当作调节高血压的日常饮食。新鲜果实可以做成泥敷剂治疗痔疮，但更常用的形式是油或膏剂。果实及其汁液是有效的利尿剂。茄子的叶片可以制成具有舒缓和润肤作用的泥敷剂，治疗烧伤、脓疮、唇疱疹和类似病症。将果实捣成糊，可以敷在晒伤部位。

科学研究 正在进行的研究表明，茄子可能是治疗高血脂的有用食物和药物。它也可能有助于治疗代谢综合征。代谢综合征是一种涉及高血压、高胆固醇、糖尿病和肥胖的疾病。两项小型临床试验发现，茄子可以降低总胆固醇水平。

注意事项 茄子的叶片有毒，只能外用。

Solanum tuberosum（茄科）

马铃薯

性状描述 多年生植物，可以长到1米。茎有分岔，复叶，白色或紫色花，绿色浆果，块茎（马铃薯）膨大。

生境与栽培 马铃薯原产于智利、玻利维亚和秘鲁，如今在世界各地广泛栽培，品种众多。块茎通常从秋季到次年早春出土。

药用部位 块茎。

主要成分 马铃薯含有淀粉、大量维生素和矿物质（尤其是钾），还有极少量的阿托品生物碱。这些生物碱的功效之一是减少消化系统的分泌物，包括胃酸。

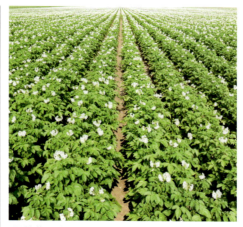

马铃薯有助于缓解胃溃疡的疼痛症状。

历史与民俗 安第斯山脉中部的盖丘亚人和艾马拉人种植了很多品种的马铃薯。16世纪初，马铃薯由西班牙航海家带回欧洲。直到18世纪，马铃薯才成为欧洲饮食中的一种主食。

功效与使用 适量服用马铃薯汁有助于治疗消化性溃疡，缓解疼痛和治疗胃酸过多。汁或捣烂的块茎可用以缓解关节疼痛、头痛、背痛、皮疹和痔疮。马铃薯皮在印度被用来治疗牙龈肿胀和烧伤。

相关物种 来自巴西的伏茄（*S. insidiosum*）是利尿剂和健胃剂。

注意事项 除块茎外，全株有毒。过量服用马铃薯汁会中毒。每天饮用不要超过一个大马铃薯的汁液。

Solidago virgaurea（菊科）

毛果一枝黄花

性状描述 多年生植物，可以长到70厘米。叶片有锯齿，金黄色小花组成分岔的花序。

生境与栽培 毛果一枝黄花原产于欧洲和亚洲，已在北美洲归化，喜开阔地、荒地和山坡。夏季开花时采集。

药用部位 地上部分。

主要成分 毛果一枝黄花含有皂苷、二萜类化合物、酚糖苷、乙炔、肉桂酸酯、黄酮类化合物、单宁、羟基苯酸甲酯和菊粉。皂苷有抗真菌的作用。

历史与民俗 草药医生约翰·杰拉德曾经讽刺地评论道："跟现在相比，毛果一枝黄花在过去受重视得多。我曾记得，来自海外的这种干制草药……可以卖到每盎司半克朗。但是自从有人发现它生长在汉普斯特德（伦敦）的树林里之后……即便是100倍的重量也没有人愿意付半克朗了。这直白地揭示了我们的反复无常和善变，当某样东西变得不再奇特和稀有时，便不看重它（无论它可能多么宝贵）。"400多年过去了，这个判断依然如此准确。

功效与使用 作为抗氧化剂、利尿剂和收敛剂，毛果一枝黄花是治疗泌尿系统疾病的

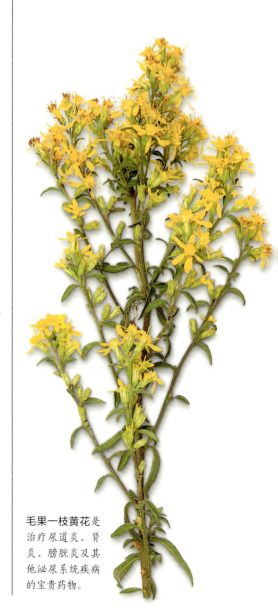

毛果一枝黄花是治疗尿道炎、肾炎、膀胱炎及其他泌尿系统疾病的宝贵药物。

宝贵药物。它既可以治疗肾炎这样的严重疾病，又可以治疗更常见的病症如膀胱炎。这种草药还拥有帮助冲洗肾脏和排出结石的名声。毛果一枝黄花含有的皂苷专门抵御引起念珠菌性阴道炎和口腔炎的念珠菌属真菌。这种草药还可以治疗咽痛、慢性卡他症状和腹泻。因为作用比较温和，所以毛果一枝黄花被用来治疗儿童胃肠炎。它也可作为洗液外用，治疗口腔炎或阴道炎。

相关物种 多个一枝黄花属物种在北美洲被用作药物。包括加拿大一枝黄花（*S. canadensis*）在内，有几个物种被用来缓解感冒、发热和胸痛。1820—1882年，香一枝黄花（*S. odora*）在《美国药典》中被列为兴奋剂、祛风药和发汗剂。

相关链接 过敏性鼻炎伴卡他症状，第310页；泌尿系统感染，第324页。

Sorbus aucuparia（蔷薇科）
欧亚花楸

性状描述 落叶乔木，株高可达12米，拥有泛红树皮、复叶、簇生白色小花，以及簇生橙红色果实（浆果）。

生境与栽培 欧亚花楸生长在北半球各地的林地中。它还作为观赏树木而被栽培。

药用部位 果实。

主要成分 果实含有单宁、山梨醇、苹果酸和山梨酸、糖和维生素C。种子含有生氰糖苷，在接触水后发生反应，生成有剧毒的氢氰酸。

历史与民俗 在苏格兰高地，欧亚花楸被认为是一种可靠的巫术解药，当地居民将它种植在自家附近。而牧牛者相信，使用欧亚花楸的枝条驱赶自己的牛，可以保护牛免受邪恶力量的侵害。果实长期以来被制作成蜜饯和酒精饮料。

功效与使用 欧亚花楸具有收敛的作用，最常被做成果酱或浸剂服用，治疗腹泻和痔疮。此外，浸剂还可以作为漱口水治疗咽痛，或者作为洗液治疗痔疮和阴道分泌物过多。

注意事项 在将果实作为药物或食物使用之前，先去掉种子。

Spigelia marilandica（马钱科）
马里兰翅子草

性状描述 多年生植物，拥有卵圆形至披针形叶片。鲜艳的红色至粉色小花构成穗状花序，蒴果对生。

生境与栽培 马里兰翅子草原产于美国南方地区，在林中空地和林地边缘的干燥、肥沃土壤中茁壮生长。根在秋季出土。

药用部位 根。

主要成分 马里兰翅子草含有生物碱（主要是翅子草宁）、挥发油、单宁和树脂。翅子草宁是催吐药，对胃有刺激性。

历史与民俗 马里兰翅子草被北美洲原住民外用驱虫。克里克人和切罗基人采集它和欧洲殖民者进行贸易。18世纪末，马里兰翅子草成了在北美洲和欧洲使用的主要驱虫草药之一。

功效与使用 马里兰翅子草如今只用于驱除肠道寄生虫——特别是绦虫和蛔虫。它与其他草药如番泻叶（第79页）和茴香（第217页）一起服用，以确保清除这两种寄生虫和马里兰翅子草本身，因为如果它被肠胃吸收的话，可能会产生毒性。

相关物种 翅子草属有几个物种可用作驱虫剂，如原产于巴西的弗莱明翅子草（*S. flemmingiana*）和原产于加勒比地区、委内瑞拉和哥伦比亚的石竹参（*S.anthelmia*）。石竹参还含有异喹啉类生物碱，被用来治疗心脏病。

注意事项 仅在专业医生的指导下使用。

Stachys officinalis syn. *S. betonica*（唇形科）
药水苏

性状描述 垫状多年生植物，株高60厘米，拥有带锯齿的椭圆形叶片，粉色或白色小花构成的穗状花序。

生境与栽培 药水苏生长在欧洲大部分地区，在亚洲地区也有分布，出现在草甸、欧石南荒野和山地上。初夏开花时采收地上部分。

药用部位 地上部分。

主要成分 药水苏含有生物碱（包括水苏碱和左旋水苏碱）、酚类化合物、甜菜碱、胆碱和单宁。

历史与民俗 药水苏自古典时代就被当作"万能灵药"，甚至被赋予了驱除邪灵的能力。古罗马皇帝奥古斯都的医生安东尼•穆萨声称药水苏可以治疗47种疾病。这种草药

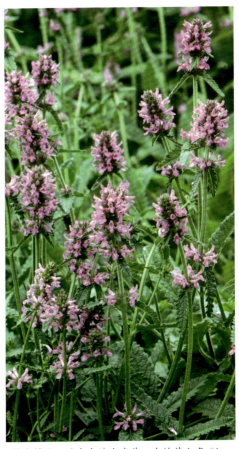

药水苏是一种古老的头痛药。它的英文名"betony"可能来自凯尔特语，意思是好头。

一直作为头痛药而受到特别的重视。

功效与使用 如今药水苏不再被视为"万能灵药"，但它仍然有价值——它可以治疗头痛和面部疼痛。这种植物还有温和的镇静作用，可以缓解压力和紧张。在英国，药水苏被认为可以改善神经功能，防止兴奋过度。它被用来治疗神经受损、经前期症状、记忆力差和紧张。这种植物有收敛的作用，与其他草药如聚合草（第142页）和椴树花（第286页）配合使用，可有效地消除窦性头痛和鼻窦阻塞。药水苏可单独服用或搭配蓍草（第60页），帮助止鼻血。药水苏还是温和的苦味药，它会刺激消化系统和肝脏，并对全身有滋补效果。

注意事项 孕妇不可服用。

Stellaria media（石竹科）

繁缕

性状描述 蔓性多年生植物，株高约15厘米。茎上有毛，叶片卵圆形，开白色星状小花。

生境与栽培 繁缕原产于欧洲和亚洲，如今在全世界大部分地区都有分布。它很容易在荒地上生长，而且通常被视为是一种麻烦的野草。夏季采收植株。

药用部位 地上部分。

主要成分 繁缕含有三萜皂苷、香豆素、黄酮类化合物、羧酸和维生素C。三萜皂苷可能是这种草药能减少皮肤瘙痒的原因。

历史与民俗 1世纪的医生狄奥斯科里迪斯在描写繁缕的应用时写道："它与玉米粉一起使用，可以有效地治疗眼睛的炎症。汁液还可以滴入耳朵，治疗耳痛。"除了药用价值，繁缕还是一种美味而营养丰富的蔬菜。

功效与使用 繁缕主要被用来治疗受刺激的皮肤，以汁液、泥敷剂、膏剂或霜剂的形式使用。在某些情况下，繁缕可以缓解使用其他药物都无效的重度皮肤瘙痒。它常被用来治疗湿疹、静脉曲张性溃疡和荨麻疹。新鲜或干制叶片的浸剂可以当洗澡水，这种草药有助于减轻炎症（如风湿性关节炎），并促进组织修复。繁缕还可以内服，治疗肺部疾病。有人认为繁缕有防止肥胖的效果。

注意事项 如果过量服用，可能导致腹泻和呕吐。孕妇不可服用。

相关链接 湿疹，第310页；尿布疹和炎性皮疹，第328页；荨麻疹，第313页。

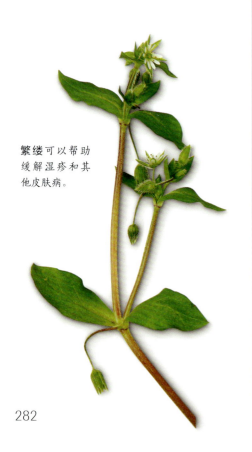

繁缕可以帮助缓解湿疹和其他皮肤病。

Stillingia sylvatica（大戟科）

草乌桕

性状描述 多年生植物，株高1.2米。叶片革质，花黄色且无花瓣，果实3裂。

生境与栽培 草乌桕原产于美国东南部，喜沙质土。根在秋季出土。

药用部位 根。

主要成分 草乌桕含有二萜类化合物、不挥发油、挥发油、树脂和单宁。新鲜的根被认为活性最高。

历史与民俗 草乌桕被美洲原住民用作强泻药，并且用来治疗皮疹和性病。刚刚分娩的克里克女性会服用根的煎剂，或者用浸剂沐浴。1831—1926年的《美国药典》收录了草乌桕。

功效与使用 草乌桕似乎能促进解毒。内服可以帮助治疗便秘、疖、湿润性湿疹和颈部淋巴结结核。它还被用来治疗支气管炎和咽喉炎。作为洗液外用，可治疗痔疮、湿疹和银屑病。

注意事项 仅在专业人士的指导下使用。大剂量服用草乌桕会导致呕吐和腹泻。

Strychnos nux-vomica（马钱科）

马钱子

性状描述 常绿乔木，可以长到15米高。叶片卵圆形、有光泽，拥有管状白色花和黄色果，果实中含有5～8枚圆盘形果实。

生境与栽培 马钱子原产于东南亚。它生长在野外，也有商业栽培。种子成熟时采收。

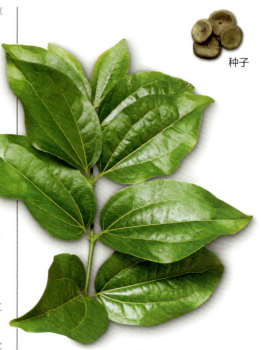

种子

马钱子被用在顺势疗法中。

药用部位 种子。

主要成分 马钱子含有3%吲哚生物碱（主要是马钱子碱，还有许多其他种类）、马钱子苷、绿原酸和不挥发油。马钱子碱是一种致命的毒药，会引起强烈的肌肉痉挛。

历史与民俗 马钱子的种子在15世纪被首次带进欧洲，主要作为毒杀猎物和啮齿类动物的毒药。1640年，它作为一种兴奋剂，在欧洲首次被用作药物。

功效与使用 虽然其因为有毒很少被内服，但马钱子是一种有效的神经系统兴奋剂，特别是对老年人来说。在中国，种子被外用以缓解疼痛，治疗各种类型的肿瘤，以及缓解麻痹（包括面瘫）。马钱子是一种常用的顺势疗法药品，主要治疗消化道疾病、畏寒、易怒和抑郁。

科学研究 在中国开展的一项临床试验中，15000名患者使用了由马钱子种子制成的药糊。这种治疗方式对80%以上的患者有效。

相关物种 很多马钱子属物种有同样的效力，并被用作箭毒。

注意事项 该草药和马钱子碱的使用在大多数国家受法律限制。

Styrax benzoin（安息香科）

安息香

性状描述 似灌木的常绿乔木，株高可达9米，拥有锐尖卵圆形叶片和簇生白色钟形花，花有香味。

生境与栽培 安息香原产于东南亚，生长在热带雨林。它因树胶得到栽培，割伤7年以上树龄的树皮，树胶就会渗出。

药用部位 树胶。

主要成分 安息香含有浓度不一的肉桂酸酯、苯甲酸酯和苏马油酸酯、游离酸（如苯甲酸）、苯甲醛和香兰素。

功效与使用 安息香有强烈的杀菌和收敛效果。它可以外用于创伤和溃疡，收紧受到影响的组织并消毒。内服时，安息香可缓解绞痛，刺激咳嗽，以及为泌尿系统消毒。安息香是复方安息香酊的成分，这是一种杀菌、祛痰的蒸汽吸入剂，可以治疗咽痛、感冒、肺炎、哮喘及支气管炎。

Sutherlandia frutescens（豆科）

纸荚豆

性状描述 中等大小的灌木，高可达1.2米，有细的灰绿色羽状叶、橙红色的花和黑色的种子。种子包含在独特的气球状豆荚中。

生境与栽培 原产于非洲南部，主要生长在南非开普，但可以在南非北部的博茨瓦纳和纳米比亚找到。用种子培育很容易。尽管是亚热带植物，但它在-50℃以下也能存活。野生植物的化学成分差异很大。

药用部位 叶片和幼茎。

主要成分 纸荚豆是一种相对不为人知的草本植物，其主要活性成分是三萜皂苷、黄酮类化合物、L-刀豆碱、γ-氨基丁酸（GABA）和松醇。L-刀豆碱具有抗癌活性，松醇具有抗糖尿病作用，GABA具有直接的抗焦虑作用。

历史与民俗 科伊桑人和非洲南部的其他原住民被认为世世代代都在使用纸荚豆，因为它具有广泛的治疗益处。有记载的第一次使用这种草药治疗癌症是在1895年。

功效与使用 作为非洲南部的一种重要的传统药物，纸荚豆被用于治疗多种疾病，包括发热、消化不良、消化性溃疡、痢疾、癌症（预防和治疗）、糖尿病、肝肾疾病、心力衰竭和尿路感染。作为一种适应原，它能支持承受各种压力的身体，并有助于缓解焦虑和抑郁（部分原因是它的GABA含量较高）。在南非，由于其抗病毒、补益和促恢复作用，人类免疫缺陷病毒感染者通常会将纸荚豆与抗逆转录病毒药物一起服用。

相关物种 几个关系密切的物种，包括小叶碱蓬（*S. microphylla*），可以与纸荚豆互换使用。

注意事项 不要在怀孕或哺乳期间服用。鉴于其与处方药产生负面作用的能力，最好在专业建议下服用。

Swertia chirata（龙胆科）

印度獐牙菜

性状描述 一年生植物，可以长到大约1米高。茎多分枝，叶片光滑、尖披针形，开许多略带紫色的浅绿色花。

生境与栽培 印度獐牙菜生长在印度北方和尼泊尔的高海拔地区。开花时采集全株。

药用部位 全株。

主要成分 印度獐牙菜含有氧杂蒽酮、环烯醚萜苷（包括苦龙胆酯苷）、生物碱和黄酮类化合物。

历史与民俗 在欧洲和亚洲拥有金鸡纳树（第84页）之前，印度獐牙菜是一种常用的抗疟药。

功效与使用 作为一种强效苦味药，印度獐牙菜是治疗胃虚弱的有效药物，尤其是与恶心、消化不良和胀气相关时。小剂量多频次服用，可以改善食欲和促进消化功能。与蜂蜜一起小剂量多次服用，可以治疗打嗝。和大多数苦味药一样，它可以退热，并增加流向肝脏的血液。在阿育吠陀医学中，这种草药被用来治疗皮塔。它是mahasudarshana churna（由50多味草药制成的复方药剂）中的主要草药，治疗由疟疾等引起的发热、肝脏疾病、胆结石和消化不良。最近它还和其他草药一起治疗过敏。

科学研究 氧杂蒽酮被认为有抗结核和抗疟的作用。苦龙胆酯苷有护肝功效。

注意事项 消化性胃酸过多患者禁用。

Symplocarpus foetidus（天南星科）

臭菘

性状描述 散发异味的多年生植物，可以长到75厘米。拥有粗厚的根茎和似卷心菜的叶片，紫色小花开在有帽兜结构的花穗上。

生境与栽培 臭菘原产于北美洲北部，在草甸、沼泽和湿地中茁壮生长。秋季或早春采集根和根茎。

药用部位 根、根茎。

主要成分 臭菘含有挥发油、血清素和树脂。

历史与民俗 温尼贝戈人和达科他人用有祛痰和抗痉挛作用的臭菘根治疗哮喘和支气管炎。臭菘根还被用作泥敷剂，以去除扎进皮肤的碎片和刺、治愈创伤和缓解头痛。它在19世纪的美国被大量使用。

功效与使用 臭菘如今仍然是祛痰剂，治疗哮喘、支气管炎和百日咳。它还被用来治疗卡他症状和花粉症。臭菘不太常见的用途是治疗癫痫、头痛、眩晕和风湿病，以及止血。

注意事项 接触新鲜的臭菘叶片可能导致皮肤起水疱。剂量过大时会引起恶心、呕吐、头晕及眩晕。

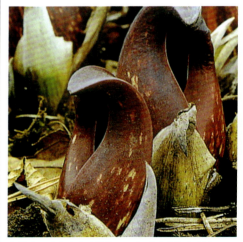

臭菘是一种有臭味的植物，具有强烈的祛痰功效。

Syzygium cumini（桃金娘科）

阎浮树

性状描述 常绿乔木，可以长到10米高，拥有披针形叶片和黄绿色花。

生境与栽培 阎浮树原产于南亚和澳大利亚，如今在非洲热带地区也有分布。这种树因果实而得到商业栽培，在夏季用种子或半成熟枝插条繁殖。它需要排水良好的土壤和充足的阳光。果实成熟时采收。

药用部位 新鲜和干制的果实、种子。

主要成分 阎浮树含有三萜类化合物、花青素、黄酮类化合物和挥发油。

历史与民俗 阎浮树是药物兼食物的典型例子。成熟时的果实拥有杏子的香气和味道，以蜜饯的形式食用。虽然果实和种子对消化系统都有滋补和收敛的作用，但在阿育吠陀医学中，种子长期以来一直用于预防和治疗糖尿病。

功效与使用 阎浮树可以解决各类健康问题。研成粉末的种子通常被用来治疗糖尿病和随之而来的尿频，以及口腔溃疡、胃痛、腹泻、痢疾和肠道寄生虫病。过去100年的病例报告和最近的药理学研究支持使用阎浮树治疗糖尿病和血糖控制不佳。它被认为可将血糖水平降低约30%。

相关物种 很多其他近缘物种具有显著的治疗活性。丁香（第101页）被用来治疗消化系统疾病和感染。来自南非的杰氏蒲桃（*Syzygium gerrardii*）和来自智利的智利白花桃金娘（*Luma chequen*）被用来治疗卡他症状。

Tamarindus indica（豆科）

罗望子

性状描述 常绿乔木，株高达25米，有精细的复叶、橙黄色花序，以及易碎的灰棕色种荚（果实）。种荚含有至多可达12粒的圆形种子。

生境与栽培 罗望子虽然原产于马达加斯加，但如今在全世界的很多热带地区都有栽培，如加勒比地区、印度、东南亚和中国。

药用部位 果实、叶片、种子。

主要成分 罗望子含有16%～18%植物酸（包括烟酸，即维生素B₃）、挥发油（含有香叶醛、香叶醇和柠檬烯）、糖、果胶、钾和脂肪。维生素C以前被认为是罗望子的成分之一，但现在有争议。

历史与民俗 水手们曾经吃罗望子的果实，作为对他们单一饮食的补充，他们相信这样做可以预防坏血病。然而，罗望子似乎并不含有维生素C。罗望子是很多酸辣酱和调味品的主要成分，特别是辣酱油。

功效与使用 罗望子是一种有益健康且具有净化作用的水果，可改善消化、缓解胃肠胀气、舒缓咽痛。它还是温和的泻药，然而，罗望子与孜然、糖混合可治疗痢疾。作为补胃药，它被用来缓解食欲不振和恶心。它可以帮助缓解孕期恶心和呕吐。在印度南部，罗望子汤被用来治疗感冒和其他会产生过多黏液的疾病。中医认为它是一种凉性草药，适合治疗暑热。在实验室开展的研究部分证实了其种子作为抗蛇毒剂的传统用途。

相关链接 咽痛，第321页。

Tanacetum vulgare（菊科）

菊蒿

性状描述 具有强烈芳香气味的多年生植物，株高可达1米。茎直立，羽状复叶，簇生黄色圆盘形花序。

生境与栽培 菊蒿遍布北半球温带地区，生长在荒地、路缘和水边。夏季开花时采收花头。

药用部位 花头。

主要成分 菊蒿含有挥发油（包括浓度较高的侧柏酮、樟脑）、倍半萜内酯、黄酮类化合物和树脂。这种挥发油有强烈的诱导月经的作用。

历史与民俗 虽然保存至今的古典文献中没有提过菊蒿，但中世纪的草药医生描述过它，如希尔德加德。自那以后，菊蒿常被用作驱虫剂。在英格兰，菊蒿布丁曾是大斋节期间的食物。

功效与使用 因为菊蒿潜在的毒性，如今很少被使用。服用这种植物，主要是为了驱除肠道寄生虫。较不常见的用途是激发月

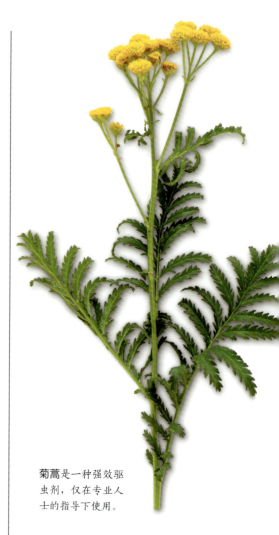

菊蒿是一种强效驱虫剂，仅在专业人士的指导下使用。

经。菊蒿可外用杀死疥螨、跳蚤和虱子，但即便外用，也有中毒风险。

注意事项 仅在专业人士的指导下使用。菊蒿无论内服还是外用都可能不安全，而且绝不能在孕期使用。这种植物的使用在某些国家受法律限制，尤其是它的精油。

Taxus baccata（红豆杉科）

欧洲红豆杉

性状描述 生长缓慢的常绿乔木，可以长到25米高，拥有锈红色树皮和扁平的深绿色针叶。雌树结红色肉质杯状果。

生境与栽培 欧洲红豆杉生长在北半球的众多温带地区。它更常出现在栽培环境中而不是野外，喜石灰质土壤。春季采收叶片。

药用部位 叶片。

主要成分 欧洲红豆杉含有统称"紫杉碱"

的多种生物碱，此外还含有二萜类化合物（包括某些品种含有的紫杉醇）、木脂素、单宁和树脂。

历史与民俗 欧洲红豆杉是德鲁伊教的神圣植物，据说他们将其视为永生的象征。德鲁伊教徒将欧洲红豆杉种在神圣的场所。很多中世纪的教堂墓地里生长着古老的欧洲红豆杉，据说有些有2000多年的历史。在中世纪，最好的长弓是用欧洲红豆杉做的，最好的"魔杖"也是。

功效与使用 虽然欧洲红豆杉曾以小剂量治疗过风湿病和泌尿系统疾病，但极强的毒性意味着它是一种不安全的药物。

科学研究 紫杉醇抑制细胞分裂，所以它的抗癌用途已经得到了广泛的研究。紫杉醇常出现在短叶红豆杉（*T. brevifolia*）中，不过欧洲红豆杉的一些品种也含有这种物质。自20世纪80年代以来，一直有研究在寻找潜在的抗癌药。

注意事项 欧洲红豆杉的毒性极强，不要在任何情况下服用。

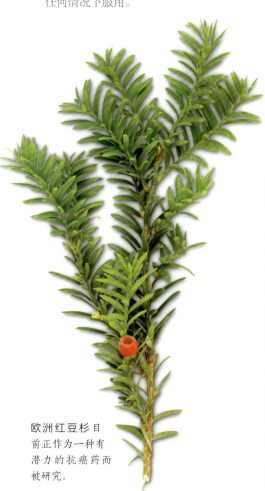

欧洲红豆杉目前正作为一种有潜力的抗癌药而被研究。

Terminalia bellirica（使君子科）
毗黎勒

性状描述 常绿乔木，簇生卵圆形叶片，绿色小花散发异味并组成穗状花序，棕色果实有毛。

生境与栽培 毗黎勒原产于印度、马来西亚和菲律宾。它生长在森林里，并因其具有收敛作用的果实得到栽培。未成熟和成熟的果实都会被采收。

药用部位 果实。

主要成分 果实含有单宁和蒽醌。

功效与使用 毗黎勒的果实是收敛剂、滋补品和泻药。它主要被用来解决消化系统问题和呼吸系统问题。在印度，成熟的果实治疗腹泻和消化不良，未成熟的果实治疗慢性便秘。它是阿育吠陀经典药方"三果宝"的成分之一——三果宝是一种肠道滋补品。毗黎勒还被用来治疗导致咽痛、声音嘶哑和咳嗽等症状的上呼吸道感染。

相关物种 榄仁属的很多物种都被用来制作收敛剂，它们的木材也有用处。参见诃子（下一条目）。

注意事项 孕妇禁服。

Terminalia chebula（使君子科）
诃子

性状描述 常绿植物，可以长到20米高。叶片卵圆形，顶生白色穗状花序，果实小、有5条肋纹。

生境与栽培 诃子原产于中亚和印度，分布于伊朗、巴基斯坦和印度各地。果实成熟时采收。

药用部位 果实。

主要成分 诃子含有三萜类化合物、多酚、香豆素（诃子次酸）、树脂和不挥发油。

历史与民俗 诃子在印度医学中的使用已有几千年的历史，它的果实长期以来被用作治疗各种消化系统疾病的主要药物。

功效与使用 作为一种泻药和收敛剂，诃子可以温和地调节排便规律而不过多地刺激结肠。它是阿育吠陀经典药方"三果宝"的成分之一。和大黄（第130页）一样，诃子可以治疗腹泻和痢疾。果实中的单宁

保护肠壁免受刺激和感染，而且往往会减少肠道分泌物。这种果实有助于缓解酸性消化不良和胃灼热。诃子的煎剂可以用作漱口水、治疗眼睛酸痛的洗眼液、治疗阴道炎和阴道分泌物过多的阴道洗液等。果实还被发现有护肝和抗糖尿病的功效。

注意事项 孕妇禁用。

Theobroma cacao（梧桐科）
可可

性状描述 常绿乔木，高可达8米。树皮浅棕色，叶片卵圆形、有光泽，簇生黄色小花，种荚硕大、梨形、红黄色。

生境与栽培 可可原产于中美洲，如今是热带地区的一种主要作物。种荚每年采收数次，直接从树干上割下（种荚直接生长在树干上）。一个种荚含有多达50粒种子，900粒种子重约1千克。根据世界可可基金会的统计，全球2012年的可可产量超过390万吨。

药用部位 种子。

主要成分 未经加工的种子含有大量多酚（主要是原花青素和儿茶素）、黄嘌呤（包括咖啡因）、不挥发油及许多为巧克力带来风味的成分。由于生产过程涉及发酵和加工，巧克力中的多酚含量显著降低。可可还含有微量的内啡肽（体内自然产生的强效止痛药）。

历史与民俗 "巧克力"（chocolate）一词源自"chócolatl"，这是阿兹特克人给这种树起的名字。1720年，美国传教士和博物学家科顿·马瑟对可可赞誉有加，他写道："这种植物为原住民提供日用的面包、水、葡萄酒、醋、白兰地、牛奶、油、蜂蜜、糖、针、线、亚麻、布、衣服、帽子、勺子、扫帚、篮子、纸和钉子，建造房屋用的木材、覆盖材料、造船用的桅杆、帆、绳索，还有治病用的药物，还能要求什么呢？"

功效与使用 虽然可可最常被用作食物，但它也是神经系统兴奋剂。在中美洲，种子被用作心肾滋补品。这种植物可治疗心绞痛，还可用作利尿剂。可可脂（不挥发油）是一种很好的润唇膏，也常被

做成栓剂。

科学研究 未加工种子肉中的强效多酚混合物一直是可可研究中的焦点。它对心脏和血管有保护作用，特别是支持毛细血管和微循环。食用可可与更低的血压、胆固醇水平及更低的冠心病、脑卒中患病风险有关。它似乎还有抗糖尿病活性，它能够刺激胰腺，从而更有效地调节血糖水平。可可的其他潜在用途包括预防蛀牙、辅助减肥、抗癌及治疗慢性疲劳。

Thuja occidentalis（柏科）
北美香柏

性状描述 常绿乔木，高可达10米，拥有鳞状叶片、雄花和雌花，以及卵形小球果。

生境与栽培 北美香柏原产于美国东北部，在潮湿的沼泽地和河堤沿线茁壮生长。它在欧洲成了一种很受欢迎的观赏树木。夏季采收树叶。

药用部位 叶片。

主要成分 北美香柏含有挥发油（侧柏酮含量高达60%）、香豆素、黄酮类化合物（包括原花青素）、单宁和多聚糖。

历史与民俗 很多美洲原住民很重视这种树，将它用作治疗发热、头痛、咳嗽、手部肿胀和风湿病的药物。这种草药因香味和有驱邪功效而被作为烟熏火堆焚烧。19世纪的折中派用北美香柏治疗支气管炎、风湿病和子宫癌。

功效与使用 北美香柏具有确定的抗病毒活性。它常被用来治疗疣和息肉，既可外用又可内服。它还被用作癌症（尤其是子宫癌）治疗方案的一部分。北美香柏还是一种有效的祛痰药和抗卡他药，可治疗急性支气管炎和其他呼吸道感染。它对月经有诱导作用，可用来推迟经期，但不建议在痛经严重的情况下使用。北美香柏有利尿作用，被用来治疗急性膀胱炎和儿童尿床。这种草药的提取物可以作为抗刺激剂涂抹在疼痛的关节或肌肉表面，能改善局部供血，减轻疼痛和僵硬。

注意事项 仅在专业人士的指导下使用。孕妇或哺乳期女性禁用。

相关链接 疣，第314页。

Thymus serpyllum（唇形科）
铺地百里香

性状描述 簇状常绿草本植物，株高7厘米。茎四棱，叶片小、卵圆形，有芳香气味，鲜艳的淡紫色花组成穗状花序。

生境与栽培 铺地百里香原产于欧洲，喜欧石南荒野、沼泽地和贫瘠土地。夏季开花时采集这种草药。

药用部位 花头。

主要成分 铺地百里香含有挥发油（包括百里香酚、香芹酚和芳樟醇）、黄酮类化合物、咖啡酸、单宁和树脂。挥发油的功效类似于百里香油，但效力较弱。

历史与民俗 17世纪的草药医生尼古拉斯·卡尔佩珀建议服用铺地百里香治疗内出血、咳嗽和呕吐。他指出，铺地百里香可以舒缓和强健头部、腹部、输尿管和子宫，去除胀气，破碎结石。18世纪的瑞典植物学家卡尔·林奈用这种植物治疗头痛和宿醉。

功效与使用 和它的近亲百里香一样，铺地百里香也有杀菌的作用。它可以做成浸剂或糖浆来治疗流感和感冒、咽痛、咳嗽、百日咳、肺部感染和支气管炎。铺地百里香有抗卡他功效，有助于清除鼻塞，治疗鼻窦炎、耳塞和相关的不适症状。它已被用于驱除小儿蛲虫和蛔虫，还被用来平息胀气和肠绞痛。铺地百里香的解痉作用让它可以缓解痛经。外用时，它可以以泥敷剂的形式治疗乳腺炎；还可以将浸剂用作清洗剂，帮助伤口和溃疡愈合。铺地百里香还能用在草药浴和枕头里。

相关物种 参见百里香（第147页）。

注意事项 用于小儿驱虫时，必须在专业人士的指导下使用。

Tilia spp.（椴树科）
椴树

性状描述 落叶乔木，高可达30米，拥有光滑的灰色树皮和心形叶片，簇生浅黄色花，花有翅状苞片。

生境与栽培 椴树原产于欧洲，它生长在野外，但在花园和路边有大量种植。夏季采收花朵。

药用部位 花和苞片。

主要成分 椴树含有黄酮类化合物（尤其是槲皮苷和山柰酚）、咖啡酸、黏液（约3%）、单宁、挥发油（0.02%~0.1%）和微量苯二氮䓬类化合物。黄酮类化合物有改善循环系统的作用。

历史与民俗 古希腊神话讲述了仙女菲吕拉生下著名的半人马喀戎，痛苦不堪的菲吕拉恳求众神不要让自己留在俗世。众神满足了她的愿望，将她变成了一棵椴树。

功效与使用 椴树是一种有解痉、发汗和镇静作用的药物。它可以缓解紧张和窒性头痛，还有安神助眠的效果。椴树是缓解压力和恐慌的绝佳药物，专门用于治疗神经性心悸。椴树花通过减轻卡他症状和退热来缓解感冒和流感不适。椴树花通常用于降低血压，尤其是在涉及情绪因素时。由于具有润肤作用，椴树花在法国被用来制作止痒洗液。

相关物种 美洲椴（*T. americana*）与其欧洲"亲戚"具有相似的特性。

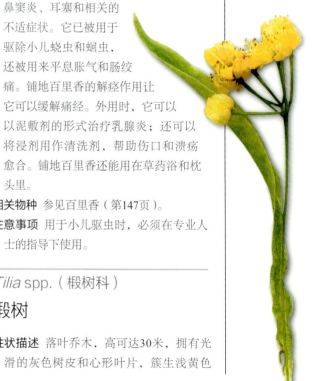

来自数个物种的椴树花——包括欧洲椴（*Tilia europaea*）都可作为草药使用。

Trifolium pratense（豆科）

红花车轴草

性状描述 多年生草本植物，株高40厘米。直立茎多毛，叶片由3枚（极少数情况下是4枚）卵圆形小叶组成，小叶上有一个白色月牙形斑纹，卵圆形花序为粉色至紫色。

生境与栽培 红花车轴草原产于欧洲和亚洲，已在北美洲和澳大利亚归化，如今作为牧草和固氮作物被广泛栽培。夏季刚开

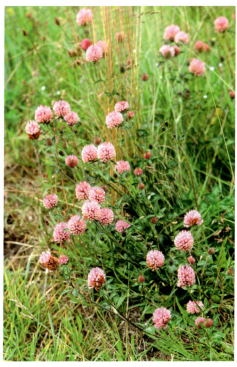

红花车轴草是一种常见的路边植物，但它也作为饲料作物而被栽培。

花时采收花头。

药用部位 花头。

主要成分 红花车轴草含有挥发油（包括苯甲醇和水杨酸甲酯）、异黄酮、香豆素和氰苷。异黄酮的含量相对较高，并且有植物雌激素活性。分离出的异黄酮如今作为治疗更年期不适的药物已上市销售。

历史与民俗 这种草药传统上被用来治疗乳腺癌。将浓缩的煎剂涂抹在肿瘤部位，促进它向外生长并离开身体。

功效与使用 红花车轴草被用来治疗皮肤病，通常与牛蒡（第69页）和皱叶酸模

（第273页）等其他净化草药结合使用。它还是祛痰剂，可治疗痉挛性咳嗽。红花车轴草显著的植物雌激素活性让人们越来越多地使用它来缓解更年期症状。在大多数情况下，最好使用红花车轴草提取物，而不是单独使用异黄酮。

科学研究 异黄酮拥有确定的植物雌激素活动。红花车轴草含有的异黄酮不仅针对更年期不适有治疗用途，而且可以帮助女性减少因雌激素水平下降而产生的影响，对雌激素水平低的更年期女性的循环系统发挥保护作用。早期研究指出，异黄酮可以对抗骨质流失，因此它有治疗骨质疏松症的潜力。由于异黄酮与人体自身雌激素开展"竞争"，现在人们认为红花车轴草可能有助于预防和治疗乳腺癌。

Trigonella foenum-graecum（豆科）

胡芦巴

性状描述 具有强烈芳香气味的一年生植物，株高约80厘米。叶片由3枚小叶组成，黄白色的花形似豌豆，种荚呈镰刀形。

生境与栽培 胡芦巴原产于北非和东地中海沿岸国家，生长在荒地上，如今得到广泛栽培，尤其是在印度。秋季采收种子。

药用部位 种子。

主要成分 胡芦巴含有挥发油、生物碱（包括胡芦巴碱）、皂苷（基于薯蓣皂苷元）、黄酮类化合物、黏液（约27%）、蛋白质（约25%）、不挥发油（约8%）、维生素，以及矿物质。

历史与民俗 约公元前1500年的古埃及《埃伯斯纸草书》记录了一个治疗烧伤的药方，其中就用到了胡芦巴。它的种子被用来催产。公元前5世纪，古希腊医生希波克拉底认为胡芦巴是一种有舒缓作用的宝贵草药。狄奥斯科里迪斯在1世纪的著作中建议用胡芦巴治疗各种妇科疾病，包括子宫感染及阴道、外阴炎症。

功效与使用 胡芦巴在北非、中东和印度得到了大量使用，它被认为能够治疗众多病症。处于疾病恢复期的人会用种子滋补身体。种子还能增加体重，尤其适合厌食

症患者。它还有助于退热，一些权威人士将它的能力与奎宁相提并论。种子的舒缓作用让它在治疗胃炎和胃溃疡方面具有价值。它被用来催产和增加母乳分泌。胡芦巴还被认为具有抗糖尿病和降低胆固醇水平的作用。外用时，种子可以做成药糊，治疗脓肿、疖、溃疡和烧伤，或者做成治疗阴道分泌物过多的洗液。

科学研究 研究表明，胡芦巴种子（最好研磨成粉）可以有效地控制胰岛素抵抗和迟发性糖尿病。种子有助于稳定血糖水平，尽管目前还不清楚它的推荐剂量。种子还可以降低血液中的胆固醇水平。种子的其他潜在用途包括治疗痛经、多囊卵巢综合征（PCOS）和帕金森病。2014年在伊朗开展的一项临床试验发现，2~3克胡芦巴种子粉末有助于减轻经期痉挛。

注意事项 孕妇禁用。

Trillium erectum（百合科）

直立延龄草

性状描述 漂亮的多年生植物，直立茎可以长到40厘米高，有3枚波纹状叶片和1朵散发异味的红色至黄色花，花有3片花瓣。

生境与栽培 直立延龄草原产于北美洲，生长在林地的背阴处。通常在秋季叶落后采收根茎。

药用部位 根茎。

主要成分 直立延龄草含有甾体皂苷（如延龄草苷）、单宁、树脂、不挥发油，以及微量挥发油。

历史与民俗 延龄草属的多个物种被美洲原住民用来助产，治疗月经不调、痛经及阴道分泌物过多，并做成泥敷剂舒缓乳头疼痛。

功效与使用 直立延龄草是治疗经期和经间期大量出血的宝贵药物，它有助于减少血流量。它还被用来治疗与子宫肌瘤相关的出血。直立延龄草还可以治疗尿血。另外一种较不常见的用途是治疗咯血。它在助产方面仍然有效。直立延龄草洗液可治疗阴道分泌物过多或念珠菌性阴道炎。

注意事项 除非有专业人士的指导，否则不要在孕期使用。

Tropaeolum majus（旱金莲科）

旱金莲

性状描述 攀缘一年生植物，可以长到3米。茎蔓延生长，叶片圆形，开橙色至黄色花、有长刺。

生境与栽培 旱金莲原产于秘鲁，在阳光充足的地点茁壮生长。它作为观赏植物和蔬菜而被种植。夏季采收全株。

药用部位 花、叶片、种子。

主要成分 旱金莲含有芥子油苷、硫苷、金莲葡糖硫苷、黄酮类化合物、千日菊酸和碘化物。金莲葡糖硫苷被肠道细菌转化为芥子油，在泌尿系统和呼吸系统中发挥抗生素的作用。

历史与民俗 旱金莲在安第斯山脉长期被用来抗感染和促进伤口愈合，它还是一种祛痰药。

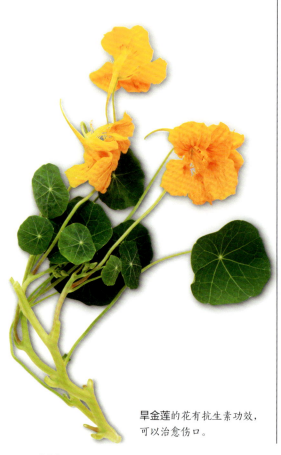

旱金莲的花有抗生素功效，可以治愈伤口。

功效与使用 旱金莲似乎全株都有抗生素活性。叶片的浸剂可增加对细菌感染的抵抗力，以及消除鼻腔和支气管卡他症状——这种药物显然既能减少黏液的形成，又能刺激痰的清除和咳出。它还对细菌性膀胱炎有效，而且可以用作有效的外用消毒清洗剂。这种植物的汁液可以内服，治疗颈部淋巴结结核。旱金莲的叶片和花（及其汁液）味道辛辣，富含维生素C，是一种很好的蔬菜，而磨碎的种子有通便作用。

Tsuga canadensis（松科）

加拿大铁杉

性状描述 常绿乔木，高达30米，有红棕色树皮、短而窄的针叶，以及小小的雄球果和雌球果。

生境与栽培 加拿大铁杉原产于北美洲东部，生长在林地和沼泽中。全年采收成年树的树皮。

药用部位 树皮。

主要成分 加拿大铁杉含有挥发油（包括α-蒎烯、乙酸冰片酯和卡地烯）、单宁和树脂。

历史与民俗 1535年，美洲原住民可能给探险家雅克·卡地亚服用了加拿大铁杉。他和他的团队在探索圣劳伦斯河时因为患上了坏血病而倒下，但是在服用了加拿大铁杉树叶和树皮的煎剂之后很快就恢复了。很多美洲原住民用加拿大铁杉的树皮治疗创伤。

功效与使用 加拿大铁杉的树皮有收敛和杀菌的作用，可服用其煎剂，治疗腹泻、结肠炎、憩室炎和膀胱炎。外用时，加拿大铁杉可用作洗液，治疗阴道分泌物过多、念珠菌性阴道炎和子宫脱垂；用作漱口水和含漱剂，治疗齿龈炎和咽痛；用作清洗剂，可清洁和收紧伤口。

Tussilago farfara（菊科）

款冬

性状描述 多年生草本植物，株高30厘米。花茎上有紫色鳞片、金黄色花和心形叶片。

生境与栽培 款冬原产于欧洲及亚洲北部，如今已在北美洲归化。它是一种常见的植物，常常出现在路边和荒地。冬末采花，夏季采叶。

药用部位 叶片、花。

主要成分 款冬含有黄酮类化合物、约8%的黏液（多聚糖）、10%的单宁、吡咯里西啶生物碱、维生素C和锌。吡咯里西啶生物碱可能对肝脏有毒性作用，不过当药用部位被制成煎剂时大部分生物碱会被破坏。多聚糖是抗炎药和免疫刺激剂。黄酮类化合物具有抗炎和解痉的作用。

历史与民俗 在至少2500年的岁月中，款冬一直被用作止咳药，并作为缓解呼吸困难的药品被吸食。1世纪的医生狄奥斯科里迪斯推荐用它来治疗干咳，以及那些"除非站直否则无法呼吸的人"。

功效与使用 款冬一直是欧洲治疗呼吸系统疾病最受欢迎的药物之一。传统上，叶片和花被用于治疗支气管炎和哮喘等。它一直是治疗咳嗽的草药配方中的常见成分之一，做成糖浆用于缓解儿童咳嗽。然而，鉴于款冬含有的生物碱（特别是花中的生物碱）具有潜在毒性，它不再被认为是一种安全的草药。

注意事项 款冬被认为具有潜在毒性，请勿内服。在某些国家，它的使用受到限制。

Tylophora asmatica（萝摩科）

印度娃儿藤

性状描述 多年生缠绕攀缘植物，拥有披针形叶片和绿色的花，花会结很多扁平的种子。

生境与栽培 印度娃儿藤原产于南亚次大陆，在印度的各个平原上野生。植株开花时采收叶片。

药用部位 叶片。

主要成分 印度娃儿藤含有生物碱（包括娃儿藤碱）、黄酮类化合物、甾醇和单宁。娃儿藤碱具有抗炎和抗肿瘤功效。

历史与民俗 印度娃儿藤在阿育吠陀医学中长期被用来催吐和祛痰，以及治疗痢疾和风湿病。

功效与使用 印度娃儿藤被认为是治疗哮喘的特效药物，可以缓解症状长达3个月。它还对花粉症患者有益，并可治疗急性过敏症状，如湿疹和荨麻疹。它拥有治疗慢性疲劳综合征和其他免疫系统疾病的潜力。印度娃儿藤可缓解类风湿关节炎，对于癌症的治疗也有价值。

科学研究 在印度进行的大量实验室研究和临床研究证实，印度娃儿藤是治疗哮喘的有效药物。在20世纪70年代，很多临床试验表明，大多数哮喘患者服用这种草药仅6天后，哮喘症状的缓解可持续12周。然而，后续研究没能复制这些结果。服用叶片会产生不良反应，包括恶心和呕吐。

注意事项 仅在专业人士的指导下服用。

Typha angustifolia（香蒲科）
狭叶香蒲（蒲黄）

性状描述 粗壮结实的直立植物，株高可达2米，拥有狭长而扁平的叶片，几乎贴着茎向上生长。雌花构成独特的棕色圆柱形花序，而秸秆色的雄花就开在雌花序上面。

生境与栽培 狭叶香蒲在温带和热带地区的湿地、沼泽和其他淡水生境中茁壮生长，并且有人工栽培。开花时从植株上摇下花粉。

药用部位 花粉。

主要成分 狭叶香蒲含有异鼠李素、戊二烯和甾醇。

历史与民俗 花粉高度易燃，曾用于制造烟花。根可食用，并在饥荒时期充当食物。嫩芽可在春季生吃或烹熟食用，据说味道像芦笋（第178页）。

功效与使用 在中国，有收敛作用的花粉（蒲黄）主要用来停止内出血或外出血。蒲黄可以与蜂蜜混合，涂抹在伤口和疮处；或者口服，可以减少几乎任何类型的内出血——如流鼻血、子宫出血或尿血。蒲黄如今还被用来治疗心绞痛（由心肌缺氧导致的胸部或手臂疼痛）。在印度，干燥的花粉曾被用来治疗肾结石、流鼻血和痛经。在欧洲，狭叶香蒲似乎没有被用作药物。

科学研究 在中国进行的研究表明，蒲黄可以保护血管免得炎症，而且能起到免疫抑制剂的作用。

注意事项 孕妇禁服。

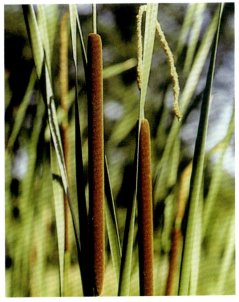

蒲黄被用来为伤口止血和停止内出血。

Uncaria rhynchophylla（茜草科）
钩藤

性状描述 攀缘多年生植物，可以长到10米。对生披针形叶，茎上有刺，复合花序。

生境与栽培 钩藤原产于中国和东南亚，在中国南部和东部省份有栽培。秋季和冬季采收茎和刺。

药用部位 茎、刺。

主要成分 钩藤含有吲哚生物碱、黄酮类化合物、三萜类化合物和多聚糖。

历史与民俗 钩藤在中国的首次医用被记载于《名医别录》中。

功效与使用 钩藤是镇静剂和解痉药，主要被用来缓解震颤、惊厥、痉挛、头痛和眩晕等。它也被用来治疗惊风。在中药中，它的功效是息（内）风定惊。它还被中国人用来降低血压和清理过剩的肝火。

科学研究 在中国开展的动物实验表明，钩藤可以降低血压、减轻焦虑，并且具有显著的镇静作用。

相关物种 儿茶钩藤（*U. gambier*）和钩藤一样，含有一种能降低血压的成分。另参见猫爪钩藤（下一条目）。

注意事项 仅在专业人士的指导下服用。

Uncaria tomentosa（茜草科）
猫爪钩藤

性状描述 攀缘多年生植物，可以长到30米或更高。茎的直径可达20厘米，叶片大、有光泽，枝条上有尖锐的刺（所谓的"猫爪"）。

生境与栽培 猫爪钩藤原产于安第斯山脉中部和东部的热带雨林，尤其是秘鲁、厄瓜多尔和哥伦比亚，如今还分布在危地马拉、哥斯达黎加和巴拿马。其根皮是最常被用作药物的部位。然而，在20世纪90年代初，人类对野生植株的采集已经威胁到了这个物种的生存。如今只使用茎皮，并保证它们有生态可持续的来源。

药用部位 茎皮。

主要成分 猫爪钩藤含有五环羟吲哚生物碱（POA）、四环羟吲哚生物碱（TOA，仅一种化学型含有）、三萜糖苷、甾醇、黄酮类化合物和单宁。

历史与民俗 阿沙宁卡人和秘鲁中部的其他原住民都了解猫爪钩藤的治病能力。从很久以前，这种植物就被用来治疗最严重的疾病，从哮喘和糖尿病到关节炎和癌症。原住民治疗师能够区分植物学上完全相同的植株，选择那些TOA含量低而最能增强免疫力的植株。

功效与使用 猫爪钩藤适合与紫锥菊（第96页）结合使用——和紫锥菊一样，猫爪钩藤支持虚弱的免疫系统，刺激身体重新对抗感染和炎症。这种草药的抗氧化活性还有助于限制发生在慢性退行性疾病中的广泛的细胞损伤。可以从中受益的病症包括慢性疲劳综合征和艾滋病等感染，慢性炎症性疾病如类风湿关节炎、溃疡性结肠炎和哮喘。猫爪钩藤还有助于预防癌症，特别是乳腺癌，而且它可以抵御化疗带来的伤害。

科学研究 对根皮和茎皮的研究已经确认猫爪钩藤有强大的抗炎、抗氧化能力和免疫刺激活性。POA及根皮、茎皮的提取物可以刺激白细胞产生，并提高非特异性免疫力，而且似乎会抑制肿瘤的发展和生长。根皮、茎皮的提取物有强大的抗炎效果，可以抑制炎症基因的表达。不过根皮和茎皮的药用活性可能是由包括单宁在内的几种化合物的协同作用而产生的。秘鲁的临床研究表明，猫爪钩藤也许能治疗艾滋病。在两种类型的猫爪钩藤中，只有仅含POA的类型可以用作药物，因为TOA可能会抑制免疫功能。猫爪钩藤有避孕的作用。在巴西开展的一项小规模临床试验发现，晚期癌症患者在服用猫爪钩藤提取物后体力增加，生活质量有所改善。

注意事项 孕妇和哺乳期女性禁服。

Urginea maritima syn. *Drimia maritima*（百合科）

海葱

性状描述 多年生植物，株高1.5米，会形成一个硕大的白色或红色鳞茎，有一根单一花茎、莲座状基生叶片和一簇密密麻麻的白色花朵。

生境与栽培 海葱原产于西班牙南部、加那利群岛和南非，如今栽培于地中海地区。夏末采收白色的鳞茎（不要红色的）。

药用部位 鳞茎。

主要成分 海葱含有强心苷（0.15%～2.4%的蟾蜍二烯羟酸内酯，包括海葱苷A）、黄酮类化合物、豆甾醇花青素和黏液。强心苷有强效的利尿作用，而且起效相对较快，但它不像毛地黄（第207页）中的强心苷那样有累积效应。

历史与民俗 海葱出现在约公元前1500年的古埃及《埃伯斯纸草书》中。在古希腊，它曾在公元前6世纪和公元前5世纪分别被毕达哥拉斯和希波克拉底使用过。

功效与使用 海葱是一种拥有利尿、催吐、强心和祛痰功效的植物，可治疗多种病症。对于水肿患者，它是一种很好的利尿剂。由于其活性成分不会在体内大量累积，因此在治疗心脏衰竭方面，它是毛地黄的潜在替代品。在低剂量下，海葱是一种有效的祛痰剂。在较高剂量下，这种草药能起到催吐剂的作用。海葱还被用在顺势疗法中。

注意事项 仅在专业人士的指导下使用。海葱在剂量过大时有毒性。

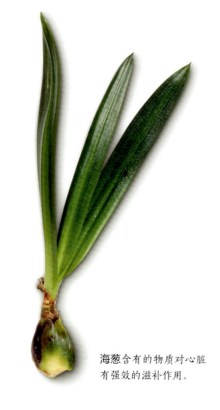
海葱含有的物质对心脏有强效的滋补作用。

Vaccinium macrocarpon（杜鹃花科）

蔓越莓

性状描述 枝条细长的小型常绿灌木，株高30厘米，拥有卵圆形深绿色叶片、粉色花和圆形或略呈梨形的红色浆果。

生境与栽培 蔓越莓原产于北美洲东部和亚洲北部，在酸性土壤和潮湿积水的地方生长良好。它在美国东北部被广泛栽培。

药用部位 浆果（果实）。

主要成分 蔓越莓含有单宁（儿茶素、原花青素和多酚）、黄酮类化合物和维生素C。

历史与民俗 蔓越莓以果酱闻名，最早被美洲原住民用作食物，还用于治疗发热、肝脏疾病和胃病等。英国植物学家约瑟夫·班克斯1808年首次在英国种植蔓越莓。作为如今种植规模较大的国家，美国是在19世纪40年代首次种植蔓越莓的。

功效与使用 作为治疗尿路感染的经典药物，蔓越莓可用于预防和治疗膀胱炎和尿道炎等。以浆果、果汁或提取物的形式服用，有助于为尿道消毒，并且可以解决与排尿不畅相关的问题，如前列腺肥大和膀胱感染。对于急性感染，蔓越莓与布枯

（第75页）、熊果（第174页）等草药结合使用，效果可能更好。对于那些容易发生尿路感染的人来说，蔓越莓作为果汁或提取物长期服用，预防效果可能最好。

科学研究 超过10项临床试验研究了蔓越莓治疗尿路感染的有效性，结果喜忧参半。一项试验发现，蔓越莓果汁减少了慢性尿路感染女性患者对抗生素的需求。蔓越莓的工作原理似乎是让细菌更难附着在尿道内壁上，因此细菌更容易被冲出体外。原花青素和儿茶素可能是产生这种效果的原因。

注意事项 肾病患者仅在专业人士的指导下使用蔓越莓。

Vachellia nilotica syn. *Acacia nilotica*（豆科）

阿拉伯金合欢

性状描述 树高20米，树皮坚硬、呈锈褐色。羽状复叶，头状花序亮黄色，荚果长达15厘米。

生境与栽培 阿拉伯金合欢原产于北非，现在在埃及很常见，印度也有种植。

药用部位 树皮。

主要成分 阿拉伯金合欢含有单宁（12%～20%）、黏液和黄酮类化合物。

历史与民俗 在古埃及，它的木材被用来建造房屋，制作轮子和工具手柄。叶子、花和荚果被用来驱虫、疗伤、缓解腹泻和抑制咯血。

功效与使用 阿拉伯金合欢具有强烈的收敛性，可用于收缩和强化全身的黏膜，如作为漱口水治疗牙龈出血和喉咙痛。它可以内服，缓解腹泻。在印度和非洲许多地区，阿拉伯金合欢被用于治疗更严重的疾病，如糖尿病、肝脏疾病和某些类型的癌症。

科学研究 临床研究表明，阿拉伯金合欢在治疗牙周感染方面具有临床疗效，并具有显著的抗糖尿病作用。2021年的一篇研究论文得出结论，阿拉伯金合欢具有很强的抗病毒作用，并显示出治疗丙型肝炎（HCV）的有效迹象。

相关物种 线叶金合欢（*A. decurrens*），原产

于澳大利亚，与阿拉伯金合欢的用法大致相同。另参见黑儿茶（第278页）。

注意事项 本品内服不得超过2～3周。金合欢属草药的使用在一些国家受到法律限制。

Verbascum thapsus（玄参科）

毛蕊花

性状描述 直立二年生植物，株高2米。叶片略有毛、灰绿色、卵圆形至披针形，拥有鲜艳的黄色穗状花序。

生境与栽培 毛蕊花原产于欧洲中部、南部，以及西亚。如今它已经在许多温带地区归化。毛蕊花生长在开阔的荒地及路边。夏季采收叶片和花。

药用部位 叶片、花。

主要成分 毛蕊花含有黏液、黄酮类化合物、三萜皂苷、挥发油和单宁。

历史与民俗 毛蕊花曾被认为同时拥有魔法和药用功效。16世纪的草药医生约翰·杰拉德对前者表示怀疑："有人认为随身携带这种草药可以帮助患者……这是徒劳而且迷信的。"不过，他肯定了毛蕊花作为止咳药的价值。

功效与使用 毛蕊花是缓解卡他症状的宝贵草药，而且是治疗气管炎和支气管炎的特效药。叶片和花可以用作浸剂，减少卡他症状并刺激咳痰。毛蕊花可以与其他祛痰剂如土木香（第111页）和百里香（第147页）结合使用。外用时，毛蕊花有润肤的作用，是良好的伤口愈合药。在德

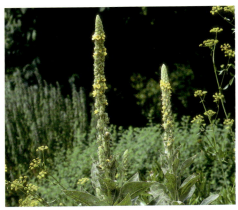

毛蕊花是治疗咳嗽和其他肺部疾病的良好祛痰剂。

国，花被浸在橄榄油中，用这种方法得到的不挥发油可以治疗耳朵感染和痔疮。

Veronica officinalis（玄参科）

药用婆婆纳

性状描述 匍匐生长的多年生植物，多毛，株高50厘米。叶片卵圆形，花淡紫色、带有深色脉纹。

生境与栽培 作为欧洲和北美洲的常见野生植物，药用婆婆纳常出现在荒野和干旱的草地上。夏季采收地上部分。

药用部位 地上部分。

主要成分 药用婆婆纳含有环烯醚萜苷（包括桃叶珊瑚苷）、乙酰戊酮苷和黄酮类化合物（包括芹菜素和灯盏花素）。

历史与民俗 药用婆婆纳以前被认为是一种有用的利尿剂和祛痰剂。它被大量用来缓解卡他症状和治疗慢性皮肤病。它还被用来消除因过度的精神活动或注意力过度集中而导致的疲劳。然而，法国草药专家勒克莱尔在1935年表示："它的浸剂并没有比用来制作它的热水更有价值。"

功效与使用 药用婆婆纳如今被认为只有轻微的治疗作用。现在它很少被使用。

Viburnum prunifolium（忍冬科）

樱叶荚蒾

性状描述 落叶灌木，株高可达5米。叶片卵圆形、有锯齿，白花簇生，结蓝黑色浆果。

生境与栽培 樱叶荚蒾原产于北美洲中部和南部，生长在林地中。春季或秋季剥去树枝的皮，只在秋季剥根皮。

药用部位 树皮、根皮。

主要成分 樱叶荚蒾含有香豆素（包括东莨菪碱和七叶树素）、水杨苷、荚蒾苷、植物酸、微量挥发油和单宁。

历史与民俗 卡托巴人使用樱叶荚蒾的树皮治疗痢疾。在19世纪，它的树皮被认为是一种子宫滋补品，通常制成煎剂，帮助阻止子宫出血。

功效与使用 樱叶荚蒾是解痉药和收敛剂，被认为是治疗痛经的特效药。与其19世纪

的应用相呼应，这种树皮如今还被用来治疗妇科疾病，如子宫脱垂、更年期严重出血、孕吐和先兆流产。樱叶荚蒾的解痉作用让它对肠绞痛及其他影响胆管、消化系统或泌尿系统的痉挛性疼痛有治疗价值。

相关物种 亲缘关系很近的锈荚蒾（*V. rufidulum*）被梅诺米尼人用来治疗痉挛和肠绞痛。参见欧洲荚蒾（第154页）。

注意事项 阿司匹林过敏者禁服。

相关链接 痛经，第325页。

Vinca minor（夹竹桃科）

小蔓长春花

性状描述 贴地生长的常绿灌木，长可达45厘米。茎上生根，椭圆形叶片、有光泽，花紫蓝色、5枚花瓣。

生境与栽培 小蔓长春花原产于欧洲，生长在树篱和林地边缘。它也作为园林植物而被栽培。春季采收叶片。

药用部位 叶片。

主要成分 小蔓长春花含有吲哚生物碱（约7%，包括长春胺、长春碱和长春花碱）、双吲哚生物碱（长春红碱）和单宁。长春胺可以增加大脑的血流量和氧气供应。

历史与民俗 2世纪的古罗马作家阿普列乌斯在他的书中描述了小蔓长春花的功效：抵御魔鬼带来的疾病和恶魔附身，抵御毒蛇和野兽。他还详细说明了采摘这种草药的仪式——你在采摘这种草时应该说："我为你祈祷，小蔓长春花，你拥有许多有用的品质……加诸我身，使我永葆活力，不为毒药所害。"在采摘这种草时，你应当清除身体的所有污秽，并且在新月出现的第9天采摘。

功效与使用 小蔓长春花被用作收敛剂和止血药。它的收敛性让它成为治疗咽痛、牙龈炎和口腔溃疡的有用的漱口水。它的止血能力对内出血、经血过多和流鼻血有效。从在其叶片中发现长春胺以来，小蔓长春花已被用来治疗动脉硬化和由大脑供血不足引起的痴呆症。

相关物种 蔓长春花（*V. major*）也有类似的收敛活性。参见长春花（下一条目）。

注意事项 孕妇禁用。

291

Vinca rosea（夹竹桃科）

长春花

性状描述 肉质多年生植物，可以长到80厘米高。叶片卵圆形、有光泽，开鲜艳的白色至红色花、有5枚花瓣。

生境与栽培 这种草药被认为原产于马达加斯加，如今常见于全球的许多热带和亚热带地区。它还作为花园观赏植物得到商业种植。夏季采收地上部分和根。

药用部位 地上部分、根。

主要成分 长春花含有超过70种不同的吲哚生物碱，包括长春碱、长春新碱、阿尔斯通宁、阿马碱和利血平。

功效与使用 这种植物在菲律宾被用来治疗糖尿病。在加勒比地区，花被用作舒缓性洗眼液。

科学研究 长春花作为糖尿病药物的传统用途已引起广泛研究。长春新碱和长春碱是强大的抗癌剂，是过去40年在植物中发现的两种最重要的药用化合物。长春新碱是治疗霍奇金淋巴瘤的标准药物，长春碱是治疗儿童白血病的标准药物。虽然长春花提取物已被证明可以降低血糖水平，但全株的简单制剂可能无效。

注意事项 仅在专业人士的指导下使用。

Viola odorata（堇菜科）

香堇菜

性状描述 匍匐多年生植物，株高15厘米，拥有带锯齿的卵圆形叶片和非常漂亮的紫蓝色或白色花朵，花有5枚花瓣。

生境与栽培 香堇菜原产于欧洲和亚洲的大部分地区，是一种常见的路边植物，也生长在树篱和林地中。春季采收花和叶片，秋季采根。

药用部位 花、叶片、根。

主要成分 香堇菜含有酚糖苷（包括冬绿苷）、皂苷（黑芥子硫苷和堇菜苷）、黄酮类化合物、生物碱和黏液。

历史与民俗 在古典时代的神话传说中，香堇菜与死亡有关，但古典时代的医生也知道它是一种有效的催吐剂和止咳药。17世纪的草药医生尼古拉斯·卡尔佩珀说：

"所有堇菜都是寒冷、潮湿的，只有它们是新鲜的和绿色的，用于冷却身体内外的任何过热或体温失调。"

功效与使用 香堇菜的花和叶片具有温和的祛痰和缓和作用，并且会引起出汗。它们常常以浸剂的形式治疗咳嗽、支气管炎和流涕。在英国，它们被用来治疗乳腺癌和胃癌。根是一种更强效的祛痰剂，在使用剂量较高的情况下是催吐剂。

科学研究 伊朗的研究人员调查了将两滴香堇菜精油涂抹在鼻孔上治疗失眠的方法。这项研究持续了一个月，结果发现使用这种精油的患者，睡眠质量有积极的改善。2015年有一项针对哮喘儿童的研究，结论是香堇菜糖浆有助于减轻刺激性干咳。

相关物种 近缘物种犬堇菜（*V. canina*）拥有和香堇菜大致相同的用途。来自中国的紫花地丁（*V. yedoensis*）被用来治疗肿瘤、腮腺炎和脓肿。另外，参见三色堇（下一条目）。

Viola tricolor（堇菜科）

三色堇

性状描述 一年生、二年生或多年生植物，株高38厘米，有裂开的卵圆形叶片和漂亮的三色花，分别为紫色、黄色和白色。

生境与栽培 三色堇原产于欧洲、北非及亚洲温带地区，并且已经在美洲归化。从山区草地到沿海地区，它在很多生境中苗壮生长，并且还作为花园植物被栽培。夏季采收地上部分。

药用部位 地上部分。

主要成分 三色堇含有皂苷、黄酮类化合物、水杨酸盐、黏液、树胶和树脂。

历史与民俗 凯欧在他的《爱尔兰草药志》中说："三色堇治疗儿童抽搐，清洁肺部和乳房，非常适合治疗发热、内部炎症和创伤。"

功效与使用 在西方，三色堇被用来抗炎和净化，还治疗湿疹。它的浸剂可以有效地缓解瘙痒。作为祛痰剂，三色堇被用来治疗支气管炎和百日咳。这种植物已确定的利尿作用让它可以治疗风湿病、膀胱炎和

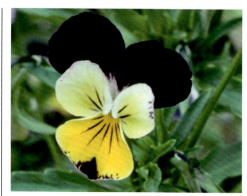

三色堇野生于温带地区，并作为花园植物被广泛栽培。

排尿困难。

科学研究 最近的研究发现，三色堇具有潜在的抗癌特性。它促进程序性细胞死亡并抑制血管生成，这两种作用都是重要的抗癌效应。一项针对哮喘儿童的临床试验发现，三色堇糖浆与哮喘处方药结合使用，有助于控制刺激性干咳。

相关链接 荨麻疹，第313页。

Viscum album（桑寄生科）

白果槲寄生

性状描述 寄生性常绿灌木，可在宿主身上形成绵延3米的簇生枝叶，拥有狭窄的革质叶片，黄色花3朵簇生，结具有黏性的白色圆形浆果。

生境与栽培 白果槲寄生原产于欧洲和亚洲北部，生长在宿主乔木上，尤其是苹果树（苹果属的多个物种）。秋季采收。

药用部位 叶片、枝条、浆果。

主要成分 白果槲寄生含有糖蛋白、多肽（槲寄生毒肽）、凝集素、黄酮类化合物、咖啡酸、木脂素、乙酰胆碱，以及多聚糖（浆果）。槲寄生毒肽抑制肿瘤生长并刺激免疫抵抗。

历史与民俗 在北欧神话中，它的树枝被用来杀死光明之神巴德尔。后来这种植物被托付给了爱神，在它下面接吻成了一种必须履行的"义务"。

功效与使用 白果槲寄生主要用于降低血压、心率，缓解焦虑和促进睡眠。低剂量

下，它还可以缓解惊恐发作和头痛，并提高集中注意力的能力。白果槲寄生还被用来治疗耳鸣和癫痫。它可以治疗儿童多动症。在人智医学中，浆果提取物以注射的方式被用来治疗癌症。

科学研究 大量研究针对的是白果槲寄生的抗癌疗效。某些成分具有抗癌活性，但全株植物在癌症治疗中的价值尚未完全被接受。

注意事项 白果槲寄生有很强的毒性，尤其是浆果。仅在专业人士的指导下使用。

Vitis vinifera（葡萄科）
葡萄

性状描述 落叶攀缘植物，有直立茎、卷须和掌状叶，簇生浅绿色小花，结从绿色到黑色颜色不一的成串果实。

生境与栽培 葡萄原产于南欧和西亚，如今栽培于世界各地的暖温带地区。果实可鲜食或酿酒。夏季采收叶片，秋季采收果实。

药用部位 叶片、果实、种子、树液。

主要成分 葡萄含有黄酮类化合物、单宁、酒石酸盐、肌醇、胡萝卜素、胆碱和糖类。果实含有酒石酸和苹果酸、糖类、果胶、单宁、黄酮苷、花青素（在红色叶片和红葡萄中）、维生素和矿物质。花青素会降低毛细血管的渗透性。

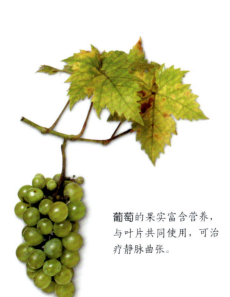

葡萄的果实富含营养，与叶片共同使用，可治疗静脉曲张。

历史与民俗 尼古拉斯·卡尔佩珀在1652年盛赞葡萄，将它描述为"最英勇的太阳之树，与人体十分相宜，因此葡萄酒是所有植物产品中最让人感到亲切的"。

功效与使用 葡萄的叶片，尤其是红色叶片，具有收敛和抗炎的作用。它作为浸剂治疗腹泻、大量月经出血和子宫出血，作为漱口水治疗口腔溃疡，作为洗液清洁阴道分泌物。红色叶片和果实有助于治疗静脉曲张、痔疮和毛细血管脆性增加。树液可用作洗眼液。葡萄的果实富有营养，是温和的通便药，而且它可以为身体康复提供支持，尤其适合患消化系统疾病和肝脏疾病的人。因为葡萄的营养成分与血浆类似，所以戒酒或戒毒推荐使用葡萄断食法。果干（葡萄干）是温和的祛痰剂和润肤剂，对缓解咳嗽有轻微的作用。葡萄酒醋对皮肤有收敛、清凉和舒缓的作用。

科学研究 葡萄籽提取物具有强大的抗氧化作用和保护循环系统的能力。它似乎可以使血压和心率正常化，最适合用作支持循环系统健康的预防性抗衰老药物。一项研究发现，葡萄籽提取物可以减轻长时间以坐姿工作的健康女性的腿部肿胀。最近的研究还表明，葡萄籽提取物可治疗非酒精性脂肪肝和迟发性糖尿病。

Wolffia globosa（浮萍科）
无根萍

性状描述 无根萍是一种浮萍，亚洲小型水生植物栽培品种，其绿色无茎叶直径不到1毫米。它被认为是世界上最小的蔬菜。

生境与栽培 原产于东亚的淡水中，因蛋白质含量高和营养丰富而被选定在水生温室中进行水培。干燥的无根萍蛋白质含量约为45%，与鸡蛋的蛋白质含量相似。

药用部位 全草。

主要成分 无根萍含有蛋白质、维生素A、维生素B_{12}、叶酸、维生素E、铁、镁、锌、ω-3脂肪酸、酚酸和黄酮类化合物。迄今为止，它的维生素B_{12}在临床试验中被证明吸收良好。

历史与民俗 无根萍在韩国和泰国被用作补充蛋白质的食材。

功效与使用 无根萍本质上是一种食物，富含蛋白质、维生素、矿物质和ω-3脂肪酸。不过，它的营养成分和药用化合物成分意味着它在减肥和调节血糖水平方面都是有用的。此外，研究表明，无根萍对肠道微生物群有益，支持健康的消化功能。

Ziziphus jujuba（鼠李科）
大枣

性状描述 多刺落叶乔木，可以长到大约8米高。椭圆形叶片有钝锯齿，簇生绿黄色小花，结红棕色或黑色卵圆形果实（长度可达3厘米）。

生境与栽培 大枣原产于中国、日本和东南亚，如今广泛栽培于亚洲和地中海的热带和亚热带地区。初秋采收果实。

药用部位 果实。

主要成分 大枣含有皂苷、黄酮类化合物、多酚、多聚糖、挥发油、黏液、维生素和矿物质。它的维生素C含量是柑橘类果实的20倍。

历史与民俗 大枣在中国应用了至少2500年，它有令人愉悦的甜味和很高的营养价值。公元前6世纪的诗歌合集《诗经》提到过它。

功效与使用 大枣既是一种美味的水果，又是一种有效的草药。它有助于增加体重，提升肌肉力量和耐力。大枣是能增强肝功能的补气中药。它有温和的镇静、抗过敏作用，可用来减少应激和烦躁。它还被用来改善难以入口的药物的味道。

科学研究 在日本，大枣已被发现有增强免疫力的作用。在中国，使用大枣煎剂喂养的实验动物体重增加，并表现出更强的耐力。在一项临床试验中，12名受试者每天晚上服用大枣、花生和红糖，4周后他们的肝功能有所改善。

相关物种 中医用具有镇静作用的酸枣仁（*Z. spinosa*）补心宁神。

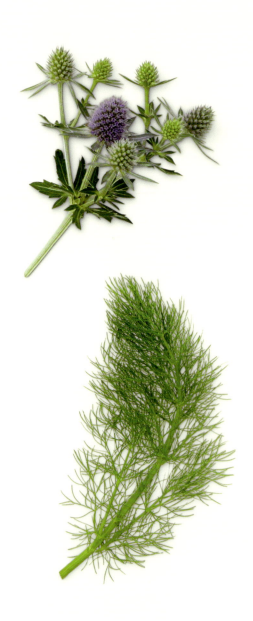

草药的家庭应用

　　从最久远的时代开始，草药一直被人类使用。它们是我们的自然遗产和医学遗产中至关重要的组成部分，而且，种植、收获和处理草药供家庭使用的过程会带来巨大的满足感。以明智的方式使用植物，并对所有种类的植物抱以应有的尊重，可以大大地改善我们的健康。本章提供实用的栽培建议和指导，说明如何针对一系列常见病症制作和使用草药，从过敏、消化系统问题到皮肤病和应激障碍。

种植草药

种植草药比直接购买更费时，但是这带来了独特的乐趣。很多植物易于种植，它们可在室内、窗台上或花园里生长，全年供应气味芬芳的新鲜、天然药物。

花园

花园的规划取决于一系列因素，包括可用空间、朝向、土壤、条件和气候。作为建议，下表列出了10种生长在温带气候区的最常见和最有用的草药的详细信息，其中一些可以种在室内，如百里香（第147页）和药用鼠尾草（第135页）。许多草药在温带气候中能生长良好，非常值得栽培，包括洋甘菊（第82页）、羽衣草（第167页）和薰衣草（第112页）。如果你不能确定如何养护植物或什么植物会在你的花园里生长良好，可咨询园艺师。

户外花园

选择一系列耐寒植物种在你的花园里，确保它们容易适应外部环境，并且能够长出大量可收获的叶片。在阳光充足的背风处或容器里种植异域植物或不太耐寒的植物。

容器花园

很多草药可以种在花盆、吊篮或窗台花箱里，如胡椒薄荷（第118页）或月桂（第232页）。必须当心它们变干或被花盆束缚（当植物对于容器而言太大时）。在冬天，应将较不耐寒的植物移到有遮蔽的地方或室内。

在保护设施下种植植物

园艺设施提供了种植更多不寻常植物的机会。使用温室种植药用和烹饪用的异域香草如柠檬香茅（第203页），也可以用温室种植将来会移栽到室外的幼苗。圣罗勒（第120页）等不耐寒的植物可以在室内苗壮生长，而一些室内植物具有吸收空气中污染物的额外优势，如芦荟（第64页）。

购买

当你需要购买特定品种或物种时，信誉良好的苗圃是最佳场所。在去苗圃之前，先确定自己想要什么植物。在购买草药时，选购标准的药用型品种，而不是改良或观赏品种。

栽培

在规划花园和选择植物时，牢记以下几点。

场地

大多数草药喜欢阳光充足的朝向和排水较为良好的土壤。可以改善场地，如种植树篱作为防风林。为娇弱和半耐寒植物选择背风且阳光充足的角落，而且不要在工业土地上种植，因为这些土地可能遭受过污染。

温度

有些植物只能耐受非常特定的温度范围，而许多植物只是半耐寒，无法在很冷或长时间的霜冻中存活下来，如迷迭香（第132页）。保护娇嫩或半耐寒植物免受风的侵袭，从而避免风寒因素。春季是种植大多数植物的最佳时间。将植物放置在温室或凉爽的室内越冬，通常是在冷温带气候中保护亚热带植物的唯一方法；其他植物全年都可以在温暖且阳光充足的室内苗壮生长。

土壤

由于沙子、淤泥和黏土含量的比例不同，土壤会存在很大的差异。沙质土容易排水且需要施肥，黏土可能会积水且需要有排水措施。

修剪

修剪是为了去除死去的木质部分，并改善植株的形状、大小和质量。这是一项重要的园艺活动，而且需要正确操作，才能让不同的木本植物受益——确认每种植物一年当中的最佳修剪时间。去除植物的枯花可以促进新鲜部分的生长，尤其是灌木。定期修剪和整理花园也可以减少病虫害。

浇水

在种植后充分浇水，如果需要的话，每周浇1次水（而不是每天浇少量水），而且应该在早上或傍晚浇水。不要过度浇水，因为很多植物会在干旱条件下产生药用活性成分。在将基质干燥的盆栽植物移栽到地里之前，先浇透水。

除草和施肥

除草很有必要，因为杂草会和植物争夺养分和水分。尽可能地保持圃地里和容器中没有杂草。大多数植物不应施肥或覆盖护根物，因为这往往会降低它们的药效。然而对于沙质土壤，应施以优质的肥料，以维持土壤中的养分。

病虫害

只使用有机方法处理病虫害。可使用肥皂水或浸泡了两天大蒜皮的水来根除蚜虫。隔离任何受感染的植株，以防止进一步的污染。

繁殖方法

繁殖方法多种多样，选择适合相关植物的方法。在种植时提前准备好场地，将植物个体的需要及土壤、场所和一年当中的时间节点考虑在内，不要忘记预估植株成年后的大小。

种子

种子可以播种在容器里或准备好的露天土壤中。重要的是把握好播种时间，让幼苗能够在气候和土壤均足够温暖时移栽。一年生和二年生植物可以很轻松地用种子种植，在夏天茁壮生长。先确定多年生植物的发芽需求再购买种子，因为有些种类很容易发芽，而有些种类困难得多，如刺五加（第98页）。

扦插

这是最常用的繁殖方法之一。它适用于木质化多年生植物。通常从茎上取插条，不过有些植物也可以用根繁殖。选择年轻的健康植株，用干净、锋利的小刀从叶片和茎节下面一点的位置取插条。摘掉最下面的叶片，用茎蘸取生根粉，然后将它插入合适的基质中。有些植物很难用这种方法繁殖，所以在尝试之前先确认一下。

分株

对于形成株丛的植物，这是一种简单的繁殖方法。在秋季分株春花草本植物，在春季分株秋花草本植物。小心地提起成年植株，将其分成小份，然后重新种植新植株和成年植株。

来自农产品的植物

从杂货店或超市买来烹饪类香草，将幼苗分成3～4个小株丛，分别种在花盆里。新鲜的根如生姜（第159页），或者鳞茎如大蒜（第63页），它们都可以种在花盆里。如果温度允许的话，可以种在准备好的室外土地上。

压条

压条需要刺激仍然连接在植株上的枝条或茎生根，具体做法是在它的下表面刻出切口然后埋起来，生长末梢露出地面。当压条生根时，将它脱离母株并盆栽。"堆土压条"适用于木质化植物，如药用鼠尾草。将排水良好的土壤堆积在植株基部，当被压的茎形成新的根时，将它脱离母株并盆栽。

吸芽

由鳞茎或球茎长成的大多数草本植物都产生吸芽，如大蒜。吸芽可以在休眠期分离并重新种植。

推荐种植的有用的草药

植物	种植时间	栽培方法	条件与养护	医药用途
芦荟 （第64页）	春季/秋季	吸芽	阳光充足的室内；如有需要可盆栽；不要过度浇水	新鲜植物凝胶用于轻微创伤
聚合草 （第142页）	春季/秋季	种子/分株	阳光充足的温暖地方；湿润的土壤	膏剂和泥敷剂（只使用叶片）用于扭伤和瘀伤
小白菊 （第144页）	秋季/春季	种子/扦插/分株	阳光下排水良好或干燥的多石土壤	新鲜叶片或酊剂用于头痛和偏头痛
香蜂草 （第117页）	春季/秋季	种子/扦插/分株	阳光下的湿润土壤；开花后剪短	浸剂用于焦虑、睡眠不佳和神经性消化不良；洗液用于唇疱疹
金盏菊 （第77页）	春季/秋季	种子	排水良好的土壤；全日照；去除枯花	霜剂用于割伤、擦伤、皮肤炎症；浸剂用于真菌感染
胡椒薄荷 （第118页）	春季/秋季	扦插/分株	阳光充足但湿润的地方；不能让土壤干透	浸剂用于消化不良和头痛；洗液用于皮肤瘙痒
迷迭香 （第132页）	春季/秋季	种子/扦插	阳光充足的背风处；冬季用粗麻布保护	浸剂用作滋补品，刺激神经和改善消化不良
药用鼠尾草 （第135页）	秋季/春季	种子/扦插/压条	排水良好或干燥的向阳背风处	浸剂用于咽痛、口腔溃疡和腹泻
贯叶连翘 （第110页）	春季/秋季	种子/分株	排水良好，土壤干燥，阳光充足或半阴	酊剂用于抑郁和更年期综合征；油浸剂具有杀菌和愈合伤口的作用
百里香 （第147页）	春季/秋季	种子/扦插/分株	排水良好的土壤，可能需要一层砾石；阳光充足	浸剂用于咳嗽、感冒和肺部感染

收获和处理

虽然有些植物可以全年采收，但是大多数种类都有特定的生长季，必须在固定的时间收获，然后立即使用，或者保存起来供下一年使用。收获的植物需要迅速处理，以防变质（保持其治愈功效）。

从野外收获

野生植物提供免费且天然的草药来源。此外，野生植物的活性成分浓度通常更高，因为植物在它喜欢的生境中生长。

识别

正确识别野生植物是至关重要的。使用野生植物指导手册帮助自己。如果不能确定，那么不要采摘，因为识别错误可能导致中毒。

生态和法律因素

虽然大荨麻（第150页）等常见物种很容易从野外收获，但是由于缺乏合适的生境，很多稀有物种面临巨大的生存压力。在很多国家，将任何野生植物连根拔起都是非法的，某些物种可能受到保护。绝不要从野外采摘不常见的植物，即使它们在当地数量丰富；采集也不要超过个人用量。不要从野外收获树皮。在收获前，请考虑植物生长的地点及它是否会受到污染。不要从路边、工厂附近或喷洒过化肥和农药的地方采集。

从你的花园收获

你栽培的植物在受控环境下稳定地提供新鲜材料。仔细修剪多年生植物，让它们可以迅速再生。有些植物每年可以产出两批或更多，如香蜂草（第117页）。

一般性建议

收获植物需要做计划，以确保药用部位在最佳状态下被采收；收获过程要足够快，以保留植物的活性成分。

设备

在理想状况下，使用木托盘或敞开式篮子采集植物。这可以防止植物被压碎。在野外，非尼龙帆布背包或手提袋可能更合适。用锋利的刀子割断或用剪刀剪断，尽量减少工具对植物的损害，并减少手接触植物的时间。如果采集带刺或致敏植物，如芸香（第273页），那么戴上手套。

要找什么

从不受虫害和污染的健康植株上收集材料。丢弃受损植物，因为它们会导致干燥的植物材料出现病害或腐烂。不要将采下的植物材料混在一起，以避免认错。

何时收获

在干燥的天气采集植物，最好是在露水蒸发后的晴朗上午。在植物处于成熟巅峰期采摘，可确保它含有高浓度的活性成分。除非第60~293页的各植物条目另有说明，否则叶片最好在春季或夏季刚展叶时采收，花最好在刚盛开时采收，果实最好在刚成熟时采收，根最好在秋季植物的生命力撤回到地下时采收。如果被采集的灌木或乔木还要继续存活下去，那么采收树皮时必须非常小心——大多数情况下在春季或秋季收获树皮。

正确的药用部位

同一种植物的不同部位（如叶片和种子）会有截然不同的作用。根据你的目的，确保收获植物的正确药用部位。

快速处理

只采集收获后可以立即使用或处理的植物材料。这是因为新鲜植物材料很快就会变质，而药用活性成分往往最先受影响。特别是芳香草本植物，它们会在数小时内失去挥发油。蔬菜和烹饪类香草最好立即食用，以充分吸收它们的营养；不过，可以把它们装进塑料袋中，放在冰箱里储存几天。

储存

正确储存干制植物至关重要，否则它

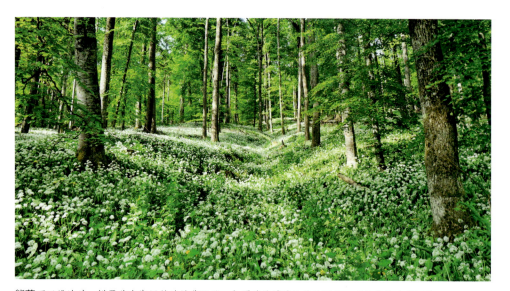

熊葱可以像地毯一样覆盖在潮湿林地的背阴处。初夏采收鳞茎和地上部分，它们有抗生素活性。

们无法长久保存。叶片、花、根和其他部位应放在经过消毒、带密封盖的深色玻璃容器中。它们还可以存放在新的棕色纸袋里，放置在干燥避光处。金属和塑料容器是不可取的，因为它们可能会污染植物。如果存放在阴凉避光的地方，那么采收后的植物可保存约12个月。冷冻在塑料袋里的植物可使用6个月。在容器上贴标签，注明植物名称、来源和收获日期，如有必要还可以注明加工深度。

小心生虫。如果真的生虫了，那么丢弃所有受影响的植物材料，并对容器消毒。

处理

植物的保存方式有很多种，最简单的是风干或烘干。烘干机或温暖干燥的地方很合适。在干制植物时使用白纸，千万不要用印有油墨的报纸。干植物放入深色玻璃罐或棕色纸袋中，可以存放很多个月。

地上部分

这包括植株生长在地面以上的所有部位——茎、叶片、花、果实和种子。通常在植物开花后不久从地面以上5~10厘米处剪断它的茎，此时它的长势最好。多年生植物可以剪得更高一些。摘去花和叶片并分别干制；较小的花和叶片可以留在茎上干制。

- 8~10根茎为一束，悬挂在温暖（但不热）且通风良好的黑暗处。枝叶不要束得太紧，让空气能够自由流动。
- 在它们变脆但还没有完全干透时，取一大张白纸铺好，揉搓成束的茎，令小枝、叶片、花和种子从茎上脱离。
- 小心地将干制材料倒进深色玻璃罐或棕色纸袋中。

大花

在大多数情况下，花在开放后不久便被采摘。有时只有花的特定部位会被使用，如金盏菊（第77页）的花瓣，有一些植物则使用完整的花。

- 将大花从茎上取下，清除任何昆虫或污垢。将花放在干燥托盘里的吸水纸上，不要摆放得太挤，让空气可以流通。

- 干燥后，将花储存在棕色纸袋或深色玻璃瓶中。储存前将金盏菊的花瓣摘下。

小花

小花可以连花梗一起采摘，稍后再去除花梗。将薰衣草等小花头朝下吊起来，放在纸袋中，或者吊在托盘上方。如果花梗肥厚多肉，那么采用干制大花的方法。

果实

在初秋果实已经成熟但仍然坚硬时收获。如果任其过于成熟，那么它们可能无法干燥。可以单个或成串采摘。

- 将果实放在托盘里的吸水纸上，放入加热后的烤箱（关闭电源）中，烤箱门微开，放置3~4小时。转移到干燥、温暖和黑暗的地方，不时翻动。丢弃任何发霉的果实。

根、根茎、块茎和鳞茎

植物的地下部分通常在地上部分枯萎之后、在土壤变得涝渍或冻结之前的秋季采集。很多植物的根也可以在地上部分未生长之前采集。在根的周围深挖，将它从地里撬出来。有些主根难以完全拔出，取下所需的量，重新种植剩余的根。

- 抖掉所有泥土，在温水中彻底洗净，去掉任何不需要的小侧根或受损发软的部位。用锋利的刀子将其切成小片或小块。
- 将根片摊开放在托盘里的吸水纸上，然后放入加热后的烤箱（关闭电源）中，烤箱门微开，放置2~3小时。转移到温暖处，直到变得干燥。

种子

在夏末种子尚未脱落散开时，采集成熟的种荚、蒴果或花枝。

- 对于微型种子，将小束种子穗倒挂在垫纸的托盘上方或放入纸袋中。等待它们变干，然后轻轻摇晃。干制较大的种子时，用手将它们分离出来。

树液和凝胶

只从自己的花园收获树液。在春季

或秋季采集树液。垂枝桦（第182页）等乔木开孔后可以产出大量的树液，不过这会降低树的生命力。在树干上打一个深孔——不超过其直径的¼，然后将收集杯放在洞下面。在春天，使用这种方法能得到数升树液。在排出1升树液后，必须用树脂或木质填充剂堵住这个孔。从药用蒲公英（第145页）等植物中收集乳汁或乳胶，方法是在一个碗上方挤压它们的茎。戴上手套操作，因为乳胶或树液可能有腐蚀性。对于芦荟（第64页），先将叶片纵向切开并剥开边缘，然后将凝胶刮出。

树皮

只从你自己种植的灌木或乔木上收获树皮，因为这种操作有因过度剥树皮或"环剥"（剥去一圈树皮）而失去全株植物的风险。最好从外层树枝上收获树皮，然后将它们修剪掉。如果在秋天剥树皮，就在秋天树液减少时这么做。清除树皮上的昆虫、地衣和苔藓，将树皮切成小块，再放在托盘上干燥。

其他保存方法

除湿

一种有效但昂贵的植物干制方法是使用除湿机，它会将植物中的水分吸出来。除湿机应该放置在密封性较好的小房间里，把植物松散地扎成束挂起来，或者放置在网格托盘上。

冻干

冻干技术可以保留植物的颜色和风味，但更适合烹饪类香草。可以将整根植物小枝放入塑料袋中冷冻。使用前不需要解冻，因为冻住的叶片很容易碎裂。冷冻繁缕（第282页）局部使用，治疗皮肤瘙痒和渗液型皮肤病。很多植物可以先榨汁再冻成冰块，在需要时解冻即可。

微波

将切割好的植物铺在厨房纸上，然后放入微波炉中干燥。但不建议这样做。

制作加工

过去，草药被制成各种各样的剂型——不仅有浸剂、煎剂和酊剂，还有醋蜜剂和酏剂等。下面几页提供了常见制剂的简单说明。大多数剂型制作起来并不困难，但可能很花费时间。如果你缺少时间或设备，那么请购买现成的药品（第331页）。

识别

在使用野外采集的草药之前，必须正确识别它们。如果不能确定，那么不要使用这种植物。对草药的错误识别曾导致许多中毒事件。例如，毛地黄（第207页）的叶片经常被误认为是聚合草的。

用具

使用玻璃、搪瓷或不锈钢质地的锅碗瓢盆，木质或不锈钢的刀和抹刀，以及塑料或尼龙筛网。葡萄压榨机可以制作酊剂。不要使用铝制器具，因为这种有潜在毒性的元素很容易被植物吸收。

消毒

所有器具都应在充分稀释过的消毒液（如用于婴儿奶瓶的消毒液）中浸泡至少30分钟。浸泡后，用白开水彻底冲洗，放入烘烤炉烤干或放入洗碗机清洗。正确的消毒措施可以保证药品卫生并防止发霉，尤其是霜剂和糖浆。

重量和称量

普通厨房秤足以胜任大多数用途，但电子秤更精确。在制作药品时，公制的克和升通常比英制的单位更容易使用。如果你的秤难以称量较小的重量，如10克，那么你可以称量两倍的重量，即20克，然后将称得的量减半。可以用厨房量杯称量液体，但医用量杯称量得更精确。非常少的液体可以数滴数。

储存

不同制剂在开始失去药用功效之前，可以保存的时间不等。浸剂应每天新鲜制作，煎剂必须在48小时内服用。两者可以存放在冰箱或阴凉处。酊剂和其他液体制剂（如糖浆和精油等）需要存放在深色玻璃瓶中，并放置在凉爽避光处 ，但可以保存数月或数年。膏剂、霜剂和胶囊最好

称量

1毫升 = 20滴

5毫升 = 1茶匙

20毫升 = 1汤匙

150毫升 = 1茶杯

250毫升 = 1杯

切勿超过草药的使用量或推荐剂量。虽然这些称量值是近似值，但它们对于大多数用途而言已经足够精确，在本书作为通用标准。1毫升的滴数取决于所用的移液器的口径（或滴管尖端的大小）。可以通过填满5毫升量勺所需的滴数来确认（本书假设100滴等于5毫升），然后根据所需的量调整滴数。

保存在深色玻璃瓶中，不过塑料容器也可以接受。

基础急救箱

在你家的急救箱中增添草药，可以在事故发生或突发疾病时增加你和家人可用的选择。这个急救箱里的13种药品通常在药房、草药商店和健康食品商店有售。有些可以在家制作，就像下面几页介绍的那样。使用每种草药前先确认注意事项。

薰衣草（第112页）精油，用于蚊虫叮咬、烧伤和头痛。

聚合草（第142页）膏，用于瘀伤和扭伤，以及骨折。

金盏菊（第77页）霜，用于炎症和轻微创伤、皮疹和晒伤。

没药（第89页）酊，用于咽痛和痤疮。

百里香（第147页）糖浆，用于咳嗽、感冒和肺部感染。

金缕梅（第106页）蒸馏水，用于割伤和擦伤。

山金车（第176页）霜，用于瘀伤疼痛和肌肉疼痛。

大蒜（第63页）胶囊，用于感染。胶囊里的油可治疗耳痛。

缬草（第152页）片，用于压力大和失眠。

澳洲茶树（第116页）精油，有杀菌作用。

小白菊（第144页）胶囊，用于头痛和偏头痛。

红榆（第149页）粉，用于咳嗽和消化不良。

紫锥菊（第96页）胶囊，用于感冒、流感和感染。

绷带

体温计

创可贴

浸剂

浸剂是制备植物较脆弱的地上部分（尤其是叶片和花）的最简单的方法，可用作药物，或者用作令人恢复活力、放松的饮料。它的制作方法和沏茶类似，可使用单一草药或混合草药，可热饮或冷饮。

很多植物的药用价值主要在于它们含有的挥发油，如果不盖好盖子，那么这些挥发油会散发到空气中。盖盖子对洋甘菊（第82页）尤其重要。使用茶壶制作，如果制作的量比较少，就用杯盖或碟子盖在杯子上制作。使用刚煮沸的水。洋甘菊等很受欢迎的药茶通常因其清爽的味道和药用价值而被大量饮用，每天的最大安全饮用剂量为5或6杯。然而，一些植物的功效很强，如菖草（第60页），因此不能服用得那么频繁。另一些植物的药效太强，不适合用作浸剂，如小白菊（第144页）。始终都要确认推荐剂量和植物用量，因为浸剂有药用功效，在错误的剂量下可能会产生不良的影响。

标准用量

杯　1茶匙（2~3克）干制或2茶匙（4~6克）新鲜植物（或混合植物），加入1杯水（得到1剂）。

壶　20克干制植物或30克新鲜植物（或者不同种类的混合植物），加入500毫升水。

制作浸剂（茶壶）

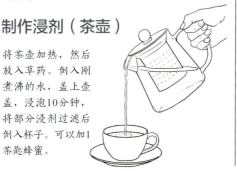

将茶壶加热，然后放入草药。倒入刚煮沸的水，盖上壶盖，浸泡10分钟，将部分浸剂过滤后倒入杯子。可以加1茶匙蜂蜜。

制作浸剂（茶杯）

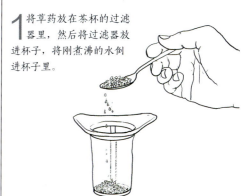

1 将草药放在茶杯的过滤器里，然后将过滤器放进杯子，将刚煮沸的水倒进杯子里。

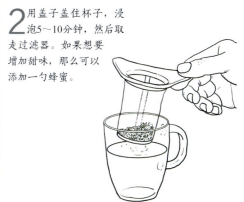

2 用盖子盖住杯子，浸泡5~10分钟，然后取走过滤器。如果想要增加甜味，那么可以添加一勺蜂蜜。

煎剂

与叶片或花相比，根、树皮、小枝和浆果通常需要更强力的处理才能提取出它的药用成分。制作煎剂时需要在沸水里慢煮这些比较坚韧的材料。可以使用新鲜或干制的植物材料，在煎煮之前将植物材料切成小块。和浸剂一样，煎剂可以热饮或冷饮。

煎剂通常由根、树皮和浆果制成，但有时可能添加叶片和花。在关闭热源后，汤剂不再沸腾并且开始冷却时，再加入叶片和花。滤出汁液并按需饮用。

中药煎剂

在传统中医中，煎剂是制备草药的主要方式。大量植物被用来生产高度浓缩的液体（500毫升），或者进一步浓缩，到最后只剩下200毫升。这会增加制剂的浓度。收敛性树皮可用这个方法，如阿拉伯金合欢（第290页）和夏栎（第268页），

它们制作出的煎剂可外用，以收紧牙龈或清洗渗液型皮疹（不要内服）。

标准用量

20克干制植物或40克新鲜植物（或者不同种类的混合植物），加入750毫升水，小火慢煮后浓缩到大约500毫升（3~4剂）。

标准剂量　每天服用3~4剂（500毫升）。

储存　倒进有盖的罐子里，放入冰箱或阴凉处，最多可保存48小时。

制作煎剂

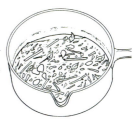

1 将植物放进炖锅。加入冷水并煮沸。小火慢煮20~30分钟，直到液体减少大约1/3。

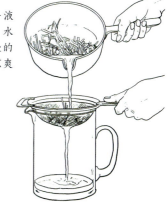

2 用筛网将液体滤入水壶，盖上水壶的盖子，放在凉爽的地方存放。

酊剂

酊剂是强效制剂，必须确认推荐剂量。绝对不能在酊剂中使用工业酒精、甲醇或异丙醇。

酊剂是将植物浸泡在酒里制成的，这样做可以促使植物的活性成分溶解。酊剂的作用比浸剂或煎剂更强。酊剂使用方便，保存期限长达2年。酊剂可以用水壶和果汁过滤袋代替葡萄压榨机来制作。

去醇酊剂

有些人应避免服用含有酒精的酊剂，如孕妇和胃炎患者。将5毫升的酊剂加入一小杯刚烧开的水里，静置5分钟，等待酒精挥发。若要制作无醇酊剂，可以用醋或甘油代替酒。

酊剂比例

酊剂的不同浓度以比例来表示。除非另外说明，否则本书一律采用1：5的比例。

标准用量

200克干制植物或300克新鲜植物切碎，加入1升酒——最好使用酒精含量为35%～40%的伏特加。朗姆酒可以掩盖植物的苦味或其他难以入口的味道。

标准剂量 将5毫升（1茶匙）的酊剂稀释在25毫升的水或果汁中，每天服用2～3次。

储存 储存在经过消毒的深色玻璃瓶中，可在阴凉处存放2年之久。

制作酊剂

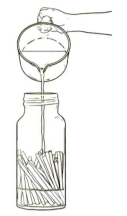

1 将植物放进一个干净的大玻璃罐里，倒入酒，确保植物被全部淹没。盖上玻璃罐的盖子，并做好标记。充分摇晃1～2分钟，然后放在阴凉处静置10～14天，每1～2天摇晃一下玻璃罐。

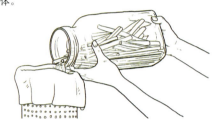

2 安装葡萄压榨机，并在内壁放好细纹布或尼龙纱网。将玻璃罐里的混合物倒进去，收集其中的液体。

3 慢慢下压葡萄压榨机，从植物中榨取剩余的液体，直到不再有液滴出现。丢弃剩余的植物。

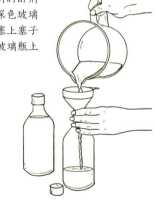

4 用漏斗将得到的酊剂倒进干净的深色玻璃瓶里。装满后，塞上塞子或拧紧瓶盖，在玻璃瓶上贴好标签。

胶囊和粉末

对于研磨成粉的植物，胶囊是简单的封装形式，但是粉末也可以撒在食物上或兑水服用。外用时，粉末可以作为药粉直接撒在皮肤上，或者与酊剂混合，制成泥敷剂（第305页）。

一般来说，粉末越细腻，它的等级和质量越好。明胶或植物性胶囊壳可以从专业药店购买。红榆（第149页）粉很适合制作泥敷剂，而金缕梅（第106页）粉等收敛剂可以直接用在渗液皮肤上，或者制成膏剂（第305页），用于痔疮和静脉曲张。

标准用量

使用00号胶囊，可容纳大约250毫克粉末。

标准剂量 每次2～3个胶囊，每天2次。

储存 储存在密封深色玻璃容器中，放在凉爽处，可保存3～4个月。

制作胶囊

1 将粉末倒入浅盘，然后从两边向一个方向移动胶囊壳的两半，铲起药粉。

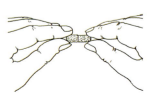

2 当胶囊的两半都装满药粉时，将它们拼在一起。注意药粉不要撒出来。

滋补葡萄酒

服用滋补葡萄酒是一种令人愉悦的增强生命力和改善消化功能的方式。它既不是严格药用的东西，又不是简单地满足味觉需要，而且很容易制作。滋补葡萄酒是将滋补品如当归（第67页）或苦味药如山金车（第176页）浸泡在红葡萄酒或白葡萄酒中数周制成的。

一种简单高效的制作方式是使用底部有水龙头的罐子或陶瓷瓮，以便在不扰动药的情况下排出酒液。葡萄酒可以周期性地添加，让植物保持被淹没的状态。不过随着时间的推移，酒液的滋补效果会降低。如果暴露在空气中，那么植物会发霉。这不仅会让药品失效，而且会让酒变得不安全。

药酒

药酒是由发酵植物制作而成的，方法和制作葡萄酒一样。但发酵会改变植物的活性，往往会降低它们的药用价值。

标准用量

100克干制或200克新鲜滋补品，或者25克苦味药，以及1升红葡萄酒或白葡萄酒。

标准剂量 每天饭前饮用70毫升。

储存 使用底部带水龙头的陶瓷瓮或消毒过的玻璃罐子，确保葡萄酒没过植物。可存放3~4个月。如果植物发霉，那么丢弃剩余的所有酒液。

制作滋补葡萄酒

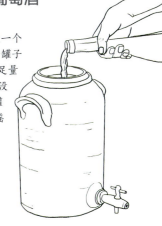

1 将植物放进一个干净的大号罐子或瓮里。倒进足量的葡萄酒，淹没所有。密封罐子，小心地摇晃，静置。

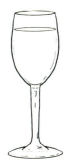

2 静置2~6周，然后从罐子里取一剂服用。定期向其中添加葡萄酒。

糖浆

使用蜂蜜和粗制糖可有效保存药物，浸剂或煎剂与其结合，可制作成糖浆。它的额外好处是效果舒缓，因此糖浆是止咳药的完美载体，可以缓解咽痛。糖浆的甜味可以掩盖植物不佳的味道，很受儿童欢迎。

糖浆是由植物浸剂或煎剂与蜂蜜或粗制糖经等比例调制而成的。在制作该类浸剂或煎剂时，需要尽可能久地浸泡或煎煮，以充分提取植物的药效。浸剂应该浸泡15分钟，煎剂应该煎煮30分钟。将浸泡过或煮过的植物放在滤网上按压，滤出尽量多的液体。可以在冷却后的糖浆中加入少量酊剂，以增加糖浆的功效。

用酊剂制作糖浆

还可以使用酊剂取代浸剂或煎剂。将500克蜂蜜或粗制糖与250毫升水混合在一起。小火加热，直到所有糖或蜂蜜溶解，混合物变得浓稠，关火。冷却后，将1份酊剂混入3份糖浆，然后装瓶。

标准用量

500毫升浸剂或煎剂（第301页），浸泡或加热足够长的时间；500克蜂蜜或粗制糖。

标准剂量 每天3次，每次5~10毫升。

储存 储存在用木塞密封的深色玻璃瓶中，可在凉爽处存放6个月。

制作糖浆

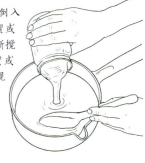

1 将浸剂或煎剂倒入炖锅，加入蜂蜜或糖。小火加热，不断搅拌，直到所有蜂蜜或糖溶解，混合物呈现出糖浆的黏稠感，关火冷却。

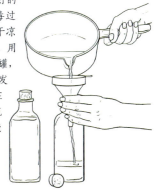

2 用漏斗将煮好的糖浆倒进消毒过的玻璃罐里，置于凉爽、黑暗处存放。用软木塞密封玻璃罐，因为糖浆容易发酵。如果存放在用旋盖密封的瓶子里的话，可能会爆炸。

油浸剂

将植物浸泡在油里可以提取其脂溶性活性成分；热浸油是由小火熬制的，冷浸油则是太阳自然晒热的。这两种类型的油都可以作为按摩油外用，或者添加到霜剂和膏剂中。不应将油浸剂与精油混淆，精油是天然存在于植物中的活性成分，具有特定的药用功效和独特的香气。可将精油添加到油浸剂中，增加药效。

热浸油

虽然热浸油可以保存一年，但它在新鲜时使用效力最强。如果只是偶尔使用油浸剂，那么可以将植物和油的比例保持不变，制作比标准用量更少的量。葡萄压榨机可以用大烧杯替代——当油冷却到可以触摸时。使用果汁过滤袋将油挤压出来，如下面"制作冷浸油"部分的插图所示。

很多植物可以制成有效的热浸油，尤其是辛辣植物，如生姜（第159页）、辣椒（第79页）和胡椒（第258页）。这些油可以擦在皮肤上，缓解风湿性疼痛和关节炎疼痛，改善局部血液流动并放松肌肉。使用其他绿叶植物如聚合草（第142页）制作的热浸油可加速伤口愈合，毛蕊花（第291页）热浸油用于耳痛和耳部感染。繁缕（第282页）膏剂可以用热浸油制作（第305页）。

标准用量

250克干制或500克新鲜植物，加入750毫升橄榄油、葵花籽油或其他优质植物油。

储存 储存在消毒过的密封深色玻璃瓶中，可存放1年；要想获得最佳的药效，应在6个月内用完。

制作热浸油

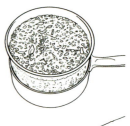

1 将切碎的植物和油放在一个玻璃碗里，将碗放入沸水锅里搅拌均匀，然后再盖上盖子，小火加热2~3小时。

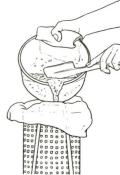

2 关火，让混合物自然冷却，再倒入装有果汁过滤袋的葡萄压榨机里（如果没有的话，可以使用大烧杯）。挤出过滤袋里的所有液体。

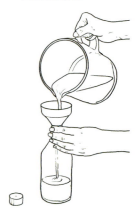

3 用漏斗将油浸剂倒入干净的深色玻璃瓶中。密封，给每个瓶子贴上标签。

冷浸油

制作冷浸油是一个缓慢的过程，而且需要将装有植物和油的罐子静置数周之久。阳光会促进植物将其活性成分释放到油里。对于新鲜植物材料，这是最合适的油浸方法，尤其是植物比较脆弱的部位，如花。贯叶连翘（第110页）、金盏菊（第77页）和薄荷（第240页）是最常制作冷浸油的三种草药。贯叶连翘油具有抗炎和镇痛的作用，可外用或内服（咨询草药医生后），治疗消化性溃疡。

橄榄油特别适合用于冷浸，因为它不易变质。阳光的强度和植物浸泡时间的长短会影响冷浸油药用成分的浓度。要想增加浓度，可以在冷浸油中加入新鲜植物继续浸制。

制作冷浸油

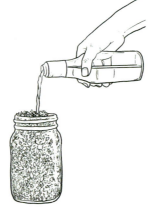

1 将植物放进透明玻璃罐里。倒入油，直到将植物完全淹没。盖上盖子，充分摇晃。将玻璃罐放到阳光充足的地方，如窗台上，静置2~6周。

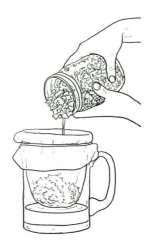

2 将油和植物的混合物倒入用皮筋固定在大烧杯或碗边缘的果汁过滤袋里（或者使用上面插图所示的葡萄压榨机），让油从过滤袋中滤出。

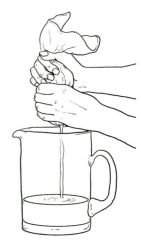

3 挤出过滤袋里剩余的油。将制成的冷浸油倒入深色玻璃瓶中，贴上标签储存。或者用冷浸油和另外的新鲜植物重复一遍制作过程。

膏剂

　　膏剂含有油脂——和霜剂不同，它不含水。因此，膏剂会在皮肤表面形成分隔层。它可以保护受伤或感染的皮肤，并将活性药用成分（如精油）带到受伤的区域。膏剂可用于痔疮或需要防止潮气的病症，如唇裂和尿布疹。

　　膏剂可以用数十种基质制作。取决于所用的材料成分和比例，膏剂的黏稠程度不一。制作柔软、全效膏剂的最简单方法是使用凡士林或软石蜡。凡士林不透水，能为皮肤提供保护性屏障。可按需使用切碎的植物，过滤前可加入精油。

不同黏稠度

　　固态且相对少油的膏剂容易涂抹，可用作唇膏。可以使用矿物油的替代品制作此类膏剂——将140克椰子油与120克蜂蜡及100克植物粉末混合起来，放入置于沸水中的玻璃碗中，或者使用双层蒸锅，小火加热90分钟，最后过滤并倒入罐子里。

　　固态程度较低的膏剂适用于皮疹等病症，可以混合橄榄油和蜂蜡制作。将60克蜂蜡与500毫升橄榄油及120克干制（或300克新鲜）植物混合在一个玻璃碗里。

盖上盖子，在暖炉里放置3小时，然后取出，过滤并倒入罐子里。这种膏剂的另一种制作方式是将500毫升热浸油和60克熔化的蜂蜡混合。

标准用量

　　60克干制或150克新鲜植物（或混合植物），加入500克凡士林或软石蜡。

　　标准剂量 每天使用3次，每次少量。

　　储存 储存在消毒过的深色有盖玻璃罐中，可存放3个月。

制作膏剂

1 将凡士林或蜡放入装在沸水中的玻璃碗里熔化，或者使用双层蒸锅。加入切碎的植物，小火加热15分钟，持续搅拌。

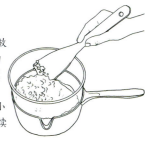

2 将混合物倒入用皮筋固定在大烧杯边缘的果汁过滤袋中，让液体滤出。

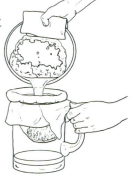

3 戴上橡胶手套，将尽可能多的液体从果汁过滤袋中挤到大烧杯里。趁熔化的膏剂尚未凝固在大烧杯里之前，将其倒入罐子。将盖子放在罐子上，但不要盖紧。冷却后盖紧盖子，贴上标签。

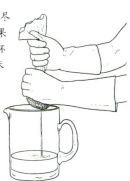

泥敷剂

　　泥敷剂是新鲜植物、干制植物和植物粉末的混合物，外用敷在受伤的部位。泥敷剂用于缓解神经或肌肉疼痛、扭伤或骨折，以及从伤口、溃疡或疖中吸收脓液。

　　夏枯草（第264页）泥敷剂缓解扭伤和骨折，而贯叶连翘（第110页）泥敷剂有助于减轻肌肉或神经疼痛。

吸收疖和伤口的脓液

　　红榆（第149页）粉混合金盏菊（第77页）酊剂或没药（第89页）酊剂，可以

制成一种吸收疖和伤口脓液的有用的泥敷剂。

标准用量

　　可覆盖患处的足量植物。

　　标准剂量 每2~3小时使用一次新的泥敷剂。按照需要重复相应的次数。

制作泥敷剂

1 将植物小火煮2分钟，挤出任何多余的液体。将一些油抹在患处以防粘连，然后趁热敷植物。

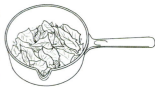

2 用纱布或棉带将植物固定就位。按需放置3小时。

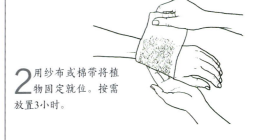

霜剂

制作霜剂需要将油脂和水混合在乳剂中。如果这个过程完成得过于匆忙，那么油和水可能分离。和膏剂不同，霜剂会融进皮肤，具有在滋润皮肤的同时让皮肤自然呼吸和出汗的优点。然而，它的变质速度很快，最好存放在冰箱中的深色密闭罐子里。

在将霜剂放入罐子之前或之后，可以将酊剂、药粉和精油等少量额外成分添加到霜剂中。在100毫升的霜剂中添加精油，如1毫升澳洲茶树（第116页）精油，可以抑制霉菌生长，延长保质期，加入5毫升硼砂液也有同样的效果。使用浸剂、酊剂或油浸剂，也可以制作霜剂。

标准用量

30克干制或75克新鲜植物、150克乳化蜡、70克甘油和80毫升水。

标准剂量 用少量霜剂涂抹患处，每天2~3次。

储存 储存在消毒过的深色密闭玻璃罐中，放入冰箱，最多可存放3个月。

制作霜剂

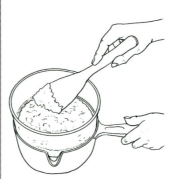
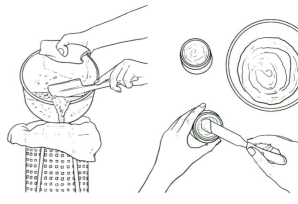

1 将乳化蜡放入装在沸水中的玻璃碗熔化，或者使用双层蒸锅。一边搅拌一边加入甘油、水和植物，然后小火加热3小时。

2 用葡萄压榨机或果汁过滤袋过滤混合物。持续慢慢搅拌，直到它冷却凝固。

3 用小刀或刮刀将凝固的霜剂转移到深色玻璃罐里。盖紧盖子，贴上标签。尽快放入冰箱。

敷布和洗液

洗液是清洗受刺激皮肤的水基植物制剂，如浸剂、煎剂或稀释的酊剂。敷布是浸泡过洗液并紧贴皮肤的布。使用洗液和敷布都是草药外用的简单方法，可以非常有效地缓解肿胀、瘀伤和疼痛，减轻炎症和头痛，还能够退热。

在发生事故或运动损伤后，只要皮肤没有破损，如果迅速进行冷敷，那么通常可以减少或预防瘀伤和肿胀。冷敷对缓解炎症、退热及减轻疼痛特别有用。热敷和冷敷所使用的敷布都应该经常重新浸泡后再使用，以获得更好的效果。

使用洗液

按照说明制作浸剂或煎剂（第301页），并充分过滤；或者用水稀释酊剂。用一块干净的布浸泡在洗液中，并拧干，然后用布轻轻擦拭患处（而不是像使用敷布那样按压在皮肤上）。

洗液的标准用量

500毫升浸剂或煎剂，或者25毫升酊剂，稀释在500毫升水中。

敷布或洗液的标准剂量 按需使用。在敷布或洗液变凉（热敷）或变干（冷敷）时，准备新鲜的敷布或洗液。

储存 将洗液储存在消毒过的有盖瓶子里，放入冰箱，最多可存放2天。

使用敷布

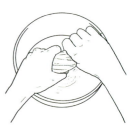

1 彻底洗净双手，将一块柔软的布或干净的法兰绒毛巾浸泡在洗液中，拧去多余的液体。使用前，先在患处涂抹一些油，防止粘连。

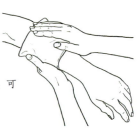

2 将敷布放置在患处。若有疼痛和肿胀，用保鲜膜和安全别针固定敷布，放置1~2小时。可按需再次使用。

其他制剂

不同的药物制剂适用于不同的疾病。以下大部分制剂可提供局部缓解效果。例如，蒸汽吸入剂有助于缓解各种呼吸系统疾病，含漱剂和漱口水可以缓解咽痛和口腔溃疡，按摩油可以减轻肌肉酸痛，而皮肤清洗剂可以减轻皮肤炎症。

蒸汽吸入剂

蒸汽吸入剂是缓解卡他症状及鼻窦炎、花粉症和支气管哮喘的有效制剂。蒸汽和杀菌成分的有效结合可以清理整个呼吸道。

将1升刚烧开的水倒进一个大碗里，加入5~10滴精油，搅拌均匀；或者将25克植物倒进1升水中，浸泡15分钟，然后倒进一个大碗里。脸面向碗，用一条毛巾盖住头和碗，闭上双眼，吸入蒸汽约10分钟（或者直到制剂冷却）。在吸入蒸汽后，建议在温暖的室内停留15分钟，让呼吸道逐渐适应环境，缓解卡他症状。

粉末

大多数干燥的草药可以用杵和研钵或咖啡研磨机磨成粉末，但建议购买粉末成品。粉末的用途广泛，但会比切割品腐烂得更快。请存放在冰箱的密闭容器中。草药粉可以添加到食物、奶昔和饮料中。

举个例子，制作甜菜根（第182页）和山楂叶（第91页）粉末，取½~1茶匙，添加到食物或奶昔中搅拌均匀，常吃可以保持健康的血液循环和降低高血压。

含漱剂和漱口水

含漱剂和漱口水通常使用收敛性植物，可以收敛口腔和咽喉黏膜。对于味道苦涩的植物，如秘鲁拉坦尼（第230页）和没药（第89页），可以通过在制剂中添加少许洋甘草（第105页）或微量辣椒（第79页）的方式，让它变得更好入口，而且对咽痛更有效。由于含漱剂和漱口水是由浸剂、煎剂或稀释过的酊剂制成的，因此通常可以吞咽。不要超过相关植物的每日推荐内服剂量。

先制作浸剂，静置15~20分钟，以增加药物的收敛性。过滤，然后含漱，或者用一杯的量冲洗口腔。也可以使用煎剂，或者将5毫升的酊剂稀释在100毫升热水里，然后以同样的方式使用。多次重复这一过程，除非另有说明。

阴道栓剂和肛门栓剂

阴道栓剂和肛门栓剂是含有精油或药粉的蜡质小丸。当口服药物在未抵达预期部位之前就可能被消化分解时，可以使用它们。阴道栓剂插入阴道，肛门栓剂插入肛门，并在那里被体温化开。药被迅速吸收到血液中，快速缓解病症。最好购买已经加工好的栓剂。

精油

精油可用于按摩，以缓解轻微疼痛。在使用前，应该用载体油稀释它，因为它会刺激皮肤。精油在稀释后会迅速变质，因此最好按需使用。

按摩油 将5~10滴精油与1茶匙载体油（如小麦胚芽油或巴旦木油）混合，涂抹在皮肤上轻柔地按摩。

精油香薰器 将5~10滴纯精油混合在水里，可以燃烧30分钟。

皮肤清洗剂

清洗皮肤可以缓解很多病症，包括四肢瘙痒和鼻塞。皮肤清洗剂是由稀释的精油或浸剂制成的。洗眼液可以缓解眼睛酸痛。

制作药浴水 在洗澡水中加入500毫升过滤后的浸剂（第301页）或5~10滴精油。

制作皮肤清洗剂 制作浸剂，过滤，然后清洗患处。

制作洗眼液 制作少量浸剂，或者使用茶包。小心地将液体过滤到消毒过的洗眼杯里，或者将2~3滴酊剂加到装有热水的洗眼杯里。等待洗眼液冷却，将洗眼杯紧紧扣在眼睛上。向后仰头，通过持续眨眼清洗眼睛。每天重复3次。

通用注意事项 洗眼液的浓度应该很低，以免刺痛眼睛。始终在消毒过的容器中使用凉白开。连续使用洗眼液的时间不要超过2~3周。如果经常洗眼睛，那么可以在每个洗眼杯中加入一点点盐，以防盐分和矿物质从眼睛里流失。

冷浸液

高温会破坏某些植物的活性成分，在这种情况下，冷浸液比煎剂更合适。

将25克草药倒入500毫升冷水中，静置过夜。像制作煎剂一样过滤和使用。

汁液

许多植物提取的汁液可以内服或外用。

最好使用榨汁机将植物打成浆，也可以使用食物处理机。将植物浆倒入果汁过滤袋中，挤压并收集汁液。有些植物需要煮熟才能提取汁液。

蔬果汁

蔬果汁是一种非常方便的服用温和草药的方法，如服用玛咖（第233页）和胡椒薄荷（第118页）。一系列蔬菜、水果、草药、香料、种子和粉末可以混合在一起，制成营养丰富、可口的饮料。选择草药并计算出每种草药的用量——通常为干草药½茶匙，新鲜草药1茶匙。尽可能使用新鲜草药。

安全用药

　　草药如此受欢迎的原因之一是，草药比常规药物更安全，而且不良反应更少。然而，草药并不总是安全的，而且就像所有药物一样，需要谨慎使用。

会出什么问题

　　只需遵循一些简单的规则，就可以确保在服用草药时所能出现的最糟糕的情况是你的病情没有改善。然而，在某些情况下，草药可能会造成损伤，而且目前已经发现有几种草药会与常规药物相互作用。在极少数情况下，人们会因为服用草药患重病或死亡，但几乎在每一种情况下，这类问题都是因为忽略了以下安全因素而导致的。如果你在任何时候感觉自己对某种草药产生了不良反应，那么立即停止使用，并联系有资质的医生。

问题如何发生

　　使用错误的草药。 通常而言，当你在柜台购买草药时，你无须担心，因为此前销售商已经进行了必要的检查以确保识别正确。如果你从野外收获草药，那么你必须能够确定自己采集的植物是什么。例如，对肝脏有极强毒性的疆千里光容易被误认成贯叶连翘（第110页）：它们都生长在荒地，并且在夏天簇生鲜艳的黄花。在很少见的情况下，采摘某些剧毒植物的行为可能会带来危险，因为毒素可以通过皮肤吸收。例如，欧毒芹（第198页）的毒性非常强，光是触摸这种植物就可能产生严重的不良反应。

　　使用草药的错误部位。 使用草药的正确部位非常重要。有时候，某种植物的一个部位是安全的，其他所有部位都有毒。例如，虽然马铃薯（第280页）的块茎是富含营养的优质食物，但这种植物的其他部位含有有毒成分（龙葵素）。

　　使用劣质材料或制作方式不当。 如果你想自制药品，那么请遵循本书列出的储存和处理方法（第298～299页）。如果是在柜台购买的话，那么请对照"品质控制"（第17页）部分列出的关于购买优质产品的建议。

　　使用不对症的草药。 如果你总是使用广为人知的草药，并且用它们治疗它们通常被建议使用的相应病症，就可以避免这个问题。生姜（第159页）和菖蒲（第163页）都有助于缓解恶心和治疗消化不良，但生姜总体上是更安全的——它更为人所熟知，它是晕车、晕船和孕吐的常见治疗药，而且和菖蒲不同的是，它没有已知的不良反应。

　　草药和其他药物产生相互作用。 草药是药物，因此常规药物和它们产生相互作用并不奇怪。例如，贯叶连翘会加速肝脏分解一系列药物的速度，包括特定种类的抗生素、抗癫痫病药和免疫抑制剂。这会减少药物在体内的效力，在极端情况下可能威胁生命。贯叶连翘与其他抗抑郁药同时服用也是不可取的。很多草药尤其是当归（第67页），会与华法林和氯吡格雷等抗凝剂相互作用。抗凝剂是用来防止血液凝固的。当归与抗凝剂相互作用，会增加内部或外部出血的风险。一定要告知医疗保健专业人士你正在服用什么药物，无论草药还是常规药物。如果你正在服用医生开的药，那么在服用草药之前先寻求医生的建议。

　　草药导致过敏反应。 大体而言，对草药的过敏反应是因接触植物（接触性皮炎）和吸入花粉、药粉（空气传播过敏）引起的。众所周知，有些植物会引起接触性皮炎，如芸香（第273页），不应由容易过敏的人进行处理。一些药粉会刺激敏感人群打喷嚏，如椴树（第286页）。在某些情况下，草药可能在体内引发过敏反应。这种类型的过敏反应更令人担忧。如果你容易过敏，那么建议除了很常见的草药，在服用其他任何草药之前都先咨询有资质的医生。

　　需要其他治疗。 有时使用草药并不是恰当的治疗方式。如果你患有急性疾病或受伤、病重，或者服用草药后未按预期康复，那么请不要拖延——寻求专业建议或去急诊治疗。

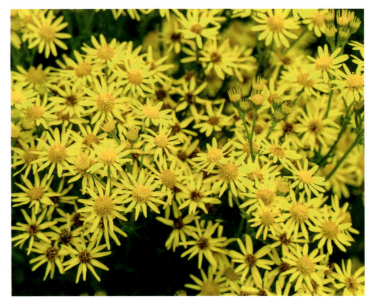

疆千里光是一种有毒的植物，开黄花的它很容易被误认成贯叶连翘。

常见疗法

以下疗法是针对一系列常见疾病的安全有效的治疗方法，但是草药和所有药物一样，必须认真对待。这里给出的建议非常简单明了。如果你不确定该怎么做，请务必寻求专业建议（第330页）。

基本信息

在使用药物之前，先阅读以下内容。

剂量

- 除了"婴儿和儿童"部分（第328页），所有剂量都是成人的使用剂量。
- 不要超过列出的剂量——药量加倍不会让药效加倍。
- 在服用药物前，检查各个相关条目（第60～293页）中的注意事项。
- 对于同一种病症，不要同时服用2种以上内服药物，也不要同时使用内服药物和外用药物各超过1种，除非另有说明。当一种药物列出了不同剂型时（如酊剂或浸剂），最好使用第一种。

药物使用多久

使用药物直到症状消失。如果2～3周症状仍无改善，或者病情恶化，或者药效不能确定，请咨询医生。

专业建议

- 对于何时寻求专业指导已给出了建议。如果使用药物超过3周，咨询专业人士。

婴儿和儿童

- 在没有专业建议的情况下，不要给6个月以下的婴儿服用任何内服草药（或其他药物）。
- "婴儿和儿童"部分给出了幼儿的使用剂量。列在别处的药物也可用于12岁以下的儿童，按照建议减少剂量：
  6～12个月——1/10成人剂量；1～6岁——1/3成人剂量；7～12岁——1/2成人剂量。

老年人

由于新陈代谢较慢，老年人需要的剂量可能低于标准剂量。70岁以上的人通常服用标准剂量的3/4。

孕妇

- 在怀孕的前3个月，除非绝对必要，否则应避免使用任何药物，不论是草药，还是其他药物。
- 怀孕期间避免服用含酒精的酊剂。
- 孕妇在服用草药之前，务必查看药物的注意事项。

处方药

如果你正在服用处方药，那么请在服用草药前咨询医生，未经医生同意不要停用之前服用的任何药物。

草药制剂

- 除非另有说明，否则所有用量指的都是干制植物。
- 指南会具体说明植物的使用部位，且只使用该部位。不要使用以园艺用途出售的种子。
- 除非另有说明，否则制剂都使用标准数量的干制植物制作，如下所示：

浸剂 将1茶匙草药加入1杯水中，或者将20克植物与500毫升水混合，制成足够3～4剂的量。用带盖容器保存。

煎剂 将20克植物加入750毫升水中。

吸入剂 将5～10滴精油加入1升冒蒸汽的热水中，或者使用浸剂。

洗液 使用500毫升浸剂或煎剂，或者将25毫升酊剂稀释在500毫升水里。

片剂或胶囊 很多非处方草药是这两种形态。按照包装上的说明服用。

酊剂 有些酊剂可以买到现成的。除非另有说明，否则应该用冷水稀释。有时推荐服用的滴数是一个范围，从最低用量

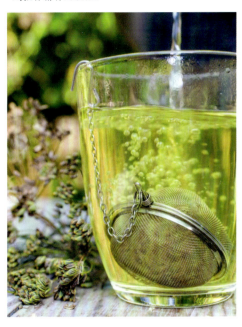

浸剂是有效的药物剂型，有些浸剂还是令人放松或振奋精神的饮品。

开始，按需求每剂增加5～10滴。

精油

除非专业医生建议，否则不要内服精油。在外用时，用葵花籽油或巴旦木油等载体油稀释精油，比例为1份精油配20份载体油，如将5滴精油加入1茶匙（5毫升）载体油中。当沐浴时，将5～10滴精油加入水中。

自助

这个部分给出了生活方式、饮食和运动方面的建议。总体而言，这些建议不能提供"速战速决"的解决方案。要想产生效果，必须长期遵守。

过敏

当身体的免疫系统对外部刺激（如花粉、蚊虫叮咬和某些植物）或内部物质（如化学品和食物）反应过度时，常常会发生过敏反应。过敏原会在那些具有内在或天然敏感性的人群中引发反应。从长远来看，过敏的治疗方式是减少与过敏原（如果已知的话）的接触及努力降低身体的敏感度。草药可以缓解某些过敏状态，并有助于逐渐减少过敏反应。又见第313页。

立即寻求专业建议

- 针对威胁生命的过敏，如哮喘，在服用任何草药之前，都要咨询专业医生
- 在服用草药后发生情况恶化的任何过敏
- 呼吸道剧烈疼痛

过敏性鼻炎，包括花粉症

过敏性鼻炎是鼻黏膜对刺激物（如污染、灰尘或花粉）的过敏反应的总称。过敏性鼻炎一年四季都可能发生，而花粉症通常是由季节性的禾草或花粉引起的，症状包括打喷嚏、流鼻涕、鼻窦充血、流泪、眼睛炎症，甚至还有类似哮喘的气喘。自助治疗有助于缓解轻度症状，但对于病情严重的情况，请咨询可以开麻黄（第99页）等药物的专业医生。又见"卡他症状、鼻窦问题和耳痛"（第322页）。

饮食

减少摄入或戒掉易形成黏液的食物，如乳制品、鸡蛋、糖、面粉、高脂肪食物和酒精。

通用疗法

草药 大荨麻（第150页）、西洋接骨木（第136页）

疗法 制作大荨麻浸剂，每天服用450～600毫升，连续服用3个月；或者将2种草药各1茶匙加入300毫升水中，每天服用1次，连续服用3个月。

草药 黄芩（第138页）

疗法 用这种草药制作煎剂，每天服用300毫升。

花粉症

草药 西洋接骨木（第136页）

疗法 制作浸剂，每天服用300～450毫升。在花粉症流行季之前的几个月及流行期间服用。

过敏性鼻炎伴卡他症状

草药 小米草（第214页）、大车前（第258页）、毛果一枝黄花（第280页）、贯叶泽兰（第213页）

疗法 使用一种草药或混合所有草药制作浸剂，每天饮用450毫升。

注 这种疗法尤其适用于大量稀鼻涕症状。

草药 紫锥菊（第96页）、药蜀葵（第169页）、西洋接骨木（第136页）、百里香（第147页）

疗法 等量的每种酊剂共1茶匙，每天服用3次，温水送服。

注 这种疗法尤其适用于黏稠的黄绿色鼻涕和鼻塞症状。

湿疹

以皮肤变红、有炎症为特征，湿疹会引起皮肤刺激、剥落、起皮和小水疱。虽然湿疹通常是身体对某些物质产生的过敏反应，但它也可以遗传——由长期接触刺激物引起，或是出于某种未知的原因。最好咨询专业医生，因为湿疹难以自助治疗。然而，下列药品服用至少一周，一般可以带来缓解。可以同时使用两种药物。繁缕可减轻酸痛或瘙痒，用燕麦洗澡可以润肤。

自助

为了避免抓挠，使用易吸水且无刺激性的材料（如棉花）覆盖患处。

通用注意事项 如果症状没有改善或情况恶化，请咨询专业医生。

通用疗法

草药 胡椒薄荷（第118页）、繁缕（第282页）

疗法1 将1茶匙胡椒薄荷加入150毫升热水中浸泡，等待10分钟，过滤并冷却，制成洗液。轻轻地清洗患处皮肤，每天2～3次。

疗法2 涂抹繁缕膏剂、霜剂或挤出的新鲜汁液，每天5次。

可选 在1茶匙的任何繁缕制剂中添加2滴胡椒薄荷油。

草药 积雪草（第81页）

疗法 在患处撒上药粉，每天2～3次；或者将药粉与足量的水混合，制成浓稠的药糊涂抹在患处，每天1～2次。

湿疹伴皮肤渗液

草药 金缕梅（第106页）

疗法 使用洗液或霜剂，每天5次（洗液更好）；或者用2茶匙叶片和150毫升水制成煎剂，静置15分钟，过滤并冷却，作为清洗剂每天使用5次。

草药 洋甘菊（第82页）

疗法 使用50克草药和750毫升热水制成浸剂，冷却后直接用于瘙痒部位；或者用热浸剂制成温热的沐浴水，浸泡至少20分钟。

草药 燕麦（第179页）

疗法 在平纹细布（或类似材质）袋子里装满磨碎的燕麦，放洗澡水时挂在热水龙头下。在浴缸里浸泡5～10分钟。

哮喘、气喘和呼吸急促

哮喘通常是因对花粉、灰尘、动物毛发或某些食物等物质过敏引起的，但也可能与感染有关。下列疗法能立即缓解症状，但是为了找到病症的根源或进行长期治疗，最好咨询专业医生。这里推荐的所有疗法都可以与常规治疗一起进行。大荨麻、百里香、欧洲荚蒾和紫锥菊等植物有助于缓解呼吸困难，而洋甘菊精油则可减轻炎症。

通用注意事项 哮喘患者请寻求专业帮助。不要停止使用类固醇或其他吸入剂，它们只能在专业指导下逐步停用。

气喘和呼吸急促

草药 大荨麻（第150页）、百里香（第147页）

疗法 使用2种草药各15克和750毫升水，制成煎剂，全天服用。

草药 洋甘菊（第82页）

疗法 将冒尖的2茶匙草药加入150毫升水中，在有盖的炖锅里浸泡加热10分钟。取下盖子，吸入蒸汽，过滤并饮用煎剂。

可选 使用精油制作蒸汽吸入剂，或者吸入滴在手帕上的2滴未稀释精油。

草药 黄芩（第138页）

疗法 制作煎剂，每天服用300毫升。

呼吸困难和胸闷

草药 欧洲荚蒾（第154页）

疗法 服用1茶匙酊剂，每天8次，连服3天；然后将剂量减至每天最多服用3次，连服7天。

感冒和肺部感染引起的轻度支气管哮喘

草药 紫锥菊（第96页）

疗法 服用片剂或胶囊，或者½茶匙酊剂加水服用，每天2～3次。

循环系统问题

为了维持身体健康，人体细胞需要"沐浴"在为它们带来重要营养并能清除废物的液体之中。当这个过程因血液循环不良遭受破坏时，身体可能会出现血压升高等情况，从而对心脏造成压力。高蔬菜低糖饮食和定期的有氧运动，有助于保持心脏活跃和清除动脉的脂肪沉积（沉积物会让血管内壁生"垢"）。很多草药有预防作用，可以维持良好的血液循环——在这一点上，很少有比大蒜（第63页）更有效的植物。

立即寻求专业建议

- 严重胸痛
- 心悸持续数分钟
- 静脉发烫、肿胀或有溃疡，或者皮肤或静脉变色
- 昏厥或眩晕，伴随身体任何部位的虚弱、麻木或刺痛

贫血

贫血有几种类型。伤口失血或月经出血引起的缺铁性贫血可以用植物治疗。黄龙胆等苦味药可促进营养吸收，而大荨麻含有大量铁元素。增加其他含铁绿色草药的摄入量。

通用注意事项 在家庭治疗之前先寻求专业建议，以确定你的贫血类型。

通用疗法

草药 黄龙胆（第103页）、苦艾（第70页）

疗法 将2～5滴任一草药的酊剂加入水中，饭前半小时服用。

注意事项 孕妇禁服苦艾。

草药 印度獐牙菜（第283页）

疗法 用水送服5～10滴酊剂，每天3次，饭前服用。

月经过多引起的贫血

草药 大荨麻（第150页）

疗法 将25克草药加入750毫升热水中，制作浸剂。全天不时啜饮全部剂量。又见"月经量大"（第325页）的"四物汤"疗法。

高血压和动脉硬化

草药可治疗轻度高血压和动脉硬化。大蒜能够稀释血液，减少脂肪沉积并降低血压；甜菜和银杏可改善循环，尤其是改善毛细血管的供血。

通用注意事项 寻求专业建议，尤其是已经在服用治疗循环病症药物的人。

在服用任何草药之前，先参阅第300页和第308～309页

通用疗法

草药 大蒜（第63页）、甜菜（第182页）、石榴（第267页）

疗法 每天服用1粒大蒜片剂，或者吃1~2个新鲜蒜瓣。每天饮用1次125毫升的甜菜汁或石榴汁。

注 这些是维持健康的循环系统并预防疾病的有效方法。

草药 银杏（第104页）

疗法 服用片剂或用水冲服½茶匙液体提取物，每天2次，2~3个月为1个疗程。

草药 生姜（第159页）

疗法 将1茶匙的新鲜姜末添加到每天的食物中。

心悸和惊恐发作

当心脏跳动突然加快或不规律时，就会发生心悸。这可能是因压力大、焦虑和神经紧张引起的；然而，这也可能仅仅是饮用太多咖啡因（在茶、咖啡和可乐饮料中）导致的。在极少数情况下，心悸表明心脏有问题。心悸是惊恐发作的关键症状，后者的特征是突然、剧烈的恐惧和焦虑感。椴树花和缬草根对神经系统有很好的放松和镇静作用，特别有助于减轻潜在的焦虑。

通用注意事项 如果心悸持续几分钟，请立即寻求专业建议。

心悸

草药 椴树（第286页）

疗法 将20克椴树花加入750毫升热水里，制成浸剂。分3~4剂，全天饮用完毕。

草药 丹参（第134页）

疗法 制作煎剂，每天服用3~4剂，连续服用1周；或者每日剂量减半，连续服用2~3周。

注意事项 丹参不能与抗凝剂或抗血小板药物一起服用。孕妇禁服丹参。

惊恐发作

草药 椴树（第286页）、缬草（第152页）

疗法 将1茶匙椴树花和½茶匙缬草粉加入150毫升热水中，制成浸剂。每天饮用600毫升。

草药 欧益母草（第232页）、椴树（第286页）

疗法 将欧益母草制成浸剂，或者将2种草药各½茶匙加入150毫升热水中制成浸剂。每天饮用600毫升。

注意事项 孕妇禁服欧益母草。

手脚冰冷和冻疮

血液循环不良会导致手指和脚趾出现令人不适且感觉疼痛的冻疮（局部血流不畅产生的疮）。通过草药和运动刺激血液循环并在循环系统中引入更多"热"，手和脚的血流量会得到提升。辣椒或生姜等辛辣植物会刺激血液在动脉中的流动，有助于预防冻疮。

运动

有氧运动常常是改善这种状况的关键。

通用注意事项 如果手指和脚趾经常变冷且麻木，请寻求专业建议。

手脚血液循环不良

草药 辣椒（第79页）

疗法 在冬季服用辣椒片剂。

可选 在每一顿餐食中加入少许辣椒粉或辣椒酱。

注意事项 孕妇禁服辣椒片剂。

草药 欧洲荚蒾（第154页）、美洲花椒（第157页）

疗法1 将15克欧洲荚蒾加入750毫升水中，制成煎剂，每天服用3剂。

疗法2 将5克美洲花椒和10克欧洲荚蒾加入750毫升水中，制成煎剂，每天服用3剂。

注意事项 孕妇禁服美洲花椒。

冻疮

草药 生姜（第159页）、柠檬（第86页）、紫锥菊（第96页）

疗法（内服）在每天的食物中加入1茶匙新鲜姜末，或者每天饮用70毫升的姜汁甜酒。

疗法（外用）将新鲜生姜、未稀释的柠檬汁或纯紫锥菊酊剂涂抹在未开裂的冻疮上，每天2次。

注 外用疗法有助于预防水疱和渗液。水疱绽开后，可以继续使用，但接触药剂时会产生刺痛。

静脉曲张和痔疮

静脉曲张是因为静脉虚弱或压力增加，导致静脉的薄弱支撑壁凸出，引起静脉膨胀和血液淤积。痔疮通常是由便秘引起的。很多草药可用于缓解这些病症。金缕梅蒸馏水是一种很好的收敛剂，蓍草具有愈合、收敛和抗炎的特性。

自助

家庭治疗旨在减轻静脉受到的压力。静脉曲张患者应该避免穿腰部或腿部过紧的衣服。要缓解痔疮，应尽量保持规律的排便习惯。见"便秘和腹泻"（第316页）。

通用注意事项 不要按摩或揉搓静脉。

静脉曲张

草药 金缕梅（第106页）、金盏菊（第77页）

疗法 在患处轻柔地涂抹金缕梅蒸馏水、膏剂或霜剂，每天1~2次；或者将两种植物的霜剂等量混合使用，每天1~2次。

注 这两种疗法对静脉曲张疼痛特别有效。

草药 蓍草（第60页）

疗法（外用）用凉爽的浸剂清洗静脉曲张处，或者使用膏剂，每天1~2次。

疗法（内服）制作浸剂并放置10分钟。每天服用150~300毫升，连续服用10周。

注意事项 孕妇禁服蓍草。

痔疮

草药 金缕梅（第106页）、榕叶毛茛（第268页）、夏栎（第268页）、金盏菊（第77页）

疗法1 使用金缕梅蒸馏水或膏剂，或者榕叶毛茛膏剂，每天1~2次。

疗法2 将1茶匙夏栎粉末与2½汤匙金盏菊膏剂混合起来，每天使用1~2次。

排便困难和痔疮

草药 奇亚籽（第274页）

疗法 1~2茶匙，每天1次。

草药 车前子（第128页）

疗法 将1~2茶匙种子放入150毫升水中，浸泡过夜，每天服用2次。

皮肤问题

　　作为人体最大的器官，皮肤为我们抵御外部的炎热和寒冷，还有承受感染和创伤。虽然皮肤在不断地脱落表层，但仍然需要定期清洁和滋养，以维持健康状态。它抵御伤害和从受损状态恢复的能力在很大程度上取决于身体的整体健康状况。虽然很多轻微的皮肤问题对简单的外用药反应迅速，但是严重的或慢性的皮肤问题需要内服药物，而且通常需要寻求专业建议。又见"湿疹"（第310页）。

立即寻求专业建议

- 雀斑、痣或疣发生变化
- 突然的肿胀或过敏反应
- 带状疱疹或疑似带状疱疹
- 不扩散也不爆开的疖
- 严重的创伤、瘀伤、叮咬和蜇刺

蚊虫叮咬、蜇刺和肿胀

　　皮肤炎症、肿胀是对叮咬和蜇刺的常见反应。虽然可能非常令人不适，但大多数只会引起局部瘙痒和炎症，通常会在数小时内消退。下面列出的所有疗法都有助于缓解刺激和疼痛。想要获得有效的缓解，可以同时使用内服和外用药。薰衣草可以缓解刺激，还可用作驱虫剂；芦荟具有舒缓和愈合的作用；金盏菊和贯叶连翘都可以减轻炎症；紫锥菊刺激免疫系统；大荨麻具有抗过敏作用。

通用注意事项 如果容易出现严重过敏，或者已经有发生严重过敏反应的迹象，或者嘴里有刺痛感而且咽喉开始肿胀，立即寻求专业人士的帮助。一些蜇刺和动物叮咬是有毒的，可能需要立即就医并接种疫苗。

外用疗法
草药 薰衣草（第112页）
疗法 将新鲜叶片、纯酊剂或精油揉搓在叮咬或蜇刺处。
其他用途 它还有驱虫效果。
草药 罗勒（第248页）、圣罗勒（第120页）、药用鼠尾草（第135页）、百里香（第147页）
疗法 使用从其中一种草药的新鲜叶片中榨出的汁液。
草药 芦荟（第64页）、金盏菊（第77页）、贯叶连翘（第110页）
疗法 使用芦荟凝胶，或者金盏菊膏剂、霜剂、洗液或酊剂，或者贯叶连翘油。在制作金盏菊洗液时，将2汤匙冒尖的金盏菊加入150毫升热水中，过滤、冷却，然后使用。

可选 将薰衣草（第112页）精油和洋甘菊（第82页）精油各5滴加入1茶匙上述的制剂之一中。
注意事项 孕妇不可使用洋甘菊精油。
小贴士 如果没有精油，可以使用纯柠檬汁（第86页）。

内服疗法
草药 大荨麻（第150页）
疗法 制作浸剂，每天饮用450毫升；或者用水送服1茶匙酊剂，每天3次，连服3天。
草药 紫锥菊（第96页）
疗法 服用片剂或酊剂。

皮疹、轻微烧伤和晒伤

　　皮疹、轻微烧伤和晒伤令人厌烦的程度超过了令人身体虚弱的程度，通常无须干预即可痊愈，不过药物治疗可以加速恢复。

荨麻疹通常是由过敏反应导致的，但也可以由热、冷或阳光诱发。它只持续几个小时，但经常复发。要想获得缓解，可涂抹繁缕霜剂，并服用药物。

皮疹有很多原因，如过敏、感染、刺激、叮咬、蜇刺和温度变化。使用这些药物减轻瘙痒和肿胀。

小面积烧伤通常对草药反应良好，但即使是小面积烧伤也可能伤口较深，很容易感染。在使用药物前，用干净的冷水清洗烧伤区域，并用浸透冷水的干净棉布让该区域保持凉爽3小时。
通用注意事项 如果有任何感染迹象，请寻求专业帮助。

荨麻疹
草药 大荨麻（第150页）、三色堇（第292页）、金盏菊（第77页）
疗法（内服）将3种草药各5克加入750毫升热水中，制成浸剂。全天不定时饮用，持续饮用1周。如果症状持续，那么继续服用1周。
草药 药用蒲公英（第145页）、皱叶酸模（第273页）、牛蒡（第69页）
疗法（内服）将3种草药的根各5克加入750毫升水中，制成煎剂。每天饮用300毫升，持续服用至少1周。
注意事项 孕妇禁服皱叶酸模。
草药 繁缕（第282页）
疗法（外用）按需使用霜剂。

炎性皮疹
草药 金盏菊（第77页）、聚合草（第142页）
疗法 将金盏菊或聚合草膏剂、霜剂或洗液涂抹在患处，每天2~4次。洗液先制成浸剂，过滤、冷却，然后涂抹。
注意事项 不要将聚合草制剂涂抹在破损皮肤上。

皮肤渗液
草药 芦荟（第64页）、金缕梅（第106页）
疗法 将芦荟凝胶或金缕梅蒸馏水、膏剂涂抹在患处，每天2~4次。

轻微烧伤和晒伤
草药 芦荟（第64页）、薰衣草（第112页）
疗法 按需向患处涂抹芦荟凝胶或纯薰衣草精油。

在服用任何草药之前，先参阅第300页和第308~309页

轻微创伤和瘀伤

　　轻微的创伤、瘀伤是日常生活的一部分，下列疗法是有效的家庭处理方法。金缕梅是一种非常好的收敛剂，起到保护和缓和受损区域的作用。山金车可以用来缓解瘀伤、疼痛和肿胀，而且它与金缕梅搭配使用效果很好。可以用芦荟凝胶清洁伤口，它和聚合草一样，是一种极好的伤口愈合剂。聚合草膏剂有助于清除瘢痕。可见"扭伤和骨折"（第322页）。

通用注意事项 若是严重或较深的创伤、瘀伤，请立即就医，尤其是在受伤24小时后疼痛没有明显减轻的情况下。

清洁伤口

草药 蓍草（第60页）

疗法 制作蓍草洗液，冷却后用作清洗剂。

草药 金盏菊（第77页）

疗法 将2茶匙冒尖的金盏菊加入150毫升水中，制成金盏菊洗液，或者使用纯酊剂、稀释在水中的酊剂。将任意一种制剂用在伤口上。

注 金盏菊酊剂会引起强烈的刺痛，但它具有更强的杀菌作用。

草药 芦荟（第64页）

疗法 用芦荟凝胶清洁伤口，并用浸有凝胶的敷布覆盖。经常更换。

草药 金缕梅（第106页）

疗法 在患处涂抹金缕梅蒸馏水，每天2～3次。

愈合创伤

草药 聚合草（第142页）、芦荟（第64页）

疗法 在伤口边缘涂抹聚合草膏剂。一旦结痂，使用聚合草泥敷剂。使用芦荟凝胶清洁伤口。

注意事项 不要在开放性伤口上使用聚合草。

瘀伤

草药 山金车（第176页）、金缕梅（第106页）

疗法 每天涂抹2～3次山金车膏剂或金缕梅蒸馏水。

注意事项 不要在破损皮肤上使用山金车。

唇疱疹、水痘、带状疱疹和疣

　　草药有助于治疗所有这些影响皮肤的病毒感染。

唇疱疹是由单纯性疱疹病毒引起的，通常在身体被感染或暴露在阳光下、风中时发生。患者的皮肤上会出现小水疱，主要在鼻孔和嘴唇周围。

带状疱疹和水痘是由类似的病毒引起的，导致全身长疱。带状疱疹是神经系统衰竭并易受感染的迹象，因此支持整体神经系统和免疫系统的草药和局部起效的草药同样重要。

疣由人乳头状瘤病毒引起，很难清除。如果坚持不懈，那么这里列出的草药通常是有效的。

通用注意事项 如果你患有或怀疑自己患有带状疱疹，请务必咨询专业医生。如果你发现身上的疣突然出现了变化，请寻求专业建议。

唇疱疹、水痘和带状疱疹

草药 紫锥菊（第96页）、贯叶连翘（第110页）

疗法 以½茶匙任一种草药的酊剂与水混合服用，每天2～3次；或者服用紫锥菊片剂或胶囊；或者制作贯叶连翘浸剂并每天饮用150毫升。

草药 大蒜（第63页）、生姜（第159页）、柠檬（第86页）

疗法（内服）每天吃1～2瓣大蒜和1～2片（1克）新鲜生姜。

疗法（外用）将新鲜生姜、半瓣大蒜或柠檬汁涂抹在未破裂的唇疱疹、带状疱疹或水痘上，每天6次。

草药 香蜂草（第117页）

疗法（内服）制作浸剂，每天服用750毫升。

疗法（外用）将1½汤匙新鲜叶片或3茶匙干制叶片加入150毫升水中浸泡10分钟，制成洗液。过滤后轻轻地涂抹在患处，每天3～5次。

疣

草药 芦荟（第64页）

疗法 将芦荟凝胶直接涂抹在疣上，每天2～3次，连续使用3个月。

草药 北美香柏（第286页）

疗法 将纯酊剂涂抹在疣上，每天1～2次，连续使用3个月。

真菌性皮肤感染，包括足癣

　　真菌性皮肤感染很容易通过身体接触感染，而且可能难以清除。足癣是一种真菌感染，生长在脚趾之间和脚趾下方的皮肤里，导致这里的皮肤开裂并剥落。这种瘙痒、疼痛的病症可能难以在家治疗。

自助

　　保持双脚干燥清洁，不要穿化纤袜子或过紧的鞋。

通用疗法

草药 聚合草（第142页）

疗法 制作泥敷剂并紧贴于患处，每天使用1～2小时。

注意事项 不要在破损皮肤上使用聚合草。

草药 澳洲茶树（第116页）、丁香（第101页）、金盏菊（第77页）、百里香（第147页）

疗法 将5滴澳洲茶树、丁香或百里香精油与1茶匙金盏菊膏剂混合在一起。每天使用1～2次。

注意事项 孕妇不要使用百里香精油。

草药 大蒜（第63页）

疗法 用半个蒜瓣擦患处，每天2～3次。

足癣

草药 姜黄（第94页）、金盏菊（第77页）

疗法 将½茶匙姜黄粉与15毫升金盏菊膏剂混合，每天涂抹脚趾之间和脚趾下方。

痤疮和疖

　　痤疮和疖是局部感染、激素失衡或体内毒性强的结果。它们会导致毛囊炎症，而痤疮还会导致皮脂腺炎症。在治疗时应该从皮肤表面和体内两方面入手。澳洲茶树和大蒜是杀菌剂和抗生素。金盏菊和聚合草促进愈合，聚合草还有助于修复瘢痕。

痤疮通常发生在青少年时期，并导致白头粉刺、脓疱和囊肿。通常出现在面部和背部。

疖是皮肤化脓，它在一周内要么消散，要么破裂。因为疖通常是身体排出毒素的方式，所以反复出现疖可能表明免疫系统虚弱。它还可能是糖尿病或深层细菌感染的迹象。

自助

增加维生素C和大蒜的摄入。

通用注意事项 不要挤压或捏爆疖或粉刺，因为感染可能扩散。对于复发性疖，请寻求专业建议。

外用疗法

草药 澳洲茶树（第116页）、丁香（第101页）、大蒜（第63页）

疗法 将1滴纯澳洲茶树精油或丁香精油涂抹在疖或粉刺上，每天2次；或者将一瓣大蒜切成两半，每天擦拭患处2次。

草药 金盏菊（第77页）

疗法 涂抹膏剂或霜剂；或者将未稀释的酊剂轻轻擦在充满脓液的区域，每天2次。

草药 聚合草（第142页）

疗法 将聚合草膏剂或霜剂涂抹在充满脓液的区域，每天2次。

注意事项 不要在破损的皮肤上使用聚合草。

草药 柠檬（第86页）

疗法 将纯柠檬汁轻轻擦在充满脓液的区域；或者将1茶匙柠檬汁稀释在1汤匙水中，用作皮肤清洗剂，每天使用2次。

草药 红榆（第149页）、金盏菊（第77页）、没药（第89页）、紫锥菊（第96页）

疗法 将1平茶匙红榆粉混合在足量金盏菊、没药或紫锥菊酊剂中，制成浓稠、光滑的药糊。贴在疖上和周边，用绷带固定，1~2小时后移除。

注 这种方法对于疖痛和皮肤刺入碎片尤其有用。

内服疗法

草药 药用蒲公英（第145页）、牛蒡（第69页）

疗法 将5克牛蒡根和10克药用蒲公英根加入750毫升水中，制成煎剂。全天分3次饮用。

草药 紫锥菊（第96页）

疗法 服用紫锥菊片剂或胶囊；或者将10克根加入750毫升水中，白天饮用。

消化系统问题

每个人都会遇到消化系统问题，那些消化功能虚弱的人可能很痛苦。消化系统的健康状况不佳，通常是由消化液不足、感染（胃肠炎）、肠道菌群失调、压力大和焦虑引起的。草药可以改善消化系统的复杂功能，有助于缓解胃酸过多、恶心和胀气。吃营养全面的简单的食物可能有益，但是关于饮食，很难一概而论。有些人可能需要禁食，而另一些人可能需要避免摄入特定类型的食物。

立即寻求专业建议

- 吞咽困难
- 严重疼痛
- 吐血
- 便血

重要提示 对于持续或反复出现的不适，请寻求专业建议以确定原因。

腹痛

腹痛是胃肠有炎症或受刺激的表现。这通常是消化不良、神经过度紧张、食物中毒或感染导致的。腹痛可能单独发生，或者还会导致呕吐和腹泻（在这种情况下，使用第316页列出的疗法）。大蒜和金盏菊具有抗病毒功效，有助于清除消化系统感染。洋甘菊和欧洲荚蒾等具有放松作用的草药可以缓解胃痉挛。要想获得最好的效果，可以将它们与祛风药结合使用，有助于疏风解痉。

通用注意事项 如果腹痛严重或反复发作，请寻求专业建议。所有薄荷类物种都不适用于5岁以下儿童。

胃痉挛

放松草药 洋甘菊（第82页）、香蜂草（第117页）、欧洲荚蒾（第154页）

祛风草药 茴芹（第256页）、茴香（第217页）、薄荷（第240页）、欧白芷（第172页）

疗法 按照3∶1的比例将1种放松草药和1种祛风草药混合在一起，制成浸剂。祛风草药使用茴芹种子、茴香籽、薄荷叶片或欧白芷根。每天饮用750毫升。

消化系统感染

草药 大蒜（第63页）

疗法 每天吃1~2个蒜瓣。

草药 金盏菊（第77页）

疗法 将2茶匙草药加入750毫升热水中制成浸剂，每天服用750毫升。

草药 蓍草（第60页）、胡椒薄荷（第118页）、荆芥（第246页）

疗法 将每种草药等量混合。用2茶匙混合草药和150毫升热水制成浸剂，每天饮用300毫升。

注意事项 孕妇禁服蓍草。

在服用任何草药之前，先参阅第300页和第308~309页

恶心和呕吐，包括晕车、晕船

恶心和呕吐的原因有很多，包括食物中毒、感染、发热、偏头痛、压力大和情绪问题，以及晕车、晕船等。对于短期情况，有很多草药可以减轻或缓解恶心和呕吐等不适症状。下面列出的大多数药对晕车、晕船等也非常有用。

生姜及其他近亲植物（如高良姜和姜黄）常常被广泛用来治疗恶心和呕吐。它们有助于"温暖"和安抚消化系统。

印度獐牙菜可以强化消化功能并缓解恶心。

柠檬是一种很好的净化植物，可以调节虚弱和停滞的消化功能。

如果你怀孕了，或者怀疑自己怀孕了，那么在服用上述任何植物之前，先查阅"孕吐和恶心"（第327页）。

通用注意事项 如果恶心严重或反复出现，务必寻求专业建议。所有薄荷类物种都不适用于5岁以下儿童。

恶心和晕车、晕船

草药 生姜（第159页）、高良姜（第169页）、姜黄（第94页）

疗法 使用上述草药之一制作浸剂，将1～2片新鲜的根或¼～½茶匙干制根粉末（或碎屑）加入150毫升热水中。尽量使用新鲜的根。浸泡大约5分钟，然后趁热小口饮用，每天喝750毫升。可按个人口味加入1～2株丁香（第101页）。

可选 使用"恶心伴头痛"列出的疗法。

小贴士 若是晕车、晕船，可将浸剂放入保温杯中备用，或者咀嚼姜糖。

消化功能虚弱

草药 印度獐牙菜（第283页）、德苦草（第211页）

疗法 将其中一种草药的2～4滴酊剂滴在舌头上，每小时1次。

草药 柠檬（第86页）

疗法 每天早上喝用1个柠檬榨出的新鲜柠檬汁，纯的或稀释的都可以。

情绪问题导致的恶心

草药 香蜂草（第117页）

疗法 用干制香蜂草制作浸剂，或者每150毫升热水中加入2茶匙新鲜香蜂草。每天饮用750毫升。

呕吐伴有头晕和眩晕

草药 黑夏至草（第180页）

疗法 制作浸剂，每天饮用750毫升。

注意事项 如果症状没有立即减轻的话，请寻求专业建议。

恶心伴头痛

草药 胡椒薄荷（第118页）、唇萼薄荷（第241页）、薄荷（第240页）

疗法 每150毫升热水中加入1平茶匙任一种植物，制成浸剂。每天饮用600～750毫升。

其他用途 这种疗法可以减轻腹部饱胀感，有助于改善食欲和调整消化功能。

注意事项 不要让5岁以下儿童服用这些植物。孕妇禁服唇萼薄荷。

食欲不振和呕吐

草药 党参（第87页）

疗法 制作煎剂，每2～3小时小口饮用50毫升，直到呕吐停止，或者服用2天。

其他用途 若是神经性厌食症，添加5克洋甘草（第105页）。

注意事项 孕妇禁服洋甘草。

胃肠胀气

胃肠胀气是常见的消化系统不适。作为预防措施，可服用提升消化功能的苦味药，如德苦草和黄龙胆。茴香、小豆蔻、茴芹、柠檬过江藤或胡椒薄荷等芳香植物的浸剂有效。

通用注意事项 苦味药通常不适用于5岁以下儿童，味道也难以让他们接受。薄荷类物种不适用于5岁以下儿童。

保护和预防

草药 德苦草（第211页）、黄龙胆（第103页）

疗法 用水送服5～10滴任一种酊剂，每天3次。

通用疗法

草药 茴香（第217页）、茴芹（第256页）

疗法 在150毫升热水中加入¼～½茶匙茴香或茴芹种子，制成浸剂。每天饮用750毫升。

草药 小豆蔻（第97页）

疗法 在150毫升热水中加入2粒压碎的小豆蔻种子，制成浸剂。每天饮用750毫升。

草药 柠檬过江藤（第168页）

疗法 在150毫升热水中加入1茶匙干制或2茶匙新鲜叶片，制成浸剂。每天饮用750毫升。

草药 胡椒薄荷（第118页）

疗法 制作浸剂，每天饮用750毫升。

口腔溃疡和牙龈问题

很多收敛药可治疗口腔溃疡、收紧感染的牙龈和松动的牙齿。药用鼠尾草特别有效，因为它还能对口腔进行消毒。没药酊剂会产生刺痛，但会加快愈合速度。

通用疗法

草药 没药（第89页）

疗法 将纯酊剂轻轻抹在口腔溃疡和感染的牙龈上，每小时上1次药。

草药 药用鼠尾草（第135页）

疗法 使用浸剂作为漱口水，或者使用叶片、粉末摩擦牙龈。

口腔和舌头溃疡

草药 没药（第89页）、紫锥菊（第96页）、洋甘草（第105页）

疗法 将上述各种植物的酊剂等量混合，然后将纯的或稀释后的（1份酊剂配5份水）酊剂涂抹在溃疡处，每小时1次。

便秘和腹泻

通过温和地恢复正常的肠道功能，草药有助于缓解便秘和腹泻。便秘通常是由于水果、蔬菜和全谷物摄入不足，而腹泻通常是由肠道感染或炎症（如食物中毒）引起的。肠易激综合征引起便秘和腹泻交替发作。痉挛性便秘由结肠中的肌肉紧张和痉挛引起。

药用蒲公英根、洋甘草和皱叶酸模是温和的泻药。

番泻叶是一种强力泻药，只应在其他药无效时服用。

车前子清洁结肠，并促进恢复正常的排便习惯。

欧洲荚蒾有解痉功效，有助于缓解痉挛性便秘。

龙牙草、木橘、拳参和黑儿茶是收敛药，起到干燥和收紧肠道内壁的作用。只能短期服用，因为它们会影响食物吸收。它们可与缓和药如车前子、药蜀葵共同服用，以治疗腹泻。

预防便秘的饮食

水果在大肠内充当温和的泻药。每天吃大量新鲜水果，如无花果（第216页）、苹果或罗望子（第284页）。水果还能预防呕吐、胀气和消化不良。

通用注意事项 对于持续性便秘或腹泻，请寻求专业建议。

便秘

草药 皱叶酸模（第273页）、大黄（第130页）

疗法 将1茶匙任一种草药加入150毫升水中，制成煎剂。夜晚临睡前服用。

注 皱叶酸模是最温和的泻药之一，应最先尝试。如果没有效果，再每天服用1剂大黄。大黄的效力比皱叶酸模强。

注意事项 孕妇禁服皱叶酸模和大黄。

持续性便秘

草药 药用蒲公英（第145页）、洋甘草（第105页）、皱叶酸模（第273页）

疗法1 将20克药用蒲公英的根加入750毫升水中，制成煎剂，每天饮用；或者用磨碎的根制成浸剂，每天饮用450～600毫升。

疗法2 将药用蒲公英根和皱叶酸模各3茶匙与1茶匙洋甘草混合起来。将混合物加入750毫升水中，制成煎剂，每天饮用150～300毫升。

注意事项 孕妇禁服皱叶酸模和洋甘草。

草药 番泻叶（第80页）、生姜（第159页）

疗法 将3～6个番泻叶荚果和2～3片（1克）新鲜生姜浸泡在150毫升温水中，或者服用番泻叶片剂。选1种制剂连续服用10天。

注 番泻叶是这里列出的效力最强的泻药。

注意事项 连续服用10天为1个疗程。孕妇请遵医嘱。5岁以下儿童禁服。

痉挛性便秘

草药 欧洲荚蒾（第154页）

疗法 将15克根加入750毫升水中，制成煎剂，每天服用150～300毫升；或者用水送服2茶匙酊剂，每天1次。

腹泻

草药 龙牙草（第165页）、药用鼠尾草（第135页）、木橘（第164页）、拳参（第261页）、黑儿茶（第278页）

疗法 以上草药按收敛功效升序排列。将任一种冒尖的1茶匙草药加入225毫升水中，小火煎煮15～20分钟，制成煎剂。每天服用450毫升，不超过3天。

注 如果要使用拳参或黑儿茶（收敛性最强的草药），那么将其与缓和药如车前子（第128页）或药蜀葵（第169页）混合服用。每225毫升煎剂添加1茶匙缓和药，并加入少许胡椒薄荷（第118页）或其他薄荷（第240～241页）。

注意事项 不要连续服用超过3天，停药后3天内不要再次服用。如果情况没有改善，请寻求专业建议。孕妇禁服药用鼠尾草。5岁以下儿童禁服薄荷类物种。

慢性腹泻和肠易激综合征

草药 车前子（第128页）

疗法 将冒尖的1茶匙车前子加入至少150毫升水中，每天分2～3次服用；或者混合在食物中服下，然后饮用至少150毫升水。种子可以先在凉水中浸泡过夜，然后再服用。

胃酸过多和消化不良

胃酸过多引起的消化不良表明饮食质量不佳或不适当。为了覆盖胃壁并保护它们免受过量胃酸的影响，可服用红榆、竹芋或冰岛地衣——它们被浸泡在水中后会变成黏稠的液体。旋果蚊子草可强化胃壁并减少胃酸分泌，而洋甘菊对很多消化系统问题有惊人的适用性。

饮食

尽量少吃酸性食物，如柑橘、红肉、菠菜和番茄，并戒酒、戒烟。

通用疗法

草药 红榆（第149页）、竹芋（第239页）、冰岛地衣（第190页）

疗法1 将冒尖的2茶匙任一种草药加入100毫升热水中制成浸剂，浸泡15分钟。每天饮用4次，每次100毫升。

疗法2 将冒尖的1茶匙红榆粉和3茶匙冷水混在一起，制成红榆茶，在250毫升沸水中搅拌，添加少许肉桂（第85页）或肉豆蔻（第119页）调味。每天服用3次，每次服用250毫升。

草药 茴香（第217页）、白松香（第216页）、茴芹（第256页），或者是第316页"恶心和呕吐，包括晕车、晕船"部分列出的任何植物之一。

疗法 将冒尖的1茶匙茴香、茴芹或白松香加入750毫升热水中，制成浸剂。白天饮用。

消化不良、腹痛、胀气和打嗝

草药 洋甘菊（第82页）

疗法 使用有盖子的容器制作浸剂，每天饮用750毫升。

胃酸过多伴胃炎

草药 旋果蚊子草（第102页）

疗法 用花头和叶片制作浸剂，每天饮用750毫升。

在服用任何草药之前，先参阅第300页和第308～309页

神经系统问题

　　我们大多数人几乎没有机会摆脱日常压力，因此神经系统常常无法恢复自然活力。长期压力大会导致焦虑、紧张、抑郁、失眠、心悸和易怒。草药可以非常有效地滋养神经系统，平心安神，温和地激活和镇静身体。头痛和偏头痛，以及直接影响神经的疾病（如神经痛）都对草药治疗的反应良好。

立即寻求专业建议

- 严重的神经痛、胸痛和头痛
- 自助医治48小时后症状没有改善的头痛或身体疼痛
- 感觉或运动功能丧失
- 视物重影
- 重度抑郁

焦虑、抑郁和紧张

　　很多人都有缺乏幸福感和无能为力的时候，这类情况是伴随着巨大的压力、焦虑和紧张情绪出现的。没有立竿见影的疗法，但是很多药可以减轻症状，并通过支持神经系统帮助身体逐渐恢复健康。

香蜂草、侧花黄芩和特纳草都是安神药，可以缓解身体紧张，并有助于保持平和的精神状态。香蜂草可缓解与压力相关的消化系统问题，侧花黄芩可以抵御惊恐发作，特纳草能起到温和的提神作用。

缬草具有镇静作用。

人参和刺五加非常适用于应对竞技体育、考试或搬家等压力事件。

睡茄是一种滋补品，可促进慢性病恢复。

生活方式

　　在感受到压力时，重要的是吃得好、定期锻炼和留出放松时间。瑜伽和太极拳尤其有用。

通用疗法

草药 香蜂草（第117页）、特纳草（第148页）、侧花黄芩（第139页）

疗法 使用其中一种草药制成浸剂，每天服用600毫升。

草药 贯叶连翘（第110页）

疗法 服用片剂；或者制成浸剂，每天服用600毫升。

注 可能需要持续服用2～3周才会有显著的效果。

压力大引起的消化系统问题

草药 香蜂草（第117页）

疗法 用一把新鲜叶片和150毫升热水制成浸剂，或者用干制叶片制成浸剂。每天饮用750毫升，或者全部倒入洗澡水中。

注 这种疗法还可缓解心悸，并促进睡眠。

惊恐发作和头痛

草药 侧花黄芩（第139页）

疗法 制成浸剂，每天饮用750毫升。

慢性焦虑和多动症

草药 缬草（第152页）

疗法 每小时用水送服10滴酊剂，最多连续服用2周。

神经衰弱、肌肉紧张和头痛

草药 党参（第87页）

疗法 制成煎剂，每天等量服用；或者每天将25克的根放入汤或炖菜中。

短期压力大

草药 人参（第123页）、刺五加（第98页）

疗法 服用人参片剂，或者咀嚼0.5～1克的人参，或者用在烹饪中。也可以服用1～2克刺五加胶囊，每天最多2次。

注意事项 连续服用不要超过6周。12岁以下儿童禁服。孕妇禁服。避免饮用含有咖啡因的饮料。

长期压力大和康复期

草药 睡茄（第156页）

疗法 将3克根加入150毫升水中制成煎剂，白天服用；或者咀嚼3克根。

神经痛

　　神经痛是因神经受到刺激、损伤或限制引起的疼痛。它通常会短暂且严重地多次发作，患者会感觉沿着神经出现放射性疼痛。虽然难以治疗，但下列疗法可以缓解一些症状。贯叶连翘具有镇痛和抗病毒的功效，有助于缓解坐骨神经痛和头痛。丁香有麻醉作用，胡椒薄荷可减轻疼痛。可以尝试用贯叶连翘油按摩（见"背痛"，第323页）。

通用注意事项 如果出现发热或牙龈肿胀伴有牙痛，请寻求专业建议。

通用疗法

草药 贯叶连翘（第110页）、薰衣草（第112页）、丁香（第101页）

疗法 将纯贯叶连翘精油涂抹在疼痛部位；或者将丁香精油和薰衣草精油各20滴加入50毫升贯叶连翘油浸剂中，然后根据需要每2～3小时涂抹1次。

草药 胡椒薄荷（第118页）

疗法 将25克胡椒薄荷加入750毫升水中，清洗受影响的部位；或者将20滴精油稀释在50毫升载体油中，涂在疼痛部位并轻轻按摩。

注意事项 5岁以下儿童禁用。

头痛

草药 丁香（第101页）

疗法 将½茶匙的粉末与水混合，制成黏稠的药糊涂抹在头痛位置。

牙痛

草药 丁香（第101页）

疗法 咀嚼1枚丁香；或者将1～2滴纯精油涂抹

在受影响的牙齿上，每天2～3次，最多连用3天。

头痛和偏头痛

头痛和偏头痛会让人非常虚弱，尤其是当它们频繁发生时。

头痛是很多因素导致的，如牙痛、颈部紧张、眼睛疲劳和宿醉。查明根本原因很重要，这可能意味着需要先去看牙医、配镜师或整骨医生。草药对头痛很有帮助，尽管选择正确的药可能有难度。下列疗法中的药物可缓解由压力和其他更具体的因素引起的头痛。薰衣草有舒缓作用，而马鞭草是一种对神经衰弱患者起滋补和放松作用的药。胡椒薄荷对与消化不良相关的头痛很有效果。

偏头痛是一种更具体的病症。这里列出的疗法旨在预防偏头痛发作和治疗症状。

宿醉不是直接意义上的神经系统问题，但应该像对待需要解毒和缓解头痛的任何其他种类的轻度中毒一样处理。还要确保饮用大量的水。

通用注意事项 对于偏头痛或反复头痛，请找专业医生诊断并对症治疗。

通用疗法
草药 薰衣草（第112页）
疗法 用几滴纯精油摩擦太阳穴。

紧张性头痛和窦性头痛
草药 椴树（第286页）
疗法 将冒尖的1茶匙椴树花加入150毫升热水中，制成浸剂。每天饮用750毫升。

神经衰弱和过度活跃
草药 马鞭草（第153页）、缬草（第152页）
疗法 制作马鞭草浸剂，每天饮用600毫升；或者将2种草药的酊剂各½茶匙混合在一起，用水送服，每天3次。
注意事项 孕妇禁服马鞭草。

消化性头痛和胆汁淤积
草药 胡椒薄荷（第118页）、唇萼薄荷（第241页）
疗法 选择任一种植物在有盖子的容器中制作浸剂——在150毫升热水中放入1个茶包、一把新鲜叶片或1平茶匙干制叶片。每天饮用750毫升，最多连服7天。如果服用2～3周的话，那么每天饮用600毫升。
注意事项 5岁以下儿童禁服。孕妇禁服唇萼薄荷。

预防偏头痛
草药 小白菊（第144页）
疗法 在出现即将发作的迹象时，用水送服片剂或10滴酊剂；或者在面包片之间放一片新鲜叶片，当作三明治吃掉。
注意事项 12岁以下儿童禁服。孕妇禁服。

偏头痛
草药 侧花黄芩（第139页）
疗法 将冒尖的1茶匙侧花黄芩加入150毫升热水中，制成浸剂。每天饮用750毫升。
草药 迷迭香（第132页）
疗法 在150毫升热水中加入1平茶匙迷迭香，制成浸剂。每天饮用600毫升。

解酒
草药 药用蒲公英（第145页）
疗法 将15克根加入750毫升水中，制成煎剂。全天少量多次饮用。

失眠

睡眠困难总会在某个时候影响到每一个人。草药可以为这个问题提供安全、温和的解决方案。

镇静性草药如洋甘菊、椴树、啤酒花和西番莲可以让人放松，而且夜间服用可能对失眠更有效。当思绪拒绝"关机"时，啤酒花的效果非常好。

兴奋性草药在身体陷入神经衰弱并矛盾地感觉到累得睡不着时可以发挥作用。燕麦和人参可以促进良好的睡眠，尤其是对神经紧张和疲劳的人。

安眠药包括缬草、啤酒花、西番莲和类似的草药组合，它们通常有助于克服轻度睡眠问题，以及减轻焦虑和压力。

通用疗法
草药 洋甘菊（第82页）、椴树（第286页）、薰衣草（第112页）、西番莲（第124页）
疗法 以上草药是按效力的升序排列的。从最弱的洋甘菊开始，如果它没有起效，请尝试效力更强的草药。在150毫升热水中加入冒尖的1～2茶匙任一种草药制成浸剂，睡前服用；或者用水送服1茶匙任一种酊剂，每晚最多用3次。
草药 缬草（第152页）、啤酒花（第108页）、西番莲（第124页）
疗法1 服用含有其中一种或多种草药的片剂。
疗法2 用干制啤酒花制作一个香囊，放入枕头。
注意事项 如果感觉情绪低落或沮丧，那么不要内服啤酒花。

心绪过于活跃
草药 啤酒花（第108页）
疗法 晚上用水送服酊剂。从每晚10滴开始，可以增加到每晚最多40滴。
注意事项 如果感觉情绪低落或沮丧，那么不要内服啤酒花。

睡眠质量差和神经衰弱
草药 燕麦（第179页）
疗法 每天吃燕麦（如煮在粥里），并且用水送服1茶匙燕麦酊剂，每天3次。
草药 睡茄（第156页）、刺五加（第98页）
疗法 服用1～2克睡茄或刺五加，每天3次。咀嚼它们的根或煮在汤里，也可以服用片剂。
注意事项 在服用睡茄或刺五加时避免摄入咖啡因。刺五加不可连续服用超过6周。二者孕妇禁服，12岁以下儿童禁服。

在服用任何草药之前，先参阅第300页和第308～309页

呼吸系统问题

呼吸系统从鼻窦一直延伸到肺的底部，并不断暴露在空气中的灰尘、污垢和微生物中。难怪在这个污染日益严重的世界，我们经常面临鼻窦阻塞和哮喘等问题。草药疗法旨在通过抵御感染、清除黏膜分泌物、减轻炎症或过敏来保护眼睛、耳朵、鼻窦、鼻子、喉咙和肺的"呼吸树"（气管和支气管）。

立即寻求专业建议

- 呼吸困难或胸痛
- 持续咳嗽超过2周
- 呼吸道剧烈疼痛
- 咯血
- 39℃及以上高热
- 严重流鼻血持续超过1小时

咳嗽和支气管炎

咳嗽这一行为通常是身体对支气管中的刺激性颗粒发出的反应。首先考虑你的咳嗽属于什么类型，以及咳嗽的根源在什么部位，然后选择可以有效停止或缓解咳嗽的草药。

百里香是一种对整个呼吸系统有效的杀菌剂。洋甘草可以用作舒缓性祛痰剂，治疗持续性咳嗽，并让药物变得更可口。服用大量大蒜可以抵御支气管炎。

排痰性咳嗽会产生白色、黄色或绿色的痰液。

干咳通常需要很长时间才能恢复。

支气管炎是支气管黏膜的炎性改变，会导致咳嗽，可能出现呼吸困难和体温升高。同时使用外用和内服疗法。

通用注意事项 如果持续咳嗽1周以上而不伴随感冒或感染，请寻求专业建议。

通用疗法

草药 百里香（第147页）

疗法 每天服用750毫升浸剂。

干咳

草药 加杨（第262页）、百里香（第147页）、洋甘草（第105页）

疗法 使用等量的百里香、加杨芽和洋甘草粉制成浸剂，每天服用6次，每次75毫升；或者将每种草药的酊剂等量混合，每次用水送服1茶匙，每天5次。咳嗽减轻后减少剂量。

注意事项 如果1周后情况仍无改善，请寻求专业建议。孕妇禁服洋甘草。

咳嗽和支气管炎

草药 土木香（第111页）、蓝桉（第100页）、洋甘草（第105页）

疗法（内服） 将土木香制成煎剂，每天服用300~450毫升。可以在煎剂中加入5克洋甘草粉来改善口味。

注 若是急性支气管炎和咳嗽，在煎剂中加入5克蓝桉叶片。

注意事项 孕妇禁服土木香。

草药 紫锥菊（第96页）、大蒜（第63页）

疗法（内服） 用水送服½茶匙紫锥菊酊剂，每天2~3次；或者服用片剂。此外，每天吃2个蒜瓣。

草药 百里香（第147页）、白千层（第240页）、蓝桉（第100页）

疗法（外用） 将蓝桉和百里香精油各5滴与2茶匙橄榄油（或葵花籽油）混合，按摩胸部和背部，每天2次；或者在精油香薰器中加入5~10滴任一种精油，燃烧30分钟。

注意事项 孕妇不得使用百里香油。

流鼻血

很多草药都被认为可止鼻血，而且大多数的确有效。将植物用作鼻烟是止鼻血的传统方法。

注意事项 如果流鼻血持续数小时或非常严重，请立即寻求专业建议。

预防鼻血

草药 小米草（第214页）、大荨麻（第150页）

疗法 将25克任一种草药加入750毫升热水中，制成浸剂。每天最多服用600毫升。

流鼻血

草药 斑点老鹳草（第221页）

疗法 首先捏住鼻孔并向后仰头，然后吸入½茶匙药粉。

眼睛症状

这些草药并不治疗眼睛本身，而是有益于眼睛内的黏液组织。这些组织与鼻子和喉咙相通，通常可以用草药进行局部治疗，但必须注意，不要让洗液中的药物颗粒刺激眼睛。

眼睛酸痛疲劳

草药 洋甘菊（第82页）、菊花（第83页）

疗法 浸泡洋甘菊茶包，用敷布敷眼；或者将任一种草药15克加入250毫升水中制成泥敷剂，冷却后放在眼睛上。

结膜炎

草药 小米草（第214页）、矢车菊（第189页）

疗法 使用任一种草药制成浸剂。浸剂仍然温热（但不烫）时，倒入洗眼杯中充分清洗眼睛。每天使用不超过2次。

注意事项 如果3~4天后症状仍没有改善，请寻求专业建议。

感冒、流感和发热

我们大多数人都非常熟悉的感冒是一种病毒感染，通常影响鼻子和咽喉。流感会令人虚弱得多，症状可能包括发热、头痛、肌肉疼痛、恶心和呕吐。这两种疾病常常在我们受到压力或疲惫时发作。草药疗法特别适用于这些常见的自限性病症，因为草药可以减轻不适，控制发热，并加快身体的恢复速度。

大蒜、生姜和柠檬结合是经典的流感疗法，也可治疗感冒、咽痛和扁桃体炎。

生姜、肉桂、丁香和辣椒有发热作用，并刺激出汗。它们有助于在发热期间降低体温。

西洋接骨木和蓍草具有抗病毒功效，可以刺激出汗并收敛鼻腔和咽喉黏膜，从而减少黏膜分泌物的产生。

贯叶泽兰和辣椒对呼吸道感染特别有帮助。

苦艾和黄龙胆是冷却身体、对抗高热的苦味药。

饮食

饮食应该清淡。水果和蔬菜最好，蔬菜可以加在汤里。避免油腻、高脂肪、高糖食物和乳制品。

自助

用凉水或冷水洗脸并大量饮用液体，可以减轻发热，降低体温，尤其是在出汗时。

通用注意事项 请记住，对于婴幼儿和老年人，即使是感冒也可能发展为肺炎。如果症状持续或突然恶化，请务必寻求专业建议。

通用疗法

草药 大蒜（第63页）、生姜（第159页）、柠檬（第86页）

疗法 压碎1个中等大小的蒜瓣，再将1块同样大小的生姜磨碎，然后取1个柠檬榨汁。将它们与1茶匙蜂蜜混合，加入150毫升温水中并搅拌。症状持续期间饮用，每天最多饮用450毫升。

草药 百里香（第147页）、旋果蚊子草（第102页）

疗法 将2种草药各½茶匙与150毫升水混合，每天饮用450～600毫升。

注 这种疗法对浓稠的绿色鼻涕和鼻塞非常有效。

感冒

草药 柠檬（第86页）、肉桂（第85页）

疗法 将1个柠檬榨汁，可直接饮用或用温水稀释。

可选 在柠檬汁中加入1茶匙蜂蜜和½茶匙肉桂粉。

草药 生姜（第159页）

疗法 将2～3片（1克）新鲜生姜放入150毫升水中，浸泡5分钟。每天最多饮用750毫升。

草药 西洋接骨木（第136页）、柠檬（第86页）

疗法 用温水送服5毫升西洋接骨木酊剂或提取物，每天最多3次。可加入半个柠檬的鲜榨汁。

高热

草药 蓍草（第60页）、旋果蚊子草（第102页）、辣椒（第79页）

疗法 将蓍草和贯叶泽兰各1茶匙及少许辣椒加入150毫升热水中，制成浸剂。冲泡5分钟，趁热饮用。每天最多服用600毫升。

可选 添加1或2种下列草药：2～3枚丁香（第101页）、½茶匙姜粉或姜末（第159页）、½茶匙切碎的肉桂皮或肉桂粉（第85页）、1～2个压碎的小豆蔻种子（第97页）、2～3个压碎的胡椒粒（第258页）。

注意事项 孕妇禁服蓍草。

草药 苦艾（第70页）、黄龙胆（第103页）

疗法 除了遵照上述疗法，再用水送服10滴苦艾或黄龙胆的酊剂，每天3次。

注意事项 孕妇禁服苦艾。

低热

草药 蓍草（第60页）、西洋接骨木（第136页）

疗法 将2种草药各½茶匙放入100毫升热水中，制成浸剂。冲泡10分钟，每天最多饮用600毫升。

注意事项 孕妇禁服蓍草。

草药 洋葱（第168页）

疗法 将烤箱设置为200℃，放入1个大洋葱，烤40分钟。取出，将汁液与等量蜂蜜混合。每小时服用1～2茶匙，每天最多8次。

流感伴肌肉酸痛

草药 百里香（第147页）、香蜂草（第117页）、西洋接骨木（第136页）

疗法 将3种草药各5克加入750毫升热水中，制成浸剂。冲泡10分钟，每天最多饮用750毫升。

草药 紫锥菊（第96页）

疗法 服用片剂或胶囊；或者用水送服½茶匙酊剂，每天2次；或者将5克根加入750毫升热水中制成浸剂，每天饮用300～600毫升。

咽痛和扁桃体炎

上面列出的大蒜、生姜和柠檬混合物可以缓解咽痛和扁桃体炎的症状，也可以缓慢咀嚼一瓣大蒜。药用鼠尾草和紫锥菊也有强烈的杀菌作用。所有这些植物都可以缓解症状并有助于快速康复。

通用注意事项 如果5岁以下儿童患有扁桃体炎，务必寻求专业建议和治疗。

咽痛

草药 罗望子（第284页）、柠檬（第86页）

疗法 用罗望子果实的煎剂或20毫升柠檬汁漱口。柠檬汁可以是纯的，也可以是用温水稀释的。

草药 迷迭香（第132页）、药用鼠尾草（第135页）、没药（第89页）、紫锥菊（第96页）

疗法1 将上述所有植物的酊剂等量混合，取1茶匙稀释在5茶匙温水中，然后漱口。咽下漱口水（孕妇除外）。

疗法2 制作药用鼠尾草浸剂，冲泡10分钟，稍微冷却，漱口然后咽下。可添加5毫升醋和1茶匙蜂蜜强化功效。

注意事项 孕妇不要咽下药用鼠尾草。

扁桃体炎

草药 紫锥菊（第96页）和列在"咽痛"部分的所有草药

疗法 服用紫锥菊（见上文"流感伴肌肉酸痛"），或者使用"咽痛"部分列出的任一种漱口水。

注意事项 如果2天后情况仍无改善，请寻求专业建议。

在服用任何草药之前，先参阅第300页和第308～309页

卡他症状、鼻窦问题和耳痛

过多的鼻分泌物并不总是容易治疗的，这是空气质量差、饮食不当和过敏的表现。鼻子和鼻窦（鼻子周围骨骼中充满空气的腔）的形状也会对这种病症产生影响。鼻窦可能会被液体堵塞，产生令人疼痛的压力。耳痛可能是由局部感染（在这种情况下大蒜特别有效）或卡他症状引起的。薰衣草有助于缓解所有类型的耳痛。

饮食

作为第一步，减少摄入被认为会增加黏液产生的食物，如乳制品、鸡蛋、煎炸食物和高脂肪食物、糖和精制碳水（如面粉），以及酒精。

通用注意事项 耳痛，尤其是儿童耳痛，请寻求专业建议。

通用疗法

草药 蓝桉（第100页）

疗法 浸泡15克蓝桉制作蒸汽吸入剂，或者将5～10滴精油加入750毫升水中。吸入蒸汽10分钟。

鼻分泌物过多的过敏状态，如花粉症

草药 洋甘菊（第82页）

疗法 浸泡15克洋甘菊制作蒸汽吸入剂，或者将5～10滴精油加入750毫升水中。吸入蒸汽10分钟。

耳痛

草药 薰衣草（第112页）

疗法 将2滴精油滴在棉球上，塞进耳朵。

感染引起的耳痛

草药 大蒜（第63页）

疗法 打开1粒大蒜油胶囊，将2滴大蒜油滴在棉球上并塞进受影响的耳朵。或者将1瓣大蒜压碎并浸泡在1汤匙葵花籽油（或橄榄油）中至少24小时；过滤油，并将其加热至体温；在棉球上滴2滴油，塞进耳朵。

慢性卡他症状引起的耳痛

草药 紫锥菊（第96页）、百里香（第147页）、药蜀葵（第169页）、西洋接骨木（第136页）

疗法 将每种草药的酊剂等量混合，用水送服1茶匙。每天服用3次。

大量液体分泌物和鼻窦阻塞

见"过敏性鼻炎伴卡他症状"（第310页）。

窦性头痛

见"紧张性头痛和窦性头痛"（第319页）。

肌肉骨骼问题

无论事故、运动损伤还是简单的磨损，肌肉骨骼问题都会导致生活质量显著下降。推拿常常是主要的治疗方式，但草药可以减轻疼痛和炎症，放松肌肉，为身体排毒，并加快疗愈速度。外部治疗可以缓和背部肌肉和关节，以及四肢的扭伤或酸痛。坚持使用下面列出的家庭疗法，可以显著改善肌肉骨骼不适。

立即寻求专业建议

- 严重疼痛
- 明显或突然的关节肿胀
- 骨折或怀疑骨折
- 需要拍X光片

注意事项 对儿童只使用外用疗法。在对儿童使用任何内服疗法之前，先寻求专业建议。

扭伤和骨折

轻微受损区域可用山金车和聚合草等草药治疗，它们具有缓解瘀伤和加速愈合的功效。尽快使用。

通用注意事项 对于骨折和严重扭伤，务必寻求专业治疗。

扭伤

草药 山金车（第176页）

疗法 在受损区域涂抹膏剂或霜剂，轻轻按摩令皮肤吸收，每天至少3次。

注意事项 不要在破损皮肤上使用山金车。

骨折

草药 聚合草（第142页）

疗法 在患处轻轻涂抹膏剂、霜剂或油浸剂，每天至少3次。

注意事项 不要在破损皮肤上使用聚合草。

肌肉痛和抽筋

肌肉痛和抽筋是正常现象，尤其是在剧烈活动后，而且疼痛会随着时间流逝而减轻。含有舒缓性草药（如山金车、百里香和欧洲荚蒾）的按摩膏可以缓解肌肉酸痛。风湿病是肌肉、关节疼痛和僵硬的统称，这里和下一条目列出的疗法都适合治疗该病。

肌肉疲劳和酸痛

草药 山金车（第176页）

疗法 涂抹霜剂或膏剂。

注意事项 不要在破损皮肤上使用山金车。

草药 百里香（第147页）、迷迭香（第132页）

疗法 将25克任一种草药加入750毫升热水中，制成浸剂。煮10分钟，滤入浴缸后浸泡身体20分钟。

可选 尝试使用含有贯叶连翘油浸剂的按摩膏。

抽筋和肌肉痉挛

草药 欧洲荚蒾（第154页）

疗法（内服）用水送服1茶匙酊剂，每天最多3次。

疗法（外用）将纯酊剂涂抹在患处按摩。

关节僵硬疼痛，包括关节炎和痛风

以关节疼痛和僵硬为特征的常见疾病是关节炎。衰老或磨损可能是原因，但有些关节炎和其他的关节问题（如痛风等）是废物在关节中堆积导致的。

魔鬼爪是一种抗炎药，可缓解关节肿胀和炎症。

柠檬汁可降低体内酸度。

白柳可以缓解炎症和疼痛，在与其他草药结合使用时，可以显著改善轻度至中度关节炎。

旋果蚊子草和芹菜相结合，可有效降低体内酸度。

这里列出的所有草药都可以安全地服用1～2个月。

自助

改善姿势、控制焦虑情绪和使用草药排出身体毒素，都有助于控制关节问题。避免摄入会在体内形成较多酸的食物，如红肉、菠菜、番茄和柑橘。定期（但不过量）锻炼是有益的，放松、积极的心态也一样有益。

通用注意事项 对于严重的关节炎，请咨询专业医生。孕妇禁服魔鬼爪、黑升麻和芹菜种子。

关节炎

草药 魔鬼爪（第107页）

疗法 服用片剂（见"通用注意事项"）。

草药 柠檬（第86页）

疗法 每天早上取1个柠檬榨汁，直接饮用或用水稀释后饮用。

草药 白柳（第133页）

疗法 服用片剂；或者将10克根放入750毫升水中制成煎剂，根据需要在1～2天内服用3剂。

草药 魔鬼爪（第107页）、芹菜（第68页）、白柳（第133页）

疗法 将3种草药各8克放入750毫升水中制成煎剂，分为4剂，每天服用2～3剂；或者将3种草药的酊剂等量混合，每天服用3次，每次1茶匙（见"通用注意事项"）。

可选 如果在更年期出现关节炎，那么用8克黑升麻（第61页）代替魔鬼爪。

草药 颠茄（第73页）

疗法 除了上述疗法，还可以涂抹颠茄膏。

与酸性消化不良或消化性溃疡相关的关节炎

草药 旋果蚊子草（第102页）、芹菜（第68页）

疗法 将旋果蚊子草制成浸剂，每天最多饮用750毫升；或者将2份旋果蚊子草酊剂与1份芹菜酊剂混合，每天用水送服2～3次，每次½茶匙（见"通用注意事项"）。

关节僵硬疼痛

草药 贯叶连翘（第110页）、聚合草（第142页）、薰衣草（第112页）

疗法 将2½汤匙贯叶连翘或聚合草油浸剂与20～40滴薰衣草精油混合起来，涂抹患处轻轻按摩。

可选 尝试使用含有贯叶连翘油浸剂的按摩膏。

痛风

草药 芹菜（第68页）

疗法 服用片剂；或者用种子制成煎剂，全天分3次饮用；或者每天将25克种子添加到食物中（见"通用注意事项"）。

背痛

背部问题需要专业医生的关注，以及充分休息。通过缓解肌肉疼痛和紧张，草药疗法有助于改善整体状况。

欧洲荚蒾和美洲花椒是温热且令人放松的草药，用它们按摩患处有助于"解开"紧绷的肌肉。

薰衣草和贯叶连翘可治疗因神经紧张导致的背痛。

魔鬼爪和欧洲荚蒾具有抗炎作用，有助于减轻关节肿胀。

西番莲可促进睡眠，特别是当背痛伴有神经紧张时。

坐骨神经痛和神经痛都可以使用含有贯叶连翘油浸剂的按摩膏缓解。

通用注意事项 背部问题需要专业护理。对于慢性或严重背痛，请寻求专业医生的建议，以便从草药中获取最好的效果。

通用疗法

草药 欧洲荚蒾（第154页）、美洲花椒（第157页）

疗法 将15克欧洲荚蒾树皮和5克美洲花椒树皮加入750毫升水中，制成煎剂，过滤后揉搓于患处；或者以同样的方式使用1汤匙酊剂。

注 尤其适用于紧张的颈部和腰部区域。

草药 百里香（第147页）

疗法 将25克草药加入750毫升热水中制成浸剂，滤入浴缸，浸泡身体20分钟。

草药 贯叶连翘（第110页）、薰衣草（第112页）、胡椒（第258页）、欧洲荚蒾（第154页）

疗法 取2汤匙葵花籽油或贯叶连翘油浸剂，加入薰衣草精油20滴，迷迭香精油和胡椒精油各10滴，以及1茶匙欧洲荚蒾酊剂。摇晃均匀，在沐浴或用热毛巾加热紧张部位后，涂抹、揉搓该部位。

其他用途 可解决坐骨神经痛和其他背部问题，以及关节僵硬和慢性肌肉疼痛。

关节炎引起的背痛

草药 白柳（第133页）、欧洲荚蒾（第154页）、魔鬼爪（第107页）

疗法 将各种草药的根等量混合，制成煎剂。分为6剂，供2天饮用。如果7天后状况没有改善，就将煎剂分为3剂，每天饮用完毕。连服7天。

注意事项 孕妇禁服魔鬼爪。

背痛引起的失眠

草药 西番莲（第124页）、缬草（第152页）、欧洲荚蒾（第154页）

疗法 将西番莲、缬草和欧洲荚蒾各8克加入750毫升水中，制成煎剂，夜里饮用150～300毫升（煎剂的量可以饮用2天）。

在服用任何草药之前，先参阅第300页和第308～309页

泌尿系统感染和真菌感染

感染表明身体对疾病的抵抗力已经减弱，特别是当感染持久不退或反复发作时。影响肾脏和泌尿系统的轻微感染很常见，尽管难以清除，但可以通过增强身体的防御能力来治疗。真菌感染也难以清除，需要专业治疗，尽管大蒜（第63页）和澳洲茶树（第116页）具有很强的抗真菌作用。如果感染是慢性的，那么有必要使用紫锥菊（第96页）等草药来支持整个免疫系统。

立即寻求专业建议

- 服药后感染没有改善的迹象，或者发生了恶化
- 体温高于39℃
- 肾脏疼痛
- 尿血

泌尿系统感染

膀胱炎如果扩散到肾脏，会造成严重的问题。轻度膀胱炎和其他泌尿系统感染可以用布枯等杀菌药和药蜀葵等舒缓性药物的混合物治愈，同时服用紫锥菊或大蒜可提高身体对感染的抵抗力。来自同一个属的蓝莓或蔓越莓对泌尿系统感染很有效。

通用注意事项 如果膀胱炎严重或反复发作、尿血，以及腰背部疼痛，请立即寻求专业帮助。

通用疗法

草药 布枯（第75页）、玉米须（第158页）、药蜀葵（第169页）

疗法 将每种草药各5克加入750毫升热水中，制成浸剂。分为4剂，全天饮用。

可选 用欧刺柏（第229页）或毛果一枝黄花（第280页）代替布枯。

注意事项 孕妇禁服欧刺柏和布枯。

草药 蓝莓（第151页）

疗法 用浆果制作煎剂，每天饮用450～600毫升。

小贴士 蔓越莓汁可以代替蓝莓煎剂。

草药 大蒜（第63页）、紫锥菊（第96页）

疗法 服用其中一种，或者同时服用两种草药的胶囊或片剂。

注 作为其他疗法的补充。

真菌感染

真菌感染很常见，而且难以治疗。念珠菌性阴道炎越来越多地成为常规抗生素治疗的不良反应。金盏菊有助于治疗这种麻烦的病症。念珠菌病是指肠道内的白色念珠菌（一种类似酵母菌的生物）异常加速生长，有可能后果严重，但轻度病症可以用抗真菌药（如大蒜）治疗。所有类型的真菌感染都可以通过服用增强免疫力的药（如紫锥菊）和在患处使用外用药进行治疗。

饮食

在治疗真菌感染时，饮食要特别注意。戒断或减少对面包、酒精，以及其他含酵母、糖的食物的摄入。

自助

念珠菌病患者可以服用益生菌胶囊或活菌酸奶，帮助肠道中的有益菌生长。对于念珠菌性阴道炎，可将活菌酸奶插入阴道。

通用注意事项 对于念珠菌病，先寻求专业建议，因为它常是一种难以治疗的疾病。

通用疗法

草药 紫锥菊（第96页）、百里香（第147页）

疗法 将2份紫锥菊酊剂与1份百里香酊剂混合，每天用水送服2次，每次1茶匙。

草药 大蒜（第63页）

疗法 每天吃1～2个生蒜瓣，压碎后用水送服；或者掺在食物中服用。

念珠菌性阴道炎

草药 金盏菊（第77页）

疗法 制作浸剂，静置冷却，过滤后用作阴道洗液。

可选 将浸剂加入浴盆，坐浴20分钟。

草药 澳洲茶树（第116页）

疗法 使用阴道栓剂。或者将1～2滴精油稀释在3滴橄榄油中，然后滴在卫生棉条上，插入阴道（可能会引起刺痛）；在2～3小时后取出，每天只使用1次。

注意事项 孕妇仅在专业建议下使用这些阴道栓剂和卫生棉条。

鹅口疮

草药 洋甘草（第105页）、没药（第89页）、紫锥菊（第96页）

疗法 将每种草药的酊剂等量混合，取1茶匙放入水中稀释，用作漱口水。按照需要每3～4小时1次。

念珠菌病

草药 油橄榄叶（第121页）、金盏菊（第77页）、百里香（第147页）

疗法 将每种草药各8克加入750毫升热水中，制成浸剂，每天饮用300～450毫升。

草药 风铃木（第143页）

疗法 将12克树皮加入750毫升热水中，制成浸剂。分为3～4剂，全天饮用。也可以服用胶囊或用水送服½茶匙酊剂，每天3次。

真菌性皮肤感染，包括足癣

见第314页。

生殖问题和月经问题

女性总是比男性更倾向于使用草药。按照传统，她们在家庭中扮演治疗师的角色。现在，她们愿意使用草药的部分原因是很多草药对生殖系统的影响已经得到证实。长柔毛薯蓣等植物含有类似雌激素和孕酮的成分，可以帮助女性调节月经周期，提高或降低受孕概率，并支持女性的身体度过更年期。常见的月经问题如痉挛、经前期综合征和大量出血等，自助治疗效果良好。然而，女性和男性的生殖系统慢性病和不孕不育都需要专业诊疗。

立即寻求专业建议

- 腹部或骨盆剧烈疼痛
- 显著或突然的月经改变，如月经周期过长、月经量大或不规律

重要提示 为获得最佳治疗效果，请咨询专业医生。如果你认为自己可能怀孕了，那么请在服用药品前寻求专业建议。见"孕妇"（第327页）。

月经问题

月经周期受到干扰的原因有很多，大多数与激素失衡有关。其他原因包括压力大、运动过多或过少、食物敏感或过敏、患慢性病，以及维生素和矿物质缺乏，甚至咖啡因、酒精或烟草摄入过量。想要确定根本原因，咨询专业医生很重要。

服药——下面列出的所有疗法都应在月经周期中的适当时间点使用，并持续使用2~3个周期。

正常的月经周期持续约28天。如果两个相邻的月经周期无故变化很大，可以称之为"月经不规律"。

经前期综合征和痛经有很多原因，大多数女性都会经历。乳房胀痛、乳头酸痛和水肿是主要症状。

月经量大可能导致贫血。如果你的经期持续超过5天，或者必须每2小时更换1次卫生巾，那么你的月经量就可能过大。大荨麻（第150页）是一种极好的滋补品，尤其针对大量出血。它的含铁量比菠菜还高，可以作为蔬菜食用。

自助

除了吃药，还要结合富含新鲜蔬菜和水果的饮食方式，减少对高脂肪食物、糖和酒精的摄入。尽量不要吸烟。经常锻炼是有益的，尤其是腰部和骨盆锻炼。放松的生活态度也一样有益。所有生殖问题都将受益于这些简单的方法。

通用注意事项 对于任何慢性的月经问题，寻求专业诊疗是明智之举，特别是你的月经量很大或痛经严重时。

周期不规律

草药 穗花牡荆（第155页）

疗法 每天早上醒来后服用片剂，或者用水送服1.5~2毫升酊剂。持续服用至少2个月。

草药 欧益母草（第232页）

疗法 制作浸剂，每天服用150~300毫升，最多服用3个月经周期。

注意事项 如果月经量大，不要服用。

经前期综合征

草药 马鞭草（第153页）、椴树（第286页）

疗法 （内服）使用任一种草药（或者等量混合两种草药）制作浸剂，全天最多饮用750毫升。

草药 缬草（第152页）

疗法 （内服）服用含有缬草的片剂；或者用水送服20~40滴酊剂，每天最多5次。

草药 迷迭香（第132页）

疗法 （外用）每天早上将1汤匙干叶片或2汤匙新鲜叶片加入1升热水中，制成浸剂，过滤后倒入盛有热水的浴缸中；或者在浴缸中加入5~10滴精油。

注 也可以尝试使用上面"周期不规律"部分列出的穗花牡荆。

乳房胀痛和乳头酸痛

草药 洋甘菊（第82页）

疗法 用50克洋甘菊和250毫升水制作敷布，轻轻放置在乳房上。根据需要多次重复该过程，以达到缓解效果。

草药 金盏菊（第77页）

疗法 将膏剂涂抹在乳头上。如果正在进行母乳喂养，那么哺乳前先擦去膏剂。

水肿

草药 药用蒲公英（第145页）

疗法 用叶片制作浸剂，每天最多服用450毫升。

月经量大

草药 川芎、白芍（第122页）、当归（第67页）、地黄（第270页）

疗法 将每种草药的根等量混合起来，使用15克混合物和750毫升水制成煎剂。全天分3次等量饮用。

注 这些草药中的任何一种都有疗效，但结合使用效果更好。按照这种方法制作的煎剂名为"四物汤"。

草药 荠菜（第186页）、大荨麻（第150页）

疗法 将每种草药各7.5克（或者只使用荠菜15克）加入750毫升热水中，制成浸剂。全天分3~4次等量饮用。

痛经

用冒尖的1茶匙葛缕子（第187页）为煎剂调味。在煎煮前混合。

草药 长柔毛薯蓣（第95页）、欧洲荚蒾（第154页）、樱叶荚蒾（第291页）

疗法 将15克任一种草药和750毫升水制成煎剂，白天少量多次饮用。或者每天用水送服任一种酊剂2茶匙，每天3~4次，连服3天；然后将剂量减少至1茶匙，连服5天。或者服用片剂。

在服用任何草药之前，先参阅第300页和第308~309页

草药 白芍（第122页）

疗法 将20克根加入750毫升水中，制成煎剂。全天少量多次饮用。

女性生殖问题

虽然需要更多的研究，但草药似乎确实可以提高备孕女性的生育能力，尤其是当不孕与激素失衡、年龄大或宫颈产生的黏液量异常有关时。如果不存在阻止受孕的器质性问题，如输卵管阻塞、卵巢囊肿或内部瘢痕，那么草药非常值得尝试。饮食、运动和生活方式也可以在提高生育能力方面发挥重要的作用。

助孕

草药 穗花牡荆（第155页）

疗法 每天早上用水送服20~40滴酊剂，最多连续服用3个月。

草药 当归（第67页）

疗法 服用片剂；或者将12克根和750毫升水制成煎剂，每天饮用，最多连服3天。

注意事项 怀孕后停药。

性欲低下

草药 五味子（第137页）

疗法 将5克（一小把）浆果放入水中浸泡过夜，滤出浆果，用250毫升水制作煎剂（小火煎煮15分钟）。每天服用1次。

草药 总序天冬（第178页）

疗法 用水送服1茶匙酊剂，每天2次。

男性生殖问题

男性阳痿是一个常见的疾病，而过去一直用草药来恢复性功能。精子数量低是不育的常见原因，通常与生活方式和男性的总体健康状况有关。

锯棕榈是一种可以增加持久力的滋补品。它对男性性器官有益，并被认为可以增加性能力。

睡茄是一种全面的滋补品。它的刺激作用虽然不如人参，但仍然有助于在长期生病后或在有较大压力的情况下恢复正常的生命力。

保持生命力

草药 睡茄（第156页）

疗法 每天服用2克干制的根，直接咀嚼或与蜂蜜混合后服用。如果需要的话，还可以加水服用。最多连服6周。

阳痿和早泄

草药 人参（第123页）

疗法 每天服用3次，每次0.5~1克，连服6周。可以直接咀嚼根，或者放在汤羹或炖菜中烹饪，或者以片剂形式服用。

注 人参是治疗该病症的著名药物。五味子（第137页）的浆果也对男性的性能力有益。按照上个条目列出的用法服用。

注意事项 服用人参的同时不得摄入咖啡因。

草药 锯棕榈（第140页）

疗法 用水送服½茶匙酊剂，每天最多3次，最多连服6周。

注 锯棕榈也是治疗前列腺肥大的极好药物。

更年期问题

更年期被定义为月经停止。它通常发生在45~55岁。在连续两年不来月经之后，你就可以肯定地说"生命的改变"已经发生。

雌激素和孕酮水平在更年期都会下降，尽管有人持相反意见。穗花牡荆等具有孕酮作用的草药和支持雌激素水平的草药同样重要，因为这两种激素似乎都有助于维持骨密度，降低女性患上骨质疏松症的风险。

保持生命力在更年期很重要，因为导致很多问题出现的原因除了激素变化，还有体力下降和疲劳。如果你感觉情绪低落和疲惫，那么这些疗法可能有帮助。贯叶连翘是治疗抑郁的好草药。

潮热和盗汗主要是由激素变化引起的。然而，神经衰弱会增加这些症状的发作频率。

通用注意事项 如果月经出血时间过长或不规律，请寻求专业意见。

雌激素和孕酮水平降低

草药 穗花牡荆（第155页）

疗法 每天早上服用片剂，或者用水送服20~40滴酊剂。

草药 总序天冬（第178页）

疗法 用水送服½茶匙酊剂，每天2~3次。

草药 黑升麻（第61页）

疗法 服用片剂；或者用水送服25滴酊剂，每天3次。

可选 黑升麻与药用鼠尾草结合使用的效果很好。将两种酊剂等量混合，用水送服1.5~2毫升，每天3次。

抑郁和生命力下降

草药 贯叶连翘（第110页）

疗法 用水送服½茶匙酊剂，每天3次。

草药 燕麦（第179页）

疗法 将25~50克燕麦作为早餐食用，或者与其他食物一起食用。

可选 用燕麦制作浸剂，全天分3次饮用。

潮热和盗汗

草药 药用鼠尾草（第135页）

疗法 制作浸剂并饮用450毫升，可白天饮用。如果症状主要出现在夜间，也可以在晚上饮用。

草药 白柳（第133页）、黑升麻（第61页）

疗法 服用上述植物中的任一种，可以服用片剂，也可以在晚上用水送服1茶匙酊剂。

草药 白芍（第122页）

疗法 将20克根加入750毫升水中，制成煎剂，全天少量多次饮用。

孕妇

虽然在很多文化中，孕妇会在整个怀孕期间服用滋补品，但最好还是只在必要时服药。洋甘菊（第82页）、椴树（第286页）和玉米须（第158页）非常有用，而且在怀孕期间可以安全地服用2～3周。应避免服用某些草药，因为有些含有刺激子宫的成分，当剂量大时可能导致流产。怀孕期间继续在烹饪中使用香草是安全的。

立即寻求专业建议

- 长期恶心导致无法正常进食和频繁呕吐导致脱水
- 尿频超过3天（或者2天后伴有疼痛）
- 乳房疼痛伴随腋下腺体肿胀或发热
- 水肿3天后仍不消退

保持生命力

怀孕是身体发生巨大变化的时期，自制药可以缓解许多的轻微不适。

孕吐（恶心的感觉）不一定发生在早上。孕吐一般从怀孕第4～6周开始，一直持续到第14～16周。背后的原因有很多，包括激素波动、低血压、低血糖、食物过敏、饮食不当和压力大。

水肿（体液潴留和肿胀）在怀孕期间极为常见。水从血管渗入周围组织，导致肿胀。脚踝和小腿常受影响。

便秘常常随着孕期的发展出现，因为下部肠道所受的压力增加，阻碍血液循环。

胃灼热（胸腔中央疼痛）可能是由体内压力增加引起的。

妊娠纹有时会随着体形的改变出现。将芦荟凝胶或橄榄油涂抹在皮肤上，令皮肤保持弹性，可以最大限度地减少妊娠纹。

分娩可以通过饮用树莓叶茶变得轻松一些，这种传统疗法可以让子宫为分娩做好准备。

孕妇服用的草药

- 前3个月避免使用所有草药，包括精油，除非有专业处方。
- 以下草药特别危险，孕妇不得服用：蓝升麻（第188页）、北美黄连（第109页）、欧刺柏（第229页）、唇萼薄荷（第241页）、蓍草（第60页）和药用鼠尾草（第135页）。

孕吐和恶心

以下疗法是例外，可以在孕期的前3个月服用。

草药 洋甘菊（第82页）
疗法 用有盖子的容器制作浸剂。白天少量多次饮用，每天饮用不超过750毫升。
草药 生姜（第159页）
疗法 在150毫升热水中加入½～1茶匙的新鲜姜末制成浸剂。全天少量多次饮用，不要一次饮用150毫升。全天最多饮用450毫升。
草药 茴香（第217页）
疗法 在150毫升热水中加入½茶匙的种子制成浸剂，每天最多饮用450毫升。

体液潴留

草药 玉米须（第158页）
疗法 制作浸剂，每天最多饮用750毫升。

便秘

草药 车前子（第128页）、亚麻籽（第113页）
疗法 每天用一大杯水送服1～2茶匙任一种植物的种子，或者将种子投入冷水中浸泡过夜再服用。
注 多食用水果干，尤其是无花果。

胃灼热

草药 旋果蚊子草（第102页）
疗法 制作浸剂，每天饮用150～300毫升。

头痛和神经紧张

草药 椴树（第286页）
疗法 制作浸剂，每天饮用450～600毫升。

为分娩做准备

草药 树莓（第272页）
疗法 在150毫升热水中加入1茶匙切碎的新鲜或干制叶片，制成浸剂。冲泡5～6分钟，在孕期的最后10周每天饮用150～300毫升。

注意事项 浸剂的冲泡时间不要超过6分钟。等到孕期的最后10周再饮用。

妊娠纹

草药 芦荟（第64页）、油橄榄（第121页）
疗法 将芦荟凝胶涂抹在受影响区域，或者用橄榄油按摩皮肤，每天1～2次。

睡眠不佳

见"失眠"的"通用疗法"下列出的洋甘菊、椴树、薰衣草和西番莲疗法（第319页）。

贫血和高血压

见"循环系统问题"（第311页）。

痔疮

见"静脉曲张和痔疮"（第312页）及"便秘和腹泻"（第316页）。

背痛

见"背痛"（第323页）。

念珠菌性阴道炎

见"真菌感染"（第324页）。

分娩后治疗

见"轻微创伤和瘀伤"（第314页）。

在服用任何草药之前，先参阅第300页和第308～309页

婴儿和儿童

以下草药被认为特别适合婴童，可缓解症状并加速康复。大多数草药最好以浸剂的形式服用，可以装在瓶子里。如有必要，浸剂可以用蜂蜜（见右侧"注意事项"）或枫糖浆调味，但不加甜味剂的话效果更好。这里列出的剂量适用于1～6岁幼儿，但可以调整以适用于其他年龄组。其他页列出的许多疗法也适用于婴儿和儿童；不适当的草药会被清楚地标注出来（先参阅第309页，了解剂量要求）。

立即寻求专业建议

■ 严重腹泻或呕吐、体温39℃以上、发热伴抽搐、呼吸困难、异常嗜睡、高声哭泣。

注意事项 在没有专业建议的情况下，不要给6个月以下的婴儿服用任何药物。不要给1岁以下的儿童喂蜂蜜，因为在极少数情况下，这会导致食物中毒。

剂量 本页剂量适用于1～6岁儿童。对于其他年龄段，按照下列方式改变剂量：

6～12个月——⅓现推荐剂量
7～12岁——1½现推荐剂量

如何修改本书其他页列出的疗法以适用于儿童，见第309页。

一般疾病

婴儿和儿童易患多种疾病。

消化不良导致腹泻和便秘，可能是婴儿对食物不耐受或过敏的结果，尤其是当饮食中含有乳制品时。由感染或炎症引起的其他轻微消化不良会导致食欲不振。

肠绞痛是肠道痉挛导致的腹部绞痛。它通常发生在出生后的前3个月，特别是晚上哺乳后，此时婴儿的消化能力可能不太好。

尿布疹是尿布中的尿液、水分和刺激物导致婴儿的皮肤变红、疼痛和潮湿。每次更换尿布必须做好婴儿皮肤的彻底清洁。避免在婴儿身上使用湿的、摩擦皮肤的尿布。

乳痂是婴儿头皮上厚厚的黄褐色硬壳，由皮脂腺过度分泌引起。

头痛、感冒、流涕和咳嗽是儿童常见病症，通常治疗效果好。

失眠是一种常见的儿童问题，尽管儿童比成人需要更多的睡眠，而且理应睡得很安稳。过度兴奋、出牙、湿尿布、太热或太冷都可能影响他们的睡眠。椴树等植物有助于带来放松的夜间睡眠。

消化不良、胃肠胀气和肠绞痛

下列浸剂适用于6个月以上的婴儿。6个月以下的母乳喂养的婴儿可由母亲服下浸剂。

草药 生姜（第159页）
疗法 用75毫升热水浸泡¼平茶匙姜粉，每天服用1～2次。

草药 洋甘菊（第82页）
疗法 将1平茶匙洋甘菊加入150毫升热水中，制成浸剂。每天最多服用450毫升。

草药 茴芹（第256页）、茴香（第217页）
疗法 将1平茶匙任一种植物的种子加入150毫升热水中，制成浸剂。每天最多服用300毫升。

草药 红榆（第149页）
疗法 将1茶匙药粉混在热水中，制成药糊，然后按照需要倒入冷水或温水，再以蜂蜜、肉桂或枫糖浆调味。白天多次服用，一天总剂量最多为50克药粉。

便秘

草药 亚麻籽（第113页）、红榆（第149页）
疗法 每天用一大杯水送服1茶匙亚麻籽或红榆粉。

腹泻

草药 龙牙草（第165页）、大车前（第258页）
疗法 将任一种草药15克加入500毫升热水中，制成浸剂。每天最多服用300毫升。

尿布疹和炎性皮疹

草药 繁缕（第282页）
疗法 每天涂抹1～2次膏剂。

草药 金盏菊（第77页）
疗法 每次换尿布时，在洁净、干爽的皮肤上涂抹膏剂或霜剂。

注 对于尿布疹，膏剂是最好的。

乳痂

草药 油橄榄（第121页）
疗法 用橄榄油涂抹患处，每天1～2次。

感冒、流涕和咳嗽

草药 百里香（第147页）
疗法 将1平茶匙百里香叶片加入150毫升热水中，制成浸剂。每天服用150～300毫升。

草药 西洋接骨木（第136页）、南非天竺葵（第125页）、百里香（第147页）
疗法 将1平茶匙百里香叶片加入150毫升热水中，制成浸剂。每天服用150～300毫升。
疗法 根据医生的建议，服用西洋接骨木或南非天竺葵提取物。

耳痛

草药 大蒜（第63页）
疗法 打开1粒大蒜油胶囊，滴在棉球上1滴，然后塞进耳朵。

出牙

草药 洋甘菊（第82页）、红榆（第149页）
疗法 服用洋甘菊浸剂；或者用红榆粉和洋甘菊浸剂制成药糊，然后抹在牙龈上摩擦。

入睡困难

草药 洋甘菊（第82页）、椴树（第286页）
疗法 使用两种草药之一制作浸剂，睡前服用150～300毫升。

老年人

　　根据传统理论，随着身体的衰老，我们体内的火或气不再充足，生命力慢慢变弱。很多草药适合解决60岁之后出现的健康问题，如血液循环不良、消化能力虚弱和记忆力不佳。这里推荐的草药有助于维持良好的健康状态，预防那些常常被认为是不可避免的衰老的后果，或者降低这些后果的严重性。本书其他部分介绍了在生命的后半段常常出现的其他不适（如关节炎）的自助治疗方法。

注意事项

- 如果正在服用常规药物，那么请告知医生你打算使用草药。这对老年人而言尤其重要。
- 本页列出的所有疗法都需要持续进行3个月。
- 如果年龄超过70岁，那么本书其他页所列的疗法请服用¾的推荐剂量。

保持生命力

　　很多植物有助于保持生命力。

百里香是一种被严重低估的植物。最近的研究发现，它具有抗衰老和滋补的功效，可以保持活力，降低患上感冒、流感和其他呼吸道感染的概率。

睡茄是一种滋补品和镇静剂，可延缓衰老。它特别适合用来帮助久病之人康复。

人参是一种非常有名的药物，可增强老年人的生命力，提高老年人应对压力和抵抗感染的能力。

红景天拥有和睡茄及人参类似的滋补、修复作用，还可增强精神表现，具有温和的抗抑郁活性。

通用疗法

草药 百里香（第147页）

疗法 制作标准浸剂，每天服用300～450毫升。

压力大和康复期

草药 睡茄（第156页）

疗法 每天服用2～3次，每次1克根，可直接咀嚼，或者切碎后与少许水混合服用。

草药 人参（第123页）

疗法 每天服用1～2次，每次1克，连服3个月。咀嚼新鲜或干制的根，煮在汤羹中，或者服用片剂。

注意事项 在服用人参时不要摄入咖啡因。

可选 如果人参过于刺激，可以按照同样的方式每天服用3克党参（第87页）。它具有较温和的滋补、强健效果。

神经衰弱和压力大

草药 燕麦（第179页）

疗法 每天服用25克燕麦（如煮在粥里）；或者服用½茶匙酊剂，每天2次。

草药 红景天（第131页）

疗法 每天服用2～3次酊剂，每次2.5毫升，或者遵照生产商的建议。

常见病症

　　因衰老而出现的病症需要耐心、长期的治疗。

银杏是地球上最古老的树。它的叶片可维持头部的良好供血，提高记忆力、注意力和身体能量。有证据表明它可以降低患脑卒中的风险。

积雪草有显著的抗炎活性，可治疗关节炎；它还是一种滋补品，有助于保护神经系统，保持记忆力和认知能力。

大蒜作为长期的膳食补充剂具有重要的价值。它有助于维持健康的血液循环，平衡血糖水平，降低血压和血脂，还能提高对炎症尤其是支气管炎的抵抗力。

地黄是一种具有强身和轻度兴奋功效的中国滋补品，它可以降低血压和血脂。它适用于肝功能较弱和新陈代谢慢的人。

黄龙胆是一种苦味药，它可以维持随年龄增长而减少的消化液，从而帮助食物吸收。

记忆力减退和注意力丧失

草药 银杏（第104页）

疗法 服用银杏片剂，需要定期服用至少3个月。

草药 积雪草（第81页）

疗法 服用片剂或⅓茶匙酊剂，每天2次。

血液循环不良和高血压

草药 大蒜（第63页）

疗法 每天随餐服用1～2个蒜瓣，或者定期服用大蒜片剂或胶囊。

草药 荞麦（第215页）

疗法 制作标准浸剂，每天最多饮用300毫升。

慢性感染

草药 大蒜（第63页）、紫锥菊（第96页）

疗法 每天随餐服用1～2个蒜瓣，或者定期服用任一种草药的片剂或胶囊。

肝功能弱和新陈代谢慢

草药 地黄（第270页）

疗法 咀嚼5克根，每天1～3次；或者将5克根放入250毫升水中制成煎剂，每天服用1～3次。

消化能力低下

草药 黄龙胆（第103页）

疗法 进餐前约30分钟，用水送服5～10滴酊剂，每天3次。

注意事项 如果你患有酸性消化不良或消化性溃疡，请勿服用黄龙胆。

关节炎疼痛和风湿病

见"关节僵硬疼痛，包括关节炎和痛风"（第323页）。

注 服用其中一种药物，最多连服2～3周。如果情况没有改善，请咨询专业医生。

在服用任何草药之前，先参阅第300页和第308～309页

咨询专业医生

很多常见的健康问题不需要咨询专业意见，自己在家用草药即可成功治疗，如感冒和消化不良。然而，对于慢性病或更严重的疾病如胃溃疡和带状疱疹，自己治疗可能会很困难或很危险，需要有资质的医生或治疗师提供建议和治疗方案。

草药治疗哪些疾病的效果更好

很难确切说明哪些疾病对草药的反应更好，因为几乎没有这方面的研究。尽管如此，医生及其患者的经验表明，许多慢性疾病和一些急性疾病很容易通过草药治疗得到改善。通常由医生治疗的病症包括过敏、关节炎、慢性或频繁感染、心血管疾病、肝脏疾病、妇科疾病、皮肤病，以及与压力相关的不适（如头痛、失眠和心悸）。

选择医生

随着经验的积累，医生对疾病的治疗往往更加有效。任何患有类风湿关节炎或癌症等严重疾病的人都应该寻找经验丰富的医生。尽管如此，新入行的医生通常会带来更灵活的治疗方式，他们可以为患者付出的时间和热情可能是资深的同行所缺乏的。话虽如此，充满信任的关系和治疗本身一样重要——总是寻找让你感觉有信心的医生。寻找专业医生的最佳方式是通过推荐。

咨询

在拜访医生时，你应该感觉到自己是受欢迎的，并能得到倾听。第一次咨询大约持续1小时，因此医生有足够的时间全面了解你的健康问题和生活。

你可能会被问及家庭特征、饮食、生活方式、压力水平及你可能有的任何特定焦虑。在适当的情况下，医生会对你进行身体检查，医生将尽可能地解释你出了什么问题及预期的改善程度。临床测试可能包括尿液分析，或者从一滴血中测量血红蛋白水平。然后医生会推荐适当的治疗方案，通常包括草药处方、饮食建议和推荐的锻炼方案。如果你已经在接受常规治疗，那么医生会告知你常规药物与草药的兼容性，并在必要时制订逐步停用常规药物的计划。

后续咨询通常持续约30分钟，可能每4～6周进行1次，为期3个月。当然，取决于治疗的性质，实际情况可能有所不同。

草药的安全性

虽然草药非常天然，但天然并不一定意味着无害。防止不良治疗的最佳做法是咨询训练有素的医生，即该医生隶属于得到认证的专业协会，并且能够开出高质量的草药处方。

专业训练

传统上，医生通过学徒制学习技艺。例如，尼古拉斯·卡尔佩珀在一位药剂师那里当了10年学徒。如今，医生通常在学院或大学接受训练，获得医学临床技能，有时还会去医院、诊所实习。他们要学习的课程通常包括医药相关学科，如生理学、病理学、药理学和植物学，以及所谓的本草学、营养学和治疗学。现代培训力图尊重和保留最好的草药传统，同时融入当代医药科学和研究的见解。

世界各地的草药医学

西方草药医学是在英国实行的传统草药医学。然而，中医学和阿育吠陀医学正在变得越来越流行，并且正在提高其培训标准。

世界各地对草药的看法差异很大。在亚洲，草药、针灸和其他传统治疗方法常与常规药物一起由医生和医院提供。在美国，领先的从业者组织是美国草药医生协会。

欧洲的草药医生被称为"植物治疗师"（phytotherapists），通常是在研究生阶段学习过传统医学的医生。

在澳大利亚，澳大利亚全国草药医生协会（NHAA）是领先的草药医生专业机构。

在全世界的很多地方，草药不受法规限制。在这种情况下，明智的做法是谨慎行事，并尽可能地根据身边人的推荐寻找医生。

购买草药

在购买草药时你应该怎么挑选？通常而言，较方便的做法是购买胶囊、片剂、精油、阴道栓剂，或许还有酊剂，而浸剂、煎剂和糖浆可以自己制作（第301页和第303页）。

● 选择声誉好且员工掌握草药知识的草药店。
● 线上购买时，只选择正规草药供应商。
● 尽可能购买有机草药和制品。

购买干制草药

草药供应商通常都提供干制草药。在商店购买比线上购买更好，因为可以在购买之前检查草药。然而，由于货物周转率更高，一些线上销售公司可能会提供更新鲜的草药。要想获得更好的药效，优质的药材至关重要。货比三家，并在购买前牢记以下几点：

● 草药不应储存在透明玻璃罐中或阳光直射处，因为这会导致草药氧化，从而影响其功效。
● 优质芳香草药应该有一种独特的气味。
● 检查有无因干燥技术不佳造成的污染迹象，以及有无掺假迹象。掺假有时可以从药瓶里的干草或其他非药物材料中看出来。
● 草药会随着陈化过程褪色。寻找颜色鲜艳、干燥充分、储存条件良好，而且距离生产时间不太久的材料。金盏菊（第77页）的花是鲜艳的黄色或橙色，才可能成为好药材。如果它们已经在货架上摆了18个月，那么它们十有八九看起来暗淡无光。

购买草药制品

在购买胶囊、片剂、精油、阴道栓剂和酊剂时，一定要查看药瓶或包装上的标签。如果没有做到以下几点，就不要购买：

■ 列出制品的所有成分。
■ 标明推荐每日用量。
■ 标出每粒胶囊或片剂的重量，或者小药瓶的容量。
■ 列出胶囊、片剂等含有的每种成分的重量。
■ 列出制品中草药的比例（如1：3，意思是1份草药配3份液体）。

术语表

很多植物的成分和作用在第10～16页做了解释。

医学

堕胎药（Abortifacient）导致流产。

适应原（Adaptogenic）帮助身体适应压力，行使正常功能。

合成代谢（Anabolic）促进组织生长。

麻醉剂（Anaesthetic）麻木对外部感觉的感知。

镇痛剂（Analgesic）减轻疼痛。

性抑制剂（Anaphrodisiac）抑制性欲和性活动。

厌食（Anorexia）缺乏食欲。

驱虫剂（Anthelmintic）驱除或消灭寄生虫。

蒽醌（Anthraquinones）刺激肠壁，导致排便。

抗生素（Antibiotic）消灭或抑制微生物。

抗凝剂（Anticoagulant）防止血液凝固。

抗炎药（Anti-inflammatory）减轻炎症。

抗菌剂（Antimicrobial）消灭或抑制微生物。

抗氧化剂（Antioxidant）防止组织氧化分解。

杀菌剂（Antiseptic）消灭或抑制导致感染的微生物。

止咳药（Antitussive）缓解咳嗽。

缓泻药（Aperient）温和的泻药。

催情药（Aphrodisiac）激发性欲和性活动。

无菌（Aseptic）不受有害细菌、病毒或其他微生物的污染。

收敛剂（Astringent）收紧黏膜和皮肤，减少擦伤产生的分泌物和出血。

自主神经系统（Autonomic nervous system）神经系统的一部分，负责控制由无意识运动实现的功能，如出汗和心跳。

苦味素（Bitter）刺激唾液和消化液分泌，增加食欲。

致癌（Carcinogenic）导致癌症。

强心剂（Cardiotonic）增强心脏功能。

祛风药（Carminative）缓解胀气和消化不良。

载体油（Carrier oil）稀释精油的油，如小麦胚芽油。

通便剂（Cathartic）一种强力泻药。

循环系统刺激剂（Circulatory stimulant）增加血液流量，通常流向指定区域，如手和脚。

肠绞痛（Colic）肠道或膀胱强烈收缩引起的腹痛。

敷布（Compress）浸透热或冷的草药提取物，然后敷在皮肤上的布垫。

抗刺激剂（Counter-irritant）用于缓解身体深处疼痛或不适的表面刺激物。

霜剂（Cream）抹在皮肤上的水和油脂混合物。

煎剂（Decoction）树皮、根、浆果或种子在沸水中熬煮制成的水基制剂。

缓和剂（Demulcent）覆盖、保护身体，如针对胃黏膜。

净化剂（Depurative）解毒药。

解毒作用（Detoxification）帮助身体清除毒素和废物的过程。

发汗剂（Diaphoretic）诱使出汗。

利尿剂（Diuretic）促进排尿。

形象学说（Doctrine of Signatures）植物的外表揭示其药用功效的理论。

折中派（Eclectic）19世纪和20世纪初在北美洲流行的医药体系。

酏剂（Elixir）一种液体制剂，由于添加了蜂蜜或糖，其味道令人愉悦。

催吐剂（Emetic）导致呕吐。

调经剂（Emmenagogue）刺激月经。

润肤剂（Emollient）软化或缓和皮肤。

精油（Essential oil）从芳香植物中蒸馏出的挥发油。

祛痰剂（Expectorant）刺激咳嗽，帮助清除痰液。

退热药（Febrifuge）退热。

不挥发油（Fixed oil）非挥发性的油（植物成分），通过热浸或冷浸生产的油（制剂）。

盖伦制剂（Galenical）一种用植物制成的药物，用在标准处方中。

止血剂（Haemostatic）停止或减少出血。

致幻剂（Hallucinogenic）导致幻象或幻觉。

保肝药（Hepatoprotective）保护肝脏。

高血压（Hypertension）血压高于正常水平的疾病。

安眠药（Hypnotic）诱导睡眠。

降血糖（Hypoglycaemic）降低血糖水平。

低血压（Hypotension）血压低于正常水平的疾病。

免疫刺激剂（Immune stimulant）刺激身体的免疫防御以对抗感染。

浸剂（Infusion）以类似沏茶的方式冲泡花、叶片或茎得到的水基制剂。

吸入（Inhalation）通过鼻腔吸入药蒸汽或药液。

间歇热（Intermittent fever）有规律地重复出现的发热，如由疟疾引起的发热。

泻药（Laxative）促进排便。

搽剂（Liniment）以揉抹方式使用的外用药物。

散瞳药（Mydriatic）放大眼睛的瞳孔。

麻醉剂（Narcotic）导致困倦或麻痹，并缓解疼痛。

神经镇静剂（Nervine）修复神经、放松神经。

神经痛（Neuralgia）神经受到刺激或炎症引起的疼痛。

水肿（Oedema）体液潴留。

雌激素类药物（Oestrogenic）具有与体内雌激素相似的作用，支持和维护女性生殖器官。

膏剂（Ointment）在皮肤上形成保护层的油脂混合物。

催产剂（Oxytocic）促使子宫收缩。

副交感神经系统（Parasympathetic nervous system）神经系统的一部分，参与自主神经功能，尤其是消化。

光敏性（Photosensitive）对阳光的敏感性增加。

草药医派（Physiomedicalism）19世纪和20世纪存在于美国和英国的医药体系。

泥敷剂（Poultice）草药制剂，通常热敷患处以缓解疼痛和减少肿胀。

前列腺素（Prostaglandins）植物和人体中具有激素作用的化学物质，可影响多种病症，包括疼痛和炎症。

强泻药（Purgative）非常强力的泻药。

气（Qi）中医理论强调的生命力能量。

发红剂（Rubefacient）刺激血液流向皮肤，导致皮肤泛红和发热。

镇静剂（Sedative）减少活动和兴奋神经。

解痉药（Spasmolytic）放松肌肉。

类固醇（Steroids）来自动植物的活性化学物质，有强大的激素作用。

兴奋剂（Stimulant）增加活动速率和神经兴奋程度。

健胃药（Stomachic）缓解胃痛或增加胃部活动。

交感神经系统（Sympathetic nervous system）神经系统的一部分，参与唤醒、警觉和维持肌肉张力。

萜烯（Terpenes）一类分子，构成挥发油大部分成分的基础。

酊剂（Tincture）将植物浸渍在水和酒精里制得的药。

滋补品（Tonic）对身体发挥恢复或滋养作用。

补益（Tonify）强化和恢复身体各系统。

外敷（Topical）药在体表施用。

挥发油（Volatile oil）蒸馏出来以生产精油的植物成分。

植物学

地上部分（Aerial parts）植物生长在地面以上的部分。

一年生植物（Annual）在一年内完成生命周期的植物。

假种皮（Aril）种子的次级覆盖结构，出现在某些种类的植物中。

芳香植物（Aromatic）挥发油含量高的植物。

叶腋（Axil）叶柄和支撑茎或枝条形成的上角。

基生叶（Basal leaves）从茎基部长出的叶片。

二年生植物（Biennial）在两年内完成生命周期的植物，通常在第二年开花。

蒴果（Capsule）成熟时干裂以散落种子的果实。

头状花（Composite flowers）通常由两种小花（盘状花和舌状花）组成的复合花，有些头状花只含有盘状花。

复合（Compound）复叶或复合花，由多个单独的小花或小叶组成。

心形（Cordate）叶片是心形的。

球茎（Corm）由膨大的茎基部形成的灯泡状地下贮藏器官。

花冠（Corolla）一朵花的花瓣的总称。

落叶植物（Deciduous）每年脱落叶片的植物。

雌雄异株（Dioecious）雄性和雌性部位生长在不同植株上的物种。

草本植物（Herbaceous）在生长期结束时枯死的植物。

食虫植物（Insectivorous）捕捉并消化昆虫和其他小动物的植物。

披针形（Lanceolate）披针形状。

乳胶（Latex）各种植物和树体内的乳状汁液。

圆锥花序（Panicle）呈角锥状排列的茎上分枝花序。

多年生植物（Perennial）至少存活三个生命周期的植物。

羽状（Pinnate）一种复叶，其小叶在中肋两侧各排成一行。

根茎（Rhizome）地下贮藏茎。

雄蕊（Stamen）开花植物的雄性授粉器官。

柱头（Stigma）花的雌性器官。

多肉植物（Succulent）叶片和（或）茎肥厚多肉的植物。

块茎（Tuber）地下茎的肥厚部分。

伞状花序（Umbel）所有小花的花梗从同一点伸出的伞状排列复合花。

轮（Whorl）从中心点水平向外环形辐射的多枚叶片或花。

原著书目

This selected listing of references is provided as a guide to those interested in learning more about the history, science and present-day practice of herbal medicine.

Herbal medicine

Allen, D. & Hatfield, G.
Medicinal Plants in Folk Tradition
(USA, Timber Press, 2004)

Barker, J.
The Medicinal Flora of Britain and Northwestern Europe
(UK, Winter Press, 2001)

Barnes, J., Anderson, L. A., & Phillipson, J. D.
Herbal Medicines
(UK, Pharmaceutical Press, 2007)

Bartram, T.
Encyclopaedia of Herbal Medicine
(UK, British Herbal Medicine Association, 1995)

Bensky, D. & Gamble, A.
Chinese Herbal Medicine Materia Medica
(USA, Eastland Press, 1993)

Bone, K.
Clinical Guide to Blending Liquid Herbs
(UK, Churchill Livingstone, 2003)

Bone, K.
Functional Herbal Therapy
(UK, Aeon, 2021)

Bown, D.
The Royal Horticultural Society Encyclopedia of Herbs & Their Uses
(UK, Dorling Kindersley, 1995)

Bradley, P. (ed.)
British Herbal Compendium
(UK, British Herbal Medicine Association, 1992)

Bremness, L.
Herbs
(UK, Dorling Kindersley, 1994)

Brice-Ytsma, H.
Herbal Medicine in Treating Gynaecological Conditions: Herbs, Hormones, Pre-Menstrual Syndrome and Menopause
(UK, Aeon, 2020)

British Herbal Medicine Association
British Herbal Pharmacopoeia
(UK, British Herbal Medicine Association, 1983)

Bruneton, J.
Pharmacognosy and Phytochemistry of Medicinal Plants
(UK, Intercept, 1995)

Bruton-Seal, J. & Seal, M.
Hedgerow Medicine
(UK, Merlin Unwin Books, 2008)

Chevallier, A.
Herbal First Aid
(UK, Amberwood, 1993)

Chevallier, A.
Herbal Remedies
(UK, Dorling Kindersley, 2007)

Chevallier, A.
Hypericum: Natural Antidepressant and More
(UK, Souvenir Press, 1999)

Duke, J
Anti-ageing prescriptions
(UK, Rodale, 2003)

Duke, J.
The Green Pharmacy
(USA, Rodale Press, 1997)

Easley, T. and Horne, S.
Modern Herbal Dispensatory: A Medicine-Making Guide
(US, North Atlantic Books, 2016)

Erasmus, U.
Fats That Heal, Fats That Kill
(Canada, Alive, 1993)

Felter, J. & Lloyd, J.
King's American Dispensatory
(USA, Eclectic Medical, 1983)

Fulder, S.
The Book of Ginseng
(USA, Arts Press, 1993)

Fulder, S.
Ginger, The Ultimate Home Remedy
(UK, Souvenir Press, 1993)

Grieve, M. (ed. Leyel, C. F.)
A Modern Herbal (free download available)
(UK, Penguin, 1980)

Hoffman, D.
Holistic Herbal: A Safe and Practical Guide to Making and Using Herbal Remedies (4th ed.)
(UK, Thorsons 2003)

Lis-Balchin, M.
Aromatherapy Science
(UK, Pharmaceutical Press, 2006)

Low, T.
Wild Herbs of Australia and New Zealand
(Australia, Angus & Robertson, 1985)

Martindale, W.
The Extra Pharmacopoeia (26th ed.)
(UK, The Pharmaceutical Press, 1972)

Mills, S.
The Essential Book of Herbal Medicine
(UK, Penguin, 1991)

Mills, S. and Bone, K.
The Essential Guide to Herbal Safety
(UK, Churchill Livingstone Elsevier, 2005)

Mills, S. and Bone, K.
Principles and Practice of Phytotherapy (2nd ed.)
(UK, Churchill Livingstone Elsevier, 2013)

Murray, M.
The Healing Power of Herbs
(USA, Prima, 1995)

Ody, P.
The Complete Medicinal Herbal
(UK, Dorling Kindersley, 1993)

Price, S. & Price, L.
Aromatherapy and Health Professionals (4th ed.)
(UK, Churchill Livingstone, 2011)

Priest, A. W. & Priest, L. R.
Herbal Medication
(UK, Fowler, 1984)

Rogers, C.
The Woman's Guide to Herbal Medicine
(UK, Hamish Hamilton, 1995)

Romanucci-Ross, L., et al
The Anthropology of Medicine: from Culture to Method
(USA, Bergin & Garvey, 1983)

Schauenberg, P. & Paris, F.
Guide to Medicinal Plants
(UK, Lutterworth Press, 1977)

Schultes, R. & Raffauf, R.
The Healing Forest
(USA, Dioscorides Press, 1990)

de Sloover, J. & Goossens, M.
Wild Herbs, a Field Guide
(UK, David & Charles, 1981)

Stargrove, M., Treasure, J. & McKee, D. L.
Herb, Nutrient, and Drug Interactions: Clinical Implications and Therapeutic Strategies
(UK, Mosby Elsevier, 2008)

Stobart, A.
The Medicinal Forest Garden Handbook
(UK, Permanent Publications, 2020)

Svoboda, R.
Ayurveda: Life, Health and Longevity
(UK, Arkana, 1992)

Talalaj, S. & Czechowicz, A.
Herbal Remedies, Harmful and Beneficial Effects
(Australia, Hill of Content, 1989)

Trease, C. & Evans, W.
Pharmacognosy (13th ed.)
(UK, Ballière Tindall, 1989)

Uphof, J.
Dictionary of Economic Plants
(UK, Wheldon & Wesley, 1970)

Valnet, J.
The Practice of Aromatherapy
(UK, C. W. Daniel, 1980)

Wagner, H. et al. (ed.)
Economic and Medicinal Plant Research (vols. 1–5)
(UK, Sangam, 1993)

Warrier, P. et al. (ed.)
Indian Medicinal Plants (vols. 1–5)
(UK, Sangam, 1993)

Weiss, W.
Herbal Medicine
(UK, Arcanum, 1988)

Williamson, E.
Potters Herbal Cyclopaedia
(UK, C. W. Daniel, 2003)

History of herbal medicine

Bruton-Seal, J. & Seal, M.
Herbalist's Bible: John Parkinson's Lost Classic Rediscovered, The
(UK, Merlin Unwin Books, 2014)

Culpeper, N.
The English Physitian Enlarged
(UK, George Sawbridge, 1653)

Gerard, J.
The Herball or General History of Plants
(UK, John North, 1597)

Griggs, B.
New Green Pharmacy
(UK, Vermilion, 1997)

Gunther, R.
The Greek Herbal of Dioscorides
(UK, Oxford University Press, 1934)

Hoizey, D. & Hoizey, M. J.
A History of Chinese Herbal Medicine
(UK, Edinburgh University Press, 1993)

K'Eogh, J. (ed. Scott, M.)
An Irish Herbal
(UK, Aquarian Press, 1986)

Larre, C.
The Way of Heaven (Neijing suwen)
(UK, Monkey Press, 1994)

Lloyd, G. (ed.)
Hippocratic Writings
(UK, Penguin, 1978)

Manniche, L.
An Ancient Egyptian Herbal
(UK, British Museum Publications, 1989)

Pliny the Elder (ed. Healey, J.)
Natural History: A Selection
(UK, Penguin, 1991)

Porter, R.
The Greatest Benefit to Mankind
(UK, Harper Collins, 1997)

Swinburne Clymer, R.
Nature's Healing Agents
(USA, The Humanitarian Society, 1973)

Tobyn, G., Denham, A. & Whitelegg, M.
The Western Herbal Tradition: 2000 Years of Medicinal Plant Knowledge
(UK, Churchill Livingstone, 2010)

Unschuld, P.
Medicine in China
(UK, University of California Press, 1985)

Vogel, V.
American Indian Medicine
(UK, University of Oklahoma Press, 1970)

Journals

Australian Journal of Medical Herbalism
British Medical Journal
Canadian Journal of Herbalism
Herbalgram
Journal of Alternative and Complementary Medicine
Journal of Ethnopharmacology
Journal of Herbal Medicine
Lancet
New Scientist
Phytomedicines
Planta Medica
Review of Aromatic and Medicinal Plants

致谢

Author's acknowledgments

Without the unfailing good humour and commitment of the team at Dorling Kindersley this book would not have been possible. My sincere and heartfelt thanks to Penny Warren, Valerie Horn, Spencer Holbrook, Christa Weil and Rosie Pearson. The responsibility for faults or omissions in this encyclopedia is entirely mine, though I have been greatly helped in compiling sections of this book by Anne McIntyre MNIMH, Noel Rigby MNHAA and Eve Rogans MRTCM. Many other fellow medical herbalists and colleagues have contributed in discussion or ideas, whether knowingly or not, to the writing of this book. The list cannot be exhaustive but in particular I would like to thank Richard Adams MNIMH, Celia Bell PhD, Christopher Hedley MNIMH, Michael McIntyre FNIMH, Ellis Snitcher MD, Christine Steward MNIMH, Midge Whitelegg PhD MNIMH and John Wilkinson PhD. Above all, I am indebted to those who kept the fires of herbal medicine burning in the mostly chill and dispiriting winds of the mid-twentieth century. Without their commitment and love for herbal medicine, the current renaissance in plant medicine would not be taking place. Lastly, to Maria, Leon and Tamara for whom I have had so little time while writing, my deepest thanks for your patience, love and understanding.

For the 2016 edition

For this revised edition, DK staff have (as always) proved themselves to be efficient, helpful, and gentle (but accurate) in their critical comments. In particular, I want to thank Toby Mann, for his thoughtful and skilful input during the editorial process, and Lisa Dyer for steering the project to a successful conclusion. I would also like to thank Julie Bruton-Seal, Kofi Busia, Nikki Darrell, Jill Davies and Rowan Hamilton, who all (in different ways) made essential contributions to this new edition.

Publisher's acknowledgments

DK would like in particular to thank Ruth Midgley for her editorial expertise and Colin Nicholls MNIMH for his expert advice and knowledge. Many thanks also to Tracey Beresford, Polly Boyd, Joanna Chisholm, Charlotte Evans, Fay Franklin, Fred Gill, Nell Graville, Constance Novis, Frank Ritter, Blanche Sibbald, Linda Sonntag and Clare Stewart for editorial assistance; to Tracey Clarke who contributed to the original design and to Maxine Chung for design assistance; to Zoë Saunders for modelling; to Raquel Leis and Ana Pedro for help with finding plants; and to Kathie Gill for the index. Dorling Kindersley are particularly grateful to Duncan Ross of Poyntzfield Herb Nursery for photographing plants in the Himalayas; to Fiona Crumley and the staff of the Chelsea Physic Garden for their invaluable advice and to Dr Yongfeng Wang at Aston University and Dr Y. Wong at Hosten University, who helped track down and verify elusive Chinese herbs. Many thanks also to Jacqueline Horn, Professor Shouming Zhong of East-West Herbs; Noel Rigby and Woods & Woods in Australia; Neal's Yard in Covent Garden; Anthony Lymon-Dixon of Arne Herbs; Hambledon Herbs and Iden Croft Herbs of Kent.

Grateful thanks also to Deni Bown, and to James Morley and the staff of the Royal Botanic Gardens Kew for their expertise. Also: University of Oklahoma Press, University of California Press and Arkana.

For the 2016 edition

DK would like to thank Jane Simmonds for proofreading, Marie Lorimer for preparing the index, Karen Constanti and Philippa Nash for design assistance, Alastair Laing for editorial advice and support, and Vanessa Hamilton for additional illustrations.

For the 2023 edition

I am indebted to an ever-expanding number of people, who have helped and enabled me to write what I hope has become, over the years, an increasingly measured, accurate and useful introduction to herbal medicine. Without them, the book would either not exist or would be "thin gruel", lacking the many detailed insights given to me by teachers, colleagues, patients and staff at DK. In particular, I would like to thank Kerry Bone and Simon Mills, whose books, writings and teaching on professional Western herbal medicine have inspired a generation of herbalists and underpin much of what is written here. I would also like to give my sincere thanks to the team at DK, especially, Sophie Blackman and Zara Anvari, for creating a fresh, contemporary look for the book and making the writing and editorial process almost pain-free.

Publisher's acknowledgments

DK would like to thank Francesco Piscitelli for proofreading the book; Ruth Ellis for providing the indexes; Ruth Jenkinson for shooting the herbs on the cover; Christine Keilty for sourcing the props for the photoshoot; Andrew Pinder for his illustrations; and Sarah Smithies for picture research.

2001 edition team

Project Editor Jennifer Jones, **Art Editor** Karen Sawyer, **Editor** Lesley Riley, **Picture Researcher** Louise Thomas, **Category Publisher** Mary-Clare Jerram, **Art Director** Tracy Killick, **Production** Bethan Blase

Encyclopedia of Herbal Medicine reissue, ISBN 9780241229446; picture credits

The publisher would like to thank the following for their kind permission to reproduce their photographs:
(Key: a-above; b-bottom; c-centre; f-far; l-left; r-right; t-top)

123RF.com: Natalia Pauk 131cra; **A–Z Botanical Collection Ltd:** Pallava Bagla: 84tla, Chris Martin Bahr: 289tra, Pam Collins: 234c; **AF Fotografie:** 52; **Alamy Images:** 125cla, Album 56, Classic Image 20, Carole Drake 125cr, Jenny Gu 115bl, imageBROKER 54, 298, Hamza Khan 25, Nature Picture Library 222, Christopher Nicholson 31, Panther Media GmbH 239, pumkinpie 97cla, Matyas Rehak 217bl, robertharding 41, Inga Spence 127bl, C J Wheeler 147cla, WILDLIFE GmbH 125cr, 217tr, Wirestock, Inc. 213br; **American Museum of Natural History:** Heather Angel: 125tl; **Deni Bown:** 98bl,

111tl, 119tl, 122bl, 126tl, 218tr, 231c, 239br, 283br; **Bridgeman Images:** Granger 22, Heini Schneebeli 26; **By Permission of the British Library:** 23r; **Neil Campbell Sharp:** 124bl, Alain Compost: 101bl, Dennis Green: 152tl, Dr. Eckart Pott: 154bl, Hans Reinhard: 73tl, 90bl, 112tl; **Dorling Kindersley:** Hampton Court Flower Show 227tl, RHS Wisley 188tr, 224, 226tl; **Dreamstime.com:** Aleksandramoslavac 200br, AnnaEvere 35, Argenlant 240, Oksana Byelikova 48, Oksana Byelikova 230, Amphawan Chanunph 153bl, Chernetskay 121cr, Clearvista 267tl, Halpand 108cla, Montree Lakchit 78cb, Lianem 134cla, Volha Lukyanchy 231, Marinodenisenko 157, Sandy Matzen 34, Werner Meidinger 33, Neosiam 66bl, Marina Novosad 154clb, Ovydyborets 78cr, Manfred Ruckszi 110bl, Diamantis Seitanidi 132bl, Jill Shepherd 235bc, Sommai Sommai 66cb, Chalermchai Thaisamrong 66cr, Herman Vlad 104bl, Whiskybottle 182, Whiskybottle 241, Nicolette Wollenti 206; **Mary Evans Picture Library:** Wolf: 271; © Steven Foster 1996: 72bl, 80bl, 99tl, 123tl, 140tl, 143tl; **GAP Photos:** 53, Thomas Alamy 70cla, Thomas Alamy 176, Dave Bevan 128bl, Mark Bolton 121bl, 308, Christa Brand 39, Jonathan Buckley 55, Keith Burdett 32, Keith Burdett 50, Keith Burdett 167, Liz Every 57, Liz Every 131cla, John Glover 60cla, Sonia Hunt 113bl, Ernie Janes 203bl, Andrea Jones 76cla, Fiona McLeod 166tc, Jonathan Need 38, Nova Photo Graphik 51, 69cla, 118bl, 163br, 164tr, 195tc, 265clb, 270, Jerry Pavia 63cla, Howard Rice 18, 106cla, J S Sira 274, Friedrich Strauss 142cla, Friedrich Strauss 253, Visions 242, Richard Wareham 78bl, Dave Zubraski 27, 194; **Garden Picture Library:** J.S. Sira: 62bl; **Getty Images:** Corbis Documentary/Scott Smith 11, tinglee1631 238br; **Getty Images/iStock:** 136cla, Jetapura Vinuben Arvindbha 74bl, cinoby 280tc, Yves Dery 199, Elenathewise 44, ErikAgar 95cla, ma-no 28, marilyna 43, msk.nina 78c, rootstocks 254, sayhmog 215, tc397 83tl, ThamKC 67cra, tottoto 258, James Wagstaff 211, wichaiphoto 245; **Robert Harding Picture Library:** 284; **Holt Studios International:** Nigel Cattlin: 84tl, 158tl, 237tl, Bob Gibbons: 70tl, 105tl, Primrose Peacock: 188l; **Tim Low:** 116tl; **Marianne Majerus Garden Images:** Bennet Smith 67cla; **The Metropolitan Museum of Art:** Gift of Mr. and Mrs. Klaus G. Perls, 1991 49; **Oxford Scientific Library:** G.I. Bernard: 107bl, Sally Birch: 117bl, Deni Bown: 64bl, 68bl, 82tl, 120tl, 135tl, 157tl, 208tl, Jack Dermid: 266, Geoff Kidd: 150tl, Avril Ramage: 79tl; **Photo Researchers Inc./ National Audubon Society** / Alvin E. Staffan: 149bl; **Photos Horticultural Picture Library:** 86tl, 146bl; **Premaphotos:** 148tl; **Scala/Duomo Anagni:** 21; **Science Photo Library:** New York Public Library Picture Collection 36, Geoff Tompkinson 30; **Shutterstock.com:** Frank Gebauer 17, Kristina Ismulyani 40, Nancy Ayumi Kunihir 200tc, Vladimir Melnik 89cla, myboys.me 44, NOPPHARAT539 92cla, pakn 94bl, Starover Sibiriak 102cla, Svetlana Zhukova 85bl; **Harry Smith Collection:** 141bl, 100tl, **Tony Stone Worldwide:** Jacques Jangoux: 184tl; **Wikipedia:** Discott 75tl.

All other images © Dorling Kindersley
For further information see: dkimages

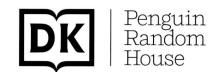

重要提示

在没有咨询医生之前，不要尝试自我诊断，或者治疗严重或病程长的疾病。不要在没有预先检查相关草药条目中的注意事项和第 308～309 页的基础信息之前服用任何草药，不得超过推荐剂量使用。如果症状持续存在，那么一定要咨询专业医生。如果正在服用处方药，那么请在使用草药之前寻求专业医生的建议。注意正确识别植物，不要采摘受法律保护或禁止采摘的物种。据作者所知，截至 2022 年 12 月，本书所提供的各种信息都是正确的。实践、法律和法规一直在变化，读者应该在此类的任何问题上获取最新的专业建议。此外，本书包含了一些与大麻、罂粟、古柯等植物有关的信息，这些植物在世界上的很多地方被严禁开发，种植这些植物和使用其衍生产品会受到严厉的惩罚。作者和出版商明确表示不承担因应用本书内容而导致的任何直接或间接的个人或其他方面的责任、损失或风险。

Original Title: Encyclopedia of Herbal Medicine New Edition: 560 Herbs and Remedies for Common Ailments

Copyright © Dorling Kindersley Limited, 1996, 2001, 2016, 2023

A Penguin Random House Company

本书中文简体版专有出版权由 Dorling Kindersley Limited 授予电子工业出版社。未经许可，不得以任何方式复制或抄袭本书的任何部分。

版权贸易合同登记号　图字：01-2018-1995

图书在版编目（CIP）数据

DK草药百科全书：经典升级版 /（英）安德鲁·谢瓦利尔（Andrew Chevallier）著；孙灏，王晨译.

北京：电子工业出版社，2025. 6. -- ISBN 978-7-121-49767-4

Ⅰ．R28-49

中国国家版本馆CIP数据核字第2025L5N250号

责任编辑：郝喜娟

印　　刷：鸿博昊天科技有限公司
装　　订：鸿博昊天科技有限公司
出版发行：电子工业出版社
　　　　　北京市海淀区万寿路 173 信箱　邮编：100036
开　　本：850×1168　1/16　印张：21　字数：874 千字
版　　次：2023 年 6 月第 1 版
　　　　　2025 年 6 月第 2 版
印　　次：2025 年 6 月第 1 次印刷
定　　价：298.00 元

凡所购买电子工业出版社图书有缺损问题，请向购买书店调换。若书店售缺，请与本社发行部联系，联系及邮购电话：（010）88254888，88258888。

质量投诉请发邮件至 zlts@phei.com.cn，盗版侵权举报请发邮件至 dbqq@phei.com.cn。

本书咨询联系方式：haoxijuan@phei.com.cn。

www.dk.com

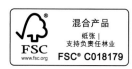

混合产品
纸张 | 支持负责任林业
FSC® C018179